15 minutos al día
para una mejor salud

Buenos hábitos para conservarse sano y en forma

15 minutos al día para una mejor salud

Buenos hábitos para conservarse sano y en forma

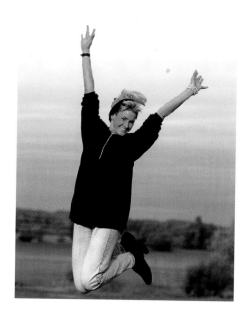

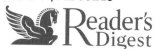

Reader's Digest

BUENOS AIRES • MÉXICO • NUEVA YORK

15 minutos al día
para una mejor salud

CORPORATIVO READER'S DIGEST MÉXICO, S. de R.L. de C.V.

DEPARTAMENTO EDITORIAL LIBROS

Editor: Arturo Ramos Pluma

Asistencia editorial: Susana Ayala

Título original de la obra:
Täglich 15 Minuten für Meine Gesundheit
© 2001 Reader's Digest, Verlag Das Beste GmbH, Stuttgart, Alemania.

Fotografías
Achim Käflein (Fotos de las recetas)
Klaus Mellenthin

Ilustraciones
Sabine Kussmaul

Edición propiedad de Reader's Digest México, S.A. de C.V. preparada con la colaboración de:

Alquimia Ediciones, S.A. de C.V.

Traducción:
Luis Marquet Ruibal, Emma Méndez Defossé, Eréndira Nansen Díaz

Los créditos de la página 360 forman parte de esta página.

D.R. © 2003 Reader's Digest México, S.A. de C.V.
Edificio Corporativo Opción Santa Fe III, Av. Prolongación Paseo de la Reforma 1236, Piso 10, Col. Santa Fe, Delegación Cuajimalpa
C.P.05348, México, D.F.

Visite www.selecciones.com

Envíenos sus dudas y comentarios a:
editorial.libros@selecciones.com

Esta segunda reimpresión se terminó de imprimir el 23 de septiembre de 2005, en los talleres de Litografía Magnograf, Calle "E" No. 6 Parque Industrial, Puebla 2000, Puebla, Pue C.P. 72220. Tel: (01 222) 297 82 00 Conmutador.

ISBN 968-28-0361-6

Editado en México por Reader's Digest México, S.A. de C.V.

Impreso en México
Printed in Mexico

Prólogo

Mantenerse sano y disfrutar de la vida hasta la vejez no debe quedarse en un simple deseo, ya que la salud, el bienestar y la capacidad productiva no son el resultado de la casualidad. Sin embargo, aunque esta meta no se alcanza sin el esfuerzo de cada persona, no hay que excederse.

Esta obra toma eso en cuenta. En colaboración estrecha con médicos de gran experiencia, fisioterapeutas y expertos en nutrición, Reader's Digest desarrolló un programa integral que es a la vez sencillo, efectivo y práctico. Dicho plan combina los pilares más importantes de la salud –ejercicio, relajación y nutrición– con el propósito de conseguir el equilibrio entre el cuerpo, el alma y el intelecto del individuo.

Usted ya tiene el resultado: este libro. Ponga, pues, manos a la obra de inmediato e invierta diariamente tan sólo 15 minutos en su salud. Comprobará que al seguir disciplinadamente este eficaz programa, logrará progresos y éxitos visibles, palpables y mensurables. Siga, pues, su programa de éxito personal y permanezca toda la vida saludable y en óptimas condiciones de rendimiento.

Los Editores

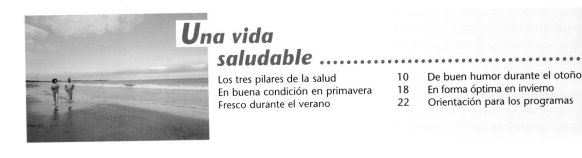

Una vida saludable 8

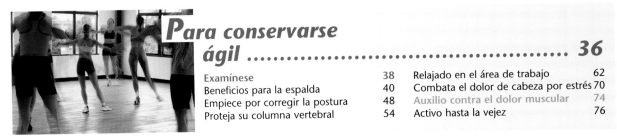

Para conservarse ágil 36

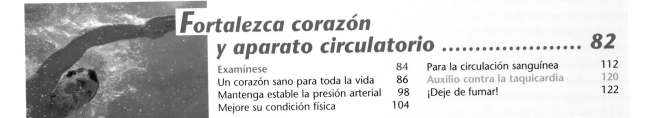

Fortalezca corazón y aparato circulatorio 82

Un aparato digestivo en condición óptima 126

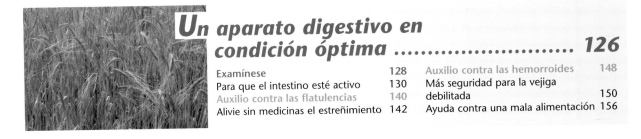

Así se mantiene en equilibrio el metabolismo 160

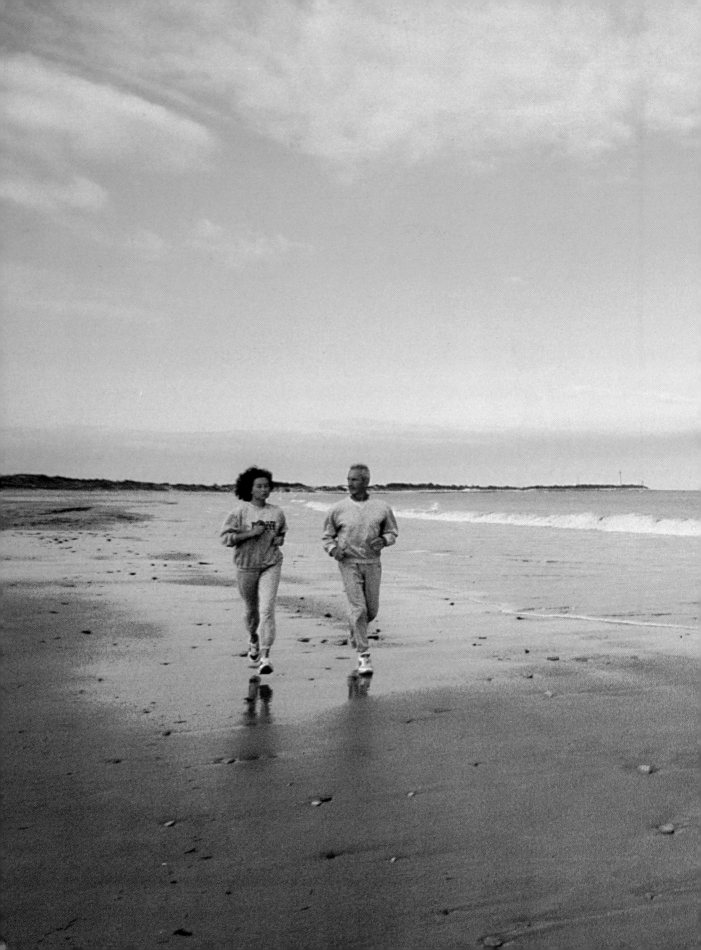

Una vida saludable

LOS TRES PILARES DE LA SALUD

Que el ejercicio es saludable, usted lo sabe. Así como también, lo importante que es una buena nutrición. Y que la relajación es un bálsamo para el espíritu, es algo que seguramente todo mundo ha experimentado. Probablemente, usted haya pensado en hacer ejercicio para mejorar su estado de salud antes de que sea muy tarde. Aunque, ¿por dónde puede empezar? ¿Qué tipo de deporte debe elegir? ¿Con qué frecuencia debe entrenar? ¿Qué significa nutrición "adecuada"? ¿Qué técnicas existen para reducir el estrés y para relajarse? Y, ¿es todo esto realmente tan importante?

Existe un cúmulo de información sobre los temas más variados en muchos campos, que llenaría libros enteros. Aquí es donde interviene el presente programa, el cual, de entre el exceso de información desordenada, recoge las medidas buenas y correctas… y sólo requieren de aproximadamente 15 minutos de dedicación. Además, toma en cuenta la situación individual de cada persona.

Este libro pretende conseguir que se conserve la salud de los pies a la cabeza, y la posibilidad de vivir la vida sin grandes limitaciones. No se limita a lograr el funcionamiento adecuado del corazón y del aparato circulatorio, del sistema inmunitario o de la columna vertebral, sino que adiestra también el espíritu y el intelecto. Y, precisamente en nuestra sociedad de consumo, las pésimas costumbres de nutrición y el escaso movimiento nos causan problemas digestivos y en los procesos metabólicos. Una apariencia bien cuidada y la serenidad interior también son importantes y complementan una vida armónica y vital. Estos aspectos se consideran en los ocho capítulos de este libro donde, según cada parte y programa sugerido, se da importancia al ejercicio, a la nutrición o a la relajación.

ENTRENAMIENTO MODERADO

La persona que practica un deporte y es físicamente activa va ya por el camino correcto hacia un buen estado general de salud. Los entrenamientos corporales que ayudan a expulsar sudor aceleran el metabolismo y mejoran la actividad cardiaca y la circulación. Sobre todo los deportes de resistencia, como el trote, la natación o el ciclismo, son valorados desde el punto de vista médico como fuentes de la juventud, ya que el riego sanguíneo aumenta en todos los órganos del cuerpo, la arterioesclerosis se retarda o se evita y la capacidad física aumenta. Otras propuestas van dirigidas a la flexibilidad y a la elasticidad de los ligamentos y de los tendones; por ejemplo, los ejercicios gimnásticos isotónicos, que

▶ Un entrenamiento metódico de resistencia 2 a 3 veces por semana se verá recompensado después de 3 o 4 meses. Las personas de 60 años alcanzan la condición de una de 40, y su entrenamiento y su resistencia pueden seguir aumentando.

EL LÍMITE PARA UN ENTRENAMIENTO DE RESISTENCIA EXITOSO

La meta de cada ejercicio deportivo en pro de la salud es activar y someter al organismo a un esfuerzo moderado por mayor tiempo. Para eso, es necesario alcanzar los límites de esfuerzo, aunque no rebasarlos. ¿Cómo puede usted calcular el esfuerzo que realiza al entrenar? Como criterio adecuado se propone la medición del pulso antes, durante y después del ejercicio, contando simplemente las pulsaciones en la muñeca. El pulsímetro resulta muy conveniente. Son muy importantes las pulsaciones en estado de reposo y de esfuerzo, así como el lapso en el que, después del entrenamiento, se restablecen.

◆ **Pulso en estado de reposo** Es una medida para saber el estado de la circulación sanguínea. Lo normal es un valor entre 60 y 80 pulsaciones por minuto. Lo mejor es medirlas en la mañana, poco después de despertar y antes del entrenamiento físico. La buena condición reduce el número de pulsaciones, el pulso se fortalece, es más uniforme y el vigor del corazón aumenta.

◆ **Pulso sometido a esfuerzo físico** Debería situarse entre 120 y 140 pulsaciones por minuto. Una regla fisioterapéutica recomienda 180 pulsaciones menos la edad. El límite superior es de 160. De superar esta marca, trabaje con calma hasta que el pulso oscile de nuevo dentro de la normalidad.

◆ **Etapa de recuperación** Cuanto más rápido regrese el corazón al pulso lento del reposo, mejor acondicionado estará. Después de 3 o 4 semanas de entrenamiento se reduce el tiempo de recuperación. El pulso vuelve a la normalidad después de 3 minutos.

◆ **Presión sanguínea** También se altera con el esfuerzo. La presión máxima o sistólica en una persona sana es de 120 a 140, y la diastólica, entre 60 y 80. A partir de 160/100 en uno o en ambos valores, la presión es muy alta y debe ser tratada médicamente. Mientras se practica el ejercicio, el valor de la presión sistólica aumenta, aunque debería, igual que el pulso, bajar a la normalidad en poco tiempo.

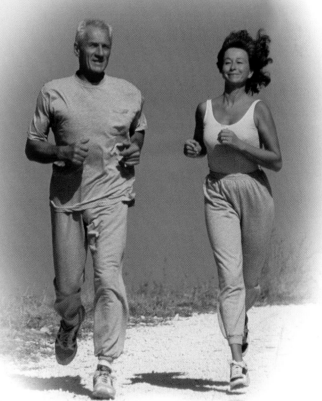

conjugan la tensión muscular y el movimiento. Como entrenamiento isotónico cuenta, por supuesto, un baile alegre, algo así como un vals con compás de tres por cuatro.

Como lo muestra este ejemplo, muchos ejercicios pueden incorporarse cómodamente en la vida diaria: al dirigirse por la mañana hacia el trabajo (caminar en lugar de usar el automóvil), después de la comida (estiramientos que evitan la disminución del rendimiento) o en la noche (dar un paseo en bicicleta con los amigos o ir al boliche) y conviene, de

ESTIRAMIENTO PARA MEJOR MOVILIDAD

Los ejercicios de estiramiento son recomendables porque evitan que los músculos se acorten debido a la carga física prolongada en un solo lugar. Los estiramientos relajan los músculos y los movimientos se flexibilizan. Realice estos ejercicios básicos antes y después de cada ejercicio y evite dolores musculares y rigidez. En cada caso debe estirar cada zona muscular hasta que sienta un ligero tirón; mantener los estiramientos de 7 a 10 segundos y, luego, volver a relajar. Hay que repetir el ejercicio con la otra pierna o el otro brazo.

◆ Estiramiento de la parte anterior del muslo y la región inguinal

De pie, con la pierna derecha doblada, tome la articulación del pie con la mano derecha y jale hacia los glúteos. Puede doblar la pierna izquierda ligeramente; las rodillas deben moverse. Evite la espalda curva y la lordosis y no toque los glúteos con los talones.

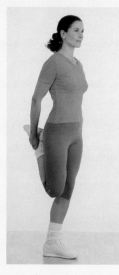

◆ Estiramiento de la parte interior del muslo

Con las piernas abiertas, apoye el peso en la pierna izquierda y flexiónela. La pierna derecha queda estirada y el canto interno del pie ejerce presión sobre el piso. Empiece abriendo mucho las piernas. Las rodillas y los pies apuntan al mismo sitio.

◆ Estiramiento de la parte interior de la pantorrilla

Dé un paso al frente con la pierna izquierda; doble la pierna derecha hasta que el tobillo de la izquierda se separe del piso; el peso recae sobre la pierna derecha, la izquierda se mantiene estirada, los dedos del pie tiran hacia el cuerpo. No levante el talón derecho y no se encorve.

◆ Estiramiento de los músculos pectorales

Estire el brazo derecho en ángulo recto, apoyando, por ejemplo, la palma de la mano en la pared. Vuelva con cuidado la parte superior del cuerpo hacia la izquierda. Vigile que la espalda se mantenga recta; los hombros no se levantan.

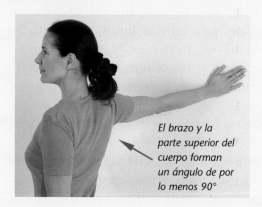

El brazo y la parte superior del cuerpo forman un ángulo de por lo menos 90°

paso, reducir la ingestión de caramelos y de grasas. Los ejercicios de los programas fueron desarrollados por expertos y se explican paso a paso.

Lo que necesita para hacer ejercicio

Para sentirse cómodo al hacer ejercicio es importante escoger ropa adecuada. Debe estar en un sitio que le agrade, respirar con regularidad y estar dispuesto a sudar. Una camiseta gruesa de algodón y pantalones holgados son ideales para ejercitarse en casa. Para la intemperie se recomiendan zapatos para caminar, así como protección contra el viento y la lluvia. Las telas repelentes a la humedad y ventiladas protegen del clima y, en primavera, conviene cubrir la cabeza y usar un bloqueador solar (con factor de protección 12, por lo menos) para contrarrestar el acaloramiento por el esfuerzo físico o para evitar quemaduras por el sol.

La mayoría de los ejercicios no requieren aparatos complicados. Una colchoneta para gimnasia o un cobertor grueso, una silla, una cuerda para saltar o una pelota para gimnasia son suficientes en muchos de los casos.

Quien hace mucho ejercicio tiene que preocuparse también por un abastecimiento adecuado de energía. El organismo necesita mucho líquido, el requerimiento de minerales y carbohidratos aumenta. Siempre tenga a la mano una bebida y una barra de cereales (vea la pág. 110).

Comience con cautela

Debido a la euforia del principiante, muchos tienden con facilidad a sobreejercitarse, con el consiguiente resultado de un dolor muscular agudo. Éste puede molestar sensiblemente y el primer impulso del entusiasmo se desvanece. Sin embargo, esto puede evitarse realizando los estiramientos adecuados. En los ejercicios de resistencia es muy importante que la "temperatura máxima" se alcance lentamente. Esto se logra mediante los calentamientos que estimulan la circulación sanguínea en los músculos antes del esfuerzo. De esta manera aumentan la elasticidad y la disposición de los tejidos a distenderse, el peligro de lastimarse disminuye y se evitan las contracciones musculares. Basta con caminar de dos a tres minutos mientras se balancean los brazos con los puños cerrados y los codos forman un ángulo.

Terminar lentamente

Durante el entrenamiento, la circulación sanguínea asciende, los vasos se dilatan y en todas las partes del cuerpo corre sangre cargada de abundante oxígeno. En el caso de una repentina interrupción, en cambio, la sangre desciende por gravedad a las partes inferiores del cuerpo. Eso puede conducir a variaciones en la circulación y a periodos cortos de insuficiencia de oxígeno en el cerebro, pudiendo experimentarse una sensación de mareo. Por ese motivo, debe terminar sus ejercicios con lentitud e inhalar y exhalar profundamente, hasta que el pulso llegue a su estado normal. Haga los ejercicios de estiramiento ilustrados en la página anterior. En efecto, el periodo estimado para el calentamiento y los estiramientos es superior en algunos casos, pero intensifica el efecto del ejercicio y

▶ Si los ejercicios son para bajar de peso, son indispensables 30 minutos de entrenamiento para cada uno, ya que a partir de los 20 minutos comienza el metabolismo de los azúcares y las grasas, y los panículos empiezan a fundirse.

previe cualquier tipo de lesión. Los tiempos previstos para cada ejercicio en los programas son valores que cada quien, según su estado de salud, puede acortar o adaptar paulatinamente, o bien, prolongar. En deportes como el trote, la natación o el ciclismo, usted tendrá que definir sus propios límites y los tiempos idóneos para un entrenamiento personalizado y conveniente.

¡Diversión al ejercitarse!

► Hace tiempo que dejó de ser un secreto que la dieta mediterránea es saludable. Nuestros amigos a orillas del Mediterráneo nos enseñan que una nutrición con mucha verdura y pescado, con pastas, aceite de oliva y una copita de vino tinto pueden aumentar la expectativa de vida promedio.

El buen humor es un factor favorable para los entrenamientos físicos, ya que usted aporta la motivación para continuar y eso es muy valioso: en los ejercicios de resistencia se liberan hormonas que dan lugar a un estado de euforia. Póngase metas realistas que pueda alcanzar en poco tiempo y que después pueda mejorar. Para poder sobrellevar los periodos difíciles, busque a alguien con quien practicar y a quien pueda apoyar en los ejercicios de pareja. En poco tiempo podrán celebrar juntos los progresos.

Cuando llegue a darle pereza seguir haciendo ejercicio, recurra a los cambios y piense en los primeros resultados para que renueve el gusto por el ejercicio, estimulándose así para no cejar. Por eso es importante variar la rutina entre los ejercicios. Muchos programas consideran esta posibilidad en los consejos semanales. Una vez a la semana hágase un control de éxito logrado. Por ejemplo, pésese, mídase el pulso o la presión arterial al comienzo y al final de una rutina de ejer-

cicios o demuéstreles a los demás la flexibilidad que ha logrado gracias al entrenamiento. Prémiese por los avances. Permítase una ida al cine u organice algo con los amigos.

COMA LIGERO Y SALUDABLE

Las personas que deseen alimentarse adecuadamente deben recurrir a una nutrición equilibrada. Esto significa, sobre todo, que el plan alimenticio sea variado y que no contenga exceso de cereales o de carne, ni que se abstenga totalmente de los productos con azúcares o grasas ricos en calorías. Precisamente la variedad hace que el organismo se provea de albúmina, carbohidratos y grasas, así como de todas las vitaminas, los minerales y los oligoelementos necesarios. La

Reglas básicas para una alimentación equilibrada

A cada plan dietético corresponde:
◆ mucha fruta y verdura, lo ideal es 5 veces al día;
◆ muchas hierbas y especias;
◆ cereales como arroz, granola y pan integral de grano entero como fibras fijadoras de los minerales;
◆ pastas proveedoras de energía;
◆ lácteos, pescado y carne (como máximo 2 o 3 veces por semana) como proveedores de albúmina animal, hierro, calcio, lecitina y yodo;
◆ aceite insaturado, como aceite de oliva prensado en frío;
◆ de vez en cuando un rico postre, que es importante para las hormonas de la felicidad.
◆ Beba diariamente por lo menos 2 litros de agua mineral, jugo de fruta rebajado o té de hierbas o de frutas.

LA MEDIDA PARA UN PESO SALUDABLE

Hasta hace pocos años se conjeturaba el peso normal o ideal cuando había que decidir si se tenía que adelgazar o no. Hoy en día se cuenta con el Índice de Masa Corporal (IMC) que parte de un margen en el que oscila el peso ideal o, mejor dicho, el peso con el que uno se siente bien. El IMC se calcula a partir del peso corporal dividido entre la estatura elevada al cuadrado.

$$IMC = \frac{peso\ (kg)}{estatura \times estatura\ (m^2)}$$

◆ **No hay necesidad de negociar**
¿Una señora que pesa 64 kg y mide 1.70 debe modificar su peso? Su IMC se calcula dividiendo 64 entre 1.7 x 1.7 o 2.89 = 22.1. Con este resultado se encuentra en la zona del peso normal (19–24). Si hubiera superado ese valor, esa señora tendría que bajar de peso.

Valores de IMC

Peso	Hombres	Mujeres
Bajo	< 20	< 19
Normal	20 a 25	19 a 24
Sobrepeso	25 a 30	24 a 30
Obesidad	+ de 30	+ de 30

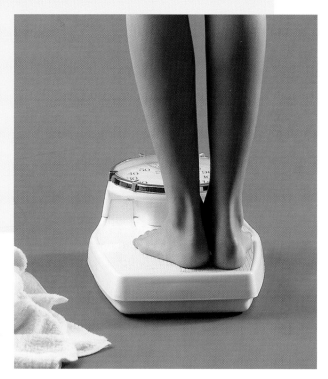

pirámide nutricional es una gran ayuda para organizar la dieta (vea la pág. 192). Todos los programas del siguiente capítulo redondean el tema de la nutrición con platillos sabrosos y ligeros, escogidos por expertos según las actuales propuestas de las Sociedades para la Nutrición, así como con aspectos de la cocina dietética médica. Las recetas ofrecen sugerencias, mas no son sustitutos de planes generales dietéticos. Quien lo desee puede tomar diariamente una receta de la gran cantidad de ellas que ofrece este libro. Todos los platillos son bajos en grasa y nutritivos, y pueden prepararse rápido. En las secciones sobre nutrición del programa, usted encontrará sugerencias al lado de las recetas, por ejemplo, para prevenir problemas de salud con determinados nutrimentos que tienden a aliviarlos.

Muestran cómo mejorar las funciones metabólicas con una dieta vegetariana, que favorece la digestión con los componentes de lastre que no utiliza el organismo; qué fortalece los huesos y el sistema inmunitario, y cuáles son los nutrimentos específicos para el sistema nervioso y el cerebro que ayudan a reducir el estrés y mejorar la memoria.

Algunas partes se refieren a la depuración y a los remedios terapéuticos que, así como en la planificación anual, corresponden a una nutrición sana con reduc-

TÉCNICAS DE RELAJACIÓN

Un entrenamiento regular de relajación mental y corporal es el medio más adecuado para suprimir el estrés o para no darle oportunidad ni siquiera de que aparezca.

El propósito es relajar la musculatura así como liberarse de los bloqueos corporales, mentales e intelectuales y lograr el bienestar y el equilibrio.

Ejercicios de respiración	La concentración consciente en la respiración, contando y controlando las inhalaciones y las exhalaciones, despeja el cerebro, mejora el ingreso de oxígeno y relaja al mismo tiempo la musculatura.
Entrenamiento autógeno	A través de fórmulas autosugestivas el sistema nervioso vegetativo influye sobre los órganos provocando un relajamiento consciente.
Meditación	La concentración en el interior a través de sensaciones, imágenes y la respiración favorece el distanciamiento del ajetreo del mundo exterior, la liberación de pensamientos agobiantes y la solución del estrés.

Relajamiento muscular progresivo según Jacobson	El principio básico es la contracción y relajación consciente de los distintos grupos musculares. Se regulan con ello las funciones orgánicas y el sistema nervioso se tranquiliza.
Tai Chi	Los movimientos lentos y rítmicos aportan corriente energética y dan lugar a una absoluta tranquilidad y a la capacidad de concentración.
Yoga	Ejercicios basados en movimiento y relajación proporcionan, en combinación con una técnica especial de respiración, un total relajamiento. La flexibilidad aumenta y se fortalecen los músculos.

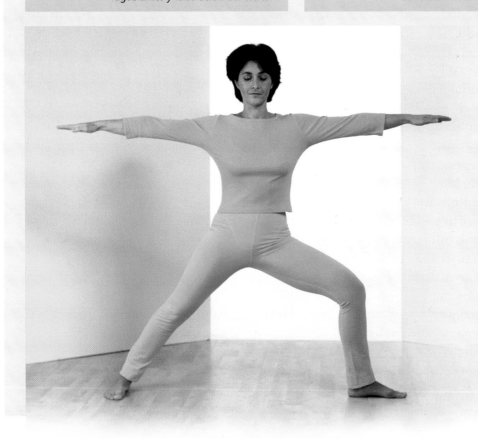

ción de grasa como primera medida contra el sobrepeso.

CONSERVE LA TRANQUILIDAD

Un organismo plenamente sano, junto con una buena condición física y nutrición apropiada, debe ser capaz de desconectarse, de averiguar las necesidades propias y de crear, a partir de momentos de relajación, una nueva fuerza para deshacerse del estrés.

La relajación puede lograrse de distintas maneras. Para algunos el bálsamo es estar acompañado de gente alegre; otros buscan en la pristinidad de la naturaleza la paz ante el bullicio cotidiano. Para otros más, basta un baño relajante mientras leen un libro de interés. Para otros, en cambio, los ejercicios corporales que logran la paz interna, como el Tai Chi o un baile improvisado, son los procedimientos ideales para la relajación. Según todos los métodos asiáticos de relajamiento, que también entre nosotros encuentran cada vez más adeptos, la salud es una cuestión de equilibrio de las energías corporales, espirituales e intelectuales. El propósito es encontrar el centro interno, la esencia de la unidad del cuerpo, el espíritu y el intelecto. Otra forma de lograr el relajamiento y el bienestar es mediante técnicas que miman al cuerpo, sobre todo externamente. Al mismo tiempo que los linimentos y compresas para dolencias concretas, también los tratamientos hidroterapéuticos y las visitas frecuentes al sauna, a la vez que relajan, fortalecen el sistema inmunitario.

También los masajes proporcionan bienestar, aflojan los músculos, liberan la mente y desconectan del mundo.

Considere las recomendaciones para el relajamiento que se muestran en los consejos de los programas como un oasis dentro del bullicio cotidiano y permítase estos cortos periodos en pro de su salud.

SALUDABLE TODO EL AÑO

Los tres elementos: el ejercicio, la nutrición y la relajación pueden reforzarse para aliviar algunos cuadros sintomáticos. Estos conocimientos posibilitan la oportuna programación integral para zonas específicas del cuerpo y de los órganos.

El mejor ejemplo para esta indiscutible relación lo suministra la naturaleza mediante los estados de ánimo y las respectivas exigencias corporales que suscita, así como los alimentos que ofrece en cada estación. La primavera, el verano, el otoño, el invierno y el ritmo de la naturaleza determinan nuestra vida. El cuerpo humano no tiene por qué ser un motor que camine todos los días del año a pleno rendimiento. Los programas de las estaciones a partir de la pág. 18 muestran cómo puede usted aprovechar selectivamente el biorritmo para estar bien todo el año.

Este libro pretende ser un consejero práctico para mejorar y lograr un estilo saludable de vida. Las listas de control de los capítulos detallan cuál es su estado inicial y lo que puede intentar. Lo que usted debe saber además, para orientarse en los capítulos, lo muestran las dos últimas páginas de la introducción.

> ► El estrés impide la solución de problemas y provoca bloqueo mental. Solamente en estado de relajamiento trabajan ambos hemisferios del cerebro a la vez y no sólo la parte lógico-analítica. Por este motivo los cambios y los impulsos de creatividad son posibles en los estados de relajamiento.

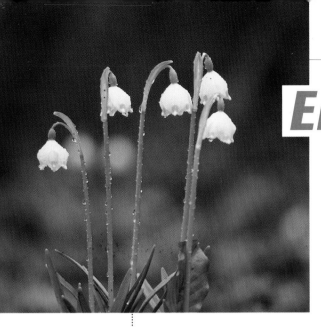

EN BUENA CONDICIÓN EN PRIMAVERA

A partir de febrero, la naturaleza está por renovarse. Y en el cuerpo humano se despierta una energía positiva que se inclina hacia nuevas rutas. La depuración del espíritu y del organismo, una alimentación rica en vitaminas y mucho ejercicio al aire libre combaten el cansancio de principio de año.

Cuando después de los fríos meses invernales los días se alargan, también el organismo despierta a una nueva vida. Las cualidades excitantes de los rayos solares estimulan la actividad del metabolismo y de las glándulas hormonales. La circulación sanguínea también se altera. En sí, todo el organismo reacciona a la continua fluctuación de la temperatura y de la presión atmosférica, y los estímulos alternos influyen directamente en el sistema nervioso vegetativo. Los vasos sanguíneos se dilatan y se contraen alternadamente, y eso significa para el organismo un estrés, que se traduce en el cansancio de principio de año. Esas adaptaciones del organismo se reflejan en la falta de concentración, en los dolores de cabeza, en el decaimiento, en la falta de entusiasmo y –como siempre en épocas de estrés– en una mayor propensión a contraer infecciones.

Cargue oxígeno

Contra estos síntomas hay un remedio: haga mucho ejercicio al aire libre. La caminata, el trote, el ciclismo y los paseos prolongados aceleran la circulación sanguínea, de-

PROGRAMA PARA EMPEZAR EL AÑO

Adiós a las llantitas
◆ Ponga en forma su figura y elimine las llantitas que aparecieron en los meses de invierno.
Más a partir de la pág. 326.

Caminata
◆ Despache el cansancio de principio de año. Comience con 10 minutos de caminata y aumente el tiempo paulatinamente. Más tarde puede cambiar al trote que probablemente se convierta en una apasionada costumbre.
◆ Todo lo que tiene que saber sobre la caminata y el trote, en las **págs. 92 y 236**.

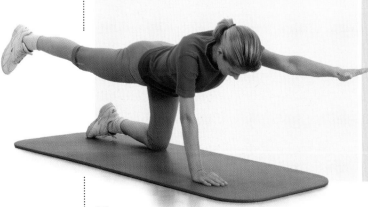

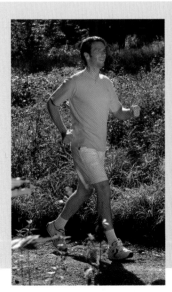

18

bilitan las hormonas del estrés, producen un cansancio natural y normalizan el ritmo del sueño.

Cura depurativa para el cuerpo

El comienzo del año anuncia la limpieza del organismo. Los estímulos multiplicados del exterior dividen las células rápidamente y las células viejas se renuevan. Se puede auxiliar la fase regeneradora natural con el consumo de muchos líquidos, días de depuración o métodos curativos. La popularidad del ayuno de Pascua que se practica desde hace años no sólo tiene un fondo religioso, sus raíces se remontan al año 6000 a.C., cuando los chinos ya conocían el efecto favorecedor de la reducción de la ingestión de alimentos. Quien opte por una dieta baja en calorías o un "semiayuno", que no causa una pérdida alar-

Ahuyente el cansancio de principio de año

► Ejercítese al aire libre por lo menos 1 hora al día. Esto acelera la circulación sanguínea y refuerza la producción de vitamina D.
► Las duchas alternas son naturalmente reconfortantes: báñese con el agua a temperatura del cuerpo por 30 segundos y 3 segundos bajo agua fría. Repita 3 veces y termine con agua fría.
► Reduzca la temperatura de la habitación a 18° C. Los vasos sanguíneos se contraen y la presión sanguínea se eleva.

► Para el cansancio excesivo, ¡tome leche de menta! Vierta 1/4 de litro de leche hirviendo sobre una cucharadita de hojas secas de menta; déjela reposar 5 minutos y cuélela.
► Para tener más fuerza y vitalidad durante el día hace falta una ducha fría en los brazos. Deje correr agua fría de 15 a 25 segundos en los antebrazos, después deje secar la piel al aire.
► Permítase, tan frecuentemente como sea posible, un gran bostezo, que mande oxígeno al cerebro.

mante de agua, se quitará de encima un par de kilos de la grasa acumulada en invierno.

El plan dietético en primavera

Además de mucho ejercicio y rutinas para fortalecer la fuerza muscular, hay que dirigir la mirada a la alimentación. Por eso es más recomendable cambiar a una dieta equilibra-

da rica en vitaminas, en oligoelementos y en fibras en lugar de optar por las dietas drásticas. La naturaleza ofrece a principios de año muchísima verdura fresca con las vitaminas y oligoelementos necesarios. La fruta y la verdura aumentan la resistencia del organismo, ayudan a superar los estados depresivos y fortalecen el sistema inmunitario.

Aproveche esta época de la renovación para hacerse un examen médico general. No olvide de paso un examen para la prevención del cáncer y una visita al dentista.

Mejor condición
◆ Pasados los meses invernales, es urgente hacer algo a favor de la condición física. Aproveche los primeros rayos de sol de principios de año y móntese en la bicicleta. Escoja para el principio una ruta preferentemente poco accidentada y permítase pequeñas pausas para la recuperación. Procure mantener el ritmo durante los primeros 3 kilómetros.
◆ En el clima de abril usted puede mejorar la figura dentro de su casa. Siga los ejercicios de las **págs. 88-89 y 106-107**.

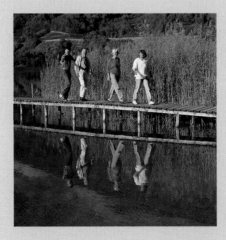

Ayuno y depuración
◆ Pruebe la excursión-ayuno. Ejercitarse en la naturaleza e ingerir muchos alimentos líquidos limpia el organismo dándole oportunidad al mismo tiempo de tomar un nuevo rumbo. **(pág. 134.)** Quien no pueda o no quiera ayunar deberá, por lo menos en un lapso de 4 semanas, hacer una cura depurativa de un día por semana. **(pág. 174.)**

El suministro elevado de vitaminas B y C, así como de minerales, calcio, hierro y magnesio abunda en las verduras de principios de año, como la zanahoria, los espárragos, los chícharos, la espinaca y las papas así como en los productos integrales y en la carne de cordero y de ternero tiernos. Las hierbas silvestres, el ajo, el berro o la acedera son ricos en vitaminas; además, pueden formar parte de ensaladas o untarse en pan mezcladas con requesón, y son excelentes para estimular el metabolismo. Durante un paseo, por ejemplo, junte hojas tiernas de diente de león y prepárese una ensalada para estimular la actividad de los riñones y purificar la sangre.

Especias como el jengibre, el cilantro o el cardamomo les dan a los platillos una nota de frescura, alegran y son energéticos. Un producto ya listo es el vinagre de manzana. Tome antes del desayuno una cucharada de vinagre en un vaso de agua, ya que le dará la cantidad necesaria de potasio para adelgazar.

Abierto a las novedades

La primavera es la época de la renovación, de los aromas y de los colores; pero, también, en el ser humano, es la temporada de expresar los sentimientos y elaborar los proyectos. Realice una caminata de preferencia a la intemperie, y permita que sus sentimientos afloren sin obstáculos. Disfrute de la vida en su radiante belleza, despierte la mente y respire profundamente.

El programa de primavera respalda la aclimatación a esta época del año.

● ● ● ● ● PROGRAMA PARA EMPEZAR EL AÑO ● ● ● ● ●

Cada día comienza bien

◆ Después del sueño de invierno, estire brazos y piernas y salude con brío cada mañana. Permita que entre el aire de primavera dentro del cuarto, respire profundamente y comience el día con ejercicio; en menos de 5 minutos la circulación sanguínea estará activada. (**pág. 100.**)

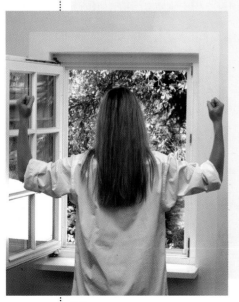

Cuidado vivificante para la piel sedienta de sol

◆ El aire frío y el caliente dejaron huellas: la piel está cansada y pálida. Muestra zonas enrojecidas, secas y con escamas. Un *peeling* libera la piel de las células muertas, las mascarillas hidratantes vivifican y alisan la piel. (**págs. 221 y 335.**)

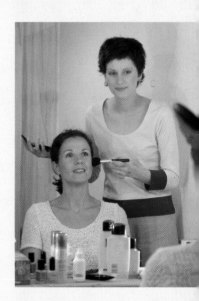

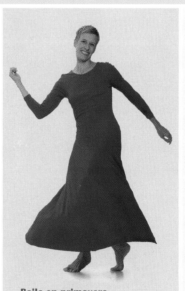

Baile en primavera

◆ El baile lo entusiasma, le reactiva brazos y piernas y lo pone de buen humor. En armonía con la música, usted puede dejar volar su imaginación creativa, puede liberarse del entumecimiento del invierno y empezar la época del aire libre con soltura y relajación. (**págs. 46 y 275.**)

Ciérrele la puerta a la fiebre del heno

Cuando el polen está en el ambiente –en la primavera es el de los cereales– y en árboles como el avellano, el roble, el arce o el olmo, el sistema inmunitario de muchas personas reacciona violentamente.

▶ Estornudos, párpados hinchados, comezón y ardor en los ojos o catarro son los síntomas clásicos. A veces deriva en ataques de asma que requieren tratamiento médico.

▶ Aunque todavía no existe una hierba natural contra la fiebre del heno, sí existe el antihistamínico para evitarla. Esté pendiente de los pronósticos del polen en el ambiente. La radio, algunos videos, el servicio telefónico e internet ofrecen diariamente los índices de cantidad de polen en cada región. También son muy útiles los calendarios de la liberación del polen que hay en las farmacias.

▶ Permanezca, si es posible, en casa cuando se confirme el peligro del polen en el aire y cierre puertas y ventanas.

▶ Lávese el cabello diariamente antes de acostarse, para retirar el polen.

▶ Tapones de algodón embebidos en agua boricada (farmacia) funcionan como desinflamantes y quitan la molesta comezón.

▶ Mande que le coloquen un filtro para polen en su automóvil.

▶ Tómese, si es posible, vacaciones en esta época y diríjase al mar y a la montaña (sobre 1,500 m.). Estas regiones están libres de polen.

Lo que lo pone de verdad a trote

◆ Saltar la cuerda es el mejor ejercicio de calentamiento para todo entrenamiento, aunque también como ejercicio único es muy efectivo: fortalece la musculatura de las piernas y activa la circulación sanguínea. Comience con 5 minutos y aumente la cantidad de saltos día a día. Alterne los saltos con las dos piernas y con los pies juntos y, después de 1 minuto de saltos, descanse 30 segundos. Para no afectar las pantorrillas, se recomienda usar zapatos deportivos. Todo lo que tiene usted que saber para convertirse en un artista de la cuerda, léalo en la **pág. 91**.

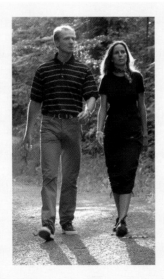

Afuera en el bosque

◆ Aprópiese de la primavera con todos los sentidos. Escuche los pájaros, observe los primeros retoños y aspire el aroma del césped joven y el olor de la tierra húmeda. Esto no sólo levanta el ánimo sino que activa la circulación sanguínea en el cerebro.

Menú de principios de año

◆ Ahora es el tiempo idóneo para cambiar los alimentos pesados del invierno por manjares ligeros y ricos en vitaminas.

Antiguamente como planta medicinal, el espárrago es ahora valorado por los gourmets como tesoro y, sin duda alguna, es la verdura de principios de año. Contiene vitaminas B, C y E, mucho potasio, magnesio y calcio y tiene grandes propiedades diuréticas.

El abanico de espárragos con salsa coctelera y papas frescas (**pág. 172**) se complementa con una crema de zanahorias (**pág. 293**) y mousse de chocolate (**pág. 311**) en un menú primaveral.

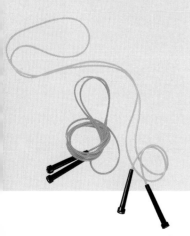

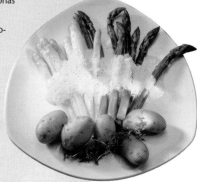

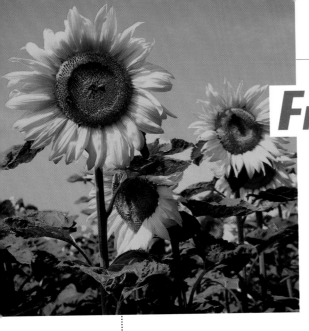

FRESCO DURANTE EL VERANO

Desde junio hasta septiembre se antojan el sol, el agua y las noches templadas de verano. Pero la alegría de vivir y la energía pueden evaporarse debido al insoportable calor. La débil circulación sanguínea y las quemaduras de sol son las partes oscuras de esta época del año y precisan medidas de protección.

Hacer ejercicio rodeado de aire fresco, en un bosque, un campo o un jardín y a la luz del sol renueva el gusto por la vida. Sin embargo, la temperatura exterior puede hacernos sudar y a veces se eleva la temperatura normal del cuerpo de 37° a 39° C. Esta situación parecida a la fiebre afecta al organismo, pues al sudar, los vasos se dilatan para enfriar el cuerpo y posibilitan que el exceso de calor disminuya. Un rostro enrojecido, las perlas de sudor en la piel y las piernas hinchadas son manifestaciones seguras de que se está sufriendo un sobrecalentamiento. Regrese a un lugar frío y sombreado antes de que el calor excesivo le produzca una insolación o un colapso en la circulación.

Así se le dice adiós al calor

En los días calurosos, es conveniente regular el suministro de agua en el cuerpo con muchos líquidos. Lo mejor es el agua mineral rica en sodio y potasio. Colocar las piernas

PROGRAMA DE VERANO

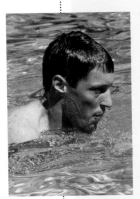

A todo vapor
◆ Ésta es la época ideal para la natación. Da tono a la musculatura de las piernas, fortalece el corazón y la circulación sanguínea y relaja la columna vertebral y los tendones. La diferencia entre la temperatura del agua y la del cuerpo activa el metabolismo. Como en todos los deportes, sólo la constancia conduce al éxito. Nade al menos dos veces por semana en agua fría. Más al respecto en las **págs. 44-45.**

Entrenamiento para las venas contra las piernas hinchadas
◆ Cuando las piernas se hinchan debido al calor excesivo, se sienten pesadas u hormiguean, la sangre no puede circular y se congestiona. Para combatir las molestias ayudan los siguientes ejercicios:
Colóquese de pie y dé una patadita con el pie derecho, después con el izquierdo. Hágalo cada vez con mayor velocidad hasta que después de dos minutos se encuentre trotando rápidamente. Esto provoca una especie de bombeo en las venas que activa el reflujo de la sangre de las piernas hacia el corazón. Otros ejercicios, en las **págs. 114 y 347.**

Jogging
◆ En el lapso entre las 12:00 y las 15:00 horas, cuando el calor del mediodía es más intenso, el trote está contraindicado en el verano. En un camino del bosque sombreado o en la frescura de la noche, la carrera activa positivamente el sistema circulatorio del corazón.
(pág. 236.)

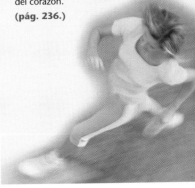

en alto ayuda contra la inestabilidad de la circulación. Justamente las piernas son las que más se congestionan. Sobre todo después de permanecer de pie o sentado durante un tiempo prolongado, las venas se dilatan porque la sangre desciende a las venas de las piernas, dando lugar a un hormigueo desagradable. También los calambres en las pantorrillas se presentan frecuentemente (pág. 226). Las duchas alternas, mucho ejercicio o colocar las piernas en alto son los remedios más efectivos.

Protección contra las plagas de insectos

Justamente cuando la temperatura al anochecer es más soportable, aparecen los molestos insectos. Quien no quiera usar los aerosoles quí-micos, puede alejarlos con aceites etílicos a base de los aceites del árbol del té, del limonero, de la madera del cedro, de la lavanda o del clavo. El olor de este tipo de aceites untados en la piel ahuyenta a los mosquitos. También la ingestión de vitamina B inmuniza contra los piquetes de insectos. La protección más segura es la vestimenta que protege las partes del cuerpo más vulnerables.

Platillos exquisitos para los días calurosos

Los mercados regionales ofrecen en el verano productos frescos en abundancia. Con las bayas, la fruta y una gran cantidad de verduras es realmente fácil elaborar platillos coloridos y saludables. Los alimentos ligeros con pescado asado, las ensaladas cru-

► Un bronceado saludable se consigue mediante las vitaminas A, C y E. Esta combinación la ofrecen sobre todo las hojas de espinaca, los tomates y las zanahorias.

► El bronceado permanece por más tiempo si se ingiere mucha fruta y verdura y se toma abundante agua.

► Los ácidos de alfahidróxidos ofrecen un *peeling* natural para la piel seca. Estos ácidos de las uvas, las manzanas y los limones, de la leche agria o de la caña liberan las células muertas de la superficie de la piel, humectan y hacen desaparecer las pecas del verano.

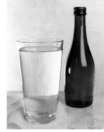

Agua mineral
El agua mineral repone rápidamente los electrolitos que se liberan debido al exceso de sudor (vea la pág. 170). Para el verano se recomienda el agua enriquecida con sal de cocina.

jientes con aceite de oliva prensadas en frío o las comidas a base de requesón satisfacen, sin afectar la circula-

Áloe vera

◆ Cuando el calor lo agobie, refrésquese con el extracto de áloe vera (farmacia), que debe guardar en el refrigerador. Empape un paño de algodón delgado con el jugo y colóquelo 10 minutos sobre la cara, refresca e hidrata la piel.

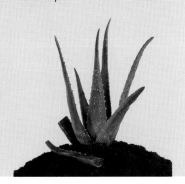

Ciclismo

◆ Recárguese con mucho aire fresco y al mismo tiempo haga algo a favor de su condición física... ¡a pedalear! El ciclismo fortalece sobre todo la musculatura de las piernas, sin lastimar las articulaciones ni los tendones y estimula el corazón y la circulación. Favorece el equilibrio y es además el medio ideal para la relajación. Es también la mejor alternativa para aquellos que no pueden trotar, quizá para no lastimar las rodillas o los tendones de los pies. **(págs. 105-107.)**

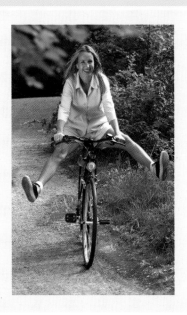

!

En caso de quemaduras graves por sol, que se manifiestan con ampollas y llagas, enfríe la piel con agua fría y consulte al médico.

ción sanguínea. Los habitantes del sur de Europa, acostumbrados al calor, nos muestran con sus platillos (vea la pág. 117) lo que se consigue en el verano.

Refresco para el cuerpo y el espíritu

Las duchas tibias con geles aromatizados con aceite de limón y con menta o eucalipto le dan brío para afrontar la actividad cotidiana. Para refrescarse de cuando en cuando, llene la tina con agua salada fría: sienta cómo se refresca, se fija en las células y resulta benéfica para la piel seca.

La piel de la cara necesita en esta época humedad excesiva. Las mascarillas de áloe vera o de rebanadas de pepino proporcionan la humedad requerida. Aplaste un aguacate maduro y unte el puré sobre la cara limpia. Después de que haya actuado cerca de 15 minutos, retire los restos con un pañuelo desechable. Y cuando el calor se vuelva insoportable, pruebe a hacer un viaje imaginario a la Antártida, sienta el frío en todo su cuerpo, sienta el viento helado en su rostro y después verá cómo regresa con gusto al calor del verano.

Las partes oscuras del sol

La luz solar es indispensable para el organismo. Activa la circulación sanguínea, asegura la retención de oxígeno en la sangre, estimula el sistema inmunitario y levanta el ánimo. Sin embargo, el exceso de exposición al sol daña la salud, sobre todo la piel. Las quemaduras por sol no

PROGRAMA DE VERANO

Verano para los pies

◆ Aproveche ahora todas las oportunidades para andar descalzo. No hay nada más saludable para los pies y para el bienestar general que sentir el piso bajo las plantas de los pies. No sólo los pies se benefician con una mejor circulación, sino que todo el cuerpo y todos los órganos se activan mediante el masaje natural que se lleva a cabo debido a la estimulación de las zonas reflejas de los pies. Además, no importa si se camina en la casa, sobre la arena o a la orilla del mar, en la pradera o sobre grava. Lea al respecto en la **pág. 119.**

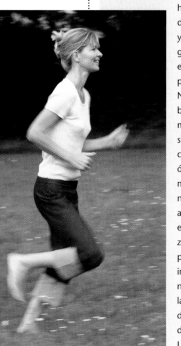

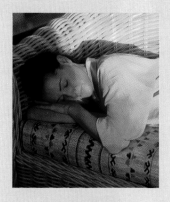

El reposo del mediodía

◆ No hay nada más beneficioso que una pequeña siesta después de la comida. El biorritmo y la digestión sufren, de por sí, un decaimiento. Si a eso se le añaden las altas temperaturas, decrece por completo la actividad circulatoria. Cuando se canse, permítase esta oportunidad natural y saludable. Descanse unos 30 minutos como los habitantes de las costas del mar Mediterráneo, que quizá por eso tienen un promedio de vida 10 años más alto. **(pág. 132.)**

Duchas frías

◆ Las duchas frías refrescan y ponen de buen humor. Pueden realizarse también en el baño; use la manguera de la regadera para que el chorro de agua caiga directamente sobre la piel. No se seque después, sólo sacúdase el agua. Más al respecto en la **pág. 108.**

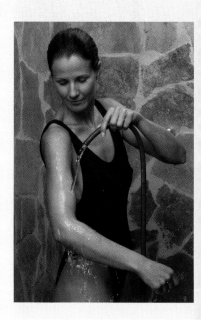

son sólo una advertencia, sino uno de los primeros signos de un daño en la piel, que puede manifestarse también de otras maneras.

Desde 1950, los daños cutáneos se han sixtuplicado. Los investigadores relacionan el aumento de cáncer de piel con el adelgazamiento de la capa de ozono que deja pasar los rayos ultravioleta (UV). Los rayos de onda larga UVA, que provocan el envejecimiento prematuro de la piel, tienen la misma intensidad todo el año. Los rayos de onda corta UVB son los responsables del bronceado, ya que activan las células pigmentarias de la melanina que lo originan.

Si se permanece sentado y sin protección durante mucho tiempo bajo el sol, los rayos dañan la piel y pueden ocasionar el temido cáncer de piel. Los productos protectores para la piel deberían, por ese motivo, contener necesariamente filtros UVA y UVB. Entonces, usted puede disfrutar de cualquier actividad al aire libre.

Quemaduras

Para quemaduras leves de sol, hay remedios rápidos:

▶ Refresque las partes afectadas con trapos húmedos.

▶ El calcio, la lecitina, los minerales y los oligoelementos calman la irritación de la piel. Añada unos 2 litros de leche agria al agua de la tina. Permanezca dentro unos 15 minutos.

▶ Los geles antialérgicos y los ungüentos calman las terribles molestias de las quemaduras.

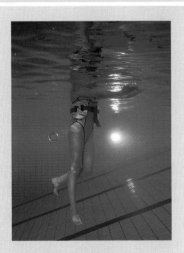

Acuaeróbicos

◆ Con este ejercicio, que se realiza 5 minutos antes y 5 después de la natación, usted se conserva, a pesar del calor del verano, en perfectas condiciones. Estos ejercicios se pueden prolongar sin someter a la circulación, a las articulaciones ni a los tendones a un esfuerzo demasiado grande. La resistencia del medio acuático favorece a todo el cuerpo. Más al respecto en las **págs. 44-45.**

Multivitaminas

◆ Cuando la temperatura aumenta, el cuerpo necesita alimentarse con frutas. Los minerales contenidos en la fruta son también el nutrimento apropiado para los músculos sometidos al ejercicio. Encuentre ricas recetas en las **págs. 74, 117 y 136.**

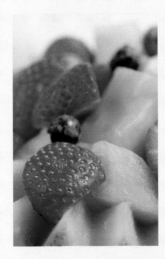

Encontrar el equilibrio interno

◆ El calor en esta época, unido al estrés diario, causa problemas al organismo. La antiquísima técnica del yoga de la India ayuda a encontrar paz, relajamiento y concentración. Vea las **págs. 213 y 303.**

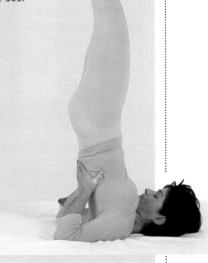

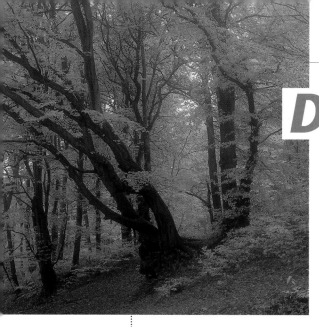

DE BUEN HUMOR DURANTE EL OTOÑO

El poco sol, la neblina, la llovizna y la primera ola de resfriados cansan y desequilibran el cuerpo y el espíritu. A pesar de todo, la depresión puede esfumarse al realizar actividades deportivas y teniendo un programa de bienestar y mimos; por ejemplo, con horas de té apacibles o con un baño con aceites aromáticos.

Cuando los días empiezan a acortarse y la intensidad del sol decrece, es signo del comienzo del declinar de la naturaleza. Con una última ofrenda se aleja con ricas cosechas de todo tipo. El cambio lo perciben también los seres humanos y empiezan a prepararse para la época fría del año. La sensación de hambre se intensifica, domina el deseo de alimentos más sólidos y dulces. El cuerpo se empieza a cansar y la motivación disminuye.

La depresión en el otoño

Casi siempre, el ánimo está relacionado con los días grises; la melancolía desplaza a la alegría de vivir. En muchas partes del mundo, un buen porcentaje de los habitantes presentan depresión dependiente de la estación (SAD). El motivo principal es la escasez de rayos UV, por lo que la hormona del sueño, la melatonina, no se produce durante el día: uno se siente cansado y desanimado. La encargada de despabilar el estado de ánimo, la serotonina, no puede contraatacar ya que su producción depende también de la luz. La escasez de estos elementos que transporta la corriente sanguínea causa

---

PROGRAMA DE OTOÑO

Con la luz apagada y confortable
◆ Después de un ajetreado día de trabajo no hay nada más reparador que levantar las piernas 15 minutos. Alivia la columna vertebral y los músculos se relajan completamente. **(pág. 68.)**

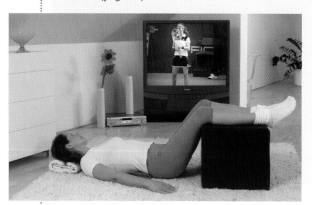

Tumbling
◆ El tracto digestivo tiene que acostumbrarse a los alimentos de invierno. Para mantener el intestino en una óptima condición, es necesario un pequeño entrenamiento. Pruebe brincar en el *tumbling* durante 10 minutos o saltar la cuerda. **(págs. 91 y 146.)** Un entrenamiento activo y eficaz para el abdomen lo encuentra en las **págs. 138-139.**

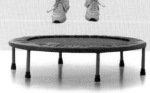

hambre y depresión. Los dulces pueden elevar en poco tiempo la gama de serotoninas y por eso en estos meses se consumen sin restricción. Una ayuda eficiente en el caso del SAD es una lámpara de luz fluorescente, aunque uno debería sentarse frente a ella por lo menos una hora al día. Para mejorar el estado de ánimo, pueden contribuir algunas hierbas. La hierba de San Juan ahuyenta los pensamientos sombríos; la raíz de kava-kava, de los mares del Sur, hace desaparecer el miedo, y la raíz medicinal asiática, el gingseng, aumenta la capacidad de concentración y de resistencia.

El ejercicio pone de buen humor

Más saludables que el chocolate o que la terapia lumínica son, no obstante, las actividades al aire libre, cuya dura-

ción de acción es más prolongada y el efecto es el mismo. Especialmente debido al cambio entre los días templados y las noches frías, la circulación sanguínea se estimula y el cuerpo necesita actividad. Puede resolver ambas exigencias a través de programas de larga duración. Los deportes de resistencia como el *jogging*, el ciclismo o la caminata liberan endorfinas, que estimulan la sensación de alegría.

El cuerno de la abundancia de la naturaleza

Mucho ejercicio al aire libre fortalece el sistema inmunitario (vea la pág. 232) que, debido a las primeras olas de resfriado, tiene que vencerlas. También la naturaleza se ha preparado y nos inunda de frutos ricos en vitaminas. El espino amarillo, el escaramujo (vitamina C), las avellanas y las nueces, el sauco y la ca-

Época de resfriados

▶ Ahora es el tiempo de vacunarse contra la gripe. Antes de que los primeros resfriados pongan a trabajar al sistema inmunitario, uno debe estar listo para atacar los anticuerpos estimulados por la vacuna. Esto tarda, normalmente, 14 días.

▶ Deberían vacunarse las personas mayores de 60 años y las que padecen enfermedades crónicas (bronquitis, afecciones cardiacas, de los riñones, del metabolismo, como la diabetes) y que tienen contacto frecuente con otras personas.

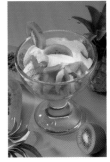

Una ensalada de frutas con piña, kiwi y papaya proporciona mucha vitamina C y nos prepara para la primera oleada de resfriados.

labacita (vitamina B) nos dan todo lo necesario para empezar bien el otoño. Una manzana contiene cerca de 300 compuestos orgánicos, vitaminas y minerales, que son útiles para el sistema inmunitario. Hierbas silvestres, hon-

---

Estimular el flujo energético

◆ ¿Le cuesta trabajo adaptarse al clima, y sufre dolores de cabeza o contracciones musculares en esta época del año? ¡Aleje los dolores con masajes! Para la medicina china, estos padecimientos son el resultado de una alteración en el abasto de energía. La acupuntura hace que por medio de presiones digitales en determinados puntos la energía vuelva a fluir libremente. Presione los puntos con los dedos índice y medio 1 o 2 minutos seguidos. Más ejercicios en la **pág. 71.**

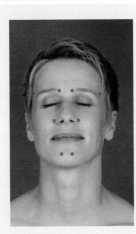

Entrenamiento ergonométrico

◆ Cuando el tiempo lluvioso no le permita salir, el ejercicio dentro de casa es ideal para que conserve la condición y para seguir fomentándola. Ejercitarse en la bicicleta fija activa la circulación, entrena la musculatura del muslo y el peroné, así como el abdomen, la pelvis y la espalda. Además puede eliminar las llantitas. Indicaciones para los intervalos en el entrenamiento las encuentra en la **pág. 89.**

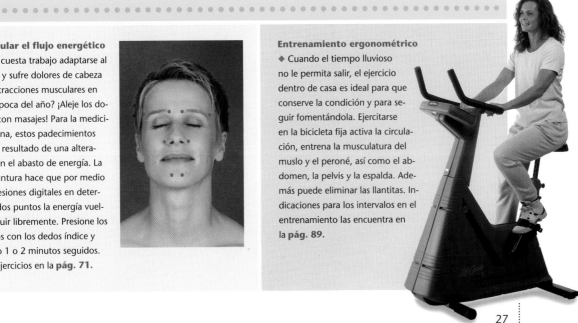

Excursionismo en el otoño

El excursionismo se considera un deporte de resistencia. Mejora notablemente las propias fuerzas de defensa y estabiliza el corazón y la circulación, los músculos, el esqueleto, la respiración y el metabolismo. Aunque hay un par de reglas que observar:

▶ Comience con 15 minutos de "caminata" lenta; en el frío aumente el tiempo a 30 minutos.

▶ Descanse cada 2 horas.

▶ Tome en el camino agua mineral, jugo de manzana con agua mineral o té. Para las excursiones de 6 a 8 horas de duración, se necesitan de 2 a 4 litros de agua.

▶ Los alimentos ricos en carbohidratos son los proveedores adecuados porque contienen los diferentes tipos de azúcares: azúcar simple (chocolate), fructosa (frutas secas), almidones (barra de granola, pan integral de grano entero).

▶ La mochila debe ser de corte anatómico y de un material que permita pasar el aire para que la espalda se ventile.

▶ Para las excursiones en la montaña, pruebe mantener un ritmo medio pero constante. En terreno accidentado unifique el paso y permítase una pausa después de las subidas, en las que se avanza más lentamente.

▶ Lleve consigo un paquete de banditas para las heridas en los pies causadas por la caminata.

PROGRAMA DE OTOÑO

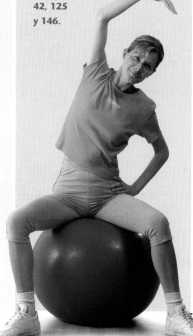

Chile con carne

◆ Un guiso con chile es exactamente lo adecuado en el noviembre húmedo y frío después de haber dado un paseo prolongado y regresar a casa, con la temperatura ligeramente por debajo de lo normal: calienta desde dentro y estimula la circulación. Éstas y otras recetas picantes las encuentra en las **págs. 103, 118 y 311**.

Mantenerse activo

◆ Las articulaciones, los ligamentos y los tendones pueden aflojarse con ejercicios realizados con regularidad en casa. Los estiramientos sobre una pelota de gimnasia alcanzan este propósito así como también los ejercicios de las **págs. 42, 125 y 146**.

Estimular las neuronas

◆ Manténgase en forma a pesar de la melancolía; escriba un poema, resuelva una adivinanza, arme un rompecabezas o juegue ajedrez. La creatividad y la concentración avivan el pensamiento, la circulación sanguínea aumenta en el cerebro y todo eso mejora el humor. Más al respecto a partir de la **pág. 270**.

gos, castañas y poro dan al organismo oligoelementos como el cinc, el selenio o el hierro. Cuando estos elementos escasean se produce escalofrío.

Bálsamo para el alma

El tiempo es gris y triste, hay poco sol, poca luz. Constrúyase un oasis sereno y calientito entre sus cuatro paredes. Los momentos para tomar un té a la luz de las velas confortan íntimamente el cuerpo y el alma. Los aromas y los sonidos actúan positivamente,

además de que relajan. Pruebe si los terapeutas del color tienen razón cuando dicen que ciertos colores, como el amarillo, el rojo o el naranja, que se consideran colores calientes, favorecen la circulación sanguínea e impiden la melancolía y la apatía.

Quizá la luz amarilla de la vela dé lugar a procesos biológicos en la piel y en el cerebro; el amarillo quizás estimule el metabolismo, calme y conduzca a la reflexión. Supuestamente el color rojo da nuevas fuerzas, da calor y ele-

va la presión, que con el frío baja fácilmente. Los aceites aromáticos influyen en el sistema nervioso vegetativo y son responsables de la sensibilidad (las rosas, el almizcle) y de la creatividad (el jazmín, el pachulí), e incrementan la placidez cuando afuera hay tormenta. Escoja de entre los 10 consejos del programa el más conveniente, póngalo en práctica y encamínese con refuezos al otoño.

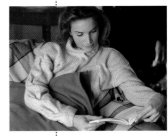

Tiempo de lectura
Ahora, por fin, tenemos el tiempo suficiente para hojear nuestros viejos libros. Un libro interesante nos ayuda a olvidar la cotidianidad y a elevar el espíritu y la fuerza de la imaginación.

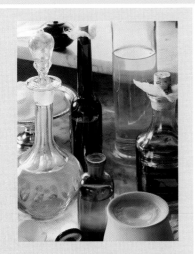

Lo que va bajo la piel
◆ Escápese durante 15 minutos del clima húmedo y tormentoso y sumérjase en un placentero baño aromático a una temperatura de 38° C. Allí puede relajarse, aflojar los músculos y calmar los nervios. Lo ideal son las bases de manzanilla y de lavanda. Si lo que busca es refrescarse, se recomiendan el limón y la menta, y si amenaza un catarro, el eucalipto. Recetas para bases de baño en las **págs. 96 y 340.**

Aprenda a desconectarse
◆ Después del estrés del trabajo y del ajetreo de la vida cotidiana hace bien un poco de tranquilidad. Permítase que la mente y el cuerpo se relajen plácidamente, por ejemplo, con el entrenamiento autógeno: la circulación de la sangre aumenta, los músculos se relajan y la respiración se regulariza. Con ejercicios de concentración y su práctica regular se puede influir de modo favorable en los trastornos del cuerpo y de la mente. La serenidad interior les dice adiós a las turbulencias climáticas y a las de cualquier tipo que arremetan en su contra. **(pág. 68.)**
◆ Contra la depresión de otoño. La risa es un buen ejercicio de relajación. Al mismo tiempo se revitalizan la caja torácica y el diafragma; los pulmones se contraen y el índice de oxígeno se eleva. No sólo se mejora el humor sino que también los anticuerpos se estimulan. ¡Ríase simplemente durante un minuto!

La naturaleza, compañera de entrenamiento
◆ Aproveche el ejercicio para disfrutar de los últimos rayos del sol. Aún con frecuencia, el otoño brinda el pretexto para una diversidad de entrenamientos al aire libre: puede trotar, brincar por encima de las ramas tiradas en el suelo o estirarse apoyado en los troncos de los árboles. Lea además las **págs. 61 y 139.**

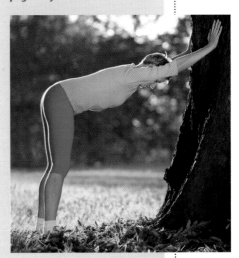

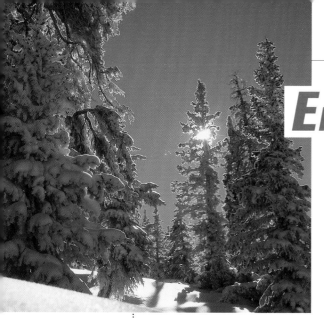

EN FORMA ÓPTIMA EN INVIERNO

Temperaturas glaciales, aire seco y, a veces, hasta heladas o nevadas: así se presenta a veces el invierno. La mayor parte de las veces se caracteriza por variaciones en la temperatura que nos sacan de equilibrio, así que hay que tomar medidas preventivas contra el resfriado, los pies fríos y también contra la melancolía.

Hay países en donde los días de invierno se mantienen oscuros hasta por 16 horas, y el cerebro segrega, sobre todo, una gran cantidad de melatonina, las hormonas del sueño. Y quien cansado se recuesta en el sofá no es fácil que se mueva de allí. Aun a partir de enero, cuando los días soleados empiezan a multiplicarse, se mantienen todavía por mucho tiempo las temperaturas gélidas o húmedas y frías. Este clima afecta más las partes del cuerpo con menor protección, como la cara y los dedos de los pies.

Conserve la condición física

En esta época de gran exigencia de sueño, debería permitirse por lo menos ocho horas para dormir, aunque sin atrincherarse dentro de la casa. El cuerpo también necesita mantenerse en movimiento en el invierno para que en la primavera no resienta un despertar enojoso. Eso significa, sobre todo, entrenamiento para la circulación sanguínea. Y, justamente el sistema inmunitario necesita de un estímulo continuo a través del ejercicio (vea la pág. 232), para conservar su resistencia. Algo más apropiado que en las épocas calurosas del año, pero

PROGRAMA DE INVIERNO

Antes de lanzarse a la pista

◆ El 60% de los accidentes de esquí se deben a una condición física deficiente. La práctica del esquí estimula la circulación y fortalece sobre todo la musculatura de las piernas, que le da resistencia para esquiar con seguridad. Aunque usted no sea esquiador, esta gimnasia también le sirve para una buena condición física en el invierno. (pág. 333.)

Cura de sudor

◆ Ir al sauna con regularidad no sólo fortalece las defensas sino también la circulación sanguínea y la musculatura vascular. Los cambios estimulantes de las temperaturas caliente y fría dan elasticidad a los vasos y los preparan para reaccionar, de tal manera que en las temperaturas bajo cero puedan contraerse óptimamente. De ese modo, en caso de que haya menos calor en el ambiente, el cuerpo no se enfría tan fácilmente. Más al respecto en la pág. 244.

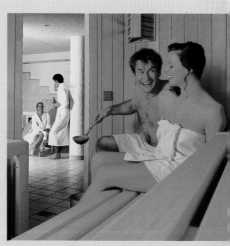

con el lema: regularidad. La gimnasia y el entrenamiento ergométrico, así como otros ejercicios que pueden practicarse bajo techo, ayudan a conservar la condición física. Nada, sin embargo, se acerca a la actividad deportiva en el aire claro, frío y rico en oxígeno. Siempre que se le presente la oportunidad, aprovéchela. Ya sea caminando por las calles, corriendo en un parque o andando en bici, el cuerpo se carga de luz y de oxígeno. El cansancio desaparece, el pensamiento se aclara, el sueño se vuelve reparador y el intestino reacciona sin molestias a los ricos guisos de la época invernal.

Inmunizar desde la cocina

En esta época fría del año los productos lácteos son una alternativa saludable a los alimentos sólidos y a los dulces ricos en carbohidratos. Mu-

cha albúmina, por ejemplo, en los platillos a base de requesón, de leche fermentada y de yogur son nutritivos, baratos e importantes para la fabricación de anticuerpos. También la tranquilizadora del ánimo, la serotonina, contiene albúmina. Verduras de la estación como la col morada, la verde y la blanca contienen una buena dosis de vi-

tamina C, que protege al cuerpo contra los resfriados, en esta época mejor que nunca (vea las págs. 246-247).

Caliente y frío

El método más efectivo para prevenir que los virus y las bacterias ataquen lo proporciona la visita regular al sauna. Debido al intenso sudor, las toxinas multiplicadas se li-

---

Las especias de invierno

El aroma celestial que emana de las panaderías en el invierno es benéfico también para la salud.

► **Anís** tiene, en su aceite etílico, un efecto antibacterial y protege contra la gripe. Calma la tos de la bronquitis.

► **Jengibre** estimula el apetito y la digestión. El tubérculo de color claro suple a algunos digestivos que se toman después de las comidas copiosas.

► **Cardamomo** recién triturado sirve para aliviar las flatulencias y para ahuyentar el cansancio y la debilidad.

► **Nuez moscada** revivifica, da energía y es un bálsamo para los nervios estresados.

► **Clavos de olor** tienen, en su aceite etílico, un efecto desinfectante y calmante de los dolores. Ayudan contra los resfriados y son muy valorados sobre todo contra los fuertes dolores de muelas.

► **Canela** estimula los jugos gástricos y mitiga la sensación de plenitud y de pesadez del estómago. Igual que el jengibre, alivia la acidez estomacal.

Dar masajes

◆ Las tensiones se aflojan, los músculos se distienden, el estrés y la carga emocional se relajan; ¿qué hay más edificante que un masaje? Y, justo en invierno, la piel agradece una porción extra de grasa y de humedad que se puede proporcionar adicionalmente a las caricias. (**págs. 169 y 313.**)

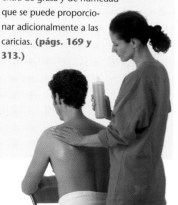

Jarabe para la tos

◆ Usted debe estar prevenido con un jarabe para la tos. Hierva durante 10 minutos en partes iguales: una cucharada de hojas secas de salvia y una de tomillo, una de cebolla picada y un poco de miel en medio litro de agua. Cuele y deje enfriar. Tome de 3 a 5 cucharadas durante el día. Sirve de expectorante y alivia las ganas de toser.

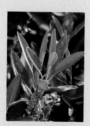

Programa de autoconsentimiento

◆ El estrés predispone a las infecciones. Disponga una isla de tranquilidad, en la que cada día se retire durante un cuarto de hora para relajarse. (**pág. 183.**)

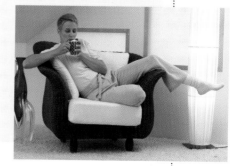

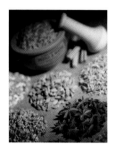

Té-Yogi
de la tienda naturista. Gracias a su mezcla de canela, pimienta negra y jengibre estimula, equilibra y calienta desde adentro y no contiene absolutamente nada de cafeína.

beran y aligeran así al sistema inmunitario (vea la pág. 244). El baño de vapor o la regadera a chorro ayuda de la misma manera a los vasos al elevar la temperatura y favorecer la circulación y los insensibiliza a las bajas temperaturas (vea la pág. 108). Los baños calientes de pies y del cuerpo, después de unos relajantes paseos, se encargan del bienestar del cuerpo y de la mente y pueden suprimir el enfriamiento cuando está comenzando (vea la pág. 341).

El cuidado de la piel en el invierno

El aire frío y seco del ambiente, sobre todo en el invierno, causa dificultades a la piel. Debido a que en el frío las glándulas sebáceas trabajan lentamente, la capa aislante de la piel es tan escasa en humedad y en grasa, que necesita de un cuidado adicional ante el frío. Sobre todo la piel de la cara necesita cremas con grasa a base de aceites naturales y vitaminas que protejan las células de la epidermis. No deje de aplicarse agua para que no se seque aún más la piel. Use emulsiones aceitosas más que el jabón.

Las habitaciones calentadas por calefacción afectan, sobre todo, a la piel y a las mucosas. Quien, debido al riesgo de las bacterias, no quiera usar el

---

PROGRAMA DE INVIERNO

Carrera de fondo en esquí
◆ Recorrer una pista de patinaje o practicar esquí constituye un deporte ideal de resistencia. Fortalece el corazón y la circulación y ejercita la facultad de coordinación. Las hormonas de la alegría se refuerzan aún más con el color blanco de la nieve.

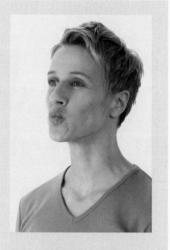

Gimnasia facial
◆ Aproveche los periodos invernales para acondicionar su cara. Como en esta época bosteza usted con más frecuencia, puede hacerlo conscientemente y exagerando el movimiento. Todos los músculos se ejercitarán, se irrigarán mejor y las mejillas lucirán frescas y sonrojadas. Ríase también y notará que no sólo desaparecen las arruguitas sino que también el mal humor se aleja. **(págs. 344-345.)**

Los cinco tibetanos
◆ Una combinación saludable de relajación, ejercicio y ejercicios respiratorios reúnen los cinco consejos tibetanos que han recorrido el mundo.
El cuerpo se amolda a las zonas problemáticas, el tejido conjuntivo se tensa y a través de la continua sucesión de las secuencias de los ejercicios, los órganos internos se estimulan sistemáticamente. Lo que mantiene saludables a los monjes en las heladas altitudes del Himalaya puede ayudarlo también a usted. **(págs. 338-339.)**

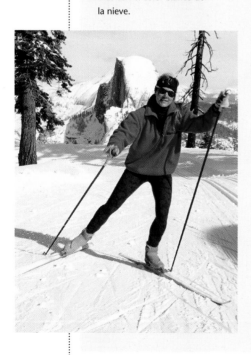

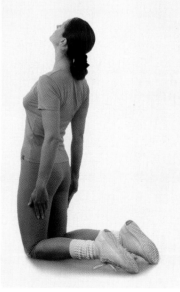

humidificador puede colocar paños mojados sobre el calefactor. También una fuente dentro del cuarto se encarga de proporcionar la humedad necesaria en el aire.

No sufra frío

Cuando la temperatura baja, es importante la ropa para regularla. Mientras más nos envolvamos, más necesario será que el exceso de humedad y de calor puedan evaporarse.

La calidad de las telas es importante: la lana y la seda calientan mejor que las fibras sintéticas. Las prendas de algodón como la mezclilla no se recomiendan en la época fría porque repelen el calor en vez de retenerlo.

Según la intensidad del frío, habrá que usar más o menos capas de ropa con fibras respiradoras. Entre las telas se forman capas que sirven de aislantes. Tampoco los zapatos

deben ser muy ajustados para permitir que se forme un colchón de aire. Las botas de invierno deben ser repelentes al agua, pues los pies mojados reducen la circulación en las mucosas de los conductos respiratorios y debilitan las defensas. Para las temperaturas bajo cero, una gorra o un pasamontañas es indispensable pues las orejas y la nariz son de las partes del cuerpo que rápido se enfrían y duelen.

Activo y flexible

◆ En esta época del año, la idea de reposar plácidamente frente a la chimenea es mucho más seductora que pensar en el acondicionamiento físico. Sin embargo, justamente ahora el entrenamiento regular de la musculatura es imprescindible: modela la figura, tensa los tejidos y evita que se acumule la grasa del invierno. Diez minutos diariamente de entrenamiento son muy efectivos. Seleccione de entre los ejercicios dados y organice su programa individual. **(págs. 42-43, 77-78, 328-329.)**

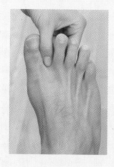

Primeros auxilios para los pies fríos

◆ Los ejercicios regulares de gimnasia para los pies o los masajes **(pág. 257)** son la mejor opción para evitar las molestias en tiempo de frío. Claro que después de un paseo prolongado en temperaturas bajo cero, un baño de pies sería, a pesar de todo, necesario. Especialmente eficaz, aunque no para pieles sensibles, es un baño de mostaza para los pies. Disuelva 2 cucharadas de polvo de mostaza en 2 o 3 litros de agua caliente y remoje los pies durante 10 minutos. Esto activa la circulación.

Ejercicios para la circulación

◆ Saltar la cuerda, bailar al compás de un ritmo rápido o correr en el mismo sitio y, al mismo tiempo, y de vez en cuando, levantar alternadamente las rodillas lo más alto posible; hacer ejercicio en la escaladora. Con estos ejercicios aeróbicos efectuados independientemente, la circulación se optimiza. También un ergómetro puede ser de utilidad en estos entrenamientos para mejorar la condición física que combate el mal humor y los estados depresivos y que, además, fortalece el sistema inmunitario. **(págs. 88-91.)**

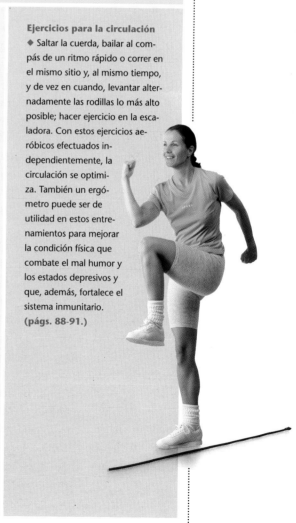

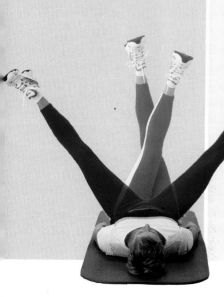

ORIENTACIÓN PARA LOS PROGRAMAS

Para una orientación rápida en cada uno de los programas, los puntos fundamentales se resaltan con colores y símbolos, como se muestra en estas páginas. Si usted se ha decidido por un programa seleccionado de entre los expuestos en los ocho capítulos, puede organizar su programa individual de un día o de una semana.

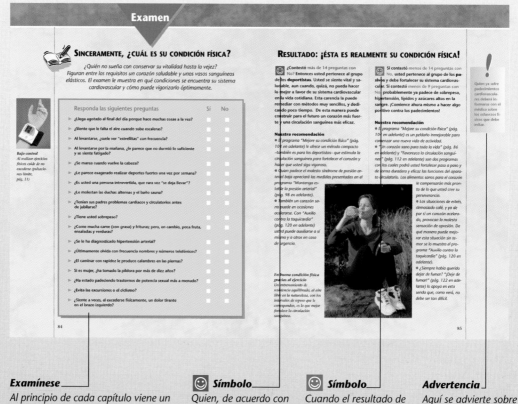

Examen

SINCERAMENTE, ¿CUÁL ES SU CONDICIÓN FÍSICA?

¿Quién no sueña con conservar su vitalidad hasta la vejez? Figuran entre los requisitos un corazón saludable y unos vasos sanguíneos elásticos. El examen le muestra en qué condiciones se encuentra su sistema cardiovascular y cómo puede vigorizarlo óptimamente.

*Bajo control
Al realizar ejercicios físicos cuide de no excederse (pulsaciones límite, pág. 11)*

Responda las siguientes preguntas	Sí	No
➤ ¿Llega agotado al final del día porque hace muchas cosas a la vez?	☐	☐
➤ ¿Siente que le falta el aire cuando sube escaleras?	☐	☐
➤ Al levantarse, ¿suele ver "estrellitas" con frecuencia?	☐	☐
➤ Al levantarse por la mañana, ¿le parece que no durmió lo suficiente y se siente fatigado?	☐	☐
➤ ¿Se marea cuando vuelve la cabeza?	☐	☐
➤ ¿Le parece exagerado realizar deportes fuertes una vez por semana?	☐	☐
➤ ¿Es usted una persona introvertida, que rara vez "se deja llevar"?	☐	☐
➤ ¿Le molestan las duchas alternas y el baño sauna?	☐	☐
➤ ¿Tenían sus padres problemas cardiacos y circulatorios antes de jubilarse?	☐	☐
➤ ¿Tiene usted sobrepeso?	☐	☐
➤ ¿Come mucha carne (con grasa) y frituras; pero, en cambio, poca fruta, ensaladas y verduras?	☐	☐
➤ ¿Se le ha diagnosticado hipertensión arterial?	☐	☐
➤ ¿Últimamente olvida con frecuencia nombres y números telefónicos?	☐	☐
➤ ¿El caminar con rapidez le produce calambres en las piernas?	☐	☐
➤ Si es mujer, ¿ha tomado la píldora por más de diez años?	☐	☐
➤ ¿Ha estado padeciendo trastornos de potencia sexual más a menudo?	☐	☐
➤ ¿Evita las excursiones o el ciclismo?	☐	☐
➤ ¿Siente a veces, al excederse físicamente, un dolor tirante en el brazo izquierdo?	☐	☐

84

RESULTADO: ¡ÉSTA ES REALMENTE SU CONDICIÓN FÍSICA!

Contestó más de 14 preguntas con No? Entonces usted pertenece al grupo de los **deportistas**. Usted se siente vital y saludable, aun cuando, quizá, no pueda hacer lo mejor a favor de su sistema cardiovascular en la vida cotidiana. Esta carencia la puede remediar con métodos muy sencillos, y dedicando poco tiempo. De esta manera puede construir para el futuro un corazón más fuerte y una circulación sanguínea más eficaz.

Nuestra recomendación
● El programa "Mejore su condición física" (pág. 104 en adelante) le ofrece un método compacto –también es para los deportistas– que estimula la circulación sanguínea para fortalecer el corazón y hacer que usted siga vigoroso.
● Quien padece el molesto síndrome de presión arterial baja apreciará las medidas presentadas en el programa "Mantenga estable la presión arterial" (pág. 98 en adelante).
● También un corazón sano puede en ocasiones acelerarse. Con "Auxilio contra la taquicardia" (pág. 120 en adelante) usted puede auxiliarse a sí mismo y a otros en casa de urgencia.

*En buena condición física gracias al ejercicio
Un entrenamiento de resistencia equilibrado, al aire libre en la naturaleza, con los intervalos de reposo que le correspondan, es lo que mejor fortalece la circulación sanguínea.*

Si contestó menos de 14 preguntas con No, usted pertenece al grupo de los **pasivos** y debe fortalecer su sistema cardiovascular. Si contestó menos de 9 preguntas con No, probablemente ya padece de sobrepeso, hipertensión, lípidos y azúcares altos en la sangre. ¡Comience ahora mismo a hacer algo positivo contra los padecimientos!

Nuestra recomendación
● El programa "Mejore su condición física" (pág. 104 en adelante) es un peldaño inmejorable para comenzar una nueva vida de actividad.
● "Un corazón sano para toda la vida" (pág. 86 en adelante) y "Favorezca la circulación sanguínea" (pág. 112 en adelante) son dos programas con los cuales podrá usted fortalecer paso a paso y de forma duradera y eficaz las funciones del aparato circulatorio. Los alimentos sanos para el corazón compensarán más pronto de lo que usted cree su perseverancia.
● Las situaciones de estrés, demasiado café, y ya de por sí un corazón acelerado, provocan la molesta sensación de opresión. De qué manera puede mejorar esta situación sin temor se lo muestra el programa "Auxilio contra la taquicardia" (pág. 120 en adelante).
● ¿Siempre había querido dejar de fumar? "¡Deje de fumar!" (pág. 122 en adelante) lo apoya en esta senda que, como verá, no debe ser tan difícil.

Quien ya sufre padecimientos cardiovasculares deberá informarse con el médico sobre los esfuerzos físicos que debe evitar.

85

Examínese
Al principio de cada capítulo viene un cuestionario mediante el cual se determina, de acuerdo con el estado de la condición física y de la salud, una asignación a una categoría determinada. Para aquellos del tipo rojo o verde hay en todos los programas una base con las indicaciones precisas para la ejecución de los ejercicios que correspondan a esta sección.

☺ **Símbolo**
Quien, de acuerdo con su valoración, se encuentre en esta categoría puede seguir, en todos los programas de los capítulos, las indicaciones verdes.

☺ **Símbolo**
Cuando el resultado de su prueba le asigne al grupo rojo, siempre deberá seguir las indicaciones de moderación señaladas con rojo.

Advertencia
Aquí se advierte sobre ciertos peligros que pueden surgir al ejecutar los ejercicios o las indicaciones con cuyos síntomas debería consultarse a un médico.

Reloj para la duración de los ejercicios

Aquí, de un vistazo, ve el tiempo que debe dedicar a cada ejercicio. Las rutinas se desarrollan en periodos de 5 minutos, de 5 a 30 minutos como máximo. Estas indicaciones son recomendadas para aquellos que, de acuerdo con la condición física y predilección personal, las puedan incrementar.

Símbolos

Indican, para verde o para rojo, el número de repeticiones para cada ejercicio, y también señalan con qué frecuencia, al día o a la semana, debe organizar los ejercicios en su programa para coronarlos con éxito.

Tres colores guía

Cada programa está compuesto de

Ejercicio = Verde
Relajación = Azul
Nutrición = Amarillo

El programa introduce los elementos que considera más importantes.

Interesante

Este recuadro ofrece información adicional, así como la base científica sobre aspectos médicos y nutricionales.

RELAJADO EN EL ÁREA DE TRABAJO · · · · · RELAJACIÓN DÍAS 1 A 5 · · · · · NUTRICIÓN DÍAS 1 A 5

ABATA EL ESTRÉS DEL DÍA

Termina un largo día de trabajo. ¡Por fin está usted en casa! Pero con el estrés disminuido notará sobre todo molestos dolores en las zonas de la nuca y de los hombros. Con el trajín del día (haga memoria) el estrés provocó que se sentara otra vez incorrectamente durante mucho tiempo, e hizo poco ejercicio. Resérvese por eso, en su noche de descanso, un tiempo para relajarse. Afloje bien los músculos contraídos.

Tenga presente que las fórmulas del entrenamiento autógeno sólo se piensan y nunca se dicen, ni siquiera en voz baja.

Calor

Para las contracciones dolorosas sirve la aplicación de calor.
◆ Colóquese un cojín caliente, una botella de agua caliente o tan sólo sí mismo sobre las partes especialmente doloridas y contraídas. El calor favorece el proceso de relajación, se activa la circulación sanguínea y la musculatura se relaja.
► A algunas personas les ayuda ir frío en forma de paquetes de hielo y compresas de gel. Pruebe qué le sienta mejor.

POR FIN, ELEVAR LAS PIERNAS

Ejercicio
◆ Acuéstese sobre una alfombra o una colchoneta aislante. Para mayor comodidad, colóquese una toalla doblada bajo la cabeza. La curvatura natural de la columna lumbar se protege con un cojín pequeño que sirva para amortiguar.
◆ Relaje la columna vertebral mientras coloca las piernas paralelamente sobre un banco o una caja grande. El ángulo entre el muslo y la pierna es algo mayor de 90°.
◆ Respire profunda y regularmente hacia el estómago. Una mano sobre el abdomen puede controlar la respiración.

Consejo
◆ Escuche música a volumen bajo o haga el ejercicio mientras ve la televisión.

🕐 *Todas las noches*

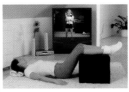

ENTRENAMIENTO AUTÓGENO

◆ Acuéstese boca arriba, relajado, los ojos cerrados. Inhale y exhale un par de veces y comience con las fórmulas: (3 veces) "Estoy muy tranquilo" (3 veces), "Me da igual que haya ruidos y pensamientos" (3 veces), "El brazo derecho pesa, el brazo izquierdo pesa, ambos brazos están pesados... la pierna derecha pesa... Estoy muy tranquilo y despejado, la tranquilidad y la frescura me invaden" (3 veces).
◆ Estire los brazos brusca y enérgicamente, cierre los puños:

"Los brazos son vigorosos".
◆ Inhale y exhale profundamente varias veces: "Respiro profundamente". Abra los ojos: "Ojos abiertos".

Consejo
◆ Desde luego, puede hacer el entrenamiento autógeno en la oficina, aunque necesitará una habitación silenciosa, donde no lo interrumpan.

🕐 *2 o 3 veces por semana*

ASÍ SABE EL DÍA DE TRABAJO

A veces, la pausa de medio día dura unos 30 minutos que tienen que ser suficientes para llenar el depósito de energía con una comida equilibrada. Disfrute de este lapso para desconectarse conscientemente, para que la cabeza llegue despejada a la segunda mitad del día. Por eso no debe comer en su escritorio, ya que entre trabajos por resolver no podrá estar tranquilo; las tensiones serán todavía peores. A quien trabaja en una oficina se le recomiendan cinco comidas pequeñas. Los energéticos para llevar puede prepararlos cada día de diferente manera. Lea el programa a partir de la pág. 176.

Pequeños energéticos para llevar

Varíe de acuerdo con su gusto y su humor. El tentempié ideal deberá contener uno de estos componentes:
◆ 1 panecillo integral o 2 rebanadas de pan integral o 3-4 galletas integrales.
◆ 1 a 2 cdas. de queso, mantequilla o margarina para untar.
◆ 1 a 2 rebanadas de pechuga de pavo magro, jamón cocido sin borde de grasa alrededor, o queso rebanado (máximo 30% de grasa).
◆ Verdura fresca, como 1 o 2 jitomates, 1 o 2 zanahorias, unas rebanadas de pepino o medio pimiento, 2 hojas de lechuga como complemento vitamínico.
◆ Fruta fresca como 1 manzana, 1 plátano, 1 naranja, 1 pera o 100 g de uvas
◆ 1 vasito de yogur de fruta o natural, que puede endulzarse con 1 cda. de miel.

DIETA PARA EL TRABAJO DE OFICINA

El consumo de calorías para las actividades que se realizan sentado frente al escritorio es menor que el que se necesita para los trabajos físicos. Las mujeres necesitan 2,000 calorías por día y los hombres 2,400 calorías por día.

Ligero y bajo en calorías
◆ Platillos bajos en grasa con verdura, productos integrales, pescado y carne magra ◆ Arroz, papas ◆ Consomés claros ◆ Ensaladas, verdura fresca ◆ Fruta fresca, ensalada de frutas ◆ Jugos, agua mineral, té ◆ Galletas integrales

Pesados y difíciles de digerir
◆ Platillos ricos en grasa como carne, frutas secas, papas fritas, frituras ◆ Cremas ◆ Helados, pasteles, tortas de crema, cacahuates ◆ Café, bebidas de cola, alcohol

ENSALADA DE COL CON MANZANA

100 g de col blanca
½ g de apio
1 cebollita
agua hirviendo para cocer ligeramente
1 manzana pequeña
1 cda. de jugo de limón o de vinagre
1 cda. de aceite de canola
1 pizca de azúcar morena
canola y el azúcar.

◆ Quite las hojas exteriores a una col pequeña. Corte en cuartos y retire el tronco. Lave el apio y pele la cebollita.
◆ Ralle la col en el procesador en pequeñas laminillas, y en una coladera sumérjala en el agua hirviendo con sal durante un momento. Después ralle igualmente el apio y la cebollita en el procesador. Lave la manzana y córtela finamente.
◆ Coloque la verdura y la fruta en un recipiente, mezcle el jugo de limón o el vinagre, el aceite de

Refrigere el recipiente cubierto y déjelo reposar por lo menos una hora.

Consejo
◆ Esta ensalada puede prepararse desde la noche anterior.

68 · · · 69

Buzón de primeros auxilios

Algunas afecciones requieren un tratamiento inmediato. Aquí se encuentran remedios rápidos y consejos provechosos.

Buzón práctico

Ofrece sugerencias concretas que se pueden incorporar sin esfuerzo a su vida cotidiana.

Con música

es mucho mejor. En este buzón encuentra consejos de cómo imprimirles más ímpetu a los ejercicios.

Recetas selectas

Las recetas están calculadas para una persona. Por tratarse de platillos ligeros, no se indican las calorías, con excepción del capítulo sobre la diabetes.

Se utilizan las siguientes abreviaturas:
g = gramo
ml/l = mililitro/litro
cda. = cucharada
cdita. = cucharadita

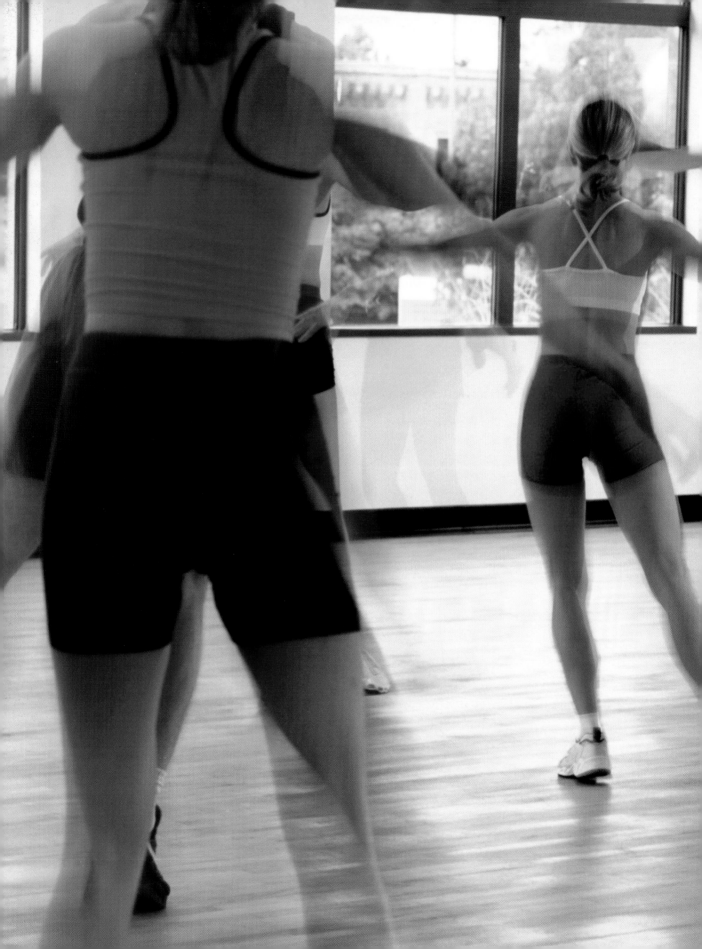

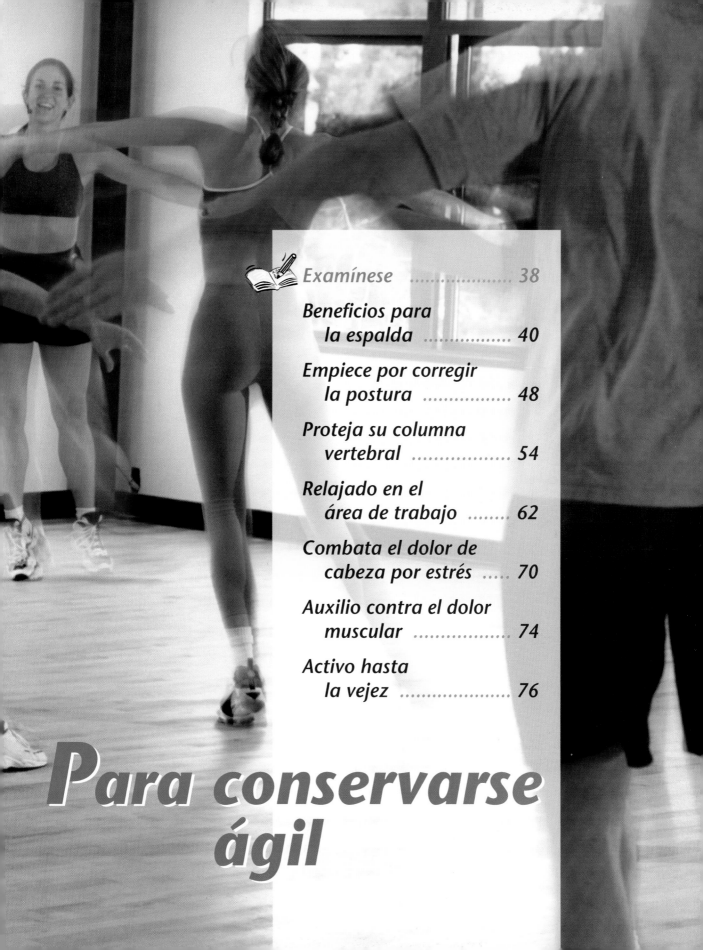

Para conservarse ágil

¿ÁGIL Y FLEXIBLE? ¡EXAMÍNESE USTED MISMO!

La calidad de vida depende definitivamente del grado de movilidad. La actividad corporal no sólo beneficia el aparato muscular y las articulaciones, sino también el bienestar espiritual. El examen muestra cuáles son sus puntos débiles y cómo puede corregirlos.

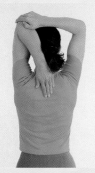

Cada vez mayor movilidad en las articulaciones y el creciente volumen de los músculos son una experiencia de triunfo y garantía contra la disminución del rendimiento.

Responda las siguientes preguntas: Sí   No

- ▶ ¿Hace muchas cosas a la vez? ☐ ☐
- ▶ ¿Se relaja diariamente durante más de dos horas frente a la televisión? ☐ ☐
- ▶ ¿Le gusta usar zapatos de tacón alto? ☐ ☐
- ▶ ¿Tenía antes más tono muscular? ☐ ☐
- ▶ ¿Es usted propenso a la tortícolis por corrientes de aire? ☐ ☐
- ▶ ¿Su colchón tiene más de diez años? ☐ ☐
- ▶ ¿Viaja más en automóvil que a pie para realizar sus actividades en horas determinadas? ☐ ☐
- ▶ ¿Tiene sobrepeso, es decir, su IMC es mayor que 25 (pág. 15)? ☐ ☐
- ▶ Imagínese a sí mismo relajado: espalda encorvada, hombros caídos y pelvis echada hacia adelante. ¿Se reconoce? ☐ ☐
- ▶ ¿Trabaja sentado todo el día y sus actividades éstan sujetas a un horario? ☐ ☐
- ▶ ¿Hace deporte regularmente (trote, natación, gimnasia)? ☐ ☐
- ▶ ¿Tiene un puesto estresante de mucha responsabilidad? ☐ ☐
- ▶ ¿Hace mucho tiempo que ya no se queda bailando hasta la mañana? ☐ ☐
- ▶ ¿Prefiere tomar café y refresco de cola que té de hierbas y agua mineral? ☐ ☐
- ▶ Estire la pierna y desátese los zapatos. ¿Le duele? ☐ ☐
- ▶ ¿Reacciona muy rápidamente al estrés con dolores de cabeza? ☐ ☐
- ▶ ¿Lo atormentan algunas veces el lumbago y la ciática? ☐ ☐
- ▶ ¿En hacer diez sentadillas tarda más de 15 segundos? ☐ ☐
- ▶ ¿Para patinar se debe tener como máximo 30 años? ☐ ☐
- ▶ ¿Está limitado en sus movimientos debido, por ejemplo, a un accidente? ☐ ☐

Resultado: ¡Así de activo es usted!

Pudo haber contestado a más de 15 preguntas con No. Quiere decir que usted está en excelente condición física y que no tiene, realmente, ningún motivo para cambiar en algo su estilo de vida. Como persona activa, en los capítulos siguientes puede encontrar valiosos consejos para que se proteja contra futuras falsas "aflicciones".

Ésta es nuestra recomendación
● *Durante el día usted puede relajar la columna vertebral mediante ejercicios adecuados para prevenir la postura viciosa (a partir de la pág. 50).*
● *Justamente, como deportista, puede servirle el programa rápido contra el dolor muscular (agujetas) (desde la pág. 60).*
● *La relajación corporal se logra con ejercicios de respiración. Contra las tensiones musculares y el exceso de trabajo, son muy efectivos los ejercicios de Feldenkrais (pág. 52) y el yoga (pág. 80).*

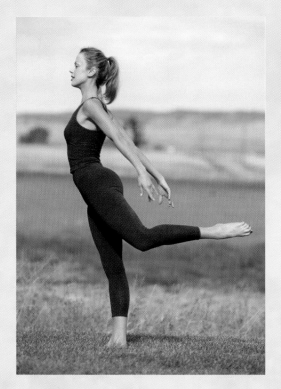

Mejore su postura
con ejercicios destinados a hacer la columna vertebral más resistente.

Contestó de 6 a 9 preguntas con Sí y se siente relativamente bien. Vuélvase un poco más consciente de su cuerpo para que mantenga su movilidad. Habrá contestado a más de 10 preguntas con Sí y sabe que la comodidad frena la mayor parte de las veces su ímpetu natural de activarse. Para los músculos, las articulaciones y el aparato motor, se recomienda una pequeña dosis de entrenamiento.

Con más de 15 contestaciones con Sí, considérese dentro de los pasivos. Seguramente no le atraen los deportes. Evite que los tendones y los ligamentos se sigan tensando más y más; es momento de contraatacar.

Ésta es nuestra recomendación
● *Comience con el programa de ejercicios (a partir de la pág. 77) para estimular todas las articulaciones y los músculos y aumentar la movilidad.*
● *La gimnasia para la columna vertebral (a partir de la pág. 40) y el entrenamiento para la espalda (pág. 50), por añadidura, le esperan para aprender a tomar conciencia de su cuerpo.*
● *Las tensiones en la musculatura se manifiestan con dolores de cabeza. El programa para combatir estos dolores (a partir de la pág. 70) y los problemas de estrés permanente en el área del trabajo se dirige sobre todo a aquellas personas con problemas en la zona de los hombros.*
● *Los ejercicios de relajación especiales (págs. 60 y 64) estimulan la circulación sanguínea en los músculos.*
● *Un complemento de minerales (pág. 81) y una dieta que fortalezca la estructura de los músculos y de los huesos (págs. 47, 53 y 59) proveen la condición óptima para los ejercicios de entrenamiento.*

¿Cree que puede tener un problema de disco intervertebral, y los ejercicios de los programas no le parecen idóneos? Debería hacer gimnasia terapéutica para lograr que desaparezcan los problemas.

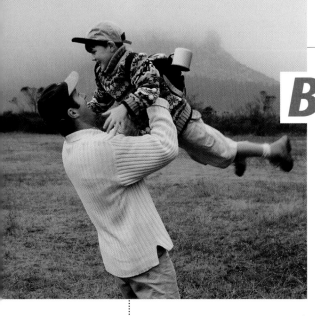

BENEFICIOS PARA LA ESPALDA

La columna vertebral es uno de los elementos de soporte más importantes del cuerpo, y como realiza un esfuerzo continuo, es frecuente que muchas personas se quejen de dolor de espalda. Para que usted no sufra de este mal, bastarán algunas medidas para que se mantenga activo.

Cuando tenga una sensación incómoda de rigidez en la pantorrilla o no pueda levantar los dedos del pie, es urgente que consulte a un médico.

La columna vertebral tiene funciones múltiples. Sostiene la cabeza, soporta el torso y nos permite la movilidad. Además de nuestro propio peso, también carga todo lo que transportamos durante el día. Otra función importante de la columna vertebral es proteger la médula espinal cuyas células y fibras nerviosas corren en el interior del conducto raquídeo.

Siete vértebras cervicales, doce dorsales y cinco lumbares se encargan de estas tareas. Están unidas por articulaciones que permiten el movimiento en todas direcciones. Entre vértebra y vértebra están los discos elásticos y gelatinosos que hacen la función de muelle.

Una curvatura característica de la columna en forma de una gran S se encarga de que podamos caminar erguidos, de no perder el equilibrio y de amortiguar las sacudidas. Las vértebras y su disposición específica sirven para que la columna vertebral sea al mismo tiempo estable y móvil, elástica y además resistente contra las influencias exteriores. Estas funciones se fortalecerán y mantendrán gracias al siguiente programa. En tan solo una semana usted notará que disminuyen eficazmente los dolores. Al mismo tiempo, los ejercicios sirven para que los problemas de lumbago desaparezcan o puedan prevenirse.

PROGRAMA DE 7 DÍAS

EJERCICIO

Active su columna vertebral en tan sólo una semana, para ello, usted tiene que:
▶ **Mantener la movilidad de la columna,** tratar de mejorar lentamente y lograr reafirmar con éxito vértebra tras vértebra.
▶ ¿Por qué justamente el **nado de dorso** es ventajoso? Lea a partir de la pág. 44.

RELAJACIÓN

Los músculos con contracturas pueden perjudicar la columna vertebral. Libere su columna por medio de:
▶ **Giros y distensiones** y, por cierto, diariamente.
▶ **Quitar el estrés** con ritmo y diversión.
▶ ¿Qué beneficios trae la **siesta del mediodía?** Lea la pág. 46.

NUTRICIÓN

El programa de ayuda exterior se complementa con un programa de ayuda interior.
▶ ¿Cómo puede usted **fortalecer los huesos?** Lo encuentra en la pág. 47. Auxiliares sabrosos para fortalecer los huesos y platillos ligeros que protegen su columna vertebral a largo plazo.

ENTRE EN CALOR CADA NUEVO DÍA

*¿Q*ué pasaría si a partir de hoy, por un buen motivo, hiciera usted que el despertador sonara un poco más temprano que de costumbre? Podrá permanecer acostado, pero despéjese pronto, para comenzar cada día mejorando su columna con los ejercicios de esta página. Usted comprobará que va a pasar mejor el día.

Con ejercicios de estiramiento y de relajación mejorará la movilidad de la columna vertebral. Las zonas específicas del cuello, el tórax y la región lumbar necesitan, sin duda, tratamientos por separado. El sistema de nuestra columna vertebral liga, sin embargo, todas las zonas entre sí. Los siguientes ejercicios del programa abarcan las tres partes beneficiando así toda la columna, lo que es requisito para una buena postura.

Lo primero: en cuanto despierte, apártese de su almohada y de sus frazadas.

 ESTIRAMIENTOS AL DESPERTAR

Ejercicio

◆ Estírese sobre la cama. Los brazos extendidos junto a la cabeza hacia arriba, las piernas también muy estiradas. Al mismo tiempo, estire los dedos de los pies hacia delante.

◆ Ahora estire el brazo derecho y la pierna izquierda y después, el brazo izquierdo y la pierna derecha. Respire regularmente. En cada estiramiento exhale.

 6 veces – pausa. Repetir 5 veces

 6 veces – pausa. Repetir 3 veces

 ESTIRAMIENTO DIAGONAL

Ejercicio

◆ Acuéstese boca arriba. Flexione las piernas y llévelas hacia la derecha y hacia la izquierda alternadamente.

◆ Incluya los brazos para trabajar diagonalmente con brazos y piernas. Los brazos van a la derecha, las piernas a la izquierda; los brazos hacia la izquierda, las piernas hacia la derecha y así sucesivamente. Levante los brazos unos 45°.

 8 veces – pausa – 8 veces. Repetir 5 veces

4 veces – pausa – 4 veces. Repetir 4 veces

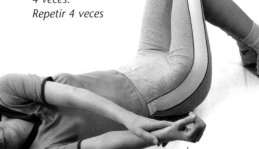

La almohada adecuada

Cada noche pasa usted muchas horas en la cama. Con la almohada adecuada permite, mientras duerme, que las vértebras cervicales reposen óptimamente.

▶ Las dimensiones de la almohada deben ser 40 x 80 cm. La forma cuadrada garantiza que sólo la cabeza descanse en la almohada y los hombros sobre el colchón. Se recomiendan las almohadas con cierre para que usted pueda aflojar el relleno cómodamente con las manos.

▶ Que usted se decida por un relleno de lana virgen, de algodón, de fibra artificial o de seda, es algo que depende principalmente de su capacidad sudorífica. Es necesario que las personas propensas a las alergias también lo hagan; para ellas existen rellenos y fundas especiales.

▶ Para todos: no utilicen, por ningún motivo, un rollo para el cuello. No sólo no sirve para relajar, sino que estira exageradamente la zona de la columna cervical y causa dolores de cuello.

VÉRTEBRA POR VÉRTEBRA PARA UNA POSTURA ERGUIDA

Seguramente ha visto, maravillado, a un gato cuando después de comer se estira y se relaja, como si no tuviera columna vertebral: así de flexible es. Haga lo mismo que los gatos. Los ejercicios diarios favorecen individualmente cada una de las partes de la columna, desde el cuello hasta la región lumbar. Como en el mecanismo de una rueda dentada, los siguientes cinco ejercicios se ligan uno con otro. Van de la posición de acostado a la de sentado, y finalmente a la de parado.

Comience relajado el día con estos 5 ejercicios

 ## JOROBA DE GATO – LOMO DE CABALLO

Ejercicios

◆ Arrodíllese y póngase a gatas, con las manos sobre el piso. Inhale y encorve la espalda hasta que sólo las puntas de los dedos descansen en el piso. Mantenga la cabeza mirando hacia abajo. Ahora exhale y haga volver la espalda a la postura de lordosis (la espalda curva hacia abajo, cabeza y glúteos hacia arriba). Estire el pecho hacia delante y levante levemente la cabeza mirando al frente.

◆ Regrese a la posición inicial. La cabeza y el tórax como un gato que lame algo; regrese hacia abajo y adelante; estírese hacia adelante y suba otra vez la pelvis con movimiento giratorio.

 2 veces – pausa – 2 veces. Repetir 4 veces

 2 veces – pausa – 2 veces. Repetir 3 veces

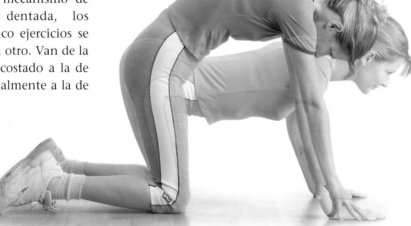

 ## EL PUENTE PARA LA FLEXIBILIDAD

Ejercicios

◆ Acuéstese boca arriba con las piernas flexionadas; los brazos descansan a los lados junto al cuerpo.

◆ Levante los glúteos del suelo, tensando lo más posible hasta que el pecho, la cadera y las rodillas formen una línea recta. Mantenga la tensión de 5 a 7 segundos. Mantenga la espalda recta y los músculos del estómago tensos para prevenir la lordosis. La cabeza, los hombros y los brazos se mantienen en el piso durante el ejercicio.

◆ Comience lentamente, levante vértebra por vértebra del piso y haga regresar la espalda de la misma manera al suelo.

 8 veces – pausa. Repetir 3 veces

 8 veces – pausa. Repetir 2 veces

COLUMPIE LA ESPALDA PARA RELAJAR LA MUSCULATURA

Ejercicio

◆ Acuéstese estirado sobre el piso. Acerque lo más posible las piernas flexionadas al cuerpo.

◆ Abrace las piernas con los brazos y las manos, levantando al mismo tiempo la cabeza. Estire la cabeza en dirección a las rodillas.

◆ Colúmpiese cuidadosamente, mientras la sensación sea agradable.

◆ Trate de impulsarse a partir de la posición de columpio a la de cuclillas para ponerse luego de pie.

 Columpiarse de 2 a 3 min. Ponerse de pie

 Columpiarse de 1 a 2 min. Ponerse de pie

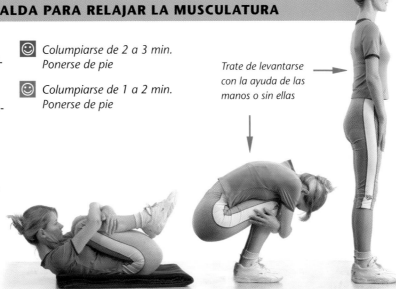

Trate de levantarse con la ayuda de las manos o sin ellas

 FLEXIONES

Ejercicio

◆ Póngase de pie. Coloque los brazos extendidos a los lados de la cabeza; flexione el tronco hacia la derecha y hacia la izquierda manteniendo los brazos estirados.

◆ Mantenga la flexión de cada lado de 5 a 7 segundos y regrese a la posición inicial (sin flexión). Respire de manera uniforme mientras realiza las flexiones; al flexionar, inhale, y exhale cuando se encuentre en la postura inicial.

Consejo

◆ Enrolle una toalla, tome las puntas con las manos y estírela; luego repita las flexiones a los lados.

 8 veces – pausa. Repetir 3 veces

 8 veces – pausa. Repetir 2 veces

 HULA-HULA SIN ARO

Ejercicio

◆ Acomódese un aro imaginario en la cintura para ejecutar este ejercicio.

◆ Coloque las manos en la cadera o detrás de la nuca. Haga círculos con la cadera y los glúteos hacia la derecha y hacia la izquierda.

 2 min. – 1 min. pausa. Repetir 3 veces

1 min. – 1 min. pausa. Repetir 3 veces

Auxilio oportuno contra el lumbago

El lumbago aparece de cuando en cuando como salido de la nada.

▶ Para los dolores agudos, ayuda un baño de flores de heno. Añada 500 g de flores de heno en 1 l de agua hirviendo, deje hervir un momento, cuele y añada el líquido al agua de la tina (máximo 38° C). Permanezca 15 minutos en el agua y, de ser necesario, repita diariamente.

▶ En el caso de dolores tenues, el remedio son las flores de heno o una bolsita con huesos de cereza guinda

(en la farmacia). Colóquela sobre las partes afectadas.

▶ Unte aceite de menta (yerbabuena) o tintura de árnica sobre las zonas doloridas.

▶ Vierta agua caliente en un paño firmemente enrollado. Apriete el paño, húmedo y caliente en la espalda dolorida: déjelo hasta que se enfríe. Esto relaja y quita la contracción. Además, el calor favorece el transporte de salida de los productos del metabolismo que producen el dolor.

DESLIZAMIENTO EFICAZ POR EL AGUA

Pocos deportes reúnen tantas ventajas para la salud como la natación. Tan pronto como usted se desliza dentro del agua, el empuje hidrostático hace que el peso del cuerpo se aligere. Se reduce al mínimo el esfuerzo del propio peso, que en tierra recae sobre la columna vertebral –y aquí sobre los discos intervertebrales–, en las articulaciones y en los ligamentos. Sobre todo, el estilo de dorso (¡el más adecuado!) protege y fortalece la espalda sin alterar la respiración. Además, está el alto valor recreativo de la natación. A largo plazo, usted debe aprovechar la alberca, si le es posible, una o dos veces por semana.

 ## ALIVIO PARA LA ESPALDA

Calentamiento
◆ Nade uno o dos carriles en estilo de pecho. Después cambie a nado de dorso.

Importante: Tenga cuidado con la tensión corporal. Apriete la parte glútea hacia arriba para que la espalda se mantenga derecha. Levantar mucho el abdomen causa lordosis. Para evitar chocar con otros nadadores se aconseja que a cada brazada se mire por encima de los hombros la dirección que se lleva.

Ejercicio
◆ Póngase de espaldas en el agua, la cabeza sobre la superficie. Patalee uniformemente con ambas piernas.
◆ Brazadas alternadas: saque del agua el brazo estirado por encima de la cabeza y húndalo paralelamente al eje del cuerpo.
Importante: La palma de la mano va hacia fuera.
◆ Baje la mano en el agua, doble el codo. Pase el brazo a lo largo del cuerpo, voltee la palma de la mano hacia arriba y vuelva a sacar el brazo extendido del agua.

☺ *Nadar 10 carriles o 15 min. Descansos intermedios a discreción*

☺ *Nadar 6 carriles o 10 min. Descansos intermedios a discreción*

Después de nadar
◆ Los acuaeróbicos, debido a la elevada resistencia del agua, son especialmente adecuados para la musculatura de todo el cuerpo. Ya sea que usted haga los ejercicios en la zona de la alberca que no se usa para nadar o que se coloque a la cintura un cinturón inflado, que por lo general hay en las albercas.

▶ *Mejore la circulación*

El movimiento simétrico de las piernas estimula la circulación, refuerza la actividad de las venas y, con ello, el reflujo de la sangre hacia el corazón.

Preste atención a lo siguiente

▶ **Antes de empezar a nadar** dése un regaderazo de agua fría de 10 segundos para que la circulación, al sumergirse en el agua, no se esfuerce demasiado.

▶ **Al nadar en estilo de pecho** hunda la cabeza en el agua; la columna vertebral, la nuca y la cabeza deben formar una línea. Entre el movimiento simétrico de los brazos y las piernas, extendidos lo más posible, trate de prolongar las fases del deslizamiento. Inhale y exhale profundamente.

▶ **El pulso** Al hundirse en el agua, la presión del fluido da lugar a un reflejo fisiológico que se manifiesta en el descenso del pulso. Por eso, la frecuencia durante la natación no debe rebasar las 170 pulsaciones, dependiendo de la edad.

▶ **Los nadadores no entrenados** deberán, al principio, no exceder los 15 minutos de natación.

▶ **Los nadadores entrenados** pueden prolongar el esfuerzo hasta 60 minutos.

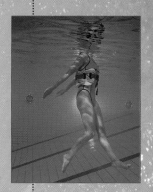

■ *La circulación sanguínea*

Las cualidades estimulantes del agua fría activan la circulación sanguínea y ejercitan, en su conjunto, la circulación del corazón y el sistema vascular.

▶ *Más oxígeno*

Debido al movimiento de todo el cuerpo, además de una respiración relajada, llega más oxígeno a la sangre y al cerebro.

Acuaeróbicos
Sumérjase derecho dentro del agua. Sobre la superficie del agua mueva los brazos alternadamente hacia adelante y hacia atrás. Las palmas de las manos hacia arriba. Ahora baje los brazos a los costados. Las palmas de las manos empujan el agua hacia abajo.

▶ *Activación del metabolismo*

La ausencia de calor acelera el metabolismo. Debido a la elevada presión y a la resistencia que ejerce el agua, el gasto de energía es cerca del doble o cuádruple del que se necesita para caminar.

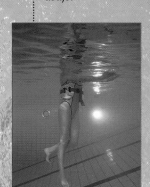

▶ *Relajación muscular*

Debido a la "ingravidez", la musculatura se relaja. Al mismo tiempo el ejercicio la fortalece debido a la gran resistencia del agua.

LA AGILIDAD PROPORCIONA LIBERTAD

*H*ay ejercicios específicos que hacen que la columna vertebral sea más resistente, más elástica y menos propensa a los dolores. Asimismo, la relajación es indispensable para que se reduzca la carga de los discos intervertebrales y puedan aflojarse y realizar su importante función de muelle.

Por eso, planee siempre su actividad cotidiana incluyendo la relajación de la columna vertebral. Puede ser muy útil una siesta de 15 minutos al mediodía o una de menor duración al terminar su trabajo. En esta página se ofrecen ejercicios adicionales de relajación cotidiana para toda la columna vertebral. La postura de giro y estiramiento responde en gran medida a su programa cotidiano nocturno. La danza del vientre es una alternativa de relajación.

  POSICIÓN CON GIRO Y ESTIRAMIENTO

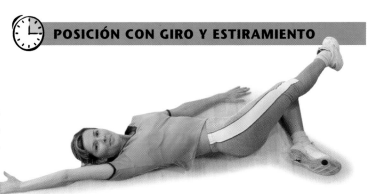

Ejercicio

◆ Acuéstese sobre el piso. Flexione la pierna izquierda, la derecha permanece estirada. El brazo izquierdo se coloca en el piso, el derecho se levanta estirado al lado de la cabeza.

◆ Ahora, gire la cadera hacia la izquierda. Los brazos permanecen pegados al piso y la cabeza, derecha. Prolongue la duración de la respiración. Trate de exagerar el estiramiento en cada inhalación y de aflojar al exhalar.

◆ Regrese a la posición inicial y realice el ejercicio con la otra pierna.

Consejo

◆ Alivie las zonas ejercitadas con una botella con agua caliente o con fomentos calientes en las zonas tensionadas.

 2 veces por 30 segundos - pausa.
Repetir 5 veces

 3 veces por 1 minuto - pausa.
Repetir 2 veces

 DANZA DEL VIENTRE

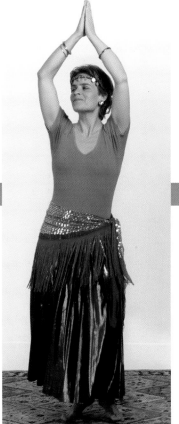

◆ Vístase con ropa cómoda y holgada. Baile libremente, ya sea con música o sin ella. Procure exteriorizar sus sensaciones corporales.

◆ Cuando se haya compenetrado con el ritmo y el brío, comience con movimientos lentos y vaya aumentando y exagerando la velocidad del contoneo con todo el cuerpo. Siga mentalmente el ritmo.

◆ No se atenga a reglas estrictas. Cree sus propias leyes para el baile. Los movimientos deben divertirla y no necesariamente seguir reglas fijas. Lo único importante es que su respiración sea suave y profunda.

46

REFUERCE LA COLUMNA VERTEBRAL

P ara una estabilidad efectiva del esqueleto, además de los ejercicios específicos para las articulaciones y los músculos, es necesario que los huesos mismos sean firmes y densos, pues así es más fácil que la columna y las articulaciones puedan cargar adecuadamente el peso del cuerpo sin afectarse.

Una alimentación equilibrada es esencial para la estructura ósea y para la permanencia saludable de los huesos. Sobre todo el calcio, la vitamina D y los otros auxiliares invisibles que también se necesitan deberán incluirse regularmente en su dieta. En una semana se puede elevar la gama del calcio en su cuerpo, aporte importante para conservar los huesos firmes.

LA SALUDABLE LECHE MALTEADA

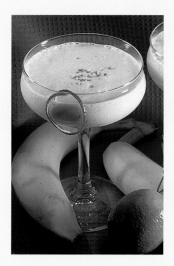

1 plátano maduro
$^1/_2$ limón desinfectado
1 cda. de miel
1 avellana
$^1/_4$ de litro de leche
hojas de menta picadas

◆ Pele el plátano y rebánelo. Lave el limón con agua caliente, quítele la cáscara y haga ralladuras. Exprima el limón.
◆ Bata los plátanos, la miel, el jugo de limón y la avellana hasta producir espuma. Agregue la leche y bata de nuevo. Adorne con la ralladura de limón y con las hojas de menta.

Descarga adicional de la columna vertebral

◆ **Reducción del sobrepeso**
Usted se sentirá más ligero, y también sus huesos.
El programa "¡Abajo los kilos!" (a partir de la pág. 190) le dice cómo lograrlo.

◆ **¡A la luz!** La vitamina D favorece la absorción de calcio en los huesos. Los rayos del sol producen la vitamina D del cuerpo, incluso si el cielo está nublado y gris. Con 10 minutos diarios al aire libre usted se sentirá fortalecido.

◆ **Nutrición para los huesos**
Varios programas de este capítulo ofrecen más recetas deliciosas cuyos ingredientes ayudan a fortalecer todo el aparato motor.

Cuatro auxiliares poderosos para los huesos

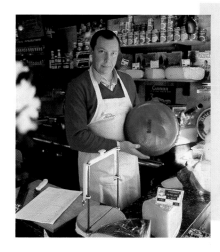

► **Calcio** El mineral se incorpora directamente a los huesos y les proporciona firmeza. Un suministro deficiente de calcio da lugar a huesos ligeros y porosos. Buenas fuentes son, por ejemplo, la leche y los productos lácteos, las verduras, la col verde y las nueces.

► **Fósforo** El aporte de este mineral, que también interviene en la constitución y en la conservación de la densidad ósea, le garantiza una dieta equilibrada.

► **Magnesio** Distribuye las diferentes enzimas en el desarrollo de los huesos. Lo contienen los granos y los productos integrales, las legumbres, las nueces y las semillas.

► **Boro** La tarea de los oligoelementos es participar en la estructura, conservación y firmeza de la sustancia ósea. La deficiencia de boro retarda el aprovechamiento del calcio, el fósforo y el magnesio. Se encuentra en frutas (excepto en las cítricas), verduras de hoja verde, nueces y en fruta seca.

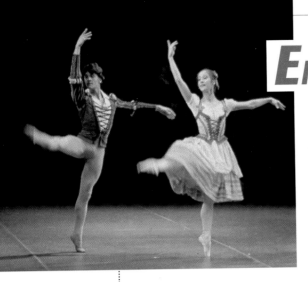

EMPIECE POR CORREGIR LA POSTURA

De hoy en adelante vaya siempre erguido por la vida; con eso, ya habrá hecho mucho por una espalda sana. El fortalecimiento de la musculatura del cuello, la espalda y los hombros, así como una relajación cotidiana y una dieta equilibrada, bastarán para mejorar su postura en un periodo de dos semanas.

¿Tiene usted preferencia por una pierna para sostenerse de pie? Entonces, en el futuro debe sostenerse muy conscientemente con la otra pierna.

¡Arriba la cabeza! Esta frase la hemos escuchado todos con cierta frecuencia. ¿Quién no ha estado cabizbajo alguna vez? La psique y la postura del cuerpo están estrechamente unidas. A una persona alegre y de buen humor nadie se la imagina con los hombros caídos y la cabeza gacha. Al contrario, la postura del cuerpo puede influir notablemente sobre la psique. ¿Cómo puede alguien percibir la parte hermosa de la vida si sólo va con la mirada fija en el piso? ¡Haga la prueba! Camine con la espalda encorvada y los ojos viendo al suelo. En otra ocasión avance muy erguido, con la cabeza en alto. Notará que ve el mundo con otros ojos, y que también el mundo lo percibe diferente.

La espalda, barómetro del estrés

Nadie puede sustraerse por completo del ajetreo y las exigencias de nuestra sociedad. Por muy diferentes que sean los motivos, todo el mundo se encuentra alguna vez bajo una gran presión. Los médicos y los psicólogos saben, desde hace mucho tiempo, que un hombre a quien se le ha impuesto una carga psicológica importante sufre de contracturas involuntarias, y que eso se percibe sobre todo en la espalda. Cuando la tensión se prolonga mucho tiempo, se produ-

PROGRAMA DE 2 SEMANAS

EJERCICIO

La postura correcta del cuerpo se logra:
▶ **Protegiendo la función** de sostén de la columna por medio de ejercicios que fortalezcan el cuello, el pecho, el abdomen y la espalda.
▶ **Favoreciendo la función de apoyo** de la columna mediante el entrenamiento de la musculatura de los hombros.

RELAJACIÓN

Su estado de ánimo se refleja en la postura:
▶ Con **entrenamiento autógeno** fluye una grata corriente cálida por el cuerpo.
▶ Por medio de **ejercicios especiales de Feldenkrais** (pág. 52), se acomoda la columna, vértebra por vértebra, como si fuera la rueda de un sistema dentado.

NUTRICIÓN

Fortalecer la función de la musculatura con:
▶ **Magnesio.** Sin este mineral no funciona el conjunto muscular.
▶ Una **porción extra** de los elementos necesarios para unos huesos sanos y fuertes la encuentra en la pág. 53.

cen las contracciones y con ellas, la mala postura; y esto causa un esfuerzo excesivo de los ligamentos, los tendones, las articulaciones y los discos intervertebrales. Por eso la gente que siente que se le exige demasiado o que no puede solucionar conflictos se deprime y se queja, sobre todo, de dolores de espalda.

También los órganos internos pueden quedar severamente dañados, consecuencia de una mala postura. Por ejemplo, si el tórax no se encuentra en el lugar anatómicamente correcto, a largo plazo aparecerán problemas respiratorios y cardiacos. Que la postura necesite corregirse lo notan muchos justamente cuando les duele la espalda. Mientras no exista dolor, no hay motivo para reflexionar sobre la manera de caminar o de pararse.

Nadie es perfecto

Muchos vicios de la postura se inician en la niñez y continúan así con consecuencias, ya que el cuerpo en crecimiento es todavía muy flexible. Los típicos vicios de la postura son la joroba, la lordosis y la espalda plana. En el primer caso, las vértebras dorsales están muy pronunciadamente abombadas hacia atrás; en el segundo, las vértebras lumbares están exageradamente dirigidas hacia adelante, en dirección al abdomen, y en el tercer caso, la columna ya no tiene la característica forma de S. También son frecuentes la pelvis y los hombros caídos. Por supuesto, no todas las anomalías son enfermedades.

La forma de la columna casi no cambia en la edad adulta, aunque si usted mantiene erguida la espalda, podrá arreglar las imperfecciones. Analice su postura, por ejemplo, cuando está frente a un espejo, o viendo fotografías suyas, para después corregirla.

Con los ejercicios de este programa usted puede ejercitarse para adquirir una postura correcta del cuerpo. Al principio podrá parecerle raro, pero al termino de dos semanas, mantendrá usted mismo la posición correcta, sin notar que lo está haciendo de una forma automática. Recuerde que el mantener una postura correcta proporciona muchas ventajas a largo plazo, como una buena digestión y una excelente circulación.

Tacones bajos y ejercicio

Susana S. sólo usaba desde los 18 años zapatos de tacón alto. Como comerciante, pasaba gran parte del día ante la computadora, y por la noche salía con amigos. No sentía ninguna atracción por el deporte. Hasta que comenzaron los dolores de espalda. El médico le aconsejó, en primer lugar, zapatos de tacón bajo y ejercicio. Los tacones altos originaron una lordosis severa. Ahora, Susana usa zapatos bajos. Nada con regularidad y a medio día camina para compensar el tiempo que está sentada. Ya tiene controlados los dolores.

Póngase de pie y camine correctamente

¡La cabeza levantada, el abdomen contraído y el pecho hacia fuera! Al estar parado, los discos no se esfuerzan demasiado... siempre que usted se pare correctamente.

▶ **La pelvis** debe estar echada hacia delante, la columna lumbar enderezada y el cuello estirado. Atención: no caiga en la postura de lordosis.

▶ **Al estar de pie**, separe ligeramente las piernas, trate que los pies queden al nivel de la cadera, ligeramente ladeados hacia fuera, y las rodillas, un poco dobladas. Así se reparte el peso del cuerpo sobre ambas piernas. No permanezca por mucho tiempo en la misma posición. Adelante primero una pierna y después la otra y cambie el peso. O de vez en cuando dé un par de pasos. Camine de tal forma que no se incline demasiado hacia delante o hacia atrás. Coloque primero el talón y pise después con el resto del pie hacia delante.

▶ **Autocontrol** Compruebe si su postura es correcta frente a un espejo.

SAQUE UN **10** EN POSTURA

P ara ir erguido por la vida necesitará, además de una columna vertebral flexible, una fuerte musculatura del cuello, la espalda y los hombros. Sólo si estas partes están bien conservadas, usted podrá ejercer óptimamente la función de apoyo. En la primera semana comience con el ejercicio cotidiano de la U. Las personas muy activas físicamente pueden aumentar las sentadillas. Además le recomendamos el ejercicio con la tabla. En la segunda semana le parecerá más fácil este ejercicio, gracias a la musculatura que se fortalece día a día. El ejercicio U de la primera semana podrá sustituirlo por ejercicios de halterofilia (con pesas).

Una buena postura provoca también una irradiación positiva

 ## POSTURA EN U PARA LOS OMÓPLATOS

Ejercicio
◆ Párese derecho, separe los pies a la altura de las caderas y doble ligeramente las rodillas. Sostenga una toalla enrollada horizontalmente sobre la cabeza con los brazos en posición de U. Los antebrazos y los brazos forman un ángulo de 90°. Tense brazos, glúteos y abdomen.
◆ Ahora baje lentamente la toalla estirada por atrás de la cabeza hasta la altura de la nuca. La espalda permanece erguida.

◆ Mantenga la tensión de 5 a 7 segundos, después dirija los brazos, también lentamente, hacia arriba hasta la posición inicial.

☺ *8 veces por 30 seg. - pausa. Repetir 3 veces Adicional: mientras se mantiene la tensión, haga 10 sentadillas. Repetir 5 veces*

☺ *8 veces por 1 min. - pausa. Repetir 2 veces*

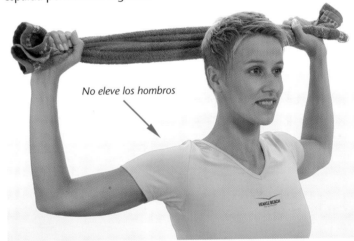
No eleve los hombros

MUSCULATURA DEL CUELLO, EL PECHO Y LOS HOMBROS

Ejercicio
◆ Acuéstese boca abajo sobre el piso, coloque la cara hacia abajo, la barbilla sobre el piso. Para proteger la columna vertebral, inserte un cojín plano o una toalla doblada bajo el abdomen. Coloque las manos sobre los glúteos, estire bien las piernas y ponga las puntas de los dedos de los pies sobre el piso.

◆ Ahora tense el cuerpo entero y levante los brazos hacia atrás.
◆ Levante los talones y haga que los dedos de los pies toquen el piso. Levante la cabeza, la columna y las manos. La cara sigue hacia abajo. ¡Cuidado de no caer en la lordosis! Mantenga la tensión de 5 a 7 segundos y después suelte.

Variante
◆ Coloque los brazos en U junto a la cabeza, y al levantarlos, oprima los omóplatos y relaje los hombros hacia abajo.

☺ *8 veces por 30 seg. - pausa. Repetir 3 veces*

☺ *8 veces por 1 min. - pausa. Repetir 2 veces*

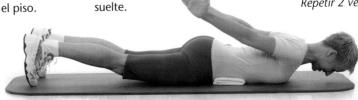

FORTALECIMIENTO DE HOMBROS Y ESPALDA CON PESAS

Ejercicio

◆ Siéntese derecho, sin apoyarse, en el borde anterior de una silla o sobre una pelota de gimnasia. Coloque las piernas ligeramente separadas y los pies apuntando levemente hacia afuera, más adelante que las rodillas. La espalda y la nuca deben estar erguidas.

◆ Tome en cada mano una pesa de 1 kg. Como alternativa llene con agua una botella de plástico de 1 litro. Los no entrenados físicamente deben empezar sin peso, cerrando los puños con fuerza.

◆ Doble los brazos en ángulo recto de 90° hacia arriba y enderécese al mismo tiempo, los hombros y los antebrazos deben formar una línea.

◆ Junte los brazos en ángulo, lenta y paralelamente frente al tronco hasta que los antebrazos se junten. Mantenga la tensión de 2 a 3 segundos y dirija otra vez los brazos hacia afuera hasta

😊 *8 veces por 30 seg. - pausa. Repetir 3 veces*

😊 *8 veces por 30 seg. - pausa. Repetir 2 veces*

la posición inicial.

Consejo

◆ Mantenga los brazos extendidos al frente, balancee la pelvis 20 veces hacia adelante y hacia

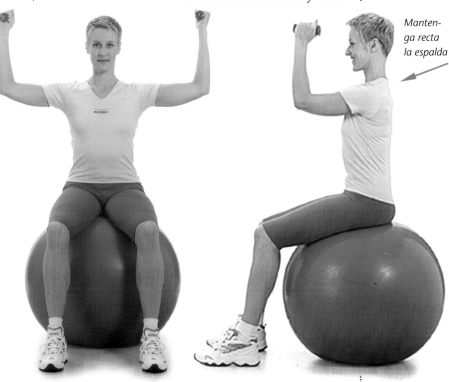

Mantenga recta la espalda

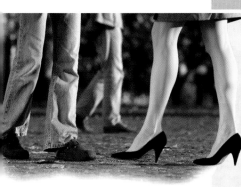

¿Una piedra en el zapato?

Día a día enfundamos nuestros pies por varias horas en zapatos muy pequeños, angostos o de tacón alto.

▶ **Calzado deficiente** Origina una mala postura, que perjudica las funciones vitales importantes, como la respiración o la circulación sanguínea de los órganos internos.

▶ **Talla adecuada** Los zapatos no deben ser ni muy pequeños ni muy estrechos, pero tampoco demasiado grandes. No compre zapatos durante las horas de la tarde, ya que los

pies están ligeramente hinchados.

▶ **Altura incorrecta** No use tacones más altos de 5 cm, ni menos los totalmente planos. Éstos deforman los dedos de los pies y comprimen la columna vertebral a cada paso, desvían el centro de gravedad y recargan inútilmente los discos intervertebrales.

▶ **Suelas adecuadas** Las suelas ligeras y elásticas amortiguan cada paso y favorecen un correcto caminar. Para pies irregulares ayudan las plantillas o una pieza especial de apoyo.

RELAJE LAS CONTRACCCIONES INVOLUNTARIAS

Obsérvese con más cuidado durante el transcurso de un día y notará que su estado de ánimo se refleja en su postura. El estrés y el exceso de trabajo en la oficina pueden llevarlo a un estado de tensión inconsciente, que a la larga se convertirá en su estado normal, con el resultado de una postura antinatural. Con el entrenamiento autógeno, podrá usted liberarse de esta tensión corporal. Quien se acomoda la columna vertebral una vez al día, como si se tratara de una rueda de sistema dentado, se acerca mucho a adquirir una mejor postura de su cuerpo.

 Con música

Profundice el relajamiento con música de fondo. Déjese llevar por el universo de la música barroca. Investigaciones científicas han demostrado que justamente la sucesión de tonos en las frases de maestros célebres ejerce un efecto armonizador sobre el espíritu y sobre el sistema nervioso vegetativo. Ponga el volumen a su gusto; generalmente, la música suave surte mejor efecto.

 ENTRENAMIENTO AUTÓGENO

Ejercicio
◆ Acuéstese de espaldas con los ojos cerrados, los brazos a los lados del cuerpo y las palmas de las manos hacia abajo. Las piernas deben estar ligeramente separadas y los pies hacia fuera. Respire profunda y regularmente durante 1 o 2 minutos. Después dígase las siguientes fórmulas, una después de la otra:
◆ **Fórmula de la tranquilidad** Estoy muy tranquilo.
◆ **Fórmula de la pesantez** Mi brazo derecho y mi brazo izquierdo pesan gratamente. Mi nuca y mis hombros pesan gratamente. Mi pierna derecha y mi pierna izquierda pesan gratamente. Mi cara pesa gratamente. Mi cuerpo pesa gratamente.
◆ Repita la fórmula de la tranquilidad.
◆ **Fórmula del calor** Por mi brazo derecho y por mi brazo izquierdo fluye un calor agradable. Por mi nuca, por mis hombros… etc., como en la fórmula de la pesadez.
◆ Repita la fórmula de la tranquilidad.
◆ **Regreso concluyente** Con los brazos firmes, inhale y exhale profundamente, abra los ojos.

 15 minutos

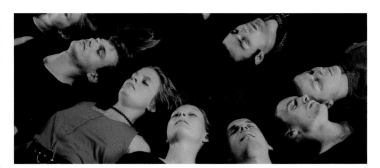

 RELAJAMIENTO DE FELDENKRAIS

Ejercicio
◆ Acuéstese de espaldas, relajado. Inhale y exhale profunda y conscientemente durante un minuto.
◆ Levante un poco las rodillas. Imagínese una carátula de reloj puesta sobre su hueso sacro. Recorra la carátula a lo largo de la pelvis de las 6 a las 12 horas de subida y de bajada, y de las 3 a las 9 de ida y vuelta, luego ejecute los movimientos contrarios.
◆ Hunda la pelvis. Después, levante la columna dorsal vértebra por vértebra: sienta cómo cada vértebra se levanta. Regrese lentamente a la posición inicial.
◆ Relaje la columna cervical. Para eso, dirija la barbilla en dirección al pecho; la cabeza debe permanecer en el suelo. Mueva la cabeza a la derecha y a la izquierda.

Consejo
◆ Mentalice este ejercicio. Practíquelo a ratos –por ejemplo, mientras hay un anuncio en la televisión–, relaje y enderece la columna.

NUTRICIÓN PARA LOS MÚSCULOS

Algunos se preguntan si se puede mejorar la postura mediante una dieta balanceada. Sí es posible. Los huesos fuertes son importantes (vea la pág. 47), y también la musculatura. Ésta protege eficazmente la columna vertebral. Se encarga de un funcionamiento libre de roce de las contracciones musculares, así como del transporte de los impulsos nerviosos.

Los productos integrales, las nueces, las frutas secas y las verduras de hoja verde contienen magnesio en gran cantidad. La albúmina, contenida en las aves, el pescado, los productos lácteos y el frijol de soya, ayuda en la composición de todas las células y fomenta la formación de los huesos y de los músculos. Debe usted tomar diariamente la vitamina C que, además de dar resistencia al sistema inmunitario, fomenta la producción de colágeno, que se encarga de la elasticidad de los tendones y de los ligamentos, así como de mantener saludables los cartílagos.

SOUFFLÉ DE TOFU CON GROSELLAS

Grasa para molde
1 huevo
70 g de tofu
70 g de crema fresca
Jugo y ralladura de $1/2$ limón
70 g de grosellas, sin tallo
1 cda. de miel de arce (maple)
1 pizca de sal
50 g de germinado de cebada
20 g de sémola de trigo entera

◆ Engrase un molde resistente al fuego. Caliente el horno a 200°C. Separe la yema y la clara del huevo. Corte en trozos grandes el tofu y lícuelo con la crema, el jugo de limón y las grosellas. Al final añada la yema, la miel y la ralladura de limón. Bata un momento más. Vacíe todo en un recipiente.

◆ Bata la clara con la sal a punto de turrón. Añada el germinado de cebada y la sémola a la mezcla de tofu. Añada la clara en forma envolvente, sin batir.

◆ Hornee el soufflé en la rejilla intermedia del horno durante 45 minutos. Disfrute un delicioso soufflé.

CAMARONES CON PIMIENTOS

150 g de camarones pelados
$1/2$ clara de huevo
1 cdita. de fécula de maíz
$1/2$ pimiento rojo, amarillo y verde
$1/2$ chile
$1/2$ diente de ajo
1 cm de jengibre fresco
$1/3$ de una pieza de poro
40 ml de aceite de soya
2 cdas. de consomé de pollo
1 cdita. de salsa de soya
Pasta de alubia al gusto
1 cdita. de vinagre de manzana
Sal

◆ Lave los camarones. Bata bien la clara, sin alcanzar el punto de turrón, mezcle la mitad de la fécula de maíz y añada los camarones.

◆ Caliente el aceite en una sartén. Fría los camarones hasta que se pongan blancos, retírelos del aceite y déjelos a un lado. Vierta un poco de aceite. Fría levemente los pimientos, el chile, el ajo, el jengibre y el poro. Añada el consomé de pollo y remueva vigorosamente durante un minuto.

◆ Lave los pimientos y el chile. Corte los pimientos en cuadros del mismo tamaño, y pique el chile finamente. Pele el diente de ajo y el jengibre y píquelos finamente. Lave el poro, límpielo y córtelo en anillos delgados.

◆ Mezcle el resto de la fécula de maíz con la salsa de soya y la pasta de alubia. Añada la mezcla a la sartén y déjela cocinar. Sazone con vinagre y sal. Añada los camarones y deje que se calienten.

Consejo
◆ Se puede acompañar con arroz.

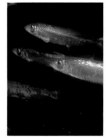

El ácido omega-3 se encuentra en peces como el arenque o el salmón, pero también en el aceite de colza y en las nueces. Protege la estructura de los huesos y de las células musculares.

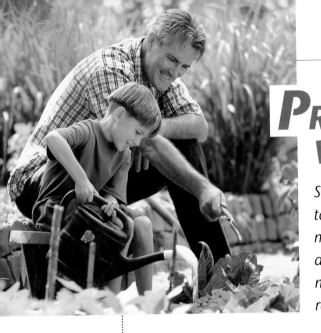

PROTEJA SU COLUMNA VERTEBRAL

Sin dedicación no hay premio, y sin autocontrol constante no hay espalda sana. Se originan más problemas de columna por la mala postura de todos los días que por enfermedades o accidentes. Y todo el mundo puede evitarlo, ya sea al realizar los quehaceres de la casa, al conducir o al trabajar en el jardín.

La mayoría de los dolores de espalda pueden evitarse o por lo menos aliviarse teniendo cuidado con la espalda y haciendo gimnasia con regularidad, ya que quien se mueve correctamente le resta esfuerzo a la espalda y la protege. Esto cuenta incluso dentro de la cocina o al conducir el automóvil.

La espalda, el vientre y la zona muscular de los hombros le dan el sostén a la columna vertebral. Si usamos adecuadamente los músculos, protegerán la espalda óptimamente. Si la forzamos de un solo lado, se produce un desequilibrio. El cuerpo nos manda una señal de advertencia: nos duele la espalda. Habrá llegado el momento de adoptar otra postura, y quizá también de hacer una pequeña pausa. Para los discos intervertebrales, es muy importante el cambio regular entre tensión y relajación; sólo así pueden permanecer elásticos y funcionales.

El propósito de este programa de dos semanas es imponer un comportamiento correcto del cuerpo para que después se vuelva inconsciente y mecánico. No importa lo que haga, hágalo de tal manera que la presión sobre los discos intervertebrales se minimice y la musculatura sea sometida a esfuerzos uniformes.

PROGRAMA DE 2 SEMANAS

EJERCICIO

No tolere los dolores de espalda:

▶ Haga **los quehaceres domésticos,** como agacharse, levantar objetos y aspirar, protegiendo la espalda: léalo a partir de la pág. 55.

Con una postura correcta al manejar o ir de compras, en los trabajos manuales y en los del jardín, usted puede relajar la espalda.

NUTRICIÓN

Proteja su espalda desde dentro:

▶ Con **platillos ricos en vitaminas** que pueden prepararse rápidamente (vea la pág. 59).

▶ Con una porción **extra de minerales,** que estimulan el metabolismo de los huesos.

RELAJACIÓN

Busque equilibrio y descanso en las noches y en el tiempo libre:

▶ Con la espalda **contra la pared,** para beneficiar la columna vertebral.

▶ Un **masaje** con la pelota erizada (de hule con púas chatas) relaja la musculatura de la espalda.

▶ "**Inclínese**" de verdad (vea la pág. 61).

LO COTIDIANO COMO PRÁCTICA

L os quehaceres cotidianos en la casa y en el jardín son el mejor y más amplio campo de prácticas con sus múltiples maneras de ejercitar el cuerpo. Incluso los trabajos que no se hacen con gusto pueden darnos movimientos útiles si los realizamos, de manera consciente, correctamente; en particular, la ejecución de posturas específicas como agacharse, levantar objetos o levantarse, debería llevarse a cabo con sumo esmero, ya que estos movimientos se hacen inconscientemente y pueden perjudicar la columna.

Vaya con calma. Busque dos o tres actividades, por ejemplo, sentarse y levantar objetos o agacharse y bajarse del automóvil, y practíquelas con frecuencia durante la primera semana, también varias veces al día. Por supuesto, las indicaciones de tiempo sólo son de periodos aproximados. Ya cuando domine estos ejercicios, cuando los haya interiorizado tanto que los ejecute bien automáticamente, entonces pase a la segunda semana de ejercicios. Su rutina será más activa, y sin embargo, ¡el trabajo le parecerá más fácil!

 ## DOBLE LAS RODILLAS CUANDO SE AGACHE

Ejercicio
◆ Párese con las piernas separadas o dé un paso grande. Ponga los pies y las rodillas dirigidos ligeramente hacia afuera y alineados en el mismo eje.
◆ Eche la pelvis hacia atrás mientras inclina, recta, la parte superior del cuerpo hacia adelante. Evite la típica joroba, ya que se trata conscientemente de producir una lordosis.

◆ Baje en cuclillas mientras los talones permanecen pegados al piso y las piernas, separadas.

Importante
◆ ¡Jamás se agache y se voltee simultáneamente!
◆ Enderécese con la misma secuencia de movimientos, pero en sentido contrario.

  3 veces, 1 min. al día

 ## LEVANTE CARGAS, PERO CORRECTAMENTE

Posición inicial
◆ Practique el levantamiento de objetos pesados con una caja grande para transportar botellas o con un canasto lleno de ropa.
◆ Párese con la espalda derecha y con las piernas separadas a la altura de la cadera. El abdomen y los glúteos deben estar contraídos. Mientras se ejerce la tensión de carga, exhale.

Ejercicio
◆ Incline la parte superior del cuerpo hacia adelante y flexione las rodillas, mientras los talones permanecen sobre el piso.
◆ Acerque la caja o la canasta al cuerpo; colóquela, por ejemplo, entre los pies.
◆ Levante el objeto al mismo tiempo que endereza lentamente las piernas y el torso, tensionados. Esto debe ocurrir con verdadera sincronía para que la columna vertebral permanezca estable. Active, de paso, la musculatura del abdomen, de las piernas y de los glúteos. Exhale mientras hace el esfuerzo.

Importante
◆ Jamás levante o asiente los objetos con la parte superior del cuerpo hacia un lado.

Consejo
◆ Si la carga pesada la levantan entre dos, divida la ropa en dos canastos y compre cajas separables.

  3 veces, 1 min. al día

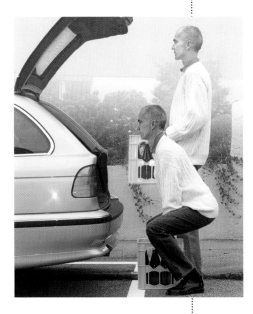

SIÉNTESE CORRECTAMENTE Y ACTÍVESE

 ## JARDINERÍA

La posición correcta

◆ La altura del asiento debe ser tal que los pies toquen el piso. Coloque los pies con toda la suela en el piso abriéndolos a la altura de la cadera. Los muslos forman una V.

◆ El ángulo de articulación de la rodilla depende de la altura del asiento, y debe ser de por lo menos de 90°.

◆ Eche la pelvis ligeramente hacia delante formando una ligera lordosis.

◆ Dirija la cabeza verticalmente hacia arriba y la barbilla, un poco hacia el cuello.

◆ Siéntese frente al escritorio, vea la pág. 63.

Ejercicio

◆ Evite permanecer sentado mucho tiempo en una misma posición. Sentarse correctamente se convierte en sentarse óptimamente.

◆ Siéntese derecho durante dos minutos en un sillón o en un sofá sin apoyar la parte superior del cuerpo. Inclínese hacia delante, mientras apoya el brazo en el muslo. ¡La espalda debe permanecer derecha! Quédese también dos minutos en esta posición.

◆ Después, apóyese relajadamente durante 5 minutos, coloque un cojín pequeño de apoyo en la zona lumbar. Estire las piernas, después los pies, cuyos talones deben posar ahora sobre el piso. Ponga las manos cruzadas atrás de la cabeza o póngalas junto al cuerpo.

◆ Finalmente usted puede "tenderse" cómodamente durante 5 minutos: también eso es benéfico para la columna vertebral.

Ejercicios

Justamente la jardinería, que es el compromiso entre el descanso y la obligación, puede hacer algo beneficioso para su espalda. Por ejemplo:

Agacharse a ratos

◆ Al agacharse durante periodos cortos para recoger las hojas o para cortar el pasto, mantenga el tronco erguido y avance lentamente en cuclillas.

Desyerbar

◆ Cuando quite la mala yerba durante largo rato, debe hincarse con un sostén, o apoyarse en una pierna.

Acarrear con carretillas

◆ Al mover una carretilla tenga cuidado de que el tronco esté derecho y los hombros relajados hacia abajo. Al levantar para empujar, enderece la parte superior del cuerpo y estire lentamente las rodillas que estaban dobladas; al mismo tiempo tense la musculatura de los glúteos y del abdomen.

Longitud de las herramientas

◆ El bieldo, la pala y el rastrillo tienen generalmente el mango muy corto. Mande que se los alarguen a la altura correcta (altura de los hombros) y evite la postura encorvada.

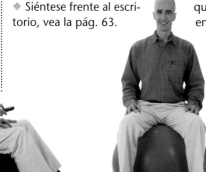

Cómo sentarse todos los días

▶ En un **asiento tapizado** da tentación de estirarse. Para que usted pueda hacerlo, el mueble debe tener un asiento plano y un respaldo inclinado hacia atrás. Apoye su columna lumbar en un pequeño cojín y luego estírese a todo lo que da; libere la tensión acumulada.

▶ La **pelota** para sentarse proporciona a las personas, sean delgadas o pesadas, una postura cómoda al sentarse. El mantenerse sentado sin respaldo entrena el sentido del equilibrio.

▶ Un **banco plano** como sustituto de la silla normal o de oficina favorece la postura óptima de sentarse. La pelvis se acomoda automáticamente en la postura correcta.

▶ La **silla ergonómica**. No es una solución duradera; favorece, sin embargo, la postura correcta al sentarse. Apoye las espinillas, y coloque los pies de vez en cuando como en una silla normal, sobre el piso. No se siente en esta silla más de 2 veces al día por más de media hora.

LEVANTE CARGAS, PERO REPARTA EL PESO

Posición inicial
◆ Contraiga la musculatura del abdomen y de la espalda y acerque lo más posible los objetos al cuerpo con la técnica que sea necesaria.

Compras y paquetes
◆ Divida el peso de las bolsas y de los paquetes en ambos lados, en una postura natural.
◆ Cuando el esfuerzo de carga sea indivisible, use una mochila o lleve el objeto, si es posible, sobre un hombro. Tenga cuidado de mantener siempre el cuerpo erguido.
◆ Cuando lleve provisiones para una excursión o las bolsas de las compras acomodadas en una mochila, reparta la carga equitativamente sobre los dos hombros. Incline levemente

hacia delante la parte superior del cuerpo. Las mochilas deberán tener un armazón acolchado y un cinturón ceñidor para la pelvis.

Ollas y charolas
◆ Una olla pesada o una charola cargada se tienen que llevar cerca del cuerpo; abarque la carga con ambos brazos y apóyela en el hueco del abdomen.

Ejercicio
◆ Para relajar las zonas fatigadas de los hombros, baje la carga. Haga giros con el hombro derecho y luego con el izquierdo. Después, con ambos al mismo tiempo 10 veces hacia delante y 10 hacia atrás.

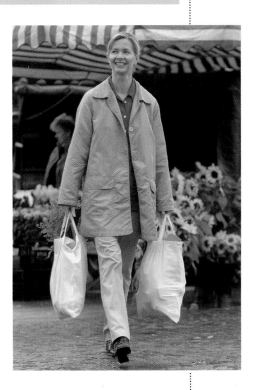

POSTURA CORRECTA PARA QUEHACERES Y TRABAJOS MANUALES

Aspirar y barrer
◆ En los trabajos de limpieza como aspirar o barrer, los mangos de los aparatos deberán ser de tal longitud de modo que pueda trabajar moviéndose de un lado a otro sin inclinarse. Mantenga el cuerpo erguido.

Limpiar el piso
◆ Si tiene que hacer trabajos indispensables en el piso, como quitar manchas rebeldes o limpiar algo, arrodíllese sobre una pierna. La otra manténgala estirada y úsela como apoyo para el brazo.

Tender camas
◆ Cuando tienda las camas apóyese con la rodilla o con la mano en el canto de la cama para evitar encorvarse.

Planchar
◆ Al planchar, si es posible, cambie con frecuencia la postura de pie a sentada o de sentada a de pie. La altura óptima de la superficie para planchar es aproximadamente la de la cadera. No se incline hacia delante, mejor adapte siempre el área de planchado a su postura. Los hombros deben mantenerse relajados sin levantarlos.

Trabajos manuales
◆ Tejer, remendar o bordar son actividades que someten a la columna vertebral a un gran esfuerzo. Procure adoptar una postura correcta mientras permanece sentada (consulte la pág. 56).

Mesa de trabajo
◆ Al trabajar en la mesa alta, considere lo mismo que se recomienda al planchar.

Consejo
◆ Nunca trabaje más de un cuarto de hora en cada actividad en la misma postura. Levántese y muévase.

Al realizar los quehaceres domésticos y los de jardinería, ¡no olvide mantener la cabeza levantada y aflojar los hombros!

CÓMO SENTARSE Y SALIR BIEN DEL AUTOMÓVIL

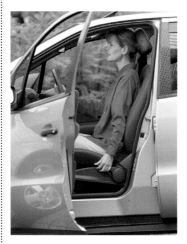 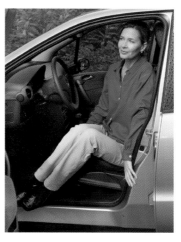 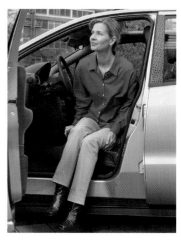

El asiento

◆ El asiento del automóvil debe acomodarse de tal manera que la cadera y las articulaciones de las rodillas dobladas formen un ángulo de cerca de 110°.

◆ Para evitar el cansancio, son útiles los cojines delgados para el asiento y el respaldo.

◆ Una tela de tejido adherente en la vestidura evita que se resbale mientras conduce.

◆ La protección para la nuca debe fijarse siempre a la altura de la parte posterior de la cabeza.

Siéntese como debe

◆ Siéntese derecho, la pelvis ligeramente hacia delante; toque el respaldo con la región de los glúteos y con los hombros.

◆ En trayectos prolongados, es recomendable un pequeño cojín en la zona lumbar.

◆ Ahora, colóquese el cinturón de seguridad y empiece el viaje.

Cómo salir

◆ Contraiga la musculatura de la espalda y del abdomen antes de bajarse del automóvil. Haga

girar las piernas dobladas hacia la puerta. Coloque las piernas, lo más juntas posible, cerca del auto. Deslícese hasta el borde del asiento. Al levantarse, puede apoyarse con la mano sobre la pierna apoyada en el asiento.

Pausas en trayectos largos

◆ Cuando haga un viaje prolongado, deberá hacer pausas en las gasolineras, que sirvan para hacer ejercicios de relajamiento.

◆ Sacuda los brazos y las piernas para aflojar la musculatura. Camine de puntillas y estire los brazos hacia arriba; los ojos deben mirar hacia las manos. Junte las manos y gire de derecha a izquierda, después bájelos y párese normalmente.

◆ Separe las piernas, cuelgue la parte superior del cuerpo hacia abajo y haga movimientos pendulares hacia adelante y hacia atrás. Levante vértebra por vértebra. Es muy importante que se dé el tiempo necesario para aliviar la tensión, sobre todo si va manejando; de lo contrario, al cansarse de estar en alerta, podría perder la concentración y sufrir un accidente.

Ensaye la postura correcta

Concéntrese en su cuerpo y fíjese en su postura.

▶ Balancee un libro sobre la cabeza para comprobar la postura correcta del cuerpo. La barbilla se dirige hacia abajo y la mirada hacia el frente.

▶ De pie, levante los hombros hasta las orejas y bájelos lo más posible. Realice los movimientos conscientemente y fíjese cómo parece estar más alto.

▶ Eche la pelvis hacia delante al sentarse y hacia atrás al levantarse y

sienta cómo, echada hacia delante, la columna vertebral sube formando lordosis, o en dirección opuesta se pliega hacia la pelvis.

▶ Coloque una mano en el abdomen y la otra a la misma altura en la columna vertebral. Al arquear la espalda, puede sentir la apófisis espinosa de la columna vertebral, al echarse hacia delante sentirá una "depresión" en la columna. Realice estos ejercicios lo más estirado que pueda.

PLATILLOS RÁPIDOS Y SALUDABLES

Cuando pasa muchas horas al día en la cocina, ¿piensa en su columna? ¿Se permite una pausa de vez en cuando? ¿O se agacha hacia el lavaplatos y se inclina con la espalda encorvada sobre el fregadero o sobre las ollas hirvientes? Le ofrecemos dos recetas rápidas de preparar y que le ahorran tiempo de estar de pie frente a la estufa.

Además, estos platillos proporcionan una porción extra de vitaminas A, B, C y E. También contienen minerales y potasio, calcio, fósforo y boro, que en el proceso cotidiano de la síntesis son garantía de unos huesos sanos, porque desempeñan un papel importante en el metabolismo de los huesos.

GRANOLA DE FRUTA Y GRANOS DE TRIGO

2 cdas. de trigo triturado burdamente
150 g de zarzamoras (o cualquier otra fruta)
150 g de leche entera
1 cda. de miel

◆ Cubra el trigo con agua y déjelo ablandar durante la noche. Al día siguiente retire el agua. Lave las zarzamoras y límpielas.
◆ Vierta la leche entera en un plato sopero y endulce con la miel. Añada las zarzamoras y el trigo. Consuma inmediatamente la granola.

Consejo
◆ Por supuesto, puede cambiar la fruta por otras, por ejemplo, por un plátano, por una manzana, 2 rebanadas de piña o algunas grosellas. Utilice siempre fruta fresca y nunca en conserva.

Consejos para proteger la espalda en la cocina

◆ Lave trastes, corte ingredientes, etc. de pie y con la espalda erguida, no la eche hacia delante; de vez en cuando trabaje sentada, también fijándose en mantener derecha la espalda.

◆ Arrodíllese para limpiar el nivel inferior de la máquina lavaplatos.
◆ Alacenas: estírese para alcanzar los entrepaños más altos, también párese de puntillas de vez en cuando. Para llegar a los entrepaños inferiores, hínquese.

CURRY DE POLLO CON PLÁTANO FRITO

½ pollo
15 g de mantequilla
15 a 20 g de harina
1 a 2 cditas. de polvo de curry
jugo de limón, sal
2 rebanadas de piña
2 cdas. de crema agria
grasa para la sartén
1 plátano

◆ Hierva el pollo, retírelo del caldo cuando esté cocido y quítele la grasa. Aparte, derrita la mantequilla en una olla, agregue la harina y dórela levemente. Mezcle la harina con caldo de pollo frío, el cual se tiene que verter poco a poco. Cueza durante 10 minutos, sin dejar de revolver.
◆ Mientras tanto, corte en trozos del tamaño de un bocado el pollo y la piña. Sazone la salsa con suficiente curry, el jugo de limón y sal. Al final, añada la carne, la piña y la crema agria. Caliente sin permitir que el pollo se cueza más. Engrase una sartén con cubierta de teflón. Pele el plátano y córtelo a lo largo para freírlo. Acompañe el pollo con los plátanos fritos.

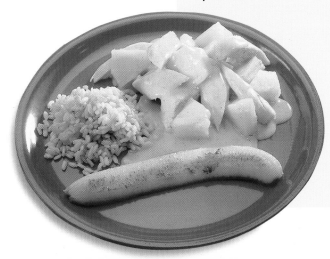

TIEMPO LIBRE PARA LA COLUMNA

Las apófisis son las elevaciones o protuberancias que se sienten al recorrer a lo largo la columna vertebral. Tenga mucho cuidado de no tocarlas al hacer el ejercicio con la pelota.

A unque esté muy atareado, deberá hacer breves descansos durante el día. No sólo para ordenar los pensamientos, sino también para escuchar con atención las señales que le manda el cuerpo. ¿Cuánto les exigió a las articulaciones? ¿Hace cuánto tiempo que está usted frente al escritorio con la espalda encorvada? Localice estos puntos débiles y sírvase de los ejercicios para atacarlos usted solo o entre dos personas. La pelota de masaje es un pequeño auxiliar para la relajación cotidiana de la espalda. Tampoco deberá olvidarse del masaje que le dé su compañero al final de su programa del día. Y dos o tres veces por semana pueden usted y su espalda dejarse "colgar" (vea el ejercicio de la pág. 61).

RELAJACIÓN CON UNA PELOTA DE PÚAS

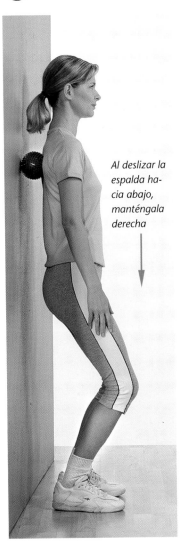

Al deslizar la espalda hacia abajo, manténgala derecha

Ejercicio
◆ Apóyese contra la pared.
◆ Sin apretar demasiado, oprima la pelota con su espalda contra la pared. Al principio del ejercicio la pelota debe estar apenas por encima de la cadera.
◆ Ahora, flexione las piernas lentamente sin despegarse de la pared. La espalda estará en contacto continuo con la pelota y las manos deben colgar a los lados del cuerpo. Mantenga unos segundos la postura con las piernas flexionadas.
◆ Levántese despacio. No se eche hacia delante ni hacia atrás y piense siempre en la pelota.
◆ Fíjese en que el ángulo en la articulación de las corvas no esté a menos de 90°.

Consejo
◆ Cuando se levante puede ayudarse apoyando las manos sobre los muslos.

 4 veces – mantenerse de 3 a 5 seg. Repetir 3 veces

 3 veces – mantenerse de 3 a 5 seg. Repetir 2 veces

MASAJE EN LA ESPALDA CON LA PELOTA DE PÚAS

Ejercicio
◆ Acuéstese relajado boca abajo con la parte de la espalda descubierta.
◆ Que un compañero se hinque junto a usted y deslice la pelota de abajo arriba por la musculatura de la espalda.

◆ Ahora se trabaja de arriba abajo comenzando con la parte superior del hueso sacro. Con movimientos rotatorios, se desliza la pelota primero por un lado; después, por el otro a lo largo de la columna vertebral hasta los omóplatos.

◆ Dése tiempo para los movimientos. Concéntrese en el roce de la pelota sobre la piel. Luego, deje de concentrarse.

  15 minutos

AUMENTE PROGRESIVAMENTE EL CONTACTO CON EL SUELO

Ejercicio

◆ Acuéstese relajado, con ropa cómoda, sobre una superficie no muy blanda (por ejemplo, la alfombra o una colchoneta de gimnasia).

◆ Ahora separe las piernas o levántelas doblando las rodillas para formar un ángulo recto. Luego baje las piernas. Los hombros, los brazos y la cabeza deben descansar sobre el piso.

◆ Respire profunda y conscientemente desde el estómago, de 1 a 2 minutos. Concéntrese solamente en "localizar" los puntos de contacto del cuerpo con el piso. Piense muy conscientemente también en cada una de las partes de la espalda.

◆ Presione la espalda, los hombros, la cabeza y las manos contra el piso y después quite la presión en sentido contrario (manos, cabeza, hombros). Debe sentir cómo las superficies de contacto con el suelo crecen en cada repetición.

Consejo

◆ Cuando las piernas estén levantadas, use un canasto de ropa o una caja para refrescos, boca abajo. Para que esté más cómodo, coloque un cobertor encima de las piernas.

  Repetir 5 veces

ESTÍRESE Y CUÉLGUESE DE UN ÁRBOL

Ejercicio

◆ Localice en el jardín o en el parque un árbol con ramas resistentes y tronco robusto.

◆ Colóquese frente al tronco. Ahora, igual que un gato que afila sus garras, ponga sus manos en alto alargándose lo más posible y estírese. Estire los brazos alternando primero el izquierdo y después el derecho. La espalda siempre debe estar muy derecha.

◆ Localice después una rama resistente. Debe poder alcanzarla de pie, con los brazos estirados. Compruebe su firmeza sacudiéndola varias veces.

◆ Cuélguese de la rama y permanezca "colgado" durante algunos segundos. Después baje suavemente sobre las rodillas.

Consejo

◆ Una barra de alfombra se presta para "colgarse" en el jardín. A menudo se les puede encontrar en tiendas de tapetes.

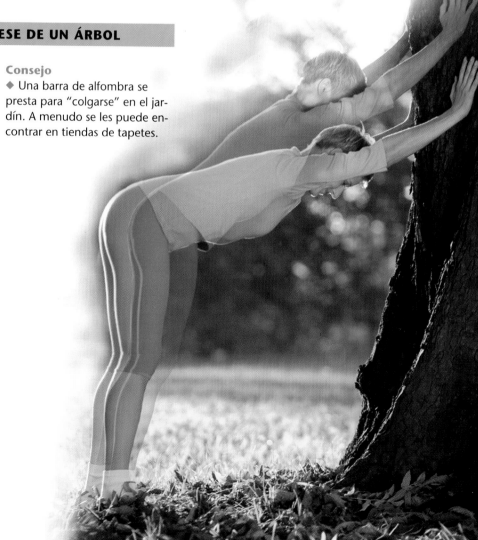

  Repetir 5 veces

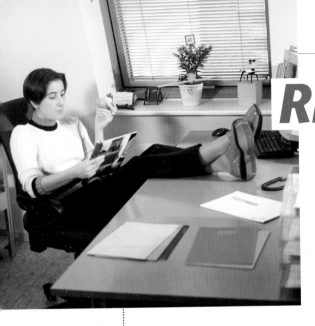

RELAJADO EN EL ÁREA DE TRABAJO

Cada vez más personas pasan mucho tiempo frente al escritorio. Para la columna vertebral eso significa un constante esfuerzo, al que reacciona contrayéndose. Por eso, todos los que trabajan frente al escritorio están obligados a hacer que su área de trabajo no les cause dolores. ¡Pueden lograrlo en sólo 5 días!

Da lo mismo si usted dibuja, escribe a mano o a máquina: las actividades que se ejecutan sentado dan lugar, con frecuencia, a las tensiones. Especialmente se afectan los músculos de la nuca y de los hombros. De hecho, los oficios en que se tiene que estar sentado fuerzan la espalda, así como aquellos en los que la persona tiene que agacharse o que cargar objetos pesados. Concentrarse demasiado en una tarea o el estrés y el sentarse encorvado o apoyado en un solo lado contribuyen y son responsables de que las primeras señales de atención se pasen por alto.

Como la situación no puede cambiar tan fácilmente durante los días laborales, esfuércese por hacer pausas y compensar con paseos largos en el tiempo libre. Lo más importante para evitar el estrés en la oficina es una postura cómoda y adecuada en el área de trabajo, la cual se puede aprender, sin mucho esfuerzo, para tomar medidas preventivas y duraderas.

Puede aprender a sentarse correctamente

Ahora se trata de la postura en la silla de la oficina: el área de los glúteos debe hacer contacto con el respaldo y las corvas tienen que estar aproximadamente a una mano de distancia del borde del asiento. La pelvis debe estar echa-

PROGRAMA DE 5 DÍAS

EJERCICIO

En solamente cinco días usted aprende:
► a **prevenir** la **sobrecarga** de los músculos de los hombros y de la nuca,
► qué es y cómo se realiza la **dinámica en el área de trabajo** y
► a quitarse el **estrés** con algunas medidas inmediatas.

RELAJACIÓN

Usted puede disfrutar plenamente el descanso de la noche con:
► una **disposición de aligeramiento,** que relaja por haber estado sentado y previene problemas en las venas y
► las **aplicaciones de calor y de frío** que favorecen el proceso de relajación.

NUTRICIÓN

El trabajo de la oficina no debe pesarle en el estómago. Esto funciona con:
► **energéticos** que le proporcionan la energía para todo el día de trabajo,
► tentempiés en la **combinación ideal** e
► **inyecciones de vitaminas,** fáciles de preparar.

da un poco hacia delante y la columna dorsal debe mantenerse erguida: ¡así de fácil! Y ahora, a la oficina.

El mejor lugar para trabajar en la oficina

En todas partes puede uno sentarse correctamente, pero con el mobiliario adecuado es más fácil. Por eso, cuide que en la oficina haya un equipo favorable a su columna vertebral. En el caso del escritorio, no son sólo decisivas la altura y la longitud, sino principalmente la anchura, para que la pantalla quede vertical y esté a la distancia adecuada. En cuanto a la silla, la ideal es una con cinco patas con ruedas integradas, así como con un sistema hidráulico para que al sentarse en la posición más baja se evite el choque. El respaldo debe ser móvil, el asiento debe ajustarse a diferentes alturas; asimismo, debe estar levemente inclinado hacia delante y con el canto redondeado. Ayuda una silla con brazos, ya que los antebrazos pueden descansar en ellos y así los hombros se relajan. La silla giratoria se recomienda para quienes cambian de posición constantemente al trabajar.

Libre de tensiones en el bien ganado descanso

Sólo resta una cosa: comience hoy mismo a sentarse bien con nuestro programa. Practique durante cinco días –en casa y sobre todo en el trabajo– y verá cómo disfruta relajado el descanso de la noche.

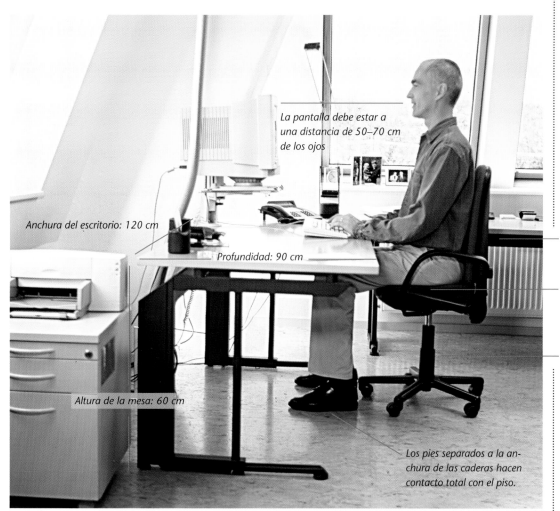

La pantalla debe estar a una distancia de 50–70 cm de los ojos

Anchura del escritorio: 120 cm

Profundidad: 90 cm

Los codos y las rodillas forman un ángulo de 90°

Inclinación del asiento hacia delante: 15°

Altura de la silla: entre 45 y 54 cm

Altura de la mesa: 60 cm

Los pies separados a la anchura de las caderas hacen contacto total con el piso.

ROMPA EL CÍRCULO VICIOSO

Desde el lunes hasta el viernes, el mismo trajín de cada día. Mucha gente se queja del trabajo cotidiano de la oficina porque todas las noches vuelve a casa padeciendo dolores. Además de las ocasionales fricciones, inevitables entre los colegas, son sobre todo un fastidio las contracciones del propio cuerpo. Y quien desde la mañana piense que el día le va a causar otra vez dolor de cabeza y estrés, no debe sorprenderse de que esto suceda realmente. Columnas interminables de números, contratos, cuentas, correspondencia: todo esto requiere horas frente al escritorio. ¡Justamente aquí es donde usted puede intervenir!

Sólo un par de minutos requieren los ejercicios especiales de relajación con los que usted empieza al levantarse y que a ratos puede practicar también en la oficina. Aproveche la siguiente semana laboral para su programa personal de relajamiento. Comience cada día con los ejercicios de esta página.

 COMENZAR EL DÍA RELAJADO

Ejercicios

◆ Cuando suene el despertador estírese y extiéndase cómodamente sobre la cama. Boca arriba, levante los brazos extendidos a los lados de la cabeza y separe un poco las piernas. Ahora tire diagonalmente de piernas y brazos. Estírese lo más que pueda.

◆ Acuéstese otra vez cómodamente boca arriba, con los brazos laxos junto al cuerpo. Apriete las piernas contra el colchón. Contraiga el abdomen y los glúteos. Apoye la columna lumbar sobre el colchón y mueva los hombros hacia abajo y hacia atrás. Apriete la cabeza y los brazos sobre el colchón. ¡No estire demasiado la cabeza! Mantenga esta contracción por 10 segundos.

◆ Al lavarse los dientes separe los pies a la anchura de las caderas y doble un poco las rodillas. Levante 10 veces los hombros a la altura de las orejas y luego déjelos caer. Primero, ambos al mismo tiempo; después, alternándolos.

  Ejecutar lenta y conscientemente 1 vez cada posición, todas las mañanas

 LOS PRIMEROS MINUTOS EN LA OFICINA

Ejercicio

◆ Comience cada día en la oficina, o antes de cualquier actividad en la que tenga que permanecer sentado mucho tiempo, probando la posición correcta. Para eso, regrese a la pág. 63.

◆ Siéntese derecho en la silla sin apoyarse en el respaldo. Luego cruce los brazos delante del pecho, enganche los dedos y tire con fuerza como se ve en las flechas, abajo. Los brazos deben formar una línea horizontal; los hombros, relajados hacia abajo, y la mirada, ver al frente.

◆ Mantenga la tensión unos segundos y suelte. La respiración debe ser uniforme.

☺ *10 seg. – relajar. Repetir 5 veces*

☺ *10 seg. – relajar. Repetir 10 veces*

¡Abajo los hombros! Mantenga los hombros bajos en situaciones estresantes. ¡Con frecuencia los levantamos inconscientemente!

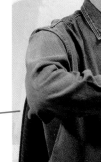

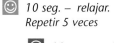

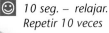

Los codos deben estirarse hacia fuera con fuerza

DISPUESTO PARA EL NUEVO DÍA

 ESTIRE LOS MÚSCULOS DEL CUELLO

Haga los siguientes ejercicios para lograr una mayor estabilidad en su día laboral. Comience cada mañana con los ejercicios de relajación ya conocidos. Escoja también dos o tres de los otros ejercicios para cada día. Ejecútelos siempre que el cuerpo solicite un pequeño receso y sienta que el estrés los reclama. Utilice el nuevo brío para continuar su trabajo con más energía. Después de cinco días notará una disminución notable del estrés.

Ejercicio I
◆ Siéntese derecho, con la mano izquierda sobre el muslo o sosteniendo el borde de la silla para que el hombro se relaje.
◆ Incline la cabeza hacia el lado derecho. Coloque la mano derecha en la sien izquierda para apoyar la extensión. Mantenga la extensión 5–7 segundos y respire uniformemente.
◆ Afloje las manos y regrese lentamente a la posición central. Repita el ejercicio del lado izquierdo.

Ejercicio II
◆ Siéntese derecho y relajado. Con las manos entrelazadas detrás de la cabeza, la parte posterior de ésta debe ejercer presión contra las manos. No apoye la cabeza en la nuca. No dirija los codos hacia el frente. Mantenga la tensión, después relaje.

 Contraer 5–7 seg. y relajar. Repetir 6 veces

 Contraer 5–7 seg. y relajar. Repetir 8 veces

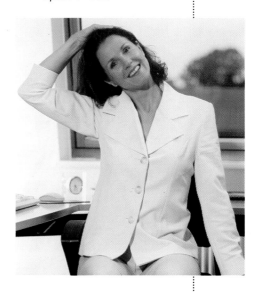

  Contraer 5–7 seg. y relajar. Repetir 6 veces

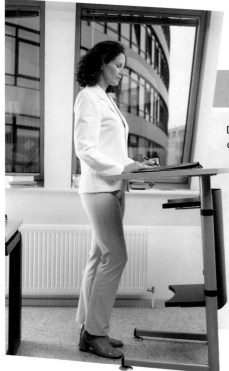

Sentarse dinámicamente es triunfar

De la mesa del desayuno al asiento del automóvil y después a la silla de la oficina. Nos sentamos durante muchas horas al día y casi siempre en la misma posición. Procure, sin excepción y a lo largo del día, cambiar su postura de acuerdo con las actividades.
► **Leer.** Apóyese siempre mientras esté leyendo.
► **Escribir.** Inclínese hacia delante, hacia el escritorio, cuando escriba.

► **Trabajar con computadora.** Apoye la espalda completamente en el respaldo de la silla cuando trabaje con la computadora.
► **Telefonear.** Alterne el sentarse y el ponerse de pie. Recuerde que hablar por teléfono puede hacerse de pie.
► Considere qué tipo de trabajos pueden hacerse en un **pupitre** cuya superficie esté a cierta altura. Trabajar de pie favorece la postura erguida y mejora la circulación sanguínea en las piernas.

CÍRCULOS, SACUDIDAS Y EXTENSIONES PARA LOS HOMBROS

Ejercicio I

◆ Siéntese derecho, sin apoyar la espalda. Lleve los brazos a los lados, dóblelos y tóquese los hombros con los dedos.

◆ Ahora, haga con los codos movimientos circulares. Describa círculos, primero pequeños y después cada vez más grandes. Los dedos deben permanecer mientras tanto sobre los hombros. Mantenga la espalda y la cabeza derechas. Haga círculos hacia el frente y hacia atrás y después uno contra el otro.

◆ Afloje y sacuda los brazos y las manos.

 30 seg. – pausa. Repetir 2 veces

 30 seg. – pausa. Repetir 3 veces

Ejercicio II

◆ Sentado, dirija las manos hacia delante como si tuviera una charola ante el abdomen. Abra los dedos y doble los brazos a los lados; los antebrazos deben estar pegados al cuerpo mientras dirije el esternón hacia delante.

◆ Para la tensión de arriba abajo, coloque los pies sobre los talones y levante los dedos de los pies. Al mismo tiempo haga girar los pies hacia fuera.

◆ Repita la secuencia de los movimientos en sentido contrario.

◆ Para aflojar, concluya con las rotaciones de los hombros.

 6 veces *8 veces*

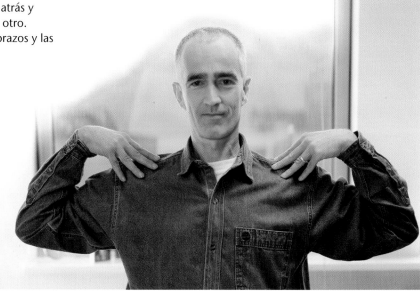

CONTACTO CON LA PARED PARA LA COLUMNA LUMBAR

Ejercicio

◆ Apóyese con la columna derecha contra la pared. Separe ligeramente las piernas, haga girar un poco los pies hacia fuera. Busque un punto de apoyo adecuado para los pies a una distancia de cerca de medio paso a partir de la pared.

◆ Ahora, apoye todo el cuerpo con fuerza contra la pared, similar al ejercicio matinal de la ten-

sión del cuerpo en la cama (pág. 64); pero, ahora, flexionando levemente las rodillas y tratando al mismo tiempo de comprimir la columna lumbar contra la pared. Mantenga la tensión unos segundos, afloje el contacto con la pared y sacuda los brazos y las piernas. Al hacer contacto con la pared, alterne los brazos colgados junto al cuerpo y levantados en posición de U.

Consejo

◆ Los físicamente activos deben hacer además 10 sentadillas pegados a la pared.

 Oprimirse contra la pared por 5–7 seg. Soltar. Repetir 8 veces

DISTENDER LOS MÚSCULOS DEL CUELLO MEDIANTE RESISTENCIA

Preparación

◆ Siéntese derecho, con la espalda erguida. Colóquese una mano en el esternón y respire profundamente. El esternón debe levantarse perceptiblemente. En la misma respiración la columna dorsal se endereza.

◆ Los hombros se suben y se bajan alternadamente.

◆ Siga la respiración conscientemente.

Ejercicio

◆ Permanezca sentado, con la espalda apoyada en el respaldo o libre. Apoye la palma de la mano izquierda en la sien izquierda. Presione la cabeza contra la palma de la mano. Mientras tanto, el codo forma un ángulo de 45° con el hombro. Tenga cuidado de que el otro hombro permanezca relajado hacia abajo.

◆ Mantenga la presión unos segundos. Después afloje y repita el ejercicio con el lado derecho.

 Tensar 5–7 seg.
Soltar.
Repetir 5 veces

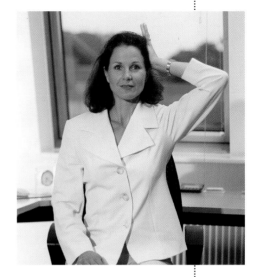

LAGARTIJAS VERTICALES PARA HOMBROS Y PECTORALES

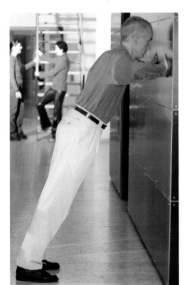

Consejo

◆ Los muy activos complementan el ejercicio con una sola mano. Repetir 2 veces.

 Tensar 5–7 seg.
Soltar.
Repetir 6 veces

Ejercicio

◆ Póngase de pie, derecho, frente a una pared. La distancia entre usted y la pared debe ser de 60 a 70 cm.

◆ Ahora apoye con fuerza las palmas de las manos, a la altura del pecho, contra la pared, como si fuera a hacer lagartijas. Incline el cuerpo hacia la pared, mantenga la tensión y después, con fuerza, impúlsese y vuelva a la postura vertical.

◆ Mientras se impulsa, piense en la tensión de todo el cuerpo; asegúrese de que todo el cuerpo, de la cabeza a los pies, forme una línea recta.

Más ejercicio en la oficina

Trate de que en su día de trabajo se incluya la mayor cantidad posible de ejercicios.

Cuide, sobre todo, de cambiar constantemente su posición y recuerde siempre las posturas practicadas en este programa y los ejercicios que les correspondan.

► Sobre todo, por ejemplo, en el camino a la cafetería, al tocador o a otros departamentos, hágalo con paso firme, es decir, distendiendo todo el cuerpo conscientemente.

► Camine intencionalmente derecho, deje que los hombros cuelguen laxos y mantenga la mirada dirigida hacia el frente.

► Aproveche las posibilidades de ejercitarse: evite el elevador y mejor use las escaleras.

► De vez en cuando, mientras camina, sacuda la pereza, estírese y bostece con ganas: eso estimula la circulación sanguínea, provee al cerebro de oxígeno y elimina la disminución de la concentración.

ABATA EL ESTRÉS DEL DÍA

Tenga presente que las fórmulas del entrenamiento autógeno sólo se piensan y nunca se dicen, ni siquiera en voz baja.

Termina un largo día de trabajo. ¡Por fin está usted en casa! Pero con el estrés disminuido notará, sobre todo, molestos dolores en las zonas de la nuca y de los hombros. Con el trajín del día (haga memoria) el estrés provocó que se sentara otra vez incorrectamente durante mucho tiempo e hiciera poco ejercicio. Resérvese por eso, en su noche de descanso, un tiempo para relajarse. Afloje bien los músculos contraídos.

Calor

Para las contracciones dolorosas sirve la aplicación de calor.

► Colóquese un cojín caliente, una botella de agua caliente o tan sólo la mano sobre las partes especialmente doloridas y contraídas. El calor favorece el proceso de relajación, se activa la circulación sanguínea y la musculatura se relaja.

► A algunas personas les ayuda el frío en forma de paquetes de hielo y compresas de gel. Pruebe qué le sienta mejor.

POR FIN, ELEVAR LAS PIERNAS

Ejercicio

◆ Acuéstese sobre una alfombra o una colchoneta aislante. Para mayor comodidad, colóquese una toalla doblada bajo la cabeza. La curvatura natural de la columna lumbar se protege con un cojín pequeño que sirva para amortiguar.

◆ Relaje la columna vertebral mientras coloca las piernas paralelamente sobre un banco o una caja grande. El ángulo entre el muslo y la pierna es algo mayor de 90°.

◆ Respire profunda y regularmente hacia el estómago. Una mano sobre el abdomen puede controlar la respiración.

Consejo

◆ Escuche música a volumen bajo o haga el ejercicio mientras ve la televisión.

  Todas las noches

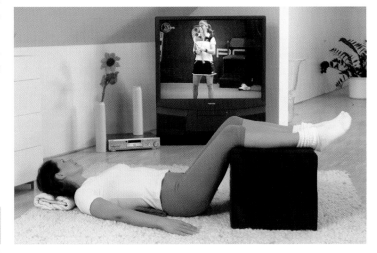

ENTRENAMIENTO AUTÓGENO

◆ Acuéstese boca arriba, relajado, con los ojos cerrados. Inhale y exhale un par de veces y comience con las fórmulas:

◆ "Estoy muy tranquilo" (3 veces), "Me da igual que haya ruidos y pensamientos" (3 veces), "El brazo derecho pesa, el brazo izquierdo pesa, ambos brazos están pesados... la pierna derecha pesa... Estoy muy tranquilo y despejado, la tranquilidad y la frescura me invaden" (3 veces).

◆ Estire los brazos brusca y enérgicamente y cierre los puños: "Los brazos son vigorosos".

◆ Inhale y exhale profundamente varias veces: "Respiro profundamente". Abra los ojos: "Ojos abiertos".

Consejo

◆ Desde luego, puede hacer el entrenamiento autógeno en la oficina, aunque necesitará una habitación silenciosa, donde no lo interrumpan.

  2 o 3 veces por semana

ASÍ SABE EL DÍA DE TRABAJO

A veces, la pausa de medio día dura unos 30 minutos, los que tienen que ser suficientes para llenar el depósito de energía con una dieta equilibrada. Disfrute de este lapso para desconectarse conscientemente, para que la cabeza llegue despejada a la segunda mitad del día. Por eso no debe comer en su escritorio, ya que entre trabajos por resolver no podrá estar tranquilo; las tensiones serán todavía peores. A quien trabaja en una oficina se le recomiendan cinco comida pequeñas. Los energéticos para llevar puede prepararlos cada día de diferente manera. Lea el programa a partir de la pág. 176.

DIETA PARA EL TRABAJO DE OFICINA

El consumo de calorías para las actividades que se realizan sentado frente al escritorio es menor que el que se necesita para los trabajos físicos. Las mujeres necesitan 2,000 calorías por día y los hombres 2,400 calorías por día.

Ligero y bajo en calorías
◆ Platillos bajos en grasa con verdura, productos integrales, pescado y carne magra ◆ Arroz, papas ◆ Consomés claros ◆ Ensaladas, verdura fresca ◆ Fruta fresca, ensalada de frutas ◆ Jugos, agua mineral, té ◆ Galletas integrales

Pesados y difíciles de digerir
◆ Platillos ricos en grasas como carne, frutas secas, papas fritas, frituras ◆ Cremas ◆ Helados, pasteles, tortas de crema, cacahuates ◆ Café, bebidas de cola, alcohol

Pequeños energéticos para llevar

Varíe de acuerdo con su gusto y su humor. El tentempié ideal deberá contener uno de estos componentes:
◆ 1 panecillo integral o 2 rebanadas de pan integral o 3–4 galletas integrales.
◆ 1 a 2 cdas. de queso, mantequilla o margarina para untar.
◆ 1 a 2 rebanadas de pechuga de pavo magro, jamón cocido sin borde de grasa alrededor o queso rebanado (con un máximo de 30% de grasa).

◆ Verdura fresca, como 1 o 2 jitomates, 1 o 2 zanahorias, unas rebanadas de pepino o medio pimiento o 2 hojas de lechuga como complemento vitamínico.
◆ Fruta fresca como 1 manzana, 1 plátano, 1 naranja, 1 pera o 100 g de uvas.
◆ 1 vasito de yogur de fruta o natural, que puede endulzarse con 1 cda. de miel.

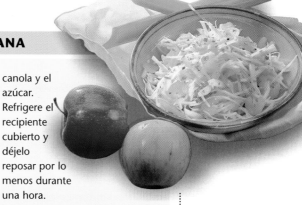

ENSALADA DE COL CON MANZANA

100 g de col blanca
1/3 de apio
1 cebollita
Agua hirviendo para cocer ligeramente
1 manzana pequeña
1 cda. de jugo de limón o de vinagre
1 cda. de aceite de canola
1 pizca de azúcar morena

◆ Quite las hojas exteriores a una col pequeña. Córtela en

cuartos y quítele el tronco. Lave el apio y pele la cebollita.
◆ Ralle la col en el procesador en pequeñas laminillas y, en una coladera, sumérjala en el agua hirviendo con sal durante un momento. Después, ralle igualmente el apio y la cebollita en el procesador. Lave la manzana y pártala finamente.
◆ Coloque la verdura y la fruta en un recipiente, mezcle el jugo de limón o el vinagre, el aceite de

canola y el azúcar. Refrigere el recipiente cubierto y déjelo reposar por lo menos durante una hora.

Consejo
◆ Esta ensalada puede prepararse desde la noche anterior.

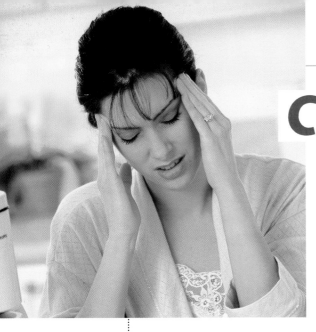

COMBATA EL DOLOR DE CABEZA POR ESTRÉS

El dolor de cabeza casi siempre ataca súbitamente, y lo que más desea el afectado es que desaparezca lo más pronto posible; pero, paradójicamente, cuanto más piensa en el dolor, más se agudiza. Con medios y métodos sencillos, usted puede deshacerse de los molestos dolores de cabeza aun sin tomar tabletas, así como controlar las causas que lo producen.

De vez en cuando parece ceñirse alrededor de su frente una cruel cinta metálica. En ocasiones, el dolor se concentra en ambos lados, y en otras, ronda por la nuca. Si tiene suerte, desaparece en unos 30 minutos, aunque el dolor puede durar hasta siete días. Entonces existe la sospecha de que usted se encuentra entre el enorme número de compañeros de infortunio que padecen episódicos dolores de cabeza por estrés. La buena noticia es que a diferencia de la migraña, por ejemplo, estos dolores sí se pueden combatir.

Observe primero sus costumbres alimenticias, de sueño y de trabajo. ¿No tolera algunos alimentos? ¿Se contrae espasmódicamente la musculatura de su nuca debido a una manera estereotipada de sentarse? ¿O también la ametropía o el rechinar los dientes por la noche pueden ser los responsables en cuestión? Mientras no se desconecte sistemáticamente cada mañana, no podrá hacer nada contra los dolores de cabeza. Siga el siguiente programa y encontrará también la manera definitiva de deshacerse de esa cinta metálica, y no sólo en casos de emergencia.

PROGRAMA DE 7 DÍAS

RELAJACIÓN

► Active favorablemente la **circulación sanguínea** con gimnasia facial. El cambio de tensar y aflojar sirve para relajar los músculos de la cabeza y para eliminar los residuos nocivos.

► Logrará alivio de los **dolores** con acupresión sobre puntos determinados.

EJERCICIO

► Los **ejercicios de relajación** para la musculatura de la cabeza y de la nuca estimulan el flujo libre de la sangre y de los nervios.

► Un **chorro de agua fría** sobre la cara contrae los vasos de la piel. Relaja la tensión en las meninges y disminuye el dolor de cabeza.

NUTRICIÓN

Analícese usted mismo:

► **La revisión de sus costumbres alimentarias** da la pauta para detectar los dolores de cabeza por estrés.

► En casos de **dolor agudo** sirve ingerir un postre de frutas dulces, que aumenta el espectro de azúcar; ayuda tomar también un té de mezcla de hierbas para relajarse.

PRESIÓN DIRIGIDA CONTRA LOS DOLORES

La persona a quien siempre se le exige demasiado mantiene el cuerpo en un nivel elevado de estrés. A esto reacciona el organismo con frecuencia con dolores de cabeza y de nuca. Justamente cuando se presenten estos casos habrá que disponerse, con toda intención, a contra-atacar con distensión.

Usted puede hacer los ejercicios de relajamiento siempre que sienta que se anuncian las molestias. También de tiempo en tiempo alivie los músculos perceptiblemente contraídos. El caso agudo de contracción puede solucionarse con masajes leves en determinados puntos para que se restablezca el flujo de energía.

CONTRAER LOS MÚSCULOS DE LA CARA

Ejercicio

◆ Contraiga los músculos de la cara tan fuertemente como pueda. Cierre los ojos muy apretados y oprima los labios con fuerza uno contra el otro. Sienta la contracción en toda la cara.

◆ Mantenga la tensión unos segundos, después suelte con toda intención.

Consejo

◆ Tenga cuidado de que al aflojar ¡relaje también los músculos de la mandíbula!

 Mantener la tensión 5–7 seg. Relajar. Repetir 3 veces

 Mantener la tensión 5–7 seg. Relajar. Repetir 5 veces

Lo que también ayuda

► **Compresas de gel.** En las droguerías y en las farmacias hay mascarillas frías o calientes especiales para los ojos. Para aplicarlas, lo mejor es acostarse durante 15 minutos.

► **Aromaterapia.** Dése un masaje leve con unas gotas de aceite de menta sobre las sienes y la nuca.

► **Calor en la nuca.** Enrolle una toalla pequeña y métala en agua caliente. Exprímala y colóquesela en la nuca ejerciendo una leve presión y rodándola de arriba abajo. Déjese la toalla sobre la nuca hasta que empiece a enfriarse. Hágalo dos o tres veces.

► **Baño de brazos.** Sumerja los brazos hasta los codos en agua caliente. En los primeros 10 minutos vaya aumentando la temperatura de 35 a 39° C progresivamente.

► **Guardas o interceptores.** Que los prescribe el dentista. Rechinar los dientes, lo que muchos hacen inconscientemente, provoca contracciones extremas en la musculatura de la nuca y dolor de cabeza.

REDUCIR LOS DOLORES CON ACUPRESIÓN

Ejercicio

◆ Siéntese con los codos apoyados en la mesa.

◆ Las yemas de los dedos índice y medio de ambas manos se posan en las sienes. Oprímalas ligeramente durante 1 a 2 minutos, con pequeños movimientos giratorios. Suelte cuando la sensación de incomodidad disminuya.

◆ Con los dedos índice oprima los puntos que están apenas por encima de la raíz

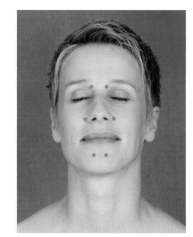

de la nariz. Mientras tanto, cierre los ojos.

◆ Los puntos a los lados de las aletas de la nariz se oprimen con los dedos índice o anular.

◆ Finalmente presione los puntos de la cavidad de la barbilla.

Consejo

◆ En los puntos de acupresión se puede, de acuerdo con la sensibilidad individual, oprimir durante más tiempo, pero nunca demasiado fuerte.

CONTRAATAQUE EL ESTRÉS CON ACTIVIDAD

Con dolor de cabeza, lo que uno quisiera es moverse lo menos posible. Cada movimiento del cuerpo nos recuerda, con los molestos dolores, que el cuerpo está extremadamente estresado. Desde luego que la inmovilidad no es siempre el mejor remedio. Si usted se ejercita con un propósito, podrá aflojar y relajar los músculos acalambrados.

Los tres ejercicios individuales presentados aquí le sirven para relajar la musculatura superior de la cabeza y de la nuca. Usted deberá, cuando está comenzando el dolor o de manera preventiva, hacerlos por lo menos dos o tres veces al día.

Sobre todo en caso de emergencia, pero también como preventivo, se recomienda lavarse la cara con agua fría. El frío contrae los vasos sanguíneos de la cara, aumentando la presión, y a largo plazo también sirve para aflojar los músculos acalambrados. Tómese diariamente unos minutos y verá que en poco tiempo logrará controlar los dolores.

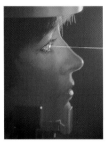

Al oculista
Quien trabaja ante la pantalla y padece con frecuencia de dolores de cabeza, deberá visitar al oculista para que le revise los ojos. Sírvase también del programa para fortalecer la potencia visual a partir de la pág. 286.

 ## ECHARSE AGUA EN LA CARA

Ejercicio
◆ Llene un lavabo con agua a temperatura de 10 a 15° C. Tenga lista una jarra o un recipiente similar.
◆ Viértase el agua del recipiente, en el sentido de las manecillas del reloj, sobre la frente y la cara. Después séquese la cara, pero sólo superficialmente.

Consejo
◆ A quien no le proporcione alivio el frío, puede probar echarse agua caliente de 32 a 35° C. A mucha gente el efecto del calor la ayuda a activar la circulación sanguínea.

  Hasta 3 veces al día

 ## RELAJACIÓN DE LAS PARTES DE LA NUCA

Calentamiento
◆ En todos los ejercicios, siéntese derecho, sin apoyarse. Ponga los hombros laxos, enderece la cabeza y dirija la vista hacia el frente. Inhale y exhale tranquila y lentamente.
◆ Al comenzar el turno de los ejercicios, afloje 1 minuto la cabeza mientras está sentado; balancéela de izquierda a derecha. Muévase lentamente y no haga movimientos bruscos.

Ejercicios
◆ Después de cada **aspiración** empuje la cabeza horizontal-

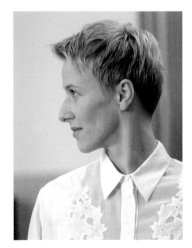

mente hacia delante; al inhalar haga regresar la cabeza a su lugar, ¡no los hombros! Después, en 3 aspiraciones lleve la cabeza hacia el frente y en otras 3 aspiraciones hágala regresar. Mantenga la tensión al terminar un movimiento durante una aspiración larga.
◆ **Diga no.** Ahora cuelgue la cabeza laxa hacia abajo. A partir de la nuca, haga movimientos pendulares de un lado a otro.
◆ **Salude graciosamente.** Inhale mientras gira lentamente la cabeza hacia la izquierda en dirección al hombro. La vista debe seguir el movimiento. Con la cabeza hacia el hombro, inclínela como saludando. Exhale y haga volver la cabeza con cuidado al centro. Repita el ejercicio hacia el lado derecho.

Consejo
◆ Puede hacer los ejercicios de pie. En ese caso, separe las piernas a la anchura de las caderas.

 Cada ejercicio 5 veces

 Cada ejercicio 8 veces

ESCOJA CON CUIDADO SUS ALIMENTOS

*¿A*lguna vez cenó en un restaurante chino platillos exóticos y al día siguiente despertó con dolor de cabeza? Este fenómeno es conocido como el síndrome del restaurante chino, y mucha gente reacciona con frecuencia a él, sin saberlo, con dolor de cabeza a causa de ciertos alimentos. En el caso de la cocina asiática es el glutamato, el intensificador de sabor, el que lo provoca.

Observe durante un tiempo si sus afecciones aparecen después de probar determinados alimentos o bebidas. En ese caso, renuncie en el futuro a ellos. En caso de dolor agudo, los postres de frutas dulces y un té de hierbas son de utilidad porque equilibran la hipoglucemia.

TÉ PARA EL DOLOR

20 g de hojas de toronjil y de flores de espliego
10 g de espigas de lúpulo
Romero, hojas de menta e hinojo

◆ Mezcle todos los ingredientes. Vierta una cda. de esta mezcla en 1 l de agua hirviendo. Deje reposar 10 minutos y cuele.
◆ En caso de dolor agudo, tome de 2 a 3 tazas al día.

CUIDADO, ¡PELIGRO DE DOLOR DE CABEZA!

Cuando hay dolor de cabeza por estrés, no podemos recurrir a la dieta general. Algunos alimentos deben tomarse con cuidado, ya que son conocidos como desencadenantes de dolores de cabeza, sobre todo la migraña.

Posibles desencadenantes
◆ Vino tinto ◆ Queso ◆ Comida china ◆ Leche ◆ Mucha carne
◆ Poca fibra ◆ Café, té negro, alcohol, bebidas de cola ◆ Cigarros

No lo son
◆ Mucha fruta y verdura frescas ◆ Mucha fibra ◆ Frutas secas ◆ Arroz con leche, sopas blandas o de cereales ◆ Agua mineral, tés de frutas o de hierbas, jugos de frutas o de verduras

El chocolate, consumido con mesura, puede servir como analgésico al elevar el azúcar y el espectro de serotonina.

POSTRE DE NECTARINA PARA CASOS GRAVES

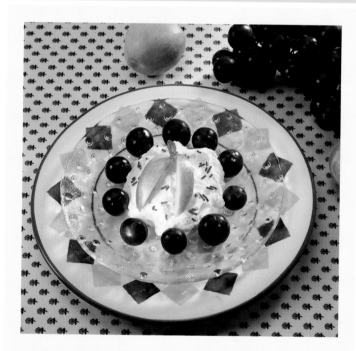

1 nectarina madura
2–3 cdas. de requesón
1–2 cdas. de glucosa
2 cdas. de crema batida
100 g de uvas (globo)
Chocolate rallado

◆ Corte la nectarina en trocitos. Mezcle la glucosa con el requesón y añada la crema.

Incorpore los trocitos de nectarina.
◆ Adórnelo con las uvas y el chocolate rallado.

Consejo
◆ En lugar de nectarina, puede usar cualquier fruta dulce (por ejemplo, plátanos, fresas o mamey).

73

PRIMEROS AUXILIOS PARA MÚSCULOS CONTRAÍDOS

Por fin, usted ha decidido tomar medidas para el fortalecimiento de su organismo y ha empezado con gran ímpetu y convencimiento a trotar, a andar en bicicleta o a ir a un gimnasio. Es seguro que a más tardar al segundo día el empeño disminuya, cuando al levantarse por la mañana le duele todo, las piernas parecen de plomo y hasta reírse se vuelve un tormento. Y en las zonas en que usted ejercitaba y estiraba los tejidos anteayer, hoy se instalan los dolores musculares.

La causa son pequeñas desgarraduras tanto de las células musculares como de los tejidos, que se originan debido al sobreesfuerzo o al calentamiento insuficiente. Contra lo que antes se podía suponer, no se trata de una hiperacidez muscular.

Tomando las medidas adecuadas, usted podrá evitar estos dolores persistentes. El primer remedio, no sólo para la prevención sino también para el tratamiento, es la estimulación de la circulación sanguínea en las zonas afectadas.

Las "agujetas" o punzadas son siempre una señal de entrenamiento erróneo y pueden evitarse. ¡Nunca exceda su límite de esfuerzo!

BEBIDA VITAMÍNICA

1 o 2 naranjas
½ limón
1 toronja
1 kiwi
Agua mineral (la necesaria)

◆ Exprima las naranjas, el limón y la toronja. Pele el kiwi y mézclelo con los jugos de cítricos en la licuadora. Licue bien. Sirva en un vaso y rebájelo con agua mineral al gusto.

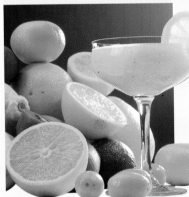

Nutrición saludable para todos los casos

◆ La **vitamina E** es, entre otras cosas, importante para el metabolismo muscular y para acelerar el ingreso de los "reparadores". Las ensaladas verdes, el berro y el germen de los cereales son excelentes portadores de vitamina E.

◆ El **magnesio** estabiliza las membranas celulares. El suplemento necesario puede cubrirse rápidamente con pan y agua mineral rica en magnesio.

◆ Cuide el **abastecimiento de líquidos** cuando sude o se haya lesionado y se presente salida de líquido tisular. Los tés, el agua mineral y las bebidas vitamínicas sirven de ayuda.

◆ El **enebro** ingerido en té o usado externamente en forma de extracto alivia el dolor, sirve como depurador de la sangre y es antiinflamatorio.

 ## AFLOJE LOS MÚSCULOS TRAS EL EJERCICIO

Ejercicio
◆ Sacuda enérgicamente las manos y los pies.
◆ Levante los hombros y déjelos caer unas 5 veces sin mover el torso.
◆ Columpie los brazos a los lados del cuerpo, hacia delante y hacia atrás con y sin intervención del resto del cuerpo.
◆ Levante, alternando, los brazos estirados.
◆ Con el tronco recto, columpie las piernas, hacia atrás y delante, luego hacia los lados.

◆ Laxo y levemente agachado, gire con el tronco. Al rotar hacia la derecha y hacia la izquierda, balancee los brazos, relajados, también de un lado a otro.
◆ Su compañero puede apoyarlo en los ejercicios de relajamiento. Acuéstese boca arriba; su compañero debe aflojarle con pequeñas sacudidas los brazos y las piernas.

  Después de cada unidad de ejercicios, hacer cada punto de 1 a 2 min.

PARA ELIMINAR LOS CALAMBRES Y SENTIR ALIVIO AL MISMO TIEMPO

Los masajes alivian las zonas musculares afectadas.

◆ El alcohol para darse fricciones tiene aún hoy día la vigencia que tenía en los tiempos de las abuelas. También la tintura de árnica y los ungüentos que usan los deportistas son apropiados. Favorecen la circulación sanguínea en la piel y mejoran

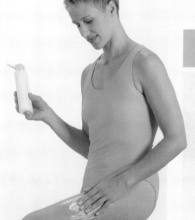

la provisión de oxígeno y de nutrimentos en los tejidos.

◆ Por supuesto que no debe faltar la loción corporal para después del baño. Aplicada con un masaje ligero favorece la circulación sanguínea.

Bálsamo del tigre

◆ El bálsamo del tigre del Lejano Oriente lo recomienda una persona enterada: vierta en partes iguales (unas 20 gotas) de

aceite de clavo, mentol, aceite de canela, aceite de menta y alcanfor en una tacita, y bata la mezcla con esmero.

Así se debe hacer

◆ Tome un par de gotas de la mezcla en la yema de los dedos y frótela en forma circular sobre la piel de los músculos doloridos. Trate de no oprimir tanto como en las fricciones, pues podrían empeorarse las molestias.

Para no arrepentirse después

▶ Aumente el trabajo de entrenamiento poco a poco; comience con moderación un deporte nuevo.

▶ Los masajes en las zonas afectadas, tras el ejercicio, evitan las contracciones. Se recomiendan el aceite de lavanda y el ungüento de propóleos.

▶ Respirar profundamente mientras se practica el deporte mejora el metabolismo y permite que los músculos respiren debidamente.

▶ Los ejercicios de enfriamiento para terminar el entrenamiento y las

prácticas de relajamiento (pág. 74) aflojan los músculos paulatinamente.

▶ Los ejercicios para el estiramiento (págs. 12 y 13) después del entrenamiento aumentan el calor de los tejidos musculares y aumentan la elasticidad y flexibilidad de las fibras musculares.

▶ Además, debe incluir los baños regenerativos, los cuales favorecen la circulación después del enfriamiento de los músculos.

AYUDA PARA CUANDO TIENE PUNZADAS DESPUÉS DE EJERCITARSE

Ejercicio

◆ Permítase una pausa en el entrenamiento, de 3 a 5 días. Sin embargo, se recomiendan los ejercicios ligeros como pasear o nadar, para que los tejidos se regeneren.

◆ Los baños y las duchas alternas, por ejemplo 3 minutos con agua caliente y 20 segundos con agua fría, favorecen la circulación sanguínea y con ello

la evacuación de sustancias nocivas, y también aceleran el efecto curativo.

◆ Algunas personas prefieren el tratamiento con hielo. Para eso ponga cubos de hielo en una bolsa de plástico y envuelva ésta en un paño. Colóquese este paquetito varias veces durante el día sobre las regiones doloridas, de 10 a 15 minutos.

◆ Los baños regenerativos con

extractos de romero, yemas de pícea (abeto rojo), toronjil o árnica, o con de 8 a 10 gotas de aceite de árbol del té en agua caliente para el baño, favorecen el relajamiento, desinflaman la musculatura y alivian el dolor.

◆ La aplicación de calor con rayos infrarrojos o con cobija eléctrica y, por supuesto, en el sauna, es un calmante del dolor muy benéfico.

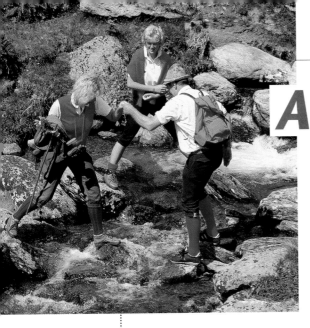

ACTIVO HASTA LA VEJEZ

Está usted celebrando su cumpleaños y se siente mucho más joven de lo que indican sus años. ¡Felicidades! Para que siga así bastarán unos minutos al día. Un entrenamiento moderado mantiene en buen estado huesos y articulaciones, de manera que el próximo aniversario también lo pueda disfrutar lleno de brío.

A los 65, ¿escalar todavía 3,000 metros? ¿Navegar en velero? ¿Por qué no? Hay muchas personas que toda su vida han aprovechado su vitalidad. Pero no sobresalen sólo por facultades naturales: deben su flexibilidad a haber esforzado regular y moderadamente su cuerpo, y ¡nunca es demasiado tarde para empezar!

A lo largo de la vida, el cuerpo cambia, incluso la columna vertebral. Es un proceso natural que, por caminar erectos durante tantos años, estar de pie y permanecer mucho tiempo sentados, resulta inevitable. Al paso de los años se deterioran los discos intervertebrales que funcionan como amortiguadores de la columna vertebral. También los huesos cambian, haciéndose frágiles. Las articulaciones, finalmente, ya sean de los hombros o de las rodillas, ya no están tan bien "lubricadas". Tanto más importantes por ello son unos músculos firmes, que equilibren este natural proceso de desgaste. Puesto que "piedra que rueda nunca cría moho", manténgase entrenado y, gracias a ello, en movimiento en cualquier situación. Nuestro programa le enseña cómo fortalecer regularmente el esqueleto y la musculatura, para una vida en movimiento.

PROGRAMA DE 2 SEMANAS

EJERCICIO

Manténgase en buena condición y flexible con:
▶ Ejercicios de estiramiento que **fortalecen las articulaciones y los músculos.**
▶ Ejercicios de tensión para **fortalecer toda la musculatura** con la ayuda, en el entrenamiento, de la valiosa banda elástica terapéutica.

RELAJACIÓN

Logre tranquilidad interior y almacene nueva energía por medio de:
▶ Danza creativa, con la que **adiestra las sensaciones del cuerpo.**
▶ Ejercicios de yoga que expanden todo el **cuerpo.**

NUTRICIÓN

Favorezca el cuerpo para que siempre esté en buena forma y vital por medio de:
▶ Una **dieta equilibrada,** de acuerdo con su edad.
▶ **Platillos bajos en calorías,** que le ayuden a conservar la figura.

DESAFIAR TODOS LOS MÚSCULOS Y ARTICULACIONES

Permanecer activo y en movimiento toda una vida: ¿quién no lo desea para sí? Con los tres ejercicios de esta página se acercará usted un gran tramo a este objetivo. Separar las piernas, estirarse, hacer círculos: todas las formas de movimiento de la primera semana sirven para ejercitar el esqueleto y todos los músculos y las articulaciones. Si realiza estos ejercicios diariamente, notará cómo se le facilitan cada vez más y cómo "crece" usted día tras día. Resérvese diariamente un cuarto de hora exclusivo para usted y combata el envejecimiento natural y la disminución de las fuerzas.

PIERNAS SEPARADAS: UN BUEN EJERCICIO

Ejercicio

◆ Acuéstese boca arriba, con la cabeza sobre el piso, los brazos a los lados junto al cuerpo; las palmas de las manos hacia abajo.

◆ Ahora levante las rodillas y alce ambas piernas estiradas, de tal manera que formen un ángulo de 90° en relación con el cuerpo.

◆ Separe las piernas y júntelas. Bájelas y sacúdalas levemente varias veces.

◆ Suba las piernas otra vez, sepárelas y entrecrúcelas. Cada vez que las cierre, coloque la pierna izquierda al frente; después, la derecha, alternándolas.

◆ Para terminar el ejercicio, sacuda las piernas otra vez, vigorosamente.

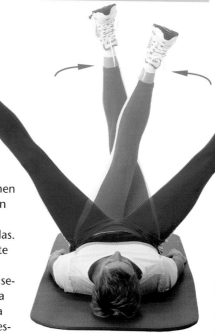

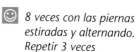 *8 veces con las piernas estiradas y alternando. Repetir 3 veces*

☺ *8 veces con las piernas estiradas y alternando. Repetir 2 veces*

FORME ESPIRALES CON LAS PIERNAS

Ejercicio

◆ Permanezca acostado sobre la espalda. La cabeza debe seguir apoyada en el piso y los brazos, sueltos a los lados del cuerpo.

◆ Flexione la rodilla derecha y forme con la pierna en el aire un ángulo de 45 a 60°. Estire bien los dedos de los pies.

◆ Ahora, describa círculos pequeños con la pierna. Primero haga los círculos en la dirección de las manecillas del reloj y luego en sentido contrario.

◆ Los círculos van creciendo en forma de espiral. Termine haciendo círculos pequeños; a continuación baje la pierna y después sacúdala.

◆ Repita todos los pasos del ejercicio, pero ahora con la pierna izquierda.

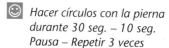 *Hacer círculos con la pierna durante 30 seg. – 10 seg. Pausa – Repetir 3 veces*

☺ *Hacer círculos con la pierna durante 20 seg. – 10 seg. Pausa – Repetir 3 veces*

TOME LAS FRUTAS DE ARRIBA

Ejercicio

◆ Después de los dos ejercicios de piernas, siéntese, con las piernas estiradas sobre el piso.

◆ Estire los brazos lo más que pueda y dirija las manos hacia arriba en dirección al techo, como si quisiera coger las frutas más altas de un árbol.

◆ No presione la nuca contra la base del cuello.

◆ Sacuda los brazos, levántese lentamente. Repita los ejercicios de pie, de puntillas.

☺ *30 seg. sentado – 45 seg. parado Repetir 3 veces*

☺ *20 seg. sentado – 30 seg. parado Repetir 3 veces*

FORTALECER LA MUSCULATURA Y GENERAR FUERZA

Después de haber estirado el cuerpo ampliamente en la primera semana y de haber ejercitado el esqueleto, entre a la segunda semana de ejercicios para fortalecer los músculos, ya que sólo una musculatura bien desarrollada puede dar soporte al cuerpo y protegerlo en todos los movimientos.

El apoyo para estos ejercicios es un simple instrumento deportivo con el que usted entrenará eficazmente todos los grupos musculares. Se trata de una banda terapéutica, con la que se intensifica la tensión muscular. Usted necesitará aplicar más fuerza para luchar contra su mayor resistencia.

 LEVANTAMIENTOS CON LOS BRAZOS

Ejercicio I

◆ Siéntese sobre la banda y tome los extremos con las manos como si sostuviera una charola frente al abdomen. Fíjese que la banda pueda extenderse con facilidad en esta posición.

◆ Ahora, levante ambos brazos a los lados del cuerpo. Incline el tronco al mismo tiempo hacia el frente, con la cabeza hacia delante.

◆ Mantenga la tensión de 5 a 7 segundos, baje lentamente los brazos y regrese a la posición inicial.

Variante

◆ Eleve alternadamente los brazos derecho e izquierdo. El cuerpo debe mantenerse recto.

Ejercicio II

◆ Permanezca sentado sobre la banda, diríjala por la parte exterior de los codos hacia las manos. Sosténgala bien con las manos. Haga presión con los codos hacia fuera.

◆ Inhale cuando haga presión hacia fuera, exhale al regresar. Respire tranquila y profundamente.

Ejercicio III

◆ Párese con las piernas separadas y las rodillas levemente flexionadas. Enrolle los extremos de la banda una, dos o tres veces en las manos para levantar los brazos en la posición de U. El brazo y el antebrazo deben formar un ángulo de 90°.

◆ El brazo izquierdo debe permanecer doblado y el derecho, estirado. Mantenga la tensión del brazo estirado de 5 a 7 segundos; regrese a la posición de U. Ahora, estire el brazo izquierdo hacia el lado izquierdo, mientras el derecho se queda flexionado. Después estire los dos brazos al mismo tiempo.

 Cada uno 8 veces. Repetir 3 veces

 Cada uno 8 veces. Repetir 2 veces

Poco peso con fuerza de tracción

Las bandas elásticas terapéuticas posibilitan un entrenamiento efectivo para la estructura muscular, sin necesidad de grandes pesos.

► Las bandas de látex elásticas tienen una anchura de 8 a 20 cm y una longitud de 80 a 250 cm. Las hay de diferentes densidades para que puedan variarse de acuerdo con la situación individual.

► Estas valiosas bandas elásticas terapéuticas son ligeras y caben en cualquier maleta.

► En caso de que se necesite una banda circular para algún ejercicio, podrá unir los extremos con una grapa especial. Hacerlo así es mucho más seguro que un nudo, y sobre todo más fácil de soltar. Otro accesorio que necesita conseguir es un asidero de goma para sostenerla mejor.

► Las bandas terapéuticas se consiguen en las tiendas de deportes. Los diferentes colores corresponden a las distintas capacidades expansivas de las bandas.

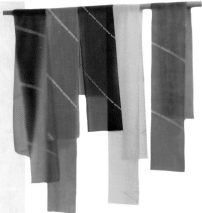

EJERCICIO CON UNA BANDA PARA TODA LA MUSCULATURA

Preparación

◆ Párese, con los pies sobre la banda. Tome ambos extremos con una mano. Flexione las rodillas y tenga cuidado de tensar la banda ligeramente, al estar en esta posición.

Ejercicio

◆ Tire de la banda hasta la altura de las caderas, hasta que las piernas estén bien estiradas. Levante los brazos por encima de la cabeza, con las palmas hacia arriba.

◆ Mientras hace el ejercicio, contraiga el abdomen y los glúteos. Cuide de subir con la espalda derecha sin formar lordosis (encorvamiento).

Variante

◆ Alternando a partir de la postura de rodillas flexionadas, estire hacia arriba un solo brazo. Al mismo tiempo incline el brazo y el tronco hacia un lado por encima de la cabeza. El otro brazo se queda formando un ángulo recto con el cuerpo.

  8 veces levantando ambos brazos y 8 alternándolos. Repetir 3 veces

8 veces levantando ambos brazos y 8 alternándolos. Repetir 2 veces

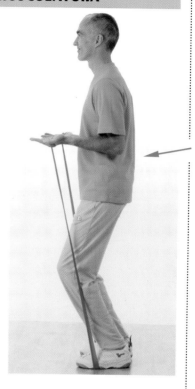

Al contraer glúteos y abdomen, evita la lordosis

 ## UN "OCHO" ELÁSTICO PARA LOS MÚSCULOS DEL MUSLO

Preparación

◆ Cierre la banda con ayuda de la grapa especial o con un nudo para que pueda estirarse fácilmente. Siéntese derecho en una silla, sin apoyarse.

Ejercicio

◆ Coloque la banda en forma de 8 alrededor de los muslos, apenas encima de las rodillas. Separe los pies a la anchura de la cadera.

◆ Ahora levante los talones, con las puntas de los pies hacia arriba y las rodillas ejerciendo presión hacia los lados. Mantenga la tensión de 5 a 7 segundos; después, una las rodillas y asiente los pies en el piso.

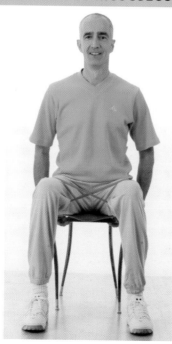

Variante

◆ Acomode la banda en forma de 8 alrededor de las puntas de los pies y de los talones.

◆ Separe los talones y con presión dirija las puntas de los pies hacia fuera, luego regrese lentamente. Cuide de mantenerse derecho y con la cabeza hacia el frente. La espalda debe estar erguida durante todo el ejercicio.

 Haga presión hacia fuera 12 veces. Repetir 3 veces. Adicionalmente, 10 veces la variante

 Haga presión hacia fuera 8 veces. Repetir 3 veces. Adicionalmente, 6 veces la variante

Después de una semana de entrenamiento, ya puede cambiar a la banda de la siguiente intensidad

OCUPAR EL TIEMPO DE DESCANSO CON CREATIVIDAD

E l esfuerzo continuo de los músculos y de las articulaciones no tiene consecuencias sobre la salud cuando se compensa con una relajación adecuada, a cualquier edad. Por eso, además de los ejercicios de entrenamiento, usted deberá concentrarse en sí mismo y serenarse interiormente una vez al día. El yoga y la danza creativa se prestan óptimamente para eso y le hacen bien a todo el organismo. Para su rutina diaria, escoja entre yoga y danza.

 PARA COLUMNA VERTEBRAL Y PULMONES

Ejercicio

◆ Póngase de pie. Flexione el pie izquierdo para formar un ángulo de 90° y para que la corva quede en línea recta con el talón. Dirija el pie hacia el lado. Con la pierna derecha estirada, dirija el pie hacia el frente. Levante los brazos a los lados hasta que formen una línea horizontal con los hombros. Respire profundamente.

◆ Entrelace las manos y levántelas con los brazos estirados. Flexione el tronco y los brazos hacia la izquierda.

◆ Regrese a la posición inicial y repita el ejercicio hacia el lado derecho.

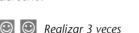 *Realizar 3 veces*

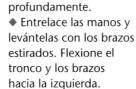

 DANZAR EN ARMONÍA CON EL MAR

Ejercicio

◆ Seleccione entre su colección de música una pieza instrumental que no sea ni muy rápida ni muy lenta. Muévase al compás de la música: ágil y ligero, libremente por el cuarto. Imagínese que está en el mar y transpórtese a las siguientes escenas:

◆ "El agua fluye con fuerza a través de una grieta angosta y golpea incesantemente sobre las escarpadas rocas rumbo al gran océano". Aproveche para estos movimientos toda la habitación.

◆ "Usted es un alga marina y coge plantas acuáticas". Sentado, balancee los brazos como si fueran algas, y con las manos atrape plantas marinas.

◆ "El agua brota de una fuente". Levantado, elévese y después termine hundiéndose en la profundidad. Varíe la rapidez de los movimientos de acuerdo con el ritmo de la música.

◆ "Descubra un banco coralífero". Con tensión dramática haga movimientos formando ángulos con las extremidades.

◆ "Ser uno con el mar". Realice movimientos fluidos como si fuera una ola del mar.

Así se deshace del lastre

Igual que el ejercicio, también la nutrición es importante: ayude a mantener su cuerpo vital y saludable. Naturalmente, la figura cambia con los años; sobre todo en la región del abdomen donde se forma la tan citada "llanta". El sobrepeso es sólo una de las causas de su aparición. También los problemas digestivos y la postura que se encorva con los años pueden ser responsables de ella.

Una dieta voluntaria baja en calorías es el primer paso para conservar la figura. Lea el programa a partir de la pág. 190. Ayude a su intestino con "recetas" de la farmacia naturista. Los frutos cítricos aceleran suavemente la actividad del intestino y al mismo tiempo son diuréticos. En la pág. 144 encontrará otros auxiliares no químicos.

Redescubra los mil placeres que pueden ofrecerle las verduras y plantas de las huertas caseras. Si además renuncia a los alimentos ricos en grasa, a la nicotina y sólo ingiere alcohol con moderación, se le abrirá ampliamente la puerta hacia una larga vida.

QUICHE DE HIERBAS CON QUESO DE CABRA

Para un molde para *quiche* de 26 cm de diámetro:
Grasa para el molde, 200 g de harina, 100 g de mantequilla, una pizca de sal, 4–5 cdas. de agua, 3 huevos, $^1/_4$ de l. de crema dulce, pimienta, nuez moscada, hierbas para sazonar, 150–200 g de queso de cabra.

◆ Engrase el molde con la mantequilla. Ponga la harina en un recipiente o sobre una tabla; haga un hueco en el centro. Reparta la mantequilla fría, cortada en trocitos y espolvoree la sal. Vierta el agua en el hueco y trabaje todo rápidamente, para formar una masa.
◆ Envuelva la masa y refrigere. Déjela reposar durante 1 hora. Después caliente el horno a 200° C. Extienda uniformemente la masa con el rodillo hasta obtener el tamaño del molde y un poco más para la orilla, y colóquela en el molde. Presione el borde. Pinche varias veces el fondo con un tenedor.
◆ Bata los huevos con la crema, sazone con la nuez moscada y la pimienta. Añada las hierbas y vierta la mezcla en el molde. Finalmente, desmorone el queso de cabra y repártalo encima. Hornee la *quiche* en la segunda rejilla de abajo del horno de 30 a 40 minutos.

Consejo
◆ Para acompañar, prepare una ensalada de lechugas varias con un aderezo ligero a base de jugo de toronja y aceite de nuez, y sirva con vino blanco seco.

Reorganice su alimentación para mantenerse en buena condición física

La necesidad de nutrimentos en nuestro organismo cambia con los años. Sin duda, todas las funciones metabólicas se llevan a cabo más lentamente, también el aprovechamiento de los alimentos ingeridos ya no es tan eficaz. Usted debe nutrir su cuerpo más que antes. Tenga cuidado sobre todo en:
◆ **La ingestión suficiente de líquidos** Las aguas minerales son recomendables; queda al gusto que contengan o no gas.

◆ **La cocina mediterránea,** que se caracteriza por mucha variedad de fruta y verdura, pescado, aceite de oliva y poca carne, demuestra que la selección adecuada de los alimentos previene realmente el envejecimiento prematuro.
◆ Tomar **leche** todos los días: tome por lo menos un vaso de leche o de jocoque, o un vasito de yogur o de requesón.
◆ Masticar con fuerza **tres veces al día:** fruta y verdura frescas, de preferencia crudas. Así se fijan todavía más ciertas sustancias esenciales.

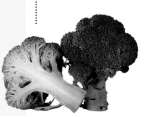

En buena condición física con brócoli
La variedad verde de las coles contiene sustancias revitalizantes como el magnesio, la vitamina C y el potasio, que fortalecen músculos y huesos desde dentro.

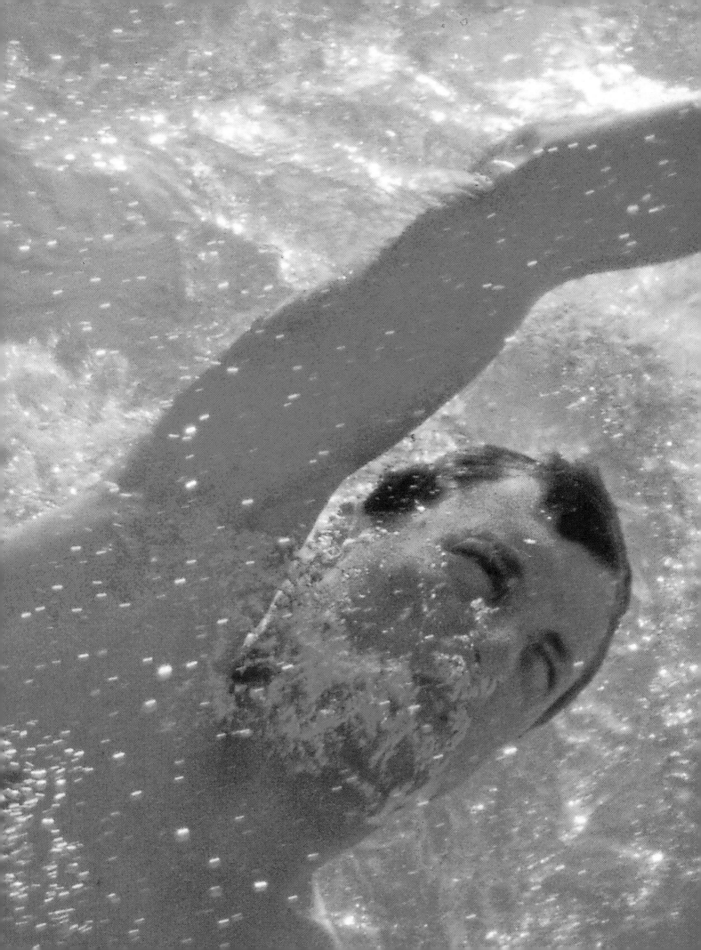

Fortalezca corazón y aparato circulatorio

Sinceramente, ¿cuál es su condición física?

*¿Quién no sueña con conservar su vitalidad hasta la vejez?
Figuran entre los requisitos un corazón saludable y unos vasos sanguíneos
elásticos. El examen le muestra en qué condiciones se encuentra su sistema
cardiovascular y cómo puede vigorizarlo óptimamente.*

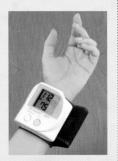

Bajo control
*Al realizar ejercicios
físicos cuide de no
excederse (pulsacio-
nes límite,
pág. 11)*

Responda las siguientes preguntas	Sí	No
► ¿Llega agotado al final del día porque hace muchas cosas a la vez?	☐	☐
► ¿Siente que le falta el aire cuando sube escaleras?	☐	☐
► Al levantarse, ¿suele ver "estrellitas" con frecuencia?	☐	☐
► Al levantarse por la mañana, ¿le parece que no durmió lo suficiente y se siente fatigado?	☐	☐
► ¿Se marea cuando voltea la cabeza?	☐	☐
► ¿Le parece exagerado realizar deportes fuertes una vez por semana?	☐	☐
► ¿Es usted una persona introvertida, que rara vez "se deja llevar"?	☐	☐
► ¿Le molestan las duchas alternas y el baño sauna?	☐	☐
► ¿Tenían sus padres problemas cardiacos y circulatorios antes de jubilarse?	☐	☐
► ¿Tiene usted sobrepeso?	☐	☐
► ¿Come mucha carne (con grasa) y frituras; pero, en cambio, poca fruta, ensaladas y verduras?	☐	☐
► ¿Se le ha diagnosticado hipertensión arterial?	☐	☐
► ¿Últimamente olvida con frecuencia nombres y números telefónicos?	☐	☐
► ¿El caminar con rapidez le produce calambres en las piernas?	☐	☐
► Si es mujer, ¿ha tomado la píldora anticonceptiva por más de diez años?	☐	☐
► ¿Ha estado padeciendo trastornos de potencia sexual más a menudo?	☐	☐
► ¿Evita las excursiones o el ciclismo?	☐	☐
► ¿Siente a veces, al excederse físicamente, un dolor tirante en el brazo izquierdo?	☐	☐

RESULTADO: ¡ÉSTA ES REALMENTE SU CONDICIÓN FÍSICA!

¿Contestó más de 14 preguntas con No? Entonces usted pertenece al grupo de los **deportistas**. Usted se siente vital y saludable, aun cuando, quizá, no pueda hacer lo mejor a favor de su sistema cardiovascular en la vida cotidiana. Esta carencia la puede remediar con métodos muy sencillos, y dedicando poco tiempo. De esta manera puede construir para el futuro un corazón más fuerte y una circulación sanguínea más eficaz.

Nuestra recomendación
● El programa "Mejore su condición física" (pág. 104 en adelante) le ofrece un método compacto –también es para los deportistas– que estimula la circulación sanguínea para fortalecer el corazón y hacer que usted siga vigoroso.
● Quien padece el molesto síndrome de presión arterial baja apreciará las medidas presentadas en el programa "Mantenga estable la presión arterial" (pág. 98 en adelante).
● También un corazón sano puede en ocasiones acelerarse. Con "Auxilio contra la taquicardia" (pág. 120 en adelante) usted puede auxiliarse a sí mismo y a otros en caso de urgencia.

Si contestó menos de 14 preguntas con No, usted pertenece al grupo de los **pasivos** y debe fortalecer su sistema cardiovascular. Si contestó menos de 9 preguntas con No, probablemente ya padece de sobrepeso, hipertensión, lípidos y azúcares altos en la sangre. ¡Comience ahora mismo a hacer algo positivo contra los padecimientos!

Nuestra recomendación
● El programa "Mejore su condición física" (pág. 104 en adelante) es un peldaño inmejorable para comenzar una nueva vida de actividad.
● "Un corazón sano para toda la vida" (pág. 86 en adelante) y "Favorezca la circulación sanguínea" (pág. 112 en adelante) son dos programas con los cuales podrá usted fortalecer, paso a paso y de forma duradera y eficaz, las funciones del aparato circulatorio. Los alimentos sanos para el corazón le compensarán más pronto de lo que usted cree su perseverancia.
● Las situaciones de estrés, demasiado café, y ya de por sí un corazón acelerado, provocan la molesta sensación de opresión. De qué manera puede mejorar esta situación sin temor se lo muestra el programa "Auxilio contra la taquicardia" (pág. 120 en adelante).
● ¿Siempre había querido dejar de fumar? "¡Deje de fumar!" (pág. 122 en adelante) lo apoya en esta senda que, como verá, no debe ser tan difícil.

Quien ya sufre padecimientos cardiovasculares deberá informarse con el médico sobre los esfuerzos físicos que debe evitar.

En buena condición física gracias al ejercicio
Un entrenamiento de resistencia equilibrado, al aire libre en la naturaleza, con los intervalos de reposo que le corresponden, es lo que mejor fortalece la circulación sanguínea.

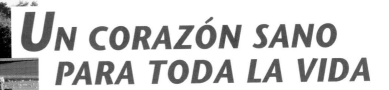

UN CORAZÓN SANO PARA TODA LA VIDA

Latido tras latido, nuestro corazón bombea el rojo líquido de la vida a través de una red de kilómetros de venas y arterias, y así puede darnos una vida larga y dinámica. Para que este motor tan especial siga saludable y eficiente, se le deberá dar todos los días el cuidado necesario.

El corazón transporta cerca de 400 millones de litros de sangre por el cuerpo durante nuestra vida. Este volumen equivale al contenido de un pequeño lago de montaña. En promedio, el músculo cardiaco late 70 veces por minuto –sin pausa– rítmicamente. Su tarea principal es mantener vital al organismo, llevando sangre hasta las células más pequeñas y con ella todas las sustancias esenciales para la vida. Responde constantemente a los nuevos desafíos del cuerpo: la gran demanda de oxígeno durante el ejercicio, el esfuerzo o la fiebre; todo esto es capaz de nivelarlo con un aumento de frecuencia del pulso y en los vasos obstruidos, con una presión más alta para llevar la sangre hasta los vasos más pequeños. Qué atención hay que poner en la presión sanguínea, puede usted leerlo en la pág. 98. Para que el corazón sea capaz de reaccionar siempre perfectamente a todas las fluctuaciones, y sin lesionarse, es necesario cumplir algunos requisitos.

Para una presión arterial y un pulso estables

Una circulación sanguínea adecuada del tejido muscular es también indispensable para el suministro óptimo de oxígeno. Por eso hay que procurar, en primer lugar, que los vasos sanguíneos que abastecen al músculo cardiaco no se obstruyan o se calcifiquen. De lo contrario, existe la amenaza a largo plazo no sólo del temido infarto al miocardio, sino también de la angina de pecho, los cuales presentan los mismos síntomas de trastornos respiratorios, falta de aire o angustia y dolores en el pecho, a menudo con irradiaciones en el brazo izquierdo. Estas enfermedades del corazón se pueden evitar con entrenamientos adecuados y con nutrición conveniente; después de cuatro semanas,

Peligro, infarto al miocardio

Un estrechamiento excesivo de los vasos coronarios debido a los sedimentos impide una corriente sanguínea estable. Esto puede causar la obstrucción de los vasos por coagulación: un infarto al miocardio.
▶ **Factores de riesgo** Antecedentes familiares, hipertensión, sobrepeso, diabetes, ejercicio insuficiente, estrés, poca relajación, mala dieta, fumar.
▶ **Síntomas** Los primeros signos se parecen a los de una angina de pecho, pero mucho más intensos y muy resistentes a los medicamentos y a la disminución de las molestias: los dolores irradian al brazo izquierdo, hay sudoración repentina, miedo a la muerte, náuseas, pulso violento e irregular hasta causar el síncope.
▶ **Medidas inmediatas** Cuanto antes se trate el infarto al miocardio, mayores son las oportunidades de recuperación. A la menor sospecha llame inmediatamente al médico de urgencias. Tranquilice al afectado hasta su llegada.

las funciones cardiacas mejoran visiblemente. Comience ahora mismo, y no espere a que se presenten los primeros anuncios típicos, sobre todo por esfuerzo.

Riesgos para el corazón y la circulación sanguínea

La lucha y la prevención de ambos factores de riesgo son otro sostén de la salud del corazón. El esfuerzo constante daña tarde o temprano las paredes internas de las arterias, sobre las cuales se depositan formaciones de calcio y de grasa, las llamadas plaquetas. Al correr de los años se acumula un sinnúmero de estas formaciones, con lo que el diámetro de los vasos se estrecha y la elasticidad se reduce. Con frecuencia esto empieza a notarse cuando la circulación sanguínea corre a toda prisa como en el caso de la taquicardia o cuando hay obstrucción cardiaca. El corazón debe bombear contra la resistencia aumentada de los vasos para garantizar el suministro de sangre. Después, el corazón reacciona a este continuo sobreesfuerzo con un crecimiento de su masa muscular. Sin embargo, en caso de que no logre transportar la sangre con las pulsaciones, ésta se quedará en los ventrículos. Los tejidos se expanden más y más, el músculo tiene cada vez mayores dificultades para contraerse y la fuerza de bombeo disminuye. Entonces, se deben prescribir medicamentos que sean fortalecedores del corazón.

Los signos de un corazón debilitado son la falta de aire cuando se realiza esfuerzo, las piernas hinchadas, la incontinencia nocturna frecuente y los trastornos en el ritmo cardiaco. Pero no sólo la hipertensión debida a la manera no saludable de vida puede llevar a tal insuficiencia cardiaca, sino que las causas pueden ser también problemas congénitos, infecciones virales, trastornos en el ritmo cardiaco o el consumo excesivo de alcohol.

Su corazón puede rendir mucho más de lo que usted piensa

Aun en los corazones enfermos, se puede lograr casi siempre una mejoría. El programa lo ayudará a descartar los factores de riesgo en su empeño. No se logra, por supuesto, en una semana; tenga paciencia y experimente cómo puede semana a semana exigirse cada vez más.

Un esfuerzo deportivo saludable se apoya con una dieta sana para el corazón y con elementos relajantes que se incorporan a diario al programa. Al final de la cuarta semana, usted mismo habrá hecho los cambios necesarios para un futuro saludable del corazón, a fin de que los problemas cardiacos no vuelvan a existir para usted.

PROGRAMA DE 4 SEMANAS

EJERCICIO

Los ejercicios van a exigirle un poco más cada semana. Usted logrará:
▶ Un **aumento de la actividad muscular del corazón** adecuado a su estado.
▶ Una **mejoría del rendimiento cardiaco** a través del aumento dosificado de las pulsaciones en el ergómetro y con la natación.

NUTRICIÓN

Las prácticas recetas muestran qué fácil es:
▶ Llevar a la mesa una dieta equilibrada para la buena condición física del corazón, **que previene las enfermedades cardiacas y de la circulación**.
▶ Sustituir la sal con especias y hierbas para **bajar la presión arterial**.

RELAJACIÓN

Al ejercicio corresponde también la relajación.
▶ Cómo interponer una **pausa de respiro** cuando hay estrés. Consúltelo en las págs. 96 y 97.
▶ Un **baño de toronjil** sirve para desconectarse y **relajar el corazón**.
▶ El **Tai Chi** de Oriente afloja y relaja todo el cuerpo.

FORTALEZCA PASO A PASO EL MÚSCULO CARDIACO

Un aumento ininterrumpido de la capacidad de rendimiento de su corazón es el punto central de la primera y la segunda semanas de ejercicios. La natación tres veces a la semana, alternada con ejercicio ergométrico en casa, acostumbra al músculo cardiaco progresivamente a la exigencia de un mejor rendimiento, y el pulso de esfuerzo podrá ya oscilar en la frecuencia ideal de cerca de 120 pulsaciones por minuto. Para esto, usted necesitará sólo excepcionalmente más de 15 minutos al día, para alcanzar la capacidad de entrenamiento a largo plazo. Los otros ejercicios son para realizarlos adicionalmente.

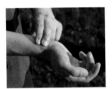

Medir el pulso
Mientras se está entrenando, el pulso sometido a esfuerzo se sitúa óptimamente entre 120 y 130 pulsaciones por minuto. Los controles antes, durante y después del entrenamiento, con los dedos índice y medio sobre la parte interna de la muñeca, ofrecen una información exacta de las pulsaciones.

 NADE LENTAMENTE

Calentamiento
◆ Durante 1 o 2 minutos, dé saltos dentro del agua, que le debe llegar a los hombros. Al mismo tiempo, haga brazadas de natación.

Ejercicio
◆ Comience con su programa individual de natación con brazadas uniformes de pecho. Fíjese que las brazadas y las patadas sean amplias y rítmicas. Mantenga la espalda lo más derecha posible.
◆ La duración de las pausas entre carriles las determina usted de acuerdo con su resistencia individual.
◆ Finalmente, sujeto de la orilla de la alberca, póngase boca abajo. Patalee como en *crawl* durante 2 minutos.

Consejo
◆ Vea en las págs. 44 y 45 más sobre los aspectos saludables y positivos de la natacion y de su ejecución correcta.

 50 m – pausa. Repetir 5 veces

 50 m – pausa. Repetir 3 veces

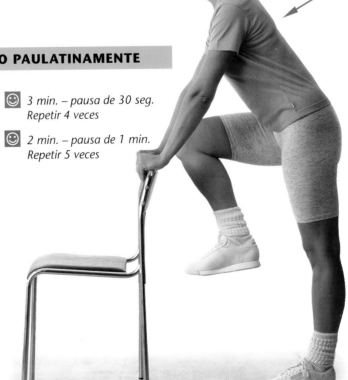

La espalda permanece siempre erguida

AUMENTAR EL PULSO PAULATINAMENTE

Ejercicio
◆ Párese detrás de una silla y apóyese con ambas manos en el respaldo.
◆ Camine en el mismo lugar, tensando todo el cuerpo. Aumente el ritmo progresivamente hasta que se encuentre caminando con rapidez. Los deportistas terminan este ejercicio con 10 sentadillas, sostenidos también del respaldo.

Consejo
◆ Este ejercicio suministra un verdadero empuje de energía; realícelo de vez en cuando también en la oficina.

3 min. – pausa de 30 seg. Repetir 4 veces

2 min. – pausa de 1 min. Repetir 5 veces

ERGOMETRÍA DESDE EL PRINCIPIO

Ejercicio

◆ Ya desde la primera semana deberá empezar el programa de ejercicios utilizando el aparato. Es también una excelente alternativa en caso de que el balneario o el club le queden muy lejos de su casa. Empiece a pedalear despacio y tenga cuidado de sentarse derecho.

◆ En la primera semana, los pasivos y los deportistas pedalean 10 minutos. Si el esfuerzo es excesivo al principio, reduzca el ritmo o haga una pausa. ¡Acuérdese del pulso! En la segunda semana aumente el ritmo.

 15 min.
3 o 4 veces a la semana

 De 2 a 8 min. – pausa de 1 min.
3 o 4 veces a la semana

Consejo

◆ No termine el ejercicio súbitamente, si no con una marcha más lenta o con un número inferior de vatios (observe el monitor).

◆ Si quiere, puede también subirse a la bicicleta y salir a pedalear cuando afuera haga buen tiempo.

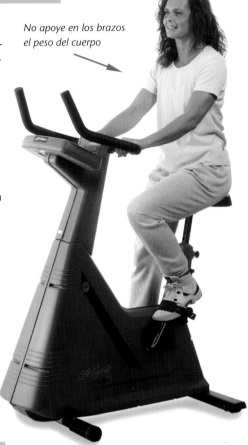

No apoye en los brazos el peso del cuerpo

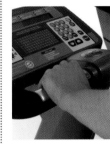

Todo a la vista
El pulso, la distancia predeterminada, la velocidad, el tiempo, el gasto de calorías, el número de vatios… Un ergómetro moderno ofrece un informe sinóptico durante el entrenamiento.

AUMENTE EL RITMO AL NADAR

Ejercicio

◆ En la segunda semana haga una pausa después de nadar un carril, de acuerdo con su cálculo individual. Deberá, sin embargo, intensificar lentamente el ritmo en la natación.

Consejo

◆ En la natación, por lo general, no debe acalambrarse y siempre tiene que sentirse bien.

 50 m – pausa.
Repetir 10 veces

 50 m – pausa.
Repetir 8 veces

Vatios como medida de potencia

Tradicionalmente, el aparato doméstico para entrenamiento le muestra cuántos kilómetros ha recorrido. Otros, en cambio, miden el rendimiento que el cuerpo en movimiento produce, el cual se mide en vatios. El rendimiento obtenido en su bicicleta estacionaria depende de la velocidad de pedaleo y de la potencia del frenado que se le fije.

▶ **Para el comienzo del esfuerzo,** escoja siempre un número bajo de vatios. Si usted es del grupo de los pasi-

vos, antes de comenzar el entrenamiento deberá visitar al médico, para que le indique su valor individual en vatios.

▶ **Como punto de referencia,** 100 vatios le exigen tanto como correr rápidamente o bailar; 125 vatios corresponden a correr en el campo o a escalar una montaña.

▶ **Tome en cuenta al entrenar:** como norma deseable, la frecuencia del pulso sometido a esfuerzo es de 120 a 130 pulsaciones por minuto.

DESAFÍO PARA SU CORAZÓN

Los dos últimos programas semanales se basan en lo anterior. La potencia cardiaca ha mejorado notablemente gracias al esfuerzo deportivo, así como también su capacidad de recuperación, que es notablemente más rápida. Después del esfuerzo físico, usted vuelve más rápidamente al pulso de reposo. Ahora, la natación y el entrenamiento ergométrico se alternan 4 o 5 veces en el plan; además vienen otros ejercicios para que usted los realice diariamente.

Su condición ya ha mejorado, ¡manténgase firme!

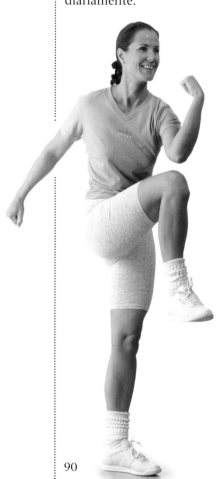

 ### GÁNELES A TODOS EN NATACIÓN

Ejercicio
◆ En la tercera semana aumente al doble la distancia de la natación antes de la primera pausa.
◆ Si aparecen signos de cansancio, nade más lentamente o haga una pausa hasta que el pulso alcance de 10 a 20 pulsaciones en reposo.

Consejo
◆ Alterne el estilo de pecho con el de dorso.

 100 m – pausa. Repetir 5 veces

 100 m – pausa. Repetir 3 veces

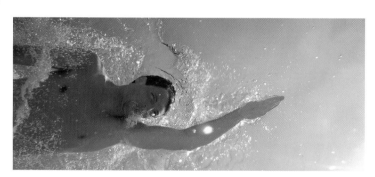

 ### PARA MEJORAR LA FUERZA CARDIACA

Ejercicio I
◆ Póngase de pie, con las piernas levemente separadas. Con el cuerpo en tensión dirija el codo derecho a la rodilla izquierda y el codo izquierdo a la rodilla derecha.
◆ Levante la rodilla por encima de la cadera a la altura del ombligo. Baje con cuidado los pies y asiéntelos completamente en el piso. Trate de aumentar día a día la frecuencia de los pasos. Los deportistas realizan el ejercicio brincando, los pasivos dan los pasos con energía.

 1 min. – pausa de 30 seg. Repetir 5 veces

 30 seg. – pausa de 30 seg. Repetir 5 veces

Ejercicio II
◆ En la tercera semana se añade otro ejercicio que aumenta la resistencia. Lo puede realizar como el primer ejercicio, en su casa o al aire libre.
◆ Colóquese en posición de caminar, imite a un títere con brazos y piernas. Las piernas y los brazos no se mueven a los lados sino hacia delante y hacia atrás. ¡Atención con la respiración!
◆ Los puños cerrados sin presión se balancean hasta la altura de la cabeza. Aumente la frecuencia de los pasos poco a poco cada día.

 1 min. – pausa de 30 seg. Repetir 5 veces

 30 seg. – pausa de 30 seg. Repetir 5 veces

ARRIBA Y AFUERA CON LA CUERDA

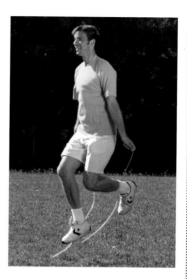

Ejercicio

◆ Los deportistas deberán tomar la cuerda cada día del programa en el que alternan los pasos con ambas piernas.

◆ Quien empiece el turno semanal del ejercicio saltando la cuerda debe realizar breves ejercicios de calentamiento. Al principio, corra con la cuerda durante 1 minuto. Fíjese que la cuerda tenga la longitud apropiada.

◆ Los pasivos también deben practicar diariamente, pero los brincos se deben hacer siempre corriendo.

Consejo

◆ Para una mejor recepción de oxígeno, puede brincar al aire libre si el clima es bueno.

 30 seg. – pausa de 1 min. Repetir 8 veces

 1 min. – pausa de 30 seg. Repetir 5 veces

POR CADA CARRIL

Ejercicio

◆ Al final del entrenamiento de natación ya está usted listo para recorrer una distancia de un kilómetro. Tenga cuidado de que las brazadas sean regulares; el ritmo se adapta a la capacidad que haya alcanzado.

◆ Al terminar la natación, sujétese con las manos de la orilla de la alberca y patalee durante 1 o 2 minutos.

 100 m – pausa. Repetir 10 veces

 100 m – pausa. Repetir 8 veces

A MÁS VATIOS, MEJOR RENDIMIENTO

Ejercicio

◆ En la última semana, en primer término aumente el esfuerzo manteniendo el mismo tiempo en el ergómetro. Aumente la cantidad conveniente de vatios en su ergómetro o vaya a una marcha más alta en las próximas semanas. También aquí aumente el esfuerzo progresivamente y al final termine la unidad de entrenamiento pedaleando con lentitud. Controle la frecuencia del pulso, que no deberá pasar de 130 pulsaciones por minuto.

 20 min. sin pausa 4 o 5 veces por semana

 15 min. sin pausa 4 o 5 veces por semana

Así se convertirá en un artista de la cuerda

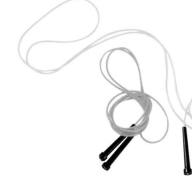

Saltar la cuerda, el juego de los pasados días infantiles, se renueva para los padres. Tenga presente:

▶ **La longitud adecuada de la cuerda.** Tome los extremos de la cuerda con una mano y párese con un pie sobre el doblez que se forma. Estire el brazo, horizontalmente al cuerpo. Si la cuerda queda muy tensa, tiene la longitud correcta.

▶ **Girar correctamente.** Haga girar la cuerda a partir de la muñeca sobre la cabeza.

▶ **Brincar correctamente.** No salte descalzo, ¡se fuerzan las articulaciones y se comprime la columna! Los zapatos con suela especial que amortigua los golpes y protege los tobillos hacen que el salto sea menos violento.

▶ **El piso adecuado.** No brinque sobre asfalto; escoja un piso blando. En casa brinque sobre un tapete.

▶ **Atención.** A las personas con sobrepeso se les aconseja no saltar la cuerda ya que las articulaciones y la columna se esfuerzan demasiado.

CAMINAR: BUENA COSTUMBRE PARA EL CORAZÓN

 ### A LO LARGO DE LA PLAYA

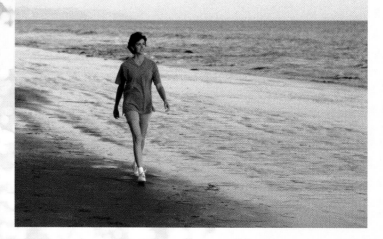

Hay una mejor alternativa entre no hacer nada y trotar: es una actividad deportiva procedente de Estados Unidos, llamada *walking* (caminata), que practican ya 100 millones de estadounidenses. Sin forzar las articulaciones, pueden disfrutar del paisaje y, de paso, eliminar gran parte de los momentos en que se puede poner en riesgo el funcionamiento del corazón.

La caminata es denominada como un deporte de resistencia, suave pero efectivo, que tiene múltiples consecuencias positivas para la salud. Contribuye a la reducción de los lípidos en la sangre y evita de esta manera la hipertensión; también reduce el sobrepeso y, además, el organismo se carga de oxígeno.

Ejercicio

◆ Busque un camino no accidentado y no demasiado blando que ofrezca suficiente soporte para caminar. Lo más conveniente son los caminos en el parque o en los bosques y las playas con la arena compactada.

◆ Camine con el cuerpo en tensión. Mantenga un ritmo relativamente rápido, igual al del paseo. Lo importante no es la distancia, sino el tiempo del recorrido. Camine 20 minutos en total haciendo pausas con caminata a velocidad normal.

◆ El entrenamiento óptimo para el sistema circulatorio del corazón consta de una caminata tres veces por semana con un pulso de 120. Comience con 80 pasos por minuto, y aumente hasta los 120 pasos. Los pasivos comienzan con 70 pasos por minuto.

Consejo

◆ La caminata puede realizarse durante las vacaciones cuando el sol comience a caer.

☺ 10 min. – pausa de 1 min. 10 min.

☺ 4 min. – pausa de 1 min. Repetir 4 veces

El equipo adecuado

▶ Use zapatos deportivos con buena amortiguación. Los zapatos especiales para trotar son adecuados, aunque también hay zapatos especiales con la superficie de la suela más grande y protección para el talón.

▶ La talla del zapato deberá ser un número más grande que el de los zapatos de calle. Los dedos de los pies deben poder moverse libremente y tener un espacio de la anchura de un dedo pulgar en la punta. La forma individual de los pies requiere distintas especificaciones en los zapatos para correr. En las tiendas deportivas se le aconsejará qué zapato le conviene.

▶ Escoja ropa de algodón que vaya de acuerdo con la temperatura. Son ideales los tejidos de microfibras impermeables a la lluvia, que no sólo cubren, sino que permiten que el sudor se evapore.

▶ En los días calurosos del verano lleve una protección para la cabeza (gorra con visera). Por ningún motivo salga al calor excesivo del medio día.

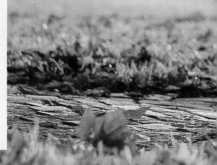

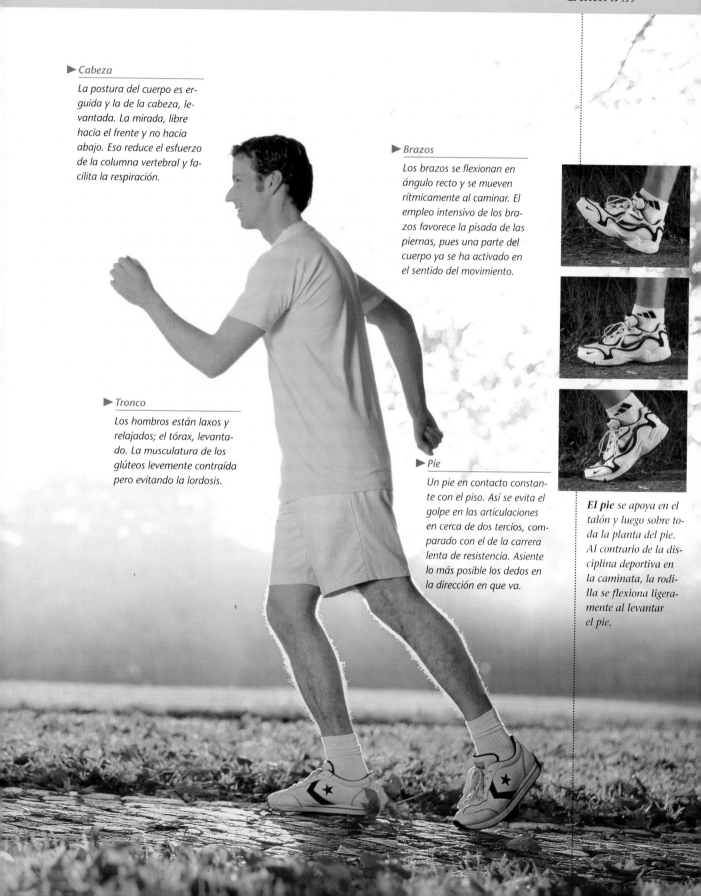

► *Cabeza*

La postura del cuerpo es erguida y la de la cabeza, levantada. La mirada, libre hacia el frente y no hacia abajo. Eso reduce el esfuerzo de la columna vertebral y facilita la respiración.

► *Brazos*

Los brazos se flexionan en ángulo recto y se mueven rítmicamente al caminar. El empleo intensivo de los brazos favorece la pisada de las piernas, pues una parte del cuerpo ya se ha activado en el sentido del movimiento.

► *Tronco*

Los hombros están laxos y relajados; el tórax, levantado. La musculatura de los glúteos levemente contraída pero evitando la lordosis.

► *Pie*

Un pie en contacto constante con el piso. Así se evita el golpe en las articulaciones en cerca de dos tercios, comparado con el de la carrera lenta de resistencia. Asiente lo más posible los dedos en la dirección en que va.

El pie se apoya en el talón y luego sobre toda la planta del pie. Al contrario de la disciplina deportiva en la caminata, la rodilla se flexiona ligeramente al levantar el pie.

NUTRICIÓN PARA MAYOR FUERZA ENERGÉTICA

Uno de los principales factores que contribuyen a elevar la presión arterial es la alimentación: los científicos han descubierto que con una selección adecuada de los alimentos que se ingieren es posible contribuir esencialmente a evitar enfermedades circulatorias del corazón.

Vea qué tipo de alimentos benefician su corazón y, por consiguiente, la presión arterial, para que se limite a ellos y pueda darle más valor a su dieta. Con las recetas sugeridas no debe faltar, por ninguna razón, el aceite de oliva prensado en frío, verduras frescas y carne magra. ¡Compruebe qué sabrosa puede ser la cocina saludable!

AYUDE A SU CORAZÓN EN LA MESA

Alimento	¿Qué los hace saludables?	¿Cómo actúan?
Manzana, Cítricos, Bayas	Vitaminas, antioxidantes	Previenen la angina de pecho, evitan las enfermedades de los vasos saguíneos
Jitomates, Pimientos, Brócoli	Fibras, Vitaminas, antioxidantes	Eliminan las impurezas, previenen sedimentaciones en las venas
Aceites vegetales, Aceite de oliva, Aceites prensados en frío, Margarinas vegetales	Ácidos grasos no saturados	Mantienen elásticos y dúctiles los vasos, reducen el colesterol y la presión arterial
Salmón, Sardinas, Macarelas	Ácidos grasos omega-3	Mejoran la provisión de sangre en el corazón, previenen la calcificación en las arterias

¡Así se come debidamente!

◆ Consuma varias veces al día frutas y verduras frescas (sobre todo verdes), de preferencia que estén crudas.

◆ Cambie los métodos de cocción. Cocción parcial en agua hirviendo, cocción al vapor o con poca grasa.

◆ Verifique su consumo de carne. Por ejemplo, coma dos veces por semana carne magra de ternera o de ave.

◆ Sustituya la grasa animal (también la mantequilla y el queso, etc.) por aceites vegetales como el de oliva, de girasol o de germen de trigo.

◆ Lleve pescado a la mesa, 1 o 2 veces por semana.

◆ Consuma regularmente productos integrales y frutas secas.

◆ Evite alimentos muy salados o conservados con sal, productos prefabricados o conservas.

◆ Tome suficiente líquido: por lo menos de 2 a 3 litros al día.

¿La sopa sin sal?

¿Es verdad que demasiada sal en la comida es dañina, porque eleva la tensión arterial? Para algunos esto es cierto, para otros no. Los médicos no tienen respuesta para esto, pues ciertos procesos bioquímicos en el organismo no muestran reacción alguna a determinados agentes activos. Sin embargo:

► Dosifique siempre el consumo de sal y póngala sólo donde sea realmente necesaria.

► Sustituya la sal con especias (por ejemplo, ajo, jengibre, páprika, comino, rábano picante) o con hierbas frescas. También las hierbas congeladas contienen muchas sustancias nutritivas.

► Con los alimentos salados (por ejemplo el tocino, los consomés de verduras en polvo, el vinagre de hierbas) puede prescindir de la sal suplementaria.

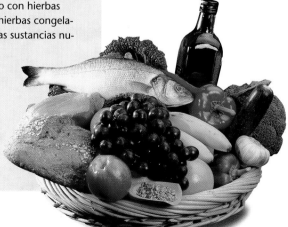

ENSALADA DE ARÚGULA CON QUESO MARINADO

1 huevo
50 g de queso fresco
1 cda. de vinagre de hierbas
Sal, pimienta
1 cda. de aceite de oliva
Jugo de $1/2$ limón
Edulcorante
100 g de lechuga arúgula
3 o 4 tomates cherry
Hierbas frescas

◆ Cueza el huevo durante 10 minutos y retírelo del agua. Mezcle el queso fresco con el vinagre: luego le puede añadir un poco de agua fría.

◆ Sazone con sal y pimienta. Prepare una marinada con el aceite, el jugo de limón, el edulcorante, la sal y la pimienta, y marine en ella el queso.
◆ Quítele el cascarón al huevo, píquelo y añádalo a la marinada.
◆ Lave bien las hojas de lechuga y séquelas; rocíeles la marinada de queso fresco. Lave los tomatitos y añádalos a la ensalada. Adorne con hierbas frescas picadas. Para acompañar, es muy apropiado un pan integral.

SALTIMBOCCA CON GRATINADO DE CEBOLLA

1 papa
4 cdas. de aceite de oliva
2 o 3 cebollas
10 g de queso Gruyère o Emmenthal rallado
1 huevo
3 cdas. de leche
Sal
Pimienta
1 pizca de comino
100 g de filete de ternera
1 rebanada de jamón serrano
1 hojita de salvia

◆ Precaliente el horno a 200° C. Engrase un molde para soufflé con 1 cdita. de aceite de oliva.
◆ Pele la papa, córtela en rebanadas y colóquela en el molde. Déjela en el horno durante 15 minutos.
◆ Mientras tanto, pele la cebolla y córtela en aros delgados. Sofríala en 1 cdita. de aceite de oliva, a fuego bajo.
◆ Revuelva el queso rallado con el huevo, la leche y las

hierbas. Añada los aros de cebolla y vierta la mezcla sobre las rebanadas de papa. Meta al horno y deje que se gratine durante 30 minutos.
◆ Aplane el filete de ternera, coloque encima el jamón y la hojita de salvia, doble en dos y fije con un palillo de dientes.
◆ Caliente el resto del aceite de oliva en una sartén y fría el filete por ambos lados durante 4 o 5 minutos. Salpimiente.

Consejo
◆ Para acompañar, sírvalo con arroz.

LECHE DE AGUACATE

$1/2$ aguacate
2 o 3 cdas. de jugo de limón
300 ml de leche descremada
2 cdas. de berro picado finamente
1 pizca de sal

◆ Pele el aguacate y córtelo en trocitos. Rocíelos con el jugo de limón para que no se pongan negros.
◆ Ponga en la licuadora los trocitos de aguacate, el resto del jugo de limón, la leche descremada, el berro picado y una pizca de sal. Licue hasta obtener un puré fino.
◆ Vierta la leche de aguacate en un vaso alto y espolvoréele el berro.

Consejo
◆ Sustituya la leche y el aguacate con $1/2$ pimiento y un tomate.

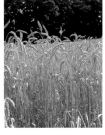

Proveedores de potasio
Los productos integrales, los frutos secos, el pescado y la carne magra contienen potasio. Este mineral regula la actividad de los músculos y elimina el líquido innecesario de los tejidos.

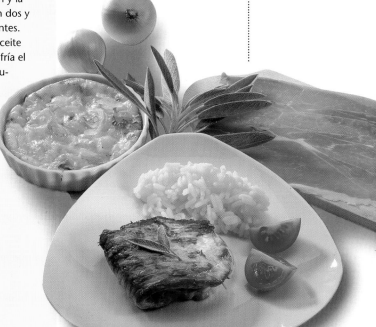

CONCÉDALE UN DESCANSO A SU CORAZÓN

Respire profundamente y relájese; muy rara vez se toma uno tiempo para eso. Los suspiros frecuentes, las palpitaciones intensas así como el cansarse pronto son indicios de que su corazón ansía un respiro. Permítale este merecido descanso con un baño relajante con plantas curativas, o con un ejercicio de la doctrina asiática de relajación Tai Chi. Un componente en el desarrollo del día debería ser un ejercicio que permitiera la respiración profunda hasta el estómago. Previene las enfermedades de la circulación sanguínea, ya que contribuye a normalizar todas las funciones del corazón.

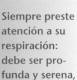

Siempre preste atención a su respiración: debe ser profunda y serena, no rápida y superficial. Sólo así se garantiza la relajación.

BAÑO RELAJANTE CON TORONJIL

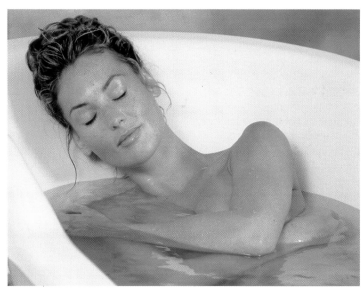

Ejercicio

◆ El aceite etílico en las hojas de toronjil, el principio amargo y los flavonoides hacen de esta planta curativa, procedente del Mediterráneo, un método casero muy apreciado. Las opresiones del corazón por nerviosismo, los trastornos del sueño y la intranquilidad son los síntomas contra los que actúa un baño de toronjil, y así contribuye al fortalecimiento del corazón.

◆ Añada a 1 l de agua 50 o 60 g de hojas de toronjil (compradas en la farmacia). Deje que den un hervor; y después de 10 minutos, cuélelas. Añada esta infusión al agua de la tina.

◆ La temperatura del agua: de 32 a 36° C. Después del baño, deberá descansar media hora.

 😊 😊 *10 a 15 min.*
1 o 2 veces por semana

Consejo

◆ De vez en cuando, un té de toronjil proporciona un relajamiento rápido. Para prepararlo, añada 3 cdas. de hojas de toronjil en 1/4 de l de agua hirviendo, tápelo y déjelo reposar durante 10 minutos.

Las fases de regeneración son necesarias

Entrenar el corazón significa entrenamiento muscular a través del ejercicio. Cada músculo necesita fases de regeneración en las que pueda reponerse del esfuerzo, y eso vale también para el corazón. Tome en consideración los siguientes consejos para tener éxito en la relajación:

► La relajación va antes del ejercicio en infecciones (por ejemplo, en resfriados). Así, el organismo está completamente ocupado en rechazar a los intrusos causantes de la enfermedad.

► Controle periódicamente su pulso, también durante los ejercicios de relajación, así podrá constatar cómo se le va haciendo más lento el pulso hasta que se normaliza.

► Vacaciones a la medida del corazón. El oxígeno es lo mejor para el corazón, así que vaya lo más frecuentemente posible al aire libre. En los planes para las vacaciones piense en el corazón; el clima de montaña y el de mar son apropiados y se toleran bien. Evite el sol intenso y las playas llenas.

TAI CHI: EJERCICIOS DE PREPARACIÓN

Ejercicio

◆ Este ejercicio es el de preparación para el Tai Chi; es bueno por sí mismo, pero también sirve para la relajación y el aflojamiento de todo el cuerpo.

◆ Póngase de pie, erguido con las piernas separadas a la anchura de los hombros. Las rodillas deben estar levemente flexionadas y todo el cuerpo, un poco inclinado. La pelvis derecha y los hombros deben colgar laxos hacia abajo, pero no al frente.

◆ Levante la cabeza. Imagínese que en la coronilla tuviera fijado un hilo de marioneta.

◆ Los brazos deben colgar a la derecha y a la izquierda, relajados junto al cuerpo; los dedos medios deben tocar los muslos.

◆ Fíjese que el peso esté repartido uniformemente en ambas piernas y que los dos pies estén bien plantados sobre el piso. Manténgase durante algún tiempo en esta posición. Al mismo tiempo inhale y exhale tranquilamente.

◆ No se concentre demasiado en la parte superior de su cuerpo, ya que en el Tai Chi la energía del cuerpo se dirige a una zona aproximadamente dos dedos debajo del ombligo. Ahí se encuentra el centro energético del hombre y allí debe unirse la energía al comienzo de los ejercicios. Concéntrese en eso.

◆ En las pausas, agite libremente el cuerpo.

Tai Chi para principiantes

◆ El Tai Chi en el llamado estilo Chen abarca cerca de 84 diferentes posiciones que pasan unas después de las otras. Aquí, naturalmente, sólo podemos ofrecerle una probadita. Si le satisface esta técnica de relajación, existen cursos muy recomendables que hay casi en cualquier parte. Muchas universidades populares y clubes deportivos han incluido el Tai Chi en sus programas.

 1 min. – pausa de 1 min. Repetir 3 veces al día

RESPIRACIÓN HASTA EL ESTÓMAGO PARA LA FUNCIÓN CARDIACA

Ejercicio

◆ Acuéstese boca arriba sobre un cobertor de lana, muy relajado con ropa holgada y con una almohada bajo su cabeza. Ponga las palmas de las manos sobre el abdomen, una al lado de la otra.

◆ Haga conscientemente que la respiración penetre hasta el espacio abdominal; exhale lentamente. Para control: si se hace correctamente, la pared del abdomen se levanta al inhalar y se hunde al exhalar.

◆ Nunca practique este ejercicio con el estómago lleno. Lo ideal es antes del desayuno y 2 horas después de la última comida.

Consejo

◆ La música instrumental tranquila a bajo volumen favorece el flujo uniforme de la respiración.

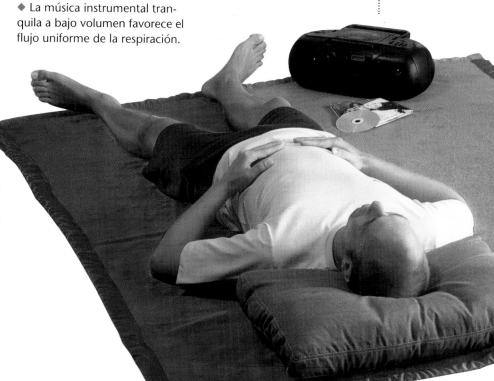

 15 min. todos los días

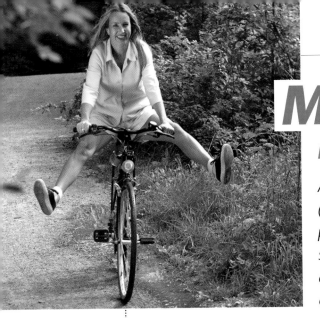

MANTENGA ESTABLE LA PRESIÓN ARTERIAL

Alégrese, porque las personas con hipotensión (presión baja) viven más tiempo. Los afectados pueden hacer algo en contra de los molestos síntomas secundarios. La palabra clave es entrenamiento para el sistema vascular. El programa le muestra cómo elevar la presión arterial.

Quizá usted ha adquirido la mala fama, tal vez no totalmente injustificada, de ser el clásico gruñón matutino. ¿Son tres tazas de café supercargado lo único que lo anima? Entonces, es probable que sufra de hipotensión, como llaman los médicos a la presión arterial baja. Este estado de "falta de presión" es más notorio poco después de levantarse y es lo que hace que las actividades pendientes para el día crezcan hasta parecer una montaña prácticamente insuperable.

Presión arterial baja: molesta, pero no peligrosa

A pesar de haber dormido ocho horas, ¿temprano por la mañana se siente cansado y mareado? Le cuesta trabajo concentrarse, no tiene fuerzas y de cuando en cuando le zumban los oídos. El levantarse de prisa y el cambio repentino de posición hacen que la presión arterial se desplome y que usted vea negro. Este destino lo comparte con muchos compañeros de infortunio, tanto en su país como en el exterior. En algunos países la hipotensión arterial se trata casi exclusivamente con medicamentos. En otros, a este conjunto de síntomas más bien se le engloba dentro de las enfermedades psicosomáticas y neurótico-depresivas. Nada de esto tiene que ser así. Contra la baja presión arterial se puede hacer algo sin tabletas ni psicoterapia. Sólo se necesita un poco de paciencia, ya que el éxito no se obtiene de la noche a la mañana. Y cuando se le vuelva a bajar la presión arterial, piense que este cuadro de molestias puede ser desagradable, pero conduce a una expectativa de vida proporcionalmente más elevada de unos diez años. Los valores de la presión arterial menores a 110/70 conducen realmente a un menor rendimiento físico, pero conservan las paredes interiores de las ar-

Trabajo de precisión para la presión arterial

En todo reconocimiento médico se mide la presión como medida rutinaria, y en algunas farmacias ofrecen este servicio a precios módicos.

▶ **Dos valores** dan información sobre la presión arterial: el valor más alto indica la presión sistólica y señala la presión sobre las arterias. Se genera justamente cuando el corazón bombea la sangre a las arterias. El segundo, el valor más bajo, se denomina valor diastólico, que muestra la presión durante el periodo de descanso del corazón.

▶ **Óptimos** son los valores de 120/80 mmHg (abreviatura de milímetros en una columna de mercurio). Cuando los valores son menores a 100/60 en las mujeres y 110/70 en los hombres se habla de hipotensión.

▶ **Valores límite** Si se superan los valores de 140/90 se habla de hipertensión (alta presión arterial). Hasta un valor de 160/90 se considera "valor límite"; si la presión supera los 160/90 se debe bajar con medicamentos para evitar daños permanentes.

terias, disminuyen el peligro de arteriosclerosis y protegen así de enfermedades como el infarto al miocardio o el ataque de apoplejía.

Pida al médico que le explique las causas

Si la baja presión arterial se atribuye a antecedentes de origen hereditario o si no se encuentran causas demostrables, se habla de hipotensión primaria o esencial. Como secundaria se denomina la baja presión arterial desencadenada por una prescripción médica incorrecta, por várices, por un cambio brusco de temperatura, por resfriados o por una fuerte pérdida de líquidos, como suele suceder en caso de una diarrea.

Sólo muy rara vez, detrás de una presión arterial demasiado baja se ocultan enfermedades graves como dificultades para comer, lesiones cardiacas, enfermedades pulmonares crónicas, tiroiditis y lesiones cerebrocraneales. El tratamiento inmediato de estos trastornos corresponde siempre, naturalmente, a las manos del médico.

Presione los vasos sanguíneos

En cualquiera de las formas de la hipotensión arterial, la sangre no consigue llegar con la suficiente rapidez y en las cantidades requeridas al lugar donde se le necesita. De esta manera, tanto los demás órganos como el cerebro reciben muy poco oxígeno, por lo que no trabajan a su máxima capacidad. Esto retrasa la rápida reacción de los vasos, que al comprimirse suelen elevar la presión.

La falta de estímulos en los vasos por fluctuaciones de temperatura y falta de movimiento, así como por una severa reducción en la ingestión de líquidos, puede agudizar los trastornos de manera preocupante. Por lo tanto, no espere más y comience hoy mismo a poner en práctica el programa que aparece abajo.

Un entrenamiento que sea adecuado para el sistema vascular, suficiente volumen en los vasos sanguíneos y un pequeño "empujón" en la cotidianeidad, que eleve un poco el nivel de adrenalina, son la base para una presión arterial estable.

Para elevar la presión arterial que se encuentra en el sótano y estabilizarla a largo plazo, deberá invertir usted únicamente dos semanas. Y tan pronto como empiece a notar que se siente mucho mejor, podrá organizar a su conveniencia el programa que ayuda a elevar el nivel de la presión (vea las págs. 104 a 111).

Hipotonía

Klaus F., de 48 años, financiero, se sentía sin energía, se quejaba de no tener fuerzas. Algunas veces sufría de vértigos. El médico determinó que los valores de su presión arterial eran normales; el examen de un internista no mostró nada anormal, excepto la presión arterial de 105/65. La prescripción del médico fue: gimnasia por la mañana, todos los días un paseo a buen paso y, mientras tanto, seguir haciendo ejercicio. A las dos semanas regresó Klaus F. al trabajo de buen humor y lleno de dinamismo, ¡a pie!

PROGRAMA DE 2 SEMANAS

EJERCICIO

No le dé a su presión arterial ninguna oportunidad de extralimitarse.

▶ **El entrenamiento para el sistema vascular** mantiene estable la presión de la mañana a la noche.

▶ ¿Cómo puede estar dinámico también en casa todo el día? Haga **ejercicio en pareja y al aire libre.**

RELAJACIÓN

Lo que para otros es relajante –no hacer nada– le está prohibido a usted.

▶ **Relajación a través del ejercicio** debe ser la divisa contra la baja presión arterial.

▶ **Un empujón para la presión arterial** contra la falta de concentración y de entusiasmo: sumerja los brazos en agua.

NUTRICIÓN

Eleve su presión arterial desde las profundidades con el uso de:

▶ **Alimentos finamente condimentados** que su imaginación y creatividad producirán en la cocina.

▶ **Manjares** que despierten su chispa vital.

▶ **Mucho líquido,** que le conferirá nuevo dinamismo.

MANTÉNGASE LLENO DE DINAMISMO DURANTE EL DÍA

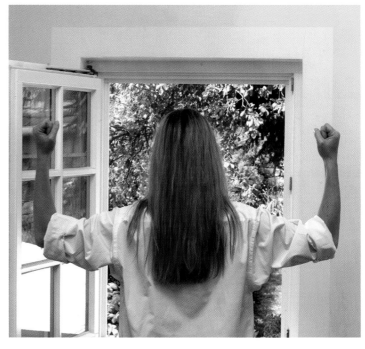

DESPABILADOR MATUTINO

Ejercicio desde que amanece hasta el anochecer: es lo que indica la sencilla pero muy eficiente prescripción con la que vigorizará mejor su presión arterial baja. Comience justo al despertar y realice los primeros ejercicios todavía en la cama.

Después de que todo su cuerpo haya recuperado su dinamismo, alterne los ejercicios restantes durante el transcurso del día. También son apropiados para esos momentos en que la presión desciende otra vez "hasta llegar al sótano". Después de dos semanas de practicar los ejercicios con determinación y entusiasmo, su presión arterial se habrá estabilizado de manera notable y podrá verificar que ya no se "le doblan las rodillas" con tanta rapidez.

¡A las dos semanas, comenzará el día con un nuevo espíritu emprendedor!

Ejercicio

◆ Al despertar, abra y cierre las manos varias veces, y con las piernas extendidas estire las puntas de los pies en dirección a la cabeza. Relájese, gire hacia un lado y siéntese en la orilla de la cama.

◆ Sentado, flexione los brazos con los codos a la altura de los hombros –los omóplatos se juntan–, e inhale profundamente. Luego junte los brazos frente al pecho al tiempo que exhala.

◆ Sentado, estire las piernas y flexiónelas; estire al mismo tiempo las puntas de los pies en dirección a las rodillas.

◆ Levántese lentamente y, de pie frente a la ventana abierta, repita el punto dos del ejercicio.

Consejo

◆ Antes de la ducha estimule el riego sanguíneo y la circulación con un masaje con una toalla: comience en las piernas y después suba.

 Repetir 10 veces cada uno

 Repetir 8 veces cada uno

Consejos para la presión arterial estable

▶ **Primeros auxilios,** cuando se le desplome la presión arterial: póngase de pie y camine de puntillas, haga girar con fuerza los brazos y efectúe varios movimientos de bombeo con las manos. Por medio de este "bombeo muscular" se pone tensa la musculatura y se contraen las arterias, procurándoles mayor tensión, que estabiliza la presión.

▶ **Coma menos, pero con más frecuencia:** después de las comidas copiosas, la presión arterial desciende y con ella, el rendimiento. Por lo tanto, reparta sus alimentos en 4 o 5 comidas ligeras al día, para estabilizar la presión y evitar la pesadez estomacal.

▶ También durante las actividades cotidianas puede usted hacer subir su presión arterial con trucos sencillos, por ejemplo, **lávese los dientes parado sobre las puntas de los pies.** Trate de sostenerse de puntas primero durante 1 minuto; después de dos semanas, con certeza logrará permanecer en esta posición durante 3 minutos.

UNA NUEVA BICICLETA DOBLE

Calentamiento

◆ Camine 10 pasos sobre las puntas de los pies alternando con 10 pasos sobre los talones. Preste atención a que todo el cuerpo se mantenga en tensión.

Ejercicios

◆ Los compañeros se acuestan boca arriba frente a frente con los brazos a los lados del cuerpo y la cabeza, sobre el piso.
◆ Coloquen las plantas de los pies unas contra las otras, tensen los brazos y presiónenlos contra el piso, y juntos échense

a andar en bicicleta por los aires.
◆ Cambien siempre la dirección para que los dos pedaleen hacia delante y hacia atrás. Vayan aumentando la velocidad.

Consejo

◆ Durante las pausas permanezcan acostados y levanten y sacudan las piernas.

 1 min. – pausa de 1 min. Repetir 5 veces

 30 seg. – pausa de 1 min. Repetir 5 veces

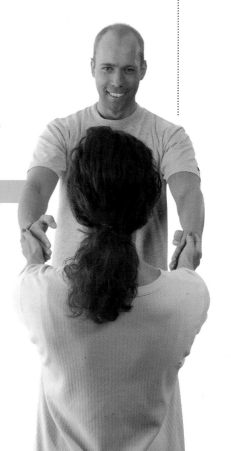

AL TROTE CON LA PRESIÓN ARTERIAL

Ejercicio

◆ Búsquese un trecho plano en un camino, de preferencia no asfaltado.
◆ Comience la primera semana alternando 1 minuto de caminata y 1 minuto a trote; siempre termine el ejercicio caminando para que la circulación pueda normalizarse después.

◆ En las págs. 236 y 237 encontrará cómo aumentar los intervalos de la práctica y a qué debe prestar atención al trotar.

 1 min. de caminata – 1 min. de trote. Repetir 5 veces cada uno

 2 min. de caminata – 1 min. de trote. Repetir 3 veces cada uno

DURO CON LA PAREJA

Ejercicio

◆ Ambos de colocan frente a frente con los brazos extendidos hacia delante a la altura del pecho; los hombros deben ir tensos hacia abajo y el dorso de las manos hacia el exterior. Uno debe colocar las manos al exterior de las de su pareja.
Aquel cuyas manos están en el interior debe presionar con suavidad hacia el exterior y el otro, ofrecer resistencia desde fuera.

Consejo

◆ No luchen entre sí, sólo generen una ligera tensión. Atención: no levanten los hombros.

 7–10 seg. mantener la tensión – soltar. Repetir 15 veces

 7–10 seg. mantener la tensión – soltar. Repetir 10 veces

RELAJACIÓN POR MEDIO DE EJERCICIOS

Si de lo que se trata es de dar fin a la baja presión arterial, ni la meditación ni el entrenamiento autógeno figuran en el programa, ya que lo que produce el efecto deseado es precisamente lo contrario: la relajación por medio de ejercicios. Los métodos tradicionales de relajación apaciguan todo el organismo, con lo que también se disminuye la presión arterial, lo que no es deseable en el caso de la hipotensión. Así que lo que a las personas con baja presión arterial les sirve es mucho ejercicio, de preferencia al aire libre. Además, la relajación así es una garantía, ya que el ejercicio propicia la eliminación de los productos del metabolismo que se acumulan en el cuerpo, por ejemplo, debido al estrés. Se regularizan las funciones cardiacas y uno se siente sereno.

Por ello, el ejercicio en pareja se debe hacer siguiendo este lema: la diversión con ejercicio, sin presión ni falsas ambiciones.

Los baños de romero para los brazos son una gran ayuda para la presión arterial baja, con lo que se olvidan la falta de estímulos y de concentración.

ESTIMULE JUGANDO LA PRESIÓN ARTERIAL

Ejercicio
◆ Colóquese sobre el césped (en su propio jardín o en un parque) de frente con su pareja. Párense a una distancia no muy corta entre los dos.
◆ Láncense continuamente una pelota el uno al otro. Háganlo con un solo brazo o con ambos, por arriba o por abajo, de lado, por atrás sobre la cabeza o por entre las piernas.

Consejo
◆ Canten en voz alta al lanzar la pelota: eso fortalece la musculatura intercostal, que estimula la presión arterial. Uno entona una canción y el otro debe continuarla.
◆ En lugar de lanzarse una pelota pueden hacerlo con un *frisbee* o reunirse con amigos en un partido de voleibol.

 3-4 veces por semana

BAÑOS DE ROMERO PARA LOS BRAZOS

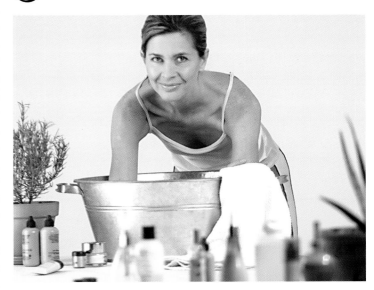

Ejercicio
◆ Ponga 20 g de hojas secas de romero en una olla pequeña y cubra con $1/2$ l de agua. Caliente hasta el punto de ebullición y deje reposar 30 minutos.
◆ Cuele y vierta la infusión, dividida en dos partes en dos cubetas o palanganas con agua (caliente y fría). La temperatura del agua caliente debe estar entre 30 y 40° C.

◆ Sumerja varias veces los antebrazos un poco más arriba de los codos alternadamente en el agua fría y en la caliente; termine con agua fría.
◆ Séquese los brazos sólo por encima y repose durante un momento.

  2 o 3 veces por semana

CONDIMENTOS PARA LA CHISPA DE LA VIDA

Las personas con baja presión arterial no tienen que renunciar a la sal de la sopa. De ningún modo necesitan, a diferencia de los hombres y de las mujeres con hipertensión, reducir su consumo de sal. En vista de que el sodio de la sal retiene el agua en el cuerpo, eleva el volumen sanguíneo y por ende la presión arterial.

También los platillos muy condimentados son parte del plan alimenticio, ya que estimulan la actividad glandular, contraen las arterias y elevan así la presión arterial. Los condimentos tienen además un efecto secundario positivo: propician la digestión de manera natural.

Beba por lo menos dos litros de líquidos diariamente. Las aguas medicinales con sodio ayudan a normalizar la presión arterial por su contenido en minerales.

Nuestra segunda receta también es conocida en la medicina popular: el romero infunde ánimo, eleva la baja presión arterial y ayuda en todos los estados crónicos de agotamiento.

SOPA PICANTE DE HIERBAS

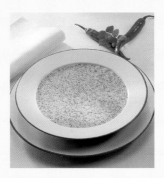

1 cda. de mantequilla
1 cda. de harina
250 ml de leche
Caldo de verduras
Sal
1 manojo de perejil (o de otra planta fresca similar)
Pimienta, chile

◆ Derrita la mantequilla en la olla. Añada la harina y mezcle hasta obtener una masa homogénea. Disuelva poco a poco en la leche y condimente con el caldo y la sal.

◆ Pique finamente el perejil y añádalo a la sopa. Muela la sopa en la licuadora o con lo que suele hacer un puré, hasta que quede cremosa. La sopa no debe llegar a hervir porque se le altera el aroma.

◆ Al final, añada la sal, la pimienta y el chile al gusto, y pruebe. Adorne con hierbas y ponga encima crutones si se le antoja.

VINO DE ROMERO

20 g de hojas de romero
$^3/_4$ de l de vino blanco fuerte

◆ Coloque el romero en un frasco limpio, vierta encima el vino, tape y agite. Deje reposar 5 días. Cuele a través de un trapo de cocina o de una manta de cielo limpios.

◆ Tome $^1/_2$ taza de este vino todos los días, a la hora de la comida o de la cena.

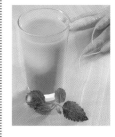

La fuerza de la zanahoria
Un vaso de jugo de zanahoria todos los días es de gran beneficio para la presión arterial, ya que el ácido fólico que contienen las zanahorias mejora la absorción de vitamina B_{12}, vitamina C y hierro, sustancias importantes para la presión arterial.

¿Café espumoso como medicina?

▶ La bebida que más gusta a muchos en el desayuno puede mejorar en verdad la presión baja. El principio activo de la cafeína estimula el corazón, la circulación y los riñones y procura una mejor irrigación a las células cerebrales. Sin embargo, quien toma demasiado café (de $^1/_2$ a $^3/_4$ de litro diariamente) acostumbra su cuerpo a la cafeína, y con ello desaparece el efecto estimulante del café matutino.

▶ Lo mismo sucede con los refrescos de cola que contienen cafeína. Después de consumirlos, la presión arterial sube con bastante rapidez, aunque el efecto es de poca duración.

▶ El estimulante y sabroso vino blanco espumoso también eleva la presión arterial solamente por corto tiempo. Después de una copita uno se siente bastante vivo y alegre, aunque el efecto burbujeante se desvanece apenas pasados unos minutos. Después, sólo actúa el alcohol, que produce, como es sabido, cansancio, y envía la presión arterial de nuevo hacia abajo.

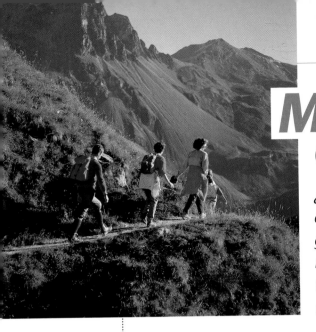

MEJORE SU CONDICIÓN FÍSICA

¿Le ha sucedido también? Al subir las escaleras se queda sin aliento, y cualquier trabajo le cuesta un gran esfuerzo… Es el momento de hacer algo para mantener su buena condición física y que así a más tardar en las siguientes vacaciones pueda escalar lleno de vitalidad y de constancia nuevas cimas.

¡Haga una pausa cuando al practicar un deporte le falte el aire!

La buena condición tiene que ver siempre con la fuerza, la velocidad y la constancia. En primer lugar, está determinada por la capacidad de esfuerzo del corazón. La fuerza de los latidos de este músculo determina cuánta sangre por palpitación fluye por los vasos del organismo y, con esto, cuánto oxígeno se transporta hacia las células musculares, justamente las que se esfuerzan con el deporte. Si el abasto de oxígeno a los músculos es muy bajo, el corazón intenta por medio de pulsaciones más rápidas aumentar el abastecimiento de sangre a los músculos.

El entrenamiento para la condición física es también para la circulación cardiaca

El siguiente programa tiene como meta un aumento moderado del volumen de latidos del corazón. Entrena y fortalece el músculo cardiaco de modo saludable. Con eso se incrementa a la vez la cantidad de sangre que impulsa el corazón con una palpitación, llevando más oxígeno en menor tiempo a las células.

El éxito del entrenamiento se dejará sentir pronto. Usted será más productivo, su placer por el ejercicio crecerá, en los deportes de resistencia se cansará menos y el tiempo para llegar al pulso en reposo descenderá. ¡Manténgase firme tres semanas en favor de una "respiración prolongada"!

PROGRAMA DE 3 SEMANAS

EJERCICIO

Los ejercicios de la primera parte para dentro y para fuera sirven sobre todo para:
▶ **Aumentar** el volumen de latidos del corazón.
▶ **Aumentar** el volumen de la respiración; la respiración entrecortada disminuye.
▶ **Incrementar** la capacidad de todo el sistema circulatorio cardiaco.

NUTRICIÓN

El programa de ejercicios será **más eficaz** gracias a:
▶ **La selección cuidadosa de los alimentos** que ingiera antes, durante y después del ejercicio (vea la pág. 110).
▶ **Los "auxiliares de urgencia" saludables**, que le ayudan durante las pequeñas bajas de energía.

RELAJACIÓN

Consiga conscientemente el polo opuesto de los ejercicios por medio de:
▶ **Estiramientos**, que relajan la musculatura.
▶ El **aprovechamiento** consciente de la tranquilidad después del esfuerzo físico (vea la pág. 111).

CON PACIENCIA SE AVANZA MEJOR

Tantee en la primera semana su límite anterior de rendimiento e increméntelo paso a paso. Notará que ya puede exigirse más. Pero escuche a su cuerpo: él le dirá cuando ya haya alcanzado su límite de esfuerzo. Como guía objetiva, las pulsaciones sirven de ayuda. Éstas deberán estar entre 100 y 160 como máximo mientras ejecuta los ejercicios, en tanto que el pulso en reposo varía entre los 60 y los 80 latidos.

Durante la primera semana las personas pasivas escogen entre andar en bicicleta o correr; los deportistas pueden hacer los dos ejercicios. Adicionalmente, usted escoge el ejercicio cotidiano en casa para el transcurso del día.

 EXIGIRLE LENTAMENTE AL CUERPO

Ejercicio

◆ Busque un trayecto recto y plano, de preferencia un camino para bicicletas o una vereda en el campo que no sean transitados por automóviles.

◆ Empiece por andar cómodamente 15 minutos en bicicleta.

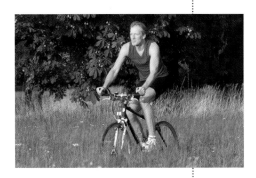

  3 o 4 veces por semana

 PASOS RÁPIDOS AL PRINCIPIO

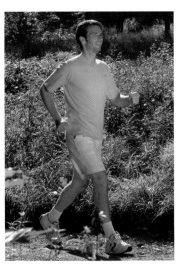

Ejercicio

◆ Fije un recorrido de aproximadamente 1,000 metros. Camine con pasos apresurados hasta que sienta que aumenta la frecuencia del pulso. Siga avanzando hasta que el pulso varíe entre 100 y 200 latidos.

◆ Fíjese en la respiración: la cantidad de pasos deberá ser igual a la cantidad de inhalaciones y de exhalaciones.

  3 o 4 veces por semana

 ENTRENAR CON CONSTANCIA EN CASA

Ejercicio

◆ Ponga una cuerda como marca en el piso. Cambie con fluidez del pie derecho al izquierdo, subiendo las rodillas lo más alto posible "como una cigüeña". Los pies deberán estar siempre bien asentados en el piso, ya sea del lado derecho o del izquierdo de la cuerda.

◆ Intente levantar, semana a semana, cada vez más las rodillas hacia el pecho. No olvide hacer el ejercicio con mucha tensión.

Consejo

◆ En lugar de la cuerda, usted puede marcar una línea recta con cinta adhesiva. O puede colocar un palo de escoba en el piso y fijarlo con cinta adhesiva, para que no vaya a pisarlo por descuido y pierda el equilibrio.

 2 min. – pausa de 30 seg. Repetir 4 veces

 1 min. – pausa de 1 min. Repetir 3 veces

ASÍ SE SIGUE DESARROLLANDO LA PERSEVERANCIA

La tarea de la segunda semana es seguir desarrollando los logros previamente alcanzados. En los ejercicios al aire libre piense que "correr sin jadear" no favorece la circulación. La medida para el grado correcto de esfuerzo es, por lo tanto, la respiración. Entrene de 3 a 4 veces por semana con tal intensidad que logre, con certeza, respirar profundamente.

Esta semana, los deportistas y los pasivos tienen la elección entre andar en bicicleta y caminar. Adicionalmente viene un ejercicio para aumentar el pulso, que deberá realizar diariamente en casa.

Si se marea cuando está andando en bicicleta o no se siente bien, bájese y camine unos pasos lentamente por el lugar.

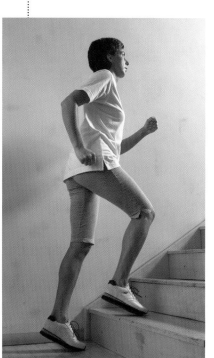

 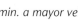
MEJOR EN CADA GIRO DE LLANTA

Ejercicio

◆ Escoja un camino por el que pueda andar en bicicleta sin ser molestado. Puede ser incluso la misma ruta que la de la semana anterior, pero quizá haya descubierto accidentalmente durante el ejercicio de relajamiento en el bosque (vea la pág. 111) una nueva ruta, que ahora quiera explorar en bicicleta solo o acompañado.

☺ *15 min. a mayor velocidad. 3 o 4 veces por semana*

◆ Aumente el ritmo solamente hasta lo que el pulso determine. Inicie con velocidades bajas y cambie poco a poco a la velocidad siguiente.

◆ Seleccione al principio, en el plan de rutas, los caminos planos. Sólo cuando sienta que su condición se lo permite puede buscar un camino con pendientes.

☺ *15 min. a velocidad un poco mayor. 3 o 4 veces por semana*

METRO A METRO PARA MAYOR ENERGÍA

Ejercicio

◆ Aumente el recorrido una mitad de la distancia, o sea, 1,500 m. Puede ser en la ruta conocida o seleccione una nueva.

☺ *1,500 m a mayor velocidad. 3 o 4 veces por semana*

◆ Fíjese en el ritmo de la respiración. Inhale y exhale uniformemente, o correrá el peligro de que poco tiempo después de haber empezado le dé un fuerte dolor en el costado.

☺ *1,500 m a una velocidad un poco mayor. 3 o 4 veces por semana*

ESCALÓN PARA EL PULSO

Ejercicio

◆ Colóquese delante de la base de una escalera. Suba al primer escalón y bájelo. Intercambie el pie derecho y el izquierdo.

◆ Acompañe enérgicamente con los brazos y fíjese en realizar el ejercicio bajo tensión corporal.

Consejo

◆ Para incrementar y variar este ejercicio, también puede hacerlo

más rápidamente, subiendo y bajando el escalón a ritmo de carrera.

☺ *2 min. – pausa de 30 seg. Repetir 5 veces*

 2 min. – pausa de 1 min. Repetir 4 veces

MANTENGA LA CONDICIÓN

Durante la tercera semana podrá notar logros mensurables. Su pulso en reposo habrá descendido y después de los ejercicios se restablecerá más rápidamente. Las pausas para recuperar el aliento serán cada vez más esporádicas y cortas, y las bolsas de las compras se podrán cargar fácilmente por las escaleras. Esta semana deberá entrenar más de los 15 minutos habituales para alcanzar el efecto de entrenamiento deseado para el sistema de la circulación cardiaca.

Caminar y andar en bicicleta seguirán alternándose dentro del programa tres o cuatro veces por semana. Al final de esta semana considere: en el futuro no olvide reservar de dos a tres veces por semana unos 20 minutos para mejorar su condición física.

ENTRENE LOS MÚSCULOS Y LA CONDICIÓN

Ejercicio
◆ Siéntese a horcajadas en una silla. Sosténgase con firmeza del respaldo, la espalda debe estar derecha. Eche los hombros hacia atrás y hacia abajo y la pelvis hacia delante.
◆ Ahora levántese alternadamente sobre la pierna derecha y sobre la izquierda y siéntese de nuevo (abajo – arriba). No olvide al mismo tiempo inhalar y exhalar uniformemente.

☺ *2 min. –*
pausa de 20 seg.
Repetir 5 veces

☺ *2 min. –*
pausa de 1 min.
Repetir 3 veces

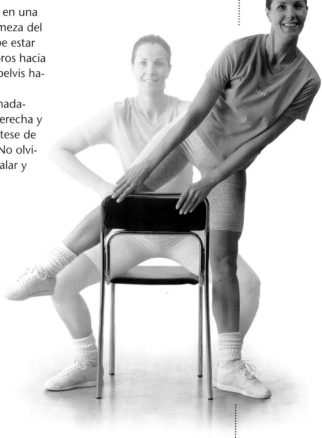

CAMINE SIN ESFUERZO

Ejercicio
◆ Los deportistas deben aumentar en la última semana de entrenamiento su capacidad, para recorrer doble distancia. Así tendrán la posibilidad de caminar la distancia de la última semana dos veces o de buscar un nuevo camino con la distancia correspondiente.
Los pasivos aumentan la distancia de caminata otra mitad.
◆ Otra vez tenga cuidado de inhalar y exhalar regularmente.

◆ Mueva los brazos con énfasis al caminar y desenvuelva los pies conscientemente.

☺ *3,000 m a mayor velocidad.*
3 o 4 veces por semana

☺ *2,000–2,500 m a mayor velocidad.*
3 o 4 veces por semana

EN BICICLETA

Ejercicio
◆ Aumente la duración del trayecto; infórmese, por ejemplo, de cómo continuar su recorrido.

☺ *20 a 30 min. a paso ágil – intercalar 2 sprints de 1 min.*
3 o 4 veces por semana

☺ *20 a 30 min. a paso ágil – intercalar 3 o 4 sprints cortos.*
3 o 4 veces por semana

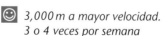

¡Pruebe la nueva sensación de acondicionamiento con una caminata el fin de semana!

EL AGUA: UN FUERTE ESTÍMULO

EL PEQUEÑO TRATAMIENTO PARA CADA DÍA

Eﬂ agua es un medio ideal para abrir todas las "rutas de los vasos". Los chorros de agua fría o caliente son estímulos que excitan o relajan, pero que siempre favorecen la circulación. Empleada entre los 27 y 34° C, los vasos principales se contraen y la sangre es impulsada al núcleo del organismo, y los órganos internos y el corazón son irrigados con mayor fuerza.

A partir de los 35° C los vasos se dilatan más, y los brazos y las piernas se irrigan con gran beneficio. Practique adicionalmente para su sistema vascular: comience cada mañana como se describe a la derecha. Después de los ejercicios, los chorros fortalecen adicionalmente la condición.

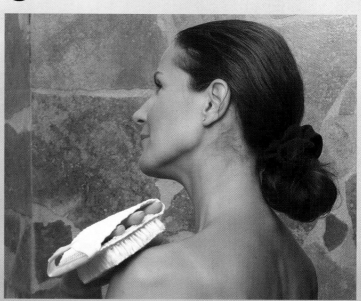

El agua mineral forma parte integral de una hidroterapia. El agua con sales actúa como expectorante; las fuentes gaseosas estimulan el apetito, y el sulfato, en medios líquidos, actúa contra el estreñimiento.

Ejercicio

◆ **Por la mañana** Antes de ducharse frótese todo el cuerpo en seco durante unos 10 minutos. También, con un guante para masajes, dé un masaje al cuerpo con movimientos circulares hacia arriba, hacia el corazón. Secuencia: pie derecho, pierna derecha, pie izquierdo, pierna izquierda, brazo derecho, brazo izquierdo, estómago, espalda, cuello y, al final, la cara. Después de ducharse y de enjabonarse el cuerpo aplique duchas alternas. Para ello, abra la llave del agua fría y después la de la caliente. Termine con una ducha fría.

◆ **A medio día** Deje correr agua fría durante unos 10 segundos desde la mano hasta el hombro y después desde el hombro hasta la mano.

◆ **Por la tarde** Ponga los pies durante 5 a 10 minutos en una palangana o una cubeta con agua tibia. Quien lo desee puede agregar al agua 1 o 2 cdas. de tomillo.

◆ **Por la noche** Para revivir dése un baño completo durante 15 minutos con 5 gotas de aceite de romero. Para favorecer el relajamiento, agregue al agua una infusión de toronjil (vea la pág. 96).

Uso correcto de los chorros de agua

Para que los chorros surtan el efecto deseado, tome en cuenta lo siguiente:

▶ **Manguera** La mejor es de 2 m de longitud y 2 cm de diámetro. Para el chorro, quite primero la cabeza (pera) de la regadera.

▶ **Presión del agua** El chorro deberá regar cerca de una mano de ancho si lo coloca verticalmente.

▶ **Temperatura según la aplicación** Fría, 12–18° C; un poco tibia, 30–33° C; tibia, 36–39° C; caliente, 40–42° C; alternada 38° C y 10–16° C.

▶ **Duración** Estimule de 8 a 30 segundos a la vez; después haga una pausa. Repita hasta que la piel reaccione con un ligero enrojecimiento o que se perciba una sensación de calor. Duración máxima: 3 minutos.

▶ **Procedimiento** Por principio, dirija el chorro de agua desde la periferia; esto es, alejado del corazón hacia el tronco y dirigido de afuera hacia dentro. Rocíe la zona a tratar de tal manera que fluya una capa lisa y uniforme en esa parte del cuerpo.

▶ *Cara*

Para los dolores de cabeza y de muelas, así como para la tendencia a las infecciones. Rocíese lentamente la cara con agua fría a partir de la sien derecha.

LOS CHORROS ADECUADOS EN LOS LUGARES JUSTOS

▶ *Chorro en la nuca*

Un chorro (con la temperatura aumentada de 34° C a 42° C) libera las contracciones en la región de los hombros. Dirija el chorro directamente hacia la nuca. Vuelva ligeramente la cabeza.

En caso de várices, consulte primero a su médico para saber si puede darse duchas frías en las piernas.

▶ *Chorro en el pecho*

Para enfermedades bronquiales. Eche agua fría con la mano derecha hacia el hombro por fuera y regrese por dentro. La segunda vez rocíe la axila y el pecho en forma de 8. Termine arriba, en el brazo izquierdo.

▶ *Chorro en la parte superior (pecho/espalda)*

Estimulante de la respiración y de la actividad cardiaca, ayuda en enfermedades pulmonares y en dolores de espalda. Como en el chorro en el pecho, al final su compañero debe dejar caer el chorro en forma circular en la espalda encorvada.

Al dirigir el chorro, el agua debe fluir en una capa ancha y uniforme sobre la piel.

▶ *Chorro en el abdomen (y el muslo)*

Chorros tibios o calientes sobre las piernas y el abdomen para las flatulencias, los problemas de vesícula biliar y diabetes. Así como en el chorro en el muslo, la segunda vez se dirige el chorro de agua hacia el abdomen.

▶ *Chorro en el muslo*

Para las várices (frío), para el reumatismo muscular (caliente) y para las molestias en la articulación de la cadera (caliente alternado). Aplique como en la rodilla, sólo que el chorro se dirige hasta la ingle.

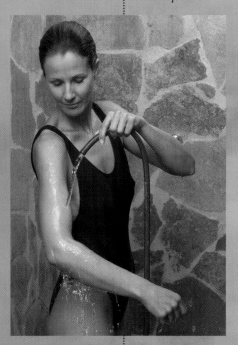

▶ *Chorro en las rodillas*

Frío, caliente o caliente variado. Para dolores de cabeza, molestias de insomnio; várices (chorros fríos). Dirija desde la parte posterior del pie hasta el ancho de la mano sobre la rodilla y de regreso, terminando con ambas plantas de los pies.

DIETA LIGERA PARA METAS AMBICIOSAS

Quien ya tenga el propósito de ir por la vida con más perseverancia, no debe dejar de lado el tema de la nutrición y de sus actuales hábitos alimenticios. Lea usted en el recuadro inferior lo que hay que tener en cuenta.

Una barra de granola (derecha) proporciona siempre la reserva energética necesaria; quienes no son deportistas la pueden comer de vez en cuando mientras hacen ejercicio al aire libre, los deportistas la valoran como una bomba de energía antes o después de los ejercicios. Como el sobrepeso representa una "carga" innecesaria para la condición física, deberá enfrentarse también a este problema. El programa "Abajo los kilos" (desde la pág. 190) le proporcionará ayuda.

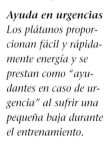

Ayuda en urgencias
Los plátanos proporcionan fácil y rápidamente energía y se prestan como "ayudantes en caso de urgencia" al sufrir una pequeña baja durante el entrenamiento.

LA GRANOLA, PROVEEDORA DE ENERGÍA

50 g de cada una de las siguientes frutas secas: duraznos, ciruelas, pasitas e higos
50 g de cada uno de lo siguiente: semillas de girasol, ajonjolí, avellanas y nueces
120 g de hojuelas de avena
1-2 cditas. de miel virgen
2 cditas. de extracto de jugo de pera
3-4 cditas. de jugo de limón
1 cdita. de aceite de girasol

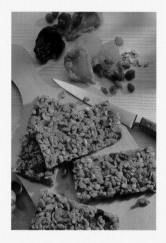

◆ Precaliente el horno a 180° C. Pique muy finamente las frutas y las nueces o redúzcalas a trocitos en la licuadora.
◆ Mezcle y forme una masa uniforme con la fruta finamente picada, las nueces, la avena, la miel, el extracto de jugo de pera y el jugo de los limones.
◆ Extienda la masa pegajosa sobre una bandeja de hornear previamente untada con el aceite y meta al horno de 10 a 15 minutos.
◆ Saque la bandeja del horno y corte la masa aún caliente en rectángulos, con un cuchillo. Deje enfriar las barritas.

Consejo
◆ Las barras de granola pueden almacenarse muy bien, de tal manera que vale la pena hacerlas con anticipación. La receta es para unas 25 barritas. En una lata que se pueda cerrar bien y en un lugar fresco, conserve las barritas hasta por cuatro semanas.

¿Cuándo como y qué como?

El organismo se abruma no sólo con el exceso de peso del cuerpo, sino también con todo lo que se come justo antes del entrenamiento. La digestión de los alimentos requiere energía que no estará disponible para el esfuerzo que requiere el ejercicio.
▶ **No comer más** El cuerpo debe utilizar sus reservas. No comer nada pesado ni rico en grasas.
▶ **Antes** Carbohidratos ligeros, como una porción de fideos, plátano, barra de granola o galleta integral.

▶ **De vez en cuando** Barra de granola, fruta fresca o verduras crudas.
▶ **Después** Compensar la pérdida de líquidos y de minerales. Lo mejor es un jugo de manzana con agua mineral, o un vaso de agua con jugo de limón recién exprimido. Esto asegura el suministro de hierro y estimula la formación de sangre.
▶ **¡No fumar después del ejercicio!** Los vasos dilatados por el esfuerzo corporal, ¡absorben más sustancias tóxicas que de costumbre!

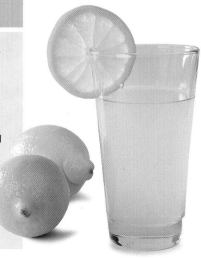

DESPUÉS DEL ESFUERZO, RELAJAMIENTO

Justamente después de realizar un esfuerzo físico, los músculos necesitan relajarse. El ejercicio de estiramiento ayuda a alargar los músculos con suavidad y evita el desagradable dolor muscular posterior: tras la caminata o el ciclismo, sobre todo los músculos del muslo lo exigirán.

Mientras se practica la caminata o el ciclismo no hay tiempo suficiente para apreciar en toda su variedad y belleza la naturaleza circundante, por lo que usted deberá darse un tiempo extra para ello. Busque la tranquilidad en el campo y sienta la disminución de la tensión en su cuerpo y el regreso a las pulsaciones sosegadas.

 ## LOS MÚSCULOS DE LAS PANTORRILLAS

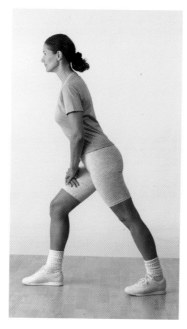

Ejercicio

◆ Apoye los brazos en el muslo derecho y desplace el peso hacia delante hasta que la pantorrilla izquierda se tense. Repita con la pierna izquierda.
◆ La posición de salida como arriba. Ahora desplace el peso hacia la pierna izquierda.
◆ Al mismo tiempo flexione la rodilla de la pierna izquierda (la derecha está estirada), extienda los dedos del pie derecho hacia arriba, hasta que sienta un tirón en la pantorrilla derecha. Presione los glúteos hacia abajo; la espalda debe permanecer recta. Repita con la pierna izquierda.
◆ Apoye los brazos en el muslo derecho y desplace el peso hacia delante hasta que sienta que la pantorrilla izquierda se tensa. Repita con la pierna izquierda.

 Mantener 10 seg. – soltar. Repetir 3 o 4 veces

 Mantener 10 seg. – soltar. Repetir 5 o 6 veces

 ## SALIR AL BOSQUE

Para relajarse

◆ Una vez por semana deberá planear un paseo tranquilo por un lugar boscoso, en lugar del entrenamiento para la condición física. Busque para eso una ruta bonita en un bosque o en un parque. Avance lentamente, escuche el canto de los pájaros y observe los árboles y las flores a la derecha y a la izquierda del camino. ¿Puede distinguir el trino de los pájaros?, ¿conoce el nombre de las plantas?

◆ Quien vaya andando en bicicleta deberá llevar consigo una manta y buscar un lugarcito tranquilo sobre la hierba. Acuéstese boca arriba, relájese y disfrute del silencio. Concéntrese bien en su entorno y perciba la naturaleza.

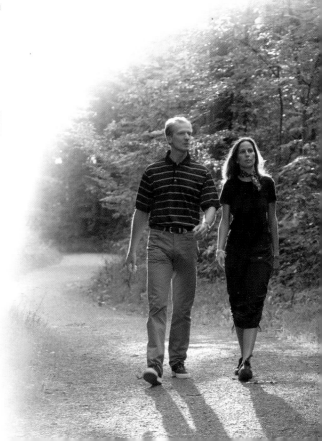

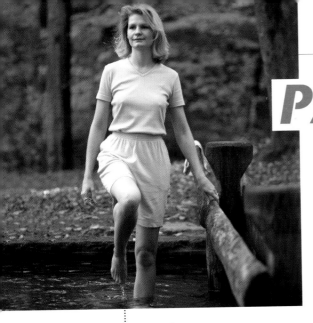

PARA LA CIRCULACIÓN SANGUÍNEA

El aparato circulatorio humano se parece a un intrincado sistema de tuberías. Sólo se puede asegurar un flujo libre cuando los conductos de transporte están despejados. Para que permanezcan así es necesario un esfuerzo constante, el cual todos somos capaces de hacer.

Todo fluye: eso es lo que pensaba hace 2,000 años el filósofo Heráclito. Sin embargo, él no se refería con seguridad al sistema arterial y venoso del hombre, cuya tarea principal consiste en abrirle paso a la sangre hasta el último rincón del organismo. Y sin embargo, esto también aquí es válido: sólo cuando todo fluya sin trabas estarán todas las partes del cuerpo bien nutridas y abastecidas de oxígeno. El cuerpo podrá trabajar de acuerdo con las leyes fisiológicas y la persona se sentirá bien.

Trastornos en el sistema

De acuerdo con un complicado sistema de ramificaciones de grandes a pequeñas, el corazón bombea unos cinco litros de sangre por minuto; en primer lugar a la arteria de bombeo más importante, la llamada aorta. De allí llega, a través de los pequeños vasos sanguíneos, a las arterias más pequeñas y finalmente a las arteriolas, que se conectan en serie con los vasos capilares. Los últimos son los más propensos a los trastornos circulatorios, ya que tienen un espesor de pocas micras y una longitud de menos de un milímetro. Si, por ejemplo, debido al aumento de lípidos en la sangre, por comidas ricas en grasa o por colesterol la sangre se espesa, se producen las congestiones con facilidad. Éstas ocasionan mínimas

PROGRAMA DE 4 SEMANAS

EJERCICIO

Proteja el sistema vascular por medio de:
▶ Caminatas a intervalos, que **mejoran la circulación en las piernas.**
▶ **Movimientos de bombeo que** hacen circular la sangre en los vasos sanguíneos.
▶ El ejercicio de bicicleta en el aire (vea la pág. 115) **contra los pies fríos.**

NUTRICIÓN

Apoye al ejercicio con:
▶ **Dieta baja en colesterol,** que procura una mejor circulación sanguínea y mantiene la elasticidad de los vasos.
▶ La deliciosa **cocina mediterránea** y conozca todas las ventajas nutricionales que le ofrece.

RELAJACIÓN

Permítase de vez en cuando:
▶ **Un entrenamiento vascular** por medio de una manera particular de caminar sin calzado.
▶ **Un relajamiento agradable** con una terapia de burbujas para **aflojar los tejidos y dilatar los vasos sanguíneos.**

aglutinaciones que dan lugar finalmente a las oclusiones.

Cuando mirar los aparadores se vuelve involuntario

Los primeros signos de una circulación sanguínea afectada son los pies fríos, la comezón y el cansancio excesivo durante los paseos o las excursiones. En estado avanzado, aparecen fuertes dolores en las pantorrillas y en los pies, frecuentemente después de haber recorrido una distancia de pocos cientos de metros. La gente afectada se ve obligada a detenerse y descansar, hasta que los dolores cesan. Muchas personas hacen esto mientras que, por ejemplo, simulan contemplar un aparador. Esta actitud, que se observa con mucha frecuencia, le ha conferido a la enfermedad el nombre de "enfermedad del aparador". El dolor característico aparece cuando, sobre todo por exceso de peso, el suministro de sangre no alcanza a llegar hasta los pies. Inmediatamente después del descanso, las más de las veces también desaparecen los dolores.

El mandamiento más importante para evitar y aliviar esto es facilitar el flujo de sangre a través de los cerca de 40 millones de vasos capilares que tiene el cuerpo humano. Durante la inactividad de los músculos y de los órganos, una parte de los vasos capilares queda inadecuadamente irrigada, ya que el cuerpo los aparta "de la circulación". En las actividades deportivas, sin embargo, se abren los vasos de entrada y de salida de las partes del cuerpo que los necesitan; las arteriolas y las vénolas se activan. Aun cuando algunos vasos capilares ya estén obstruidos, por medio de suficiente entrenamiento el organismo fabrica los llamados colaterales, que son unos vasos nuevos más pequeños. Después de una semana de sistemático entrenamiento de caminata se percibe, la mayoría de las veces, un aumento notable en el rendimiento. En nuestro programa de 4 semanas, éste sigue mejorando, y los caminos de la sangre van liberándose cada vez más.

Todo lo que sucede con los vasos pequeños influye naturalmente sobre los vasos grandes. Debido a una práctica insuficiente de ejercicio, a una alimentación descuidada y, en ocasiones, también a factores genéticos, se reduce la rapidez del flujo sanguíneo. Por eso las paredes internas de las arterias, debido por ejemplo a una presión arterial muy alta, se dañan; en las paredes se depositan cal y otros sedimentos. El diámetro de los vasos se vuelve cada vez más angosto, hasta que llega a cerrarse totalmente.

Más vale prevenir que curar

Para el aparato circulatorio cardiaco, ejercitarse es mucho mejor que curarse, y la prevención, más agradable que la terapia. Comience ahora mismo la protección de su sistema vascular. Compruebe cómo sus piernas se cansan menos semana tras semana. Y en el futuro tenga más cuidado también en la selección de los alimentos que va a ingerir. Recuerde matener bajo su nivel de lípidos, pero sobre todo de colesterol. Después, relaje sus pies en el *jacuzzi,* y usted se sentirá satisfecho del aspecto sonrosado de sus pies.

Después de cuatro semanas, iverá los aparadores sólo cuando usted quiera!

¿Ayuda profiláctica efectiva con aspirina?

► Un poderoso **agente activo**, el ácido acetilsalicílico (AAS), es la sustancia básica de la aspirina, usada contra dolores de cabeza. Pero hace mucho más:

► **Coagulación de la sangre** El AAS evita la aglomeración de plaquetas y mejora la fluidez de la sangre.

► Después de un **infarto de miocardio o un ataque de apoplejía**, el AAS tomado regularmente reduce el riesgo de repetición hasta en 80%. Muchos médicos lo recomiendan como preventivo. A largo plazo, en dosis más bajas que contra el dolor de cabeza, puede reducir el riesgo de infarto al miocardio en 30%.

► Las **reacciones colaterales** recaen sobre todo en el estómago y el intestino; por eso consulte a su médico para tomarlo durante periodos prolongados.

COMPRESIÓN Y DISTENSIÓN

I r a bailar, salir de excursión, hacer grandes paseos: todo esto puede ser posible hasta en edad avanzada y sin molestias, aunque no todo mundo lo sabe. Este programa de ejercicios sirve de ayuda cuando aparecen los primeros síntomas. Se dedica a las piernas y se encarga de mejorar la circulación sanguínea. Mediante el cambio de tensión y relajación de los músculos se produce un efecto de compresión: distensión en los vasos. A diario, durante estas 4 semanas el programa se dedica a la activación del bombeo en las piernas; sólo dos días se asignan para caminar con mucha energía. Los ejercicios de la derecha son para alternarlos con los días en que no habrá caminata enérgica.

Acuda con el médico en caso de: ataques de mareo, palidez, dedos de las manos o de los pies entumidos y doloridos, punzadas en el pecho, así como calambres al caminar.

 ### PARA CAMINAR CON ENERGÍA

Ejercicio

◆ Busque un camino plano y despejado, de preferencia que no esté asfaltado. En un primer paseo, pruebe hasta dónde es capaz de llegar, pero sin llegar a sentir dolor. ¡Deténgase antes de sentirlo!

◆ Las personas pasivas deben llegar a dar 80 pasos por minuto; a las más activas no les será difícil alcanzar los 120 pasos por minuto.

◆ Al avanzar, conserve siempre el ritmo de los pasos, pero alargue cada semana el recorrido, hasta que empiece a sentir dolores. En la última semana, escoja un camino que tenga subida, en vez del camino plano que venía recorriendo.

Consejo

◆ Sobre el caminar, lea nuevamente las págs. 92 y 93.

☺ *15 min.*
3 o 4 veces por semana

☺ *10 min.*
(¡o deténgase al sentir dolor!)
2 o 3 veces por semana

 ### ACTIVAR EL BOMBEO DE LAS PIERNAS

Ejercicio

◆ Acuéstese derecho sobre la cama con una almohada que proteja su cabeza.

◆ Levante la pierna derecha lo más estirada posible, trate de formar un ángulo recto.

◆ Ahora bombee con fuerza durante dos minutos con los dedos de los pies, enrollándolos y estirándolos. Después, cuelgue la pierna estirada fuera de la cama sin deshacer el ángulo, no ejerza presión desde abajo. Repita el ejercicio con la pierna izquierda.

Consejo

◆ Al levantar la pierna recárguela contra la pared.

◆ En caso de dolor en la pierna al bombear, ¡reduzca el tiempo alrededor de un tercio!

☺ ☺ *Levantar 2 min.,*
bombear – colgar 2 min.
Repetir 3 o 4 veces

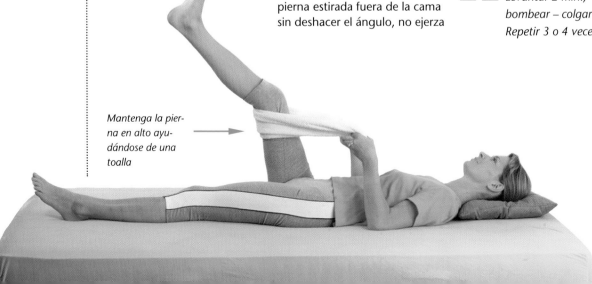

Mantenga la pierna en alto ayudándose de una toalla

RODILLO DE ESCOBA PARA COMBATIR EL FRÍO EN LOS PIES

Ejercicio

◆ Siéntese en una silla. Erguido y con la espalda recta. La pierna y el muslo deben formar un ángulo recto. Coloque un palo de escoba justo frente a usted sobre el piso.

◆ Separe los pies a la anchura de las caderas, haga rodar el palo con las plantas completas de los pies, de adelante hacia atrás.

◆ Incline ligeramente el torso, hacia delante. Coloque las manos planas sobre los muslos.

◆ En las pausas, doble y estire los dedos de los pies 20 veces.

 1 min. – pausa de 30 seg. Repetir 3 veces

 30 seg. – pausa de 30 seg. Repetir 4 veces

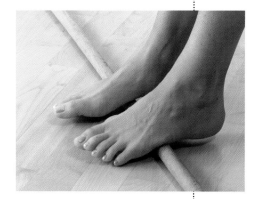

 ## CAMBIE POSTURA

Ejercicio

◆ Párese con las piernas separadas. Coloque los pies paralelamente y flexione un poco las rodillas.

◆ Con tensión corporal dirija el peso al pie derecho, levante el pie izquierdo del piso, estire el pie derecho y levántelo sobre las puntas. Mantenga la tensión, y regrese a la posición inicial. Al mismo tiempo estire los brazos hacia abajo manteniendo los puños cerrados.

◆ Repita los movimientos hacia la izquierda.

 Mantener la tensión de 7 a 10 seg. Aflojar la tensión 20 veces de cada lado

Mantener la tensión de 7 a 10 seg. Aflojar la tensión 15 veces de cada lado

BICICLETA EN EL AIRE

Ejercicio

◆ Acuéstese de espalda sobre el piso o sobre la cama. Eventualmente puede usar una almohada para la cabeza. Puede soltar los brazos a los lados del cuerpo o doblarlos detrás de la cabeza.

◆ Levante las piernas y pedalee en el aire. Mantenga la espalda pegada al piso. Importante: mueva también las articulaciones de los pies. Al estirar las piernas, baje las puntas de los pies; al levantarlas, tire de las puntas de los pies hacia el cuerpo.

Consejo

◆ Pedalee hacia delante y hacia atrás.

 1.5 min. – 30 seg. pausa. Repetir 3 veces

 1 min. – 30 seg. pausa. Repetir 4 veces

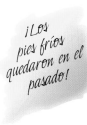 *¡Los pies fríos quedaron en el pasado!*

 ## Arriba los dedos de los pies

La vida diaria ofrece innumerables oportunidades de realizar, durante el día y sin esfuerzo extra, algo para mejorar la circulación sanguínea de las piernas. Pruébelo en sus quehaceres cotidianos y sus piernas lo llevarán muy pronto con nueva ligereza por la vida.

► Recorra pequeñas distancias dentro de su casa sobre las puntas de los pies.

► Cuando vaya de paseo, cierre los puños de vez en cuando.

► Cuando permanezca de pie durante mucho tiempo (por ejemplo, en la caja del supermercado o mientras plancha), balancéese de vez en cuando sobre las puntas de los pies.

► Cuando lea o vea la televisión, ponga las piernas en alto.

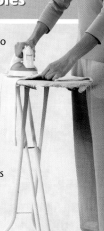

ÁBRALE PASO A SU SANGRE

El plan alimentario fue pensado para mantener fluyendo la sangre.

Un suministro equilibrado de sustancias nutritivas como el cinc (en espárragos, todas las variedades de la col, maíz, papas, espinacas, etc.), la vitamina C (¡mucha fruta fresca!) y la rutina (trigo sarraceno, por ejemplo) fortalece las paredes de los vasos y las mantiene lisas. No se forman los sedimentos que estorban la circulación sanguínea: la sangre puede fluir libremente y con ella todas las sustancias nutritivas de los alimentos. Con una dieta mediterránea pobre en colesterol, las arterias se mantienen libres de sedimentos y de colesterol. De esa manera, usted impide el estrechamiento de los vasos.

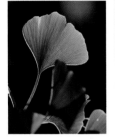

Las hojas de ginkgo contienen sustancias que mejoran el flujo de la sangre. Están contenidas en los preparados de ginkgo que sirven contra los trastornos de la circulación sanguínea.

CUIDADO, ¡COLESTEROL!

Un suministro extra de colesterol da lugar a la formación de sedimentos en las paredes de los vasos, que les quitan elasticidad y las estrechan. Usted puede evitarlo selectivamente.

Alimentos pobres en colesterol

◆ Pan integral, pan sueco, avena, salvados, germen de trigo, arroz natural
◆ Agua mineral, tés de frutas y de hierbas sin endulzar, jocoque y 1/4 de litro de vino tinto al día
◆ Aceite de oliva, aceites con ácidos grasos poliinsaturados, margarina de dieta
◆ Fruta y verduras frescas
◆ Carne magra, aves, pescados como el salmón, el atún o el bacalao

Alimentos ricos en colesterol

◆ Grasa sólida cocida o frita, que contiene muchos ácidos grasos insaturados
◆ Carne grasosa y salchichas, como chuleta de cordero, carne de puerco y patés
◆ Papas fritas, tortas de papa, hojuelas de papa fritas
◆ Refrescos y mucho alcohol
◆ Ostras, cangrejo, caviar
◆ Panqués, dulces cubiertos de chocolate, chocolate, helados de crema
◆ Crema batida, crema fresca, requesón en crema

Ayuda para los vasos sanguíneos

◆ Los componentes de las verduras de la familia del poro eliminan los coágulos y disminuyen el proceso de coagulación. A esta familia pertenecen el ajo de oso, el cebollino, el poro, la cebolla común y la cebollita de Cambray. Es recomendable su consumo en crudo, aunque no todos muerden con gusto una cebolla. Éstos son algunos de esos remedios:

◆ Zumos, que pueden conseguirse en tiendas de productos dietéticos. Tome 1 o 2 veces al día 1 cda. de zumo de ajo o de cebolla e introduzca de un trago todos los portadores de salud de estas plantas en su organismo.

◆ Las siguientes recetas de la cocina mediterránea ofrecen una sugerencia de sabrosos platillos, bajos en colesterol.

El bulbo increíble

► **Efecto** El ajo no sólo baja el nivel de colesterol sino que dilata los vasos, reduce la presión arterial y mantiene elásticos los vasos.

► **Sustancias que contiene** La alicina combate las bacterias y los hongos, actúa como antibiótico natural, reduce el colesterol y el nivel de grasa en la sangre. Ajoene y súlfide degradados de la alicina evitan que la sangre se aglutine. Otros productos del catabolismo disminuyen la coagulación, mejorando así la circulación sanguínea.

► **Olor** Para que esto surta efecto, deberá sazonar sus platillos todos los días con 1 o 2 dientes de ajo. No obstante, el plan dietético individual, así como el olor del ajo, atemorizan a muchas personas a quienes no les agrada. El ajo se suaviza si antes de prepararlo en cualquier platillo lo mete un momento en leche hirviendo.

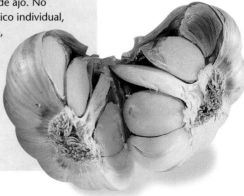

GNOCCHIS DE ARÚGULA

200 g de papas
(cocidas, harinosas)
30 g de harina integral
100 g de lechuga arúgula
1 cebolla
1 diente de ajo
1 cda. de aceite de oliva
1/2 taza de caldo de verdura
Sal y pimienta
Nuez moscada
2 cdas. de crema agria
1 cda. de queso parmesano
rallado

◆ Cueza las papas con cáscara, pélelas en caliente y páselas por un prensapapas. Sálelas y añádales poco a poco la harina hasta que se forme una masa tersa. Envuelva la masa en papel de aluminio y déjela reposar un rato.
◆ Corte la cebolla y el ajo en cuadritos. Lave la arúgula y píquela finamente. Elimine los tallos gruesos. Sofría el ajo y la cebolla en el aceite de oliva. Añada el consomé de verduras y la arúgula. Caliente. Sazone con la sal, la pimienta y la nuez moscada.
◆ Ponga al fuego una olla con agua salada. Enrolle la masa del grueso de un dedo y corte trocitos de unos 3 cm de largo. Aplánelos con un tenedor.
◆ Eche los gnocchis en el agua hirviendo y déjelos ahí cerca de 15 minutos. No deben cocerse, y cuando flotan en la superficie significa que están listos. Entonces sáquelos con una espumadera y déjelos escurrir.
◆ Bata bien la mezcla de arúgula con un batidor de globo y agréguele la crema agria; espolvoréele el parmesano y añada la mezcla a los gnocchis.

POSTRE DE MELÓN

150 g de sandía y otro tanto de melón de dos tipos
Hojitas de menta
Romero
1 rama de tomillo
100 ml de vino blanco dulce
Edulcorante

◆ Utilice el cortador de frutas para hacer bolitas con la pulpa de la sandía y la de los melones. Ponga las bolitas de fruta en un recipiente, añada el tomillo y el romero y, después, el vino blanco. Si lo desea, endulce un poco. Deje reposar la mezcla en un lugar frío.
◆ Antes de servir, retire el tomillo y el romero. Sírvalo bien frío y adórnelo con las hojitas de menta.

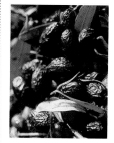

Aceite de oliva
En Creta, el infarto al miocardio es casi desconocido, porque el consumo de aceite de oliva en esa isla es sumamente alto.

ENSALADA DE ATÚN CON PIMIENTO Y ACEITUNAS

1 lata de atún
100 g de pimiento rojo
1 racimo de cebollines
5 aceitunas en salmuera de hierbas
3 cdas. de aceite de oliva
2 cdas. de vinagre de vino tinto
Pimienta negra
1 cebollita de Cambray

◆ Lave el pimiento, quítele las semillas y a continuación córtelo en cuadritos.
◆ Lave los cebollines, séquelos y córtelos en rodajitas anchas. Con tijeras quedan mejor.
◆ Deje escurrir el atún por completo; sepárelo en trozos gruesos con un tenedor.
◆ Quite el hueso a las aceitunas y córtelas también en pedacitos. También puede dejarles el hueso en la ensalada.
◆ Añada el pimiento, los cebollines y las aceitunas al atún y mezcle todo con cuidado. Revuelva el aceite de oliva, el vinagre de vino tinto y la pimienta y vierta la mezcla sobre la ensalada.
◆ Corte la cebollita de Cambray en rebanaditas y espárzala sobre la ensalada.

Consejo
◇ Especialmente sabroso es el pan integral para acompañar.
◇ Puede sustituir el pimiento por tomates.

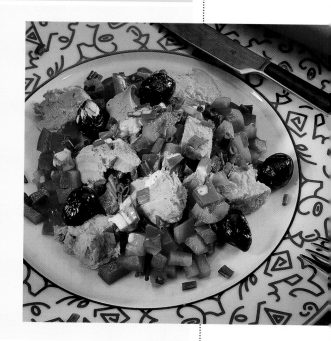

SOPA DE CALABACITAS

200 g de calabacitas
1 cebolla
1 diente de ajo
1 cda. de aceite de oliva
150 ml de consomé de
verduras
2 cdas. de salvado de avena
50 ml de leche
Un poco de vino blanco
Sal, pimienta y orégano

◆ Corte las calabacitas en
tiras finas y la cebolla en cuadritos. El diente de ajo debe
prensarse.
◆ Caliente el aceite de oliva;
rehogue la cebolla y el ajo.
Añada la calabacita picada y
mezcle con el consomé.
◆ Deje que la sopa se cueza
un momento y espésela con
el salvado de avena.
◆ Mezcle en la licuadora,
añada la leche y el vino, y
sazone con las especias.

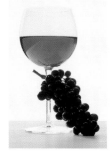

*Beber vino tinto con
mesura mejora las
propiedades de flujo
de la sangre. En la ac-
tualidad, algunos car-
diólogos recomiendan
tomar 1 taza de vino
al día.*

CEBOLLITAS DE CAMBRAY CON ADEREZO

30 g de almendras peladas
1 diente de ajo
1 chile rojo
1 tomate pequeño
1 racimo de cebollitas de
Cambray
1 cda. de vinagre de vino
tinto
4 cdas. de aceite de oliva
Sal y pimienta
1 cda. de puré de tomate

◆ Dore las almendras en una
sartén caliente sin aceite hasta
que despidan aroma.
◆ Eche las almendras, el ajo, el
chile, el tomate, el vinagre y el
puré en un recipiente y revuélvalos con un batidor de globo
hasta formar una masa homogénea. Añada poco a poco las
4 cdas. de aceite de oliva para
formar una salsa cremosa. Sazone con sal y pimienta.
◆ Lave las cebollitas y córteles
la tercera parte del rabo. Engrase la parte blanca con un
pincel. Métalas en el horno
precalentado hasta que hayan
tomado un bonito color.
◆ Ponga las cebollas en el aderezo y disfrútelas. A la hora de
servir, acompáñelas con un
pan integral.

FILETE DE BACALAO CON PIMIENTOS

$1/4$ de cada uno: pimiento
verde, rojo y amarillo
1 chile
1 limón
200 g de filete de bacalao
1 cdita. de mantequilla
1 cda. de aceite de soya
1 cda. de salsa de soya
Cilantro
1 cdita. de fécula de
maíz
Sal
Pimienta

◆ Lave el pescado cuidadosamente y rocíelo con el jugo del
limón. Déjelo reposar unos minutos y póngale sal.
◆ Lave los pimientos y quíteles
las semillas. Córtelos en rebanadas gruesas. Haga lo mismo
con el chile.
◆ Entre tanto, derrita la mantequilla en la sartén y fría a fuego medio el filete de bacalao
durante unos minutos. Voltéelo. Sazone con pimienta y otro
poco de sal.
◆ Caliente el aceite de soya en
otra sartén y sofría las verduras.
◆ Espolvoréeles la fécula de
maíz y sazónelas con salsa de
soya.
◆ Sirva las verduras sobre el
pescado, o al lado de él, como
guarnición.

Acompáñelo con arroz integral
o arroz de grano largo (tipo
Bastami).

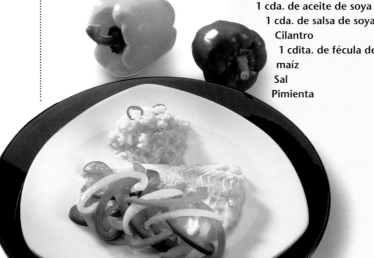

ALIVIO Y A LA VEZ ESTIMULACIÓN

asi todos disfrutan del relajante calor, cuando los burbujeantes chorros de agua juguetean suavemente por el cuerpo. Permítase este agradable placer que, en la terapia del *jacuzzi* y mediante los remolinos del agua, promueve la estimulación. La temperatura elevada, que es normal en este baño, afloja los tejidos y dilata los vasos sanguíneos; además favorece la relajación.

En la naturaleza también hay muchas posibilidades de relajación mediante ejercicios para los vasos, así como de mejorar la circulación sanguínea.

 ## TERAPIA BURBUJEANTE

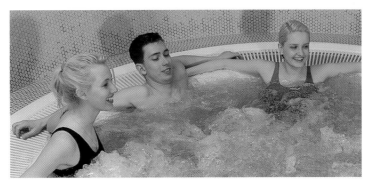

Ejercicio

◆ Métase relajado en un *jacuzzi*. El efecto es óptimo si sumerge todo el cuerpo dentro del agua hasta el cuello.

◆ Haga movimientos lentos con los brazos y con las piernas.

◆ La máxima temperatura del agua de la red de surtidores en la tina debe ser de: 36° C.

Consejo

◆ Para las personas que padecen várices, no es recomendable permanecer en el agua caliente. También deben abstenerse del agua fría a menos de 15° C.

  1 o 2 veces por semana de 5 a 10 min. Reposar después

 ## DESCALZO SOBRE LA HIERBA

Otras ayudas

▶ En casa, ponga en la tina dos cubetas de agua (una con caliente y la otra con fría). Meta los pies alternadamente 5 minutos en el agua caliente, y de 5 a 30 segundos en la fría; repita tres veces y termine con agua fría.

▶ Frótese con alcohol o con aceite de menta.

▶ Dése movimientos de masaje desde los pies hasta el corazón.

▶ Al estar sentado no cruce las piernas, ya que esto entorpece el flujo de la sangre al corazón.

Ejercicio

◆ No debe caminar entre rastrojos, pero sí hágalo descalzo lo más posible sobre distintas superficies: pasto, pisos de terrazo o un camino de grava. Así usted entrena los sentidos y activa la circulación y las zonas reflexivas de los pies.

◆ Quítese los zapatos en casa tanto como sea posible. Camine sobre pisos de terrazo, pisos de madera, pisos alfombrados...

Consejo

◆ Después de un aguacero, quítese los zapatos, salga al jardín y camine sobre la hierba mojada.

  1 o 2 veces por semana

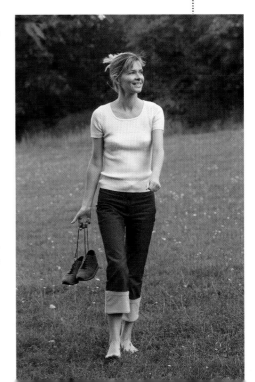

CUANDO EL CORAZÓN AMENAZA CON SALTAR

Si se presenta taquicardia más de 1 vez al día, o 1 o 2 veces por semana, averigüe con el médico si se trata de un padecimiento orgánico.

El estrés, el miedo o una fuerte impresión (pero también demasiado café o nicotina) le pueden elevar repentinamente el nivel normal de pulsaciones del corazón. Cuando el corazón sobrepasa en reposo las 100 pulsaciones por minuto, se habla de taquicardia. En un ataque agudo, los valores pueden alcanzar los 160 latidos por minuto, y a veces hasta los 200. Si el médico ha descartado causas orgánicas que provoquen la aceleración del corazón, por ejemplo un hipertiroidismo o hipertensión, puede usted estar tranquilo. Entonces la taquicardia se debe "únicamente" a los indicios de una reacción desmesurada del sistema nervioso vegetativo que voluntariamente no se deja someter.

TÉ CALMANTE DE ESPINO BLANCO

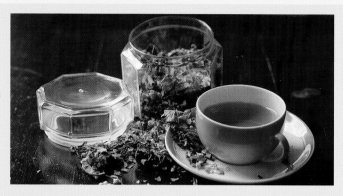

◆ Mezcle 20 g de cada uno: té de espino blanco, flores de lúpulo y de muérdago (se consiguen en la farmacia).
◆ Añada ¼ de l de agua hirviendo a 2 o 3 cditas. de esta mezcla, tape y deje reposar 15 minutos; cuele.
◆ Modo de consumirlo: Beba, siempre a sorbos pequeños, 1 taza, de 2 a 3 veces al día.

¿Qué hacer?
◆ En caso de gravedad: mantenga la calma. El pánico empeora la situación, porque usted propicia una hiperventilación: respira demasiado profundo, o rápida y superficialmente.
◆ Evite la nicotina, el alcohol, el café y los refrescos de cola.
◆ Renuncie a las porciones grandes y a comidas abundantes; mejor tome comidas pequeñas repartidas durante el día.
◆ Evite el estreñimiento. Lea el programa que aparece a partir de la pág. 142.
◆ Solicítele a su médico que le haga la prueba de nivel de electrolitos. La insuficiencia de minerales también puede ser causa de la taquicardia.

Primeros auxilios contra la taquicardia

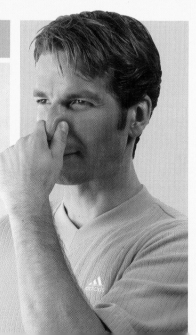

Las siguientes medidas de urgencia tienen el propósito de estimular el nervio vago, que pasa por el tórax. Puede reducir las palpitaciones aceleradas del corazón por medio de estímulos indirectos provocados. Las aplicaciones, sin embargo, sólo sirven cuando se trata de un corazón, por lo demás, sano.
▶ Beber un vaso de agua helada.
▶ Tratar de exhalar tapándose la nariz con los dedos.
▶ Beber una taza de té de lúpulo.
▶ Beber 1 vaso de agua con jugo de limón y 1 o 2 cditas. de azúcar.
▶ Pujar como si fuera a evacuar.
▶ "Destaparse los oídos": taparse la nariz presionando con los dedos, tratando al mismo tiempo de exhalar con la boca cerrada.
▶ Cerrar un ojo y, con mucho cuidado, apretarlo con los dedos índice y medio.
▶ Colocarse una toallita fría en la arteria carótida.
▶ Inflar un globo hasta reventarlo.

◆ Las verduras verdes y los productos integrales sirven contra la insuficiencia de magnesio.

◆ El ejercicio y las actividades deportivas lo hacen menos propenso al estrés.

◆ Cuide que el transcurso de su día sea ordenado. Quien se encuentra siempre bajo presión del tiempo está en especial peligro. Practique la eliminación del estrés. Encontrará ayuda al respecto en el capítulo 7.

◆ Trate de fijarse en su biorritmo durante el día. Descubra a qué hora es más productivo y más activo. Quien trabaja en contra de su curva productiva se arriesga a limitar su capacidad.

◆ Consejo de la aromaterapia: Vierta unas gotas de aceite etílico de toronjil en el aparato de la calefacción.

 ## RESPIRACIÓN CONSCIENTE Y RELAJADA

Ejercicio

◆ Cuando el corazón se le empieza a acelerar, trate de no alarmarse. Conserve la calma y no realice ningún movimiento violento.

◆ Siéntese de inmediato, erguido, coloque los brazos relajados sobre los muslos y mantenga los hombros y los omóplatos laxos y ligeramente inclinados hacia abajo. Relaje conscientemente todos los músculos del cuello mientras alza los hombros, y luego déjelos caer hacia abajo, relajados.

◆ Respire profundamente por la nariz y trate de que la respiración fluya primero hasta el corazón; después diríjala hacia la región abdominal.

◆ Exhale por la boca a un ritmo regular, lento y uniforme.

Consejo

◆ Inhale y exhale profundamente varias veces al día frente a la ventana abierta; esto ayuda a prevenir un siguiente ataque.

 *De 5 a 10 min.
Para prevenir,
2 o 3 veces al día*

 ## TRANQUILIZARSE CON EL "ÁRBOL"

Ejercicio

◆ Esta posición de yoga, de pie, propicia la capacidad de concentración y fortalece el sentido del equilibrio. El ejercicio activa la atención en general y confiere fortaleza física y psíquica. Los ejercicios de yoga se realizan lenta y calmadamente.

◆ Póngase de pie, erguido, y separe las piernas ligeramente. Ahora, levante la pierna derecha. Con la mano derecha sostenga la articulación del pie derecho y apoye la planta del pie en el costado interior del muslo izquierdo. Ahora, apoye la mano izquierda sobre la cadera derecha. Mantenga erguidas la espalda y la cabeza.

◆ Con la mirada al frente, busque el equilibrio. Con los dedos de los pies busque estabilidad en el piso y no se balancee. En cuanto haya encontrado una posición estable, deje de detener la pierna flexionada. Presione las palmas de las manos una contra la otra y sostenga la tensión durante 5 segundos.

◆ Ahora estire los brazos sobre la cabeza y ponga las palmas de las manos una sobre la otra. Sienta cómo fluye la energía de los pies a través de las piernas y llega hasta la espalda, los brazos y las puntas de los dedos de las manos.

◆ Repita el ejercicio con la pierna izquierda.

 *5 min.
3 o 4 veces
por semana*

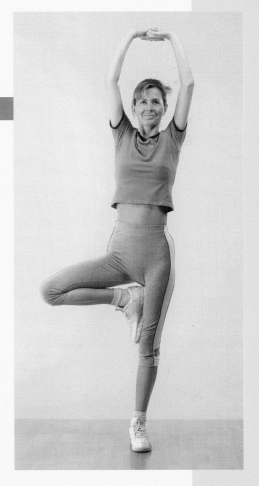

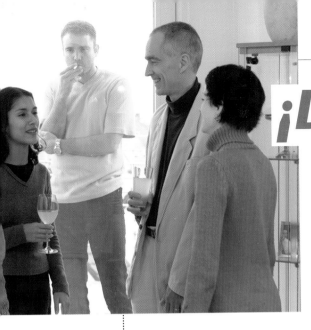

¡DEJE DE FUMAR!

Independientemente de las razones que tengan, casi todos los fumadores en algún momento de su vida se han propuesto más de una vez dejar de fumar. Este programa le muestra cómo puede vencer su adicción por iniciativa propia y cómo mejorar su calidad de vida. Aléjese del daño del humo y viva más sano.

Todo el mundo sabe lo dañino que es fumar para el fumador y para quienes están cerca de él. Sin embargo, es difícil dejar de hacerlo. Las cifras hablan por sí solas: del 25 al 30% de todos los casos de cáncer con desenlace fatal en el mundo se deben al tabaquismo. Aunque es cierto que el cáncer del pulmón encabeza las estadísticas, también pueden formarse tumores en la laringe, en la cavidad bucal, en el esófago y en el estómago como consecuencia del consumo de tabaco, además de mayor predisposición a infecciones, problemas de las vías respiratorias, del corazón y circulatorios, que los fumadores suelen padecer.

El humo del tabaco contiene muchos miles de sustancias. No obstante, el principal responsable de la adicción es la nicotina. Su efecto estimulante sobre el sistema nervioso, al mismo tiempo que tranquiliza, le sugiere al fumador: cuando fumo me siento bien. Si ya no puede prescindir del cigarrillo o sólo se considera un fumador ocasional por "el gusto", con fuerza de voluntad y consejos para perseverar, ¡usted podrá dejarlo en tres semanas! Quien se aleja del daño del humo, con el correr de los años disminuye sus riesgos de salud y aumenta sus expectativas de vida.

PROGRAMA DE 3 SEMANAS

RELAJACIÓN

El abandono del hábito comienza en la cabeza de cada individuo. Para lograr este propósito, utilice:

▶ **Autosugestión,** que le ayuda a cambiar conscientemente la importancia que tiene para usted el fumar.

▶ **Relajación mental,** que le distrae del deseo de fumar otro cigarrillo y propicia nuevas perspectivas.

NUTRICIÓN

Los fumadores se diferencian de los no fumadores en sus hábitos alimentarios. Por lo tanto, dirija su atención a:

▶ **Las vitaminas,** que satisfarán una mayor necesidad de nutrientes en el organismo.

▶ **Su retención de alimentos,** para que no lo aterrorice la idea de aumentar de peso después de que logre abandonar el hábito.

EJERCICIO

Como apoyo del proceso de abandonar el hábito y para mejorar el funcionamiento de los pulmones, haga:

▶ Los ejercicios especiales, que **facilitan la tos de expulsión** para acelerar eficazmente la evacuación de **las sustancias dañinas.**

▶ Siéntese en la pelota terapéutica, que ayuda a **estirar y fortalecer el tórax.**

DESINTOXICACIÓN MENTAL

En cualquier caso, en primer lugar está el deseo de dejar de fumar. Para lograrlo a largo plazo hay que cambiar, ante todo, el punto de vista. Por tanto, para que el éxito sea duradero es básico establecer otras necesidades positivas en lugar de la de fumar y, por lo menos en la fase inicial, protegerse conscientemente de las situaciones comprometedoras.

Para quien no pueda abandonar el hábito de la noche a la mañana, sino que quiera liberarse por etapas, existen algunos recursos.

Los parches de nicotina le suministran nicotina al organismo. Los parches vienen en distintas concentraciones según el consumo de cigarrillos del momento, y se venden en las farmacias sin necesidad de receta. Se emplean durante un tiempo determinado, durante el cual se va reduciendo la cantidad de nicotina hasta que se elimina por completo. Los sprays para la nariz, con nicotina, funcionan muy pronto, sobre todo cuando la persona desea con mucha ansia fumarse un cigarrillo. Los estudios han documentado el mayor éxito de los *sprays* sobre todo en combinación con los parches. La goma de mascar con nicotina también ayuda a sobrellevar las largas pausas sin fumar.

CONFIRMACIÓN CON IDEAS POSITIVAS

Reflexión previa

◆ Cambie su actitud hacia el fumar modificando sus costumbres. El viejo hábito de echar mano a un cigarrillo debe ser sustituido por uno nuevo. Piense en alternativas; por ejemplo, respirar profundamente, tomar un vaso de agua, concentrarse en un tema determinado.

Ejercicio

◆ Utilice su imaginación para dejar de fumar. Tómese todos los días 15 minutos para decir las tres frases que aparecen a la derecha; usted puede lograr que se produzca un cambio de opinión en su subconsciente. Este proceso no se puede controlar a voluntad; por ende, es importante que lo practique con regularidad. Repitiendo sucesivamente estas oraciones, del nivel 1 al 3, convencerá a su subconsciente de que fumar ya no tiene ninguna importancia para usted.

Importante

◆ ¡Piense con qué va a premiarse cuando ya haya dejado de fumar por completo!

Nivel 1

"Ya no quiero fumar"

Nivel 2

"Quiero estar sano y sentirme bien"

Nivel 3

"Necesito sentirme mejor físicamente, para tener éxito en mi trabajo. Mi familia me necesita"

Quienes hayan sufrido algún trastorno cardiaco o de la arteria coronaria no deben utilizar la goma de mascar con nicotina. Antes de masticarla, no coma ni beba nada.

Crear zonas prohibidas

Si quiere dejar de fumar, búsquese áreas determinadas en las que no suela hacerlo, como el auto, la oficina, la sala o el comedor.

► Amplíe conscientemente estas zonas hasta que predominen los espacios de no fumar y sólo pueda hacerlo, por ejemplo, en el patio.

► Procure estar en situaciones en las que

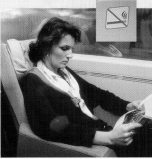

no le sea posible fumar, como al practicar un deporte, ir al cine o quedarse en las zonas de no fumar de las áreas públicas de centros comerciales. Póngase adrede en situaciones en las que esté entre fumadores; por ejemplo, en el restaurante al que acostumbra ir. ¡Manténgase firme en su propósito de no fumar!

ALIMENTOS RICOS EN VITAMINAS PARA FUMADORES

L os fumadores tienen una actitud hacia la comida diferente de los no fumadores, así como otros hábitos alimentarios. Casi no le dan importancia a la alimentación sana y prefieren echar mano de un cigarrillo que comer una fruta, una ensalada o legumbres, por lo que frecuentemente a su organismo le faltan sustancias nutritivas de vital importancia.

Por tal motivo, en el trayecto de dejar de fumar, los fumadores deben compensar las deficiencias nutritivas existentes y tratar de cambiar su alimentación a largo plazo por una dieta sana y equilibrada. Quien alcanza esta meta cuando ha logrado abandonar el hábito no tiene por qué temer un aumento de peso.

Piense qué podría comprarse con el dinero de los cigarros

VERDURAS CRUJIENTES CON ADEREZO PICANTE

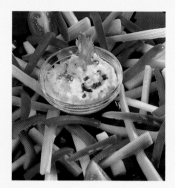

$^1/_2$ de cada uno: pimiento
rojo y pimiento verde
2 zanahorias
1 trozo de pepino
1 tomate
1 trozo de colinabo
1 rama de apio
1 cebolla chica
40 g de crema agria
100 g de requesón
Sal de hierbas, pimienta
1 cda. de cebollín

◆ Lave las verduras y límpielas; pele las zanahorias y el pepino. Corte las verduras en tiras del grueso de un dedo.
◆ Para el aderezo, pele la cebolla y píquela finamente. Mezcle la crema y el requesón y añada la cebolla picada. Condimente el aderezo de hierbas con pimienta y sal de modo que quede de sabor fuerte.
◆ Por último, añada el cebollín y mezcle. Vacíe las tiras de verduras en el aderezo.

Para hacer en el futuro
◆ Coma muchas frutas y verduras frescas, así como muchos productos integrales.
◆ Beba al menos 2 litros de agua al día; la mineral es la mejor.
◆ El requerimiento vitamínico de los fumadores es mayor, por lo que necesitan doble cantidad de vitaminas y minerales. Las tiendas de productos dietéticos y las farmacias ofrecen preparados vitamínicos para fumadores.
◆ Evite las grasas, reduzca las proteínas.
◆ Evite los "cómplices" de la nicotina como el alcohol (ya que reduce el umbral de inhibición), el café y los picantes (estimulan la acidez gástrica).
◆ Cuando se le antoje un cigarrillo, cámbielo por una "ocupación" alimenticia: mastique pastillas de menta, mordisquee una fruta o tiritas de verdura.
◆ Beba té con una mezcla de 20 g de cada una de las siguientes hierbas: de San Juan, dulcamara, diente de león y ortiga. Ayuda a dejar el hábito. Agregue 2 cdas. de la mezcla a 1 taza de agua hirviendo. Deje reposar 10 minutos. Beba de 2 a 3 tazas al día.

Así se recupera el organismo

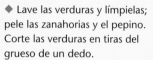

Los siguientes cambios ocurren tras el último cigarrillo. Después de:

▶ **20 minutos**, se normalizan la presión arterial, el pulso y la temperatura de los pies y de las manos.
▶ **8 horas**, aumenta la concentración de oxígeno en la sangre, disminuye el contenido de monóxido de carbono.
▶ **24 horas**, disminuye el riesgo de infarto al miocardio.
▶ **48 horas**, se comienzan a regenerar los nervios olfativo y gustativo.
▶ **2 a 12 semanas** se estabiliza la circulación sanguínea y mejora el funcionamiento pulmonar en un 30%.

▶ **1 a 9 meses**, se reducen los ataques de tos, disnea, congestionamiento nasal. El cilio pulmonar se regenera, con lo que se eliminan las mucosidades, se limpian los pulmones y disminuye el peligro de infección.
▶ **1 a 15 años**, el riesgo de infarto al miocardio, de cáncer pulmonar y de cáncer en la boca, tráquea y esófago disminuye gradualmente, hasta llegar a ser igual al de un no fumador.

AYUDA PARA LOS PULMONES ESTROPEADOS

Cuando se trata de practicar algún deporte, muchos fumadores se quejan de disnea o de poca resistencia. Y por ese motivo muchos de ellos renuncian a practicar las actividades deportivas. ¡Comience hoy mismo a ejercitarse! Las actividades deportivas no sólo sirven para restablecer las funciones orgánicas y, sobre todo, la función pulmonar, sino también como estimulante natural del estado de ánimo. Cuando los fumadores van en camino de dejar de fumar, a menudo están de mal humor; pero durante la práctica de algún deporte, el dejar de fumar será mucho más tolerable debido a la secreción de la llamada hormona de la felicidad (la endorfina). Además de los ejercicios para los pulmones, deberá practicar un deporte de resistencia al aire libre; por ejemplo, la caminata o el trote (vea las págs. 92 y 93 y las págs. 236 y 237). Como límite de su capacidad de esfuerzo, no le servirá ni el tramo recorrido ni el pulso de esfuerzo, sino el "límite de sensación de dolor" de los pulmones.

 ## CÓMO FACILITAR LA EXPULSIÓN DE LA TOS

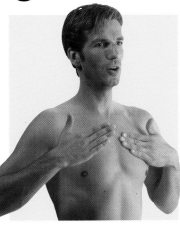

Ejercicio
◆ Párese erguido, de preferencia frente a una ventana abierta, con la espalda bien derecha.
◆ Inhale profundamente por la nariz, y por la boca exhale al tiempo que emite un "Aaah" con los labios ligeramente abiertos. Durante la exhalación golpéese con las manos planas la parte superior del tórax. Comience a golpearse desde abajo, en las costillas, suba al esternón y luego a las clavículas izquierda y derecha.
◆ Tan sólo durante la exhalación haga los movimientos lo más rápidamente posible.

Consejo
◆ Pida a un compañero que le golpee la espalda de la misma manera.

 10-15 fases de exhalaciones. Repetir 3 veces al día

 ## ESTIRAR EL TÓRAX

Ejercicio
◆ Siéntese derecho sobre una pelota terapéutica, separe ligeramente las piernas y apóyelas bien. También puede realizarlo sobre una silla o de pie.
◆ Respire. Estire el brazo derecho sobre la cabeza inclinada hacia la izquierda; al mismo tiempo incline la parte superior del cuerpo hacia la izquierda e inhale. Apoye la mano izquierda en la cadera. Libere la tensión, regrese a la posición inicial y, al mismo tiempo, exhale. Repita el ejercicio con el brazo izquierdo flexionado hacia la derecha. Asegúrese de que la respiración sea uniforme.

 Flexionar de 10 a 15 veces cada lado

Consejo
◆ Mientras se está dejando de fumar conviene toser, así que hágalo durante el ejercicio. Esto reducirá la típica obstrucción por flemas de la tos de fumador.

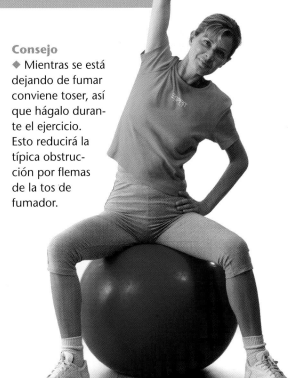

125

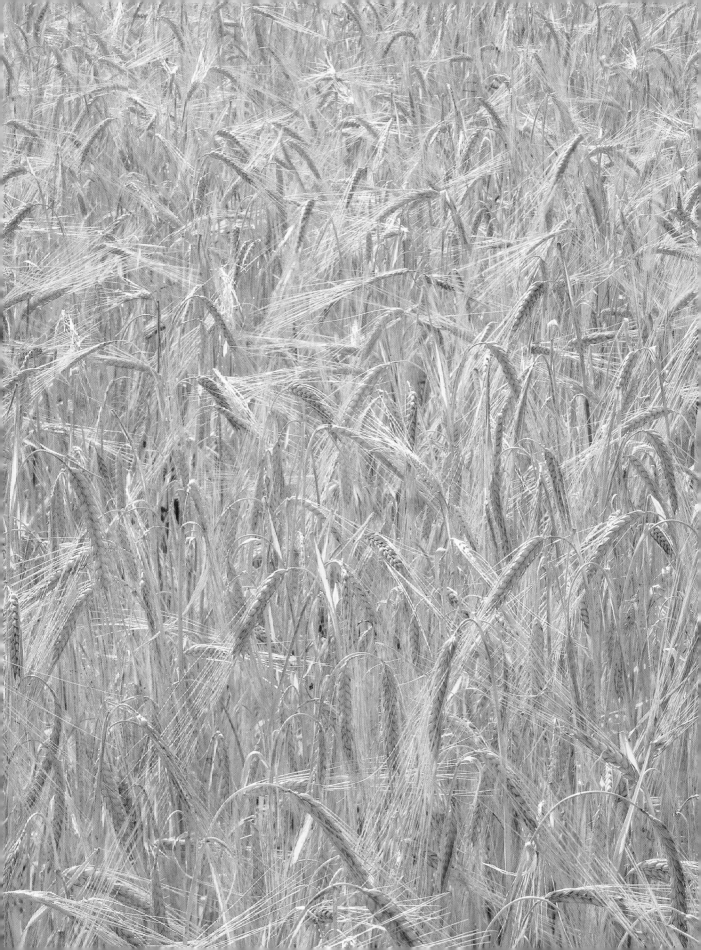

Un aparato digestivo en condición óptima

¿Es estable su digestión?

*Una dieta equilibrada, unas costumbres alimentarias razonables y
una digestión sin contratiempos son las tres columnas de apoyo para favorecer
el bienestar y para vigorizar las fuerzas de defensa.
Descubra si el estómago o el intestino requieren de su apoyo.*

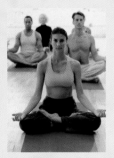

La vesícula
es un tema del cual
no se habla con mu-
cho agrado. Por esa
razón hemos confec-
cionado un programa
especial (a partir de
la pág. 150).

Responda las siguientes preguntas

	Sí	No
▶ Según usted, ¿la carne forma parte de una "verdadera" comida?	☐	☐
▶ ¿El intestino trabaja a veces demasiado, y a veces muy poco?	☐	☐
▶ ¿Toma usted con frecuencia laxantes?	☐	☐
▶ Después de tomar café, vino, jugo de naranja y dulces, ¿sufre regularmente de dolores y ardores de estómago?	☐	☐
▶ ¿La selección de sus platillos es independiente de la época del año?	☐	☐
▶ ¿En su plan alimentario escasean el yogur y los productos lácteos?	☐	☐
▶ ¿Le ayuda tomar un pequeño digestivo después de las comidas copiosas?	☐	☐
▶ ¿Entre sus familiares hay casos de cáncer de intestino o de estómago?	☐	☐
▶ ¿Sufre usted frecuentemente de flatulencias?	☐	☐
▶ ¿Es ambicioso y se encuentra con frecuencia bajo presión psicológica?	☐	☐
▶ ¿Puede resistirse a los chocolates, las tartas y los dulces?	☐	☐
▶ ¿Come todos los días granola y solamente pan de granos?	☐	☐
▶ ¿Su vida cotidiana es siempre muy ajetreada?	☐	☐
▶ ¿Camina a pie menos de 5 km a la semana?	☐	☐
▶ ¿Come solamente una vez al día, pero muy abundantemente?	☐	☐
▶ ¿Le parecen los restaurantes de comida rápida una buena opción en nuestra época, en la que se vive tan aceleradamente?	☐	☐
▶ ¿Su última revisión de intestino y estómago fue hace dos años o más?	☐	☐
▶ ¿Padece de hemorroides?	☐	☐
▶ ¿Siente cierta aversión por algunos alimentos?	☐	☐
▶ ¿Se operó alguna vez de la región estomacal o intestinal?	☐	☐

RESULTADOS: ASÍ ESTÁ SU DIGESTIÓN

☺ **Respondió** a menos de 7 preguntas con Sí. El estómago y el intestino no le causan molestias, aunque usted ha experimentado en carne propia que esto podría no ser siempre cierto. Para que se mantenga así, usted debe prevenir y hacer algo positivo para su estómago. Una de las dos indicaciones de este capítulo seguramente es también novedosa para usted y le ofrece sugerencias y ayuda en caso de necesidad.

Nuestra recomendación
● *Para proteger el equilibrio de la flora intestinal y, con ello, regularizar la digestión deberá hacer de vez en cuando un día de descongestión (vea la pág. 136).*
● *¿Ha probado alguna vez el ayuno terapéutico (a partir de la pág. 134)? Depura y ayuda a que se regeneren el cuerpo y el espíritu.*
● *Cuando en vacaciones no se ha aclimatado completamente y tiene problemas con la digestión, encontrará consejos muy útiles en la pág. 157.*

☺ **Respondió** a 7 o más preguntas con Sí y sabía antes de hacer la prueba que el tracto gastrointestinal no siempre está en perfectas condiciones y que los órganos digestivos se rebelan de vez en cuando. Si respondió a más de 12 preguntas con Sí, el equilibrio de la flora intestinal ya está sensiblemente dañado y debe restablecerlo con urgencia.

Nuestra recomendación
● *Aunque en este momento no sienta molestias, usted deberá cuidar su flora intestinal mediante una reorganización de sus alimentos y de ejercicio (a partir de la pág. 132).*
● *El estreñimiento es uno de los malestares más comunes de la región intestinal. Por supuesto usted no debe recurrir a laxantes; las curas ligeras con tés, masajes, brincos en el tumbling y un día de col agria (chucrut) devuelven a la actividad del intestino su dinamismo (a partir de la pág. 144).*
● *Para los problemas agudos de hemorroides (a partir de la pág. 148) y de flatulencias (a partir de la pág. 140) existen remedios rápidos. En los programas cortos también encontrará consejos sobre cómo curar a largo plazo estos padecimientos.*
● *Los trastornos de la digestión como el hipo, el ardor de estómago o la pesadez podrá curarlos siguiendo los consejos de la pág. 157.*

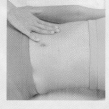

El trabajo intestinal puede activarse por medio de diferentes técnicas de masaje, que se explicarán en las páginas siguientes.

El agua: elíxir de la vida
La persona que cambie su alimentación a una dieta rica en fibra deberá proceder con cuidado y darle a su cuerpo el tiempo suficiente para acostumbrarse al cambio. Un apoyo necesario y muy valioso es el agua. Se recomienda tomar por lo menos 2 litros de agua al día.

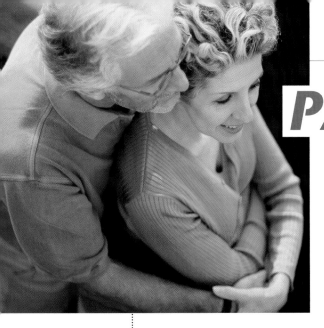

PARA QUE EL INTESTINO ESTÉ ACTIVO

El aparato del tracto gastrointestinal transporta y transforma durante 75 años alrededor de 30 toneladas de alimentos y 50,000 litros de líquidos. Influye en el bienestar duradero del hombre y protege contra los gérmenes de las enfermedades. Con estas tareas tan importantes, es indispensable su cuidado.

Una buena digestión comienza con la selección de los alimentos y con la hora en que se ingieren. Por la noche, para el organismo es mucho más fácil transformar las comidas pobres en grasa que las grasosas. También es recomendable repartir los alimentos en cinco comidas al día, entre ellas dos almuerzos ligeros. Por supuesto, una manzana es más saludable que un pastel. Los que saborean y comen despacio protegen el sistema digestivo, sobre todo si cuando comen se toman el tiempo suficiente para masticar y reducir la comida.

La digestión comienza en la boca

Ya desde el aspecto de un platillo apetitoso se hace agua la boca. El organismo se prepara para la digestión. La saliva tiene, en este proceso, la importante tarea de humedecer los alimentos secos, y sus enzimas comienzan con el desdoblamiento de los carbohidratos. Después de un masticado cuidadoso, los alimentos transformados en puré con la saliva llegan al estómago, cuyos músculos se encargan de mezclarlo con los ácidos estomacales. La albúmina de los alimentos se desdobla y después de 3 a 6 horas el puré relativamente espeso se licua.

El intestino: fundamental para la digestión

El bolo alimenticio pasa en pequeñas porciones del estómago hacia el intestino delgado, donde se secretan otros jugos gástricos del páncreas, del hígado y de las paredes del intestino delgado. Junto con incontables bacterias, se desdoblan las proteínas, la grasa y los carbohidratos de los alimentos que son absorbidos por el organismo. Los nutrientes traspasan por último las paredes intestinales y llegan a la sangre y a la linfa. Este primer aprovechamiento dura menos de una hora, en

---

Es mejor prevenir

Las infecciones crónicas, la tendencia a los pólipos en el intestino y una alimentación pobre en fibras favorecen el cáncer de intestino. Por eso, hágase exámenes preventivos.

▶ **Prevención del cáncer.** Las personas mayores de 40 años deben hacerse con regularidad un examen preventivo de cáncer. El cáncer intestinal –si se detecta en su estado incipiente– es curable en el 80% de los casos. Sin embargo, la mayoría de la gente tiene miedo a las posibles molestias de los

exámenes. Usted deberá superar este temor en bien de su salud. El principio de "no me duele nada, por lo tanto no voy al médico" no funciona en este caso, ya que el cáncer intestinal no ocasiona ningún tipo de molestias en su estado incipiente.

▶ En caso de detectar **sangre en heces**, consulte a su médico familiar. Las más de las veces no hay motivo para preocuparse, pues con frecuencia la razón son hemorroides. (Vea también las págs. 148 y 149.)

el caso de los carbohidratos, y algunas horas cuando se trata de grasas. El resto, de difícil digestión, así como las bacterias muertas se van a continuación al intestino grueso, donde se extraen los líquidos de su contenido de tal manera que éste se condense y finalmente se evacue en forma de excremento.

Mantenga sano el ambiente del intestino por medio de bacterias

Cerca de 400 distintas bacterias, que se encuentran en los intestinos grueso y delgado, protegen el trabajo. Ayudan a la digestión en tanto que ellos, para su propio desarrollo, descomponen los alimentos, estimulan y fortalecen el sistema inmunitario y protegen de enfermedades al organismo. Incluso, existen algunas bacterias productoras de sustancias que matan los agentes patógenos que logran entrar en el intestino, junto con los alimentos que fueron ingeridos.

Mantenga el sistema en equilibrio

Todos los habitantes del intestino están acostumbrados a condiciones de desarrollo favorables, pero las alteraciones causadas por los alimentos en el medio ambiente del intestino influyen directamente en el trabajo de la flora intestinal. Su equilibrio puede modificarse también debido a los antibióticos o a la cortisona; a contaminantes inyectados en frutas y verduras o a la amalgama en los emplastes dentales, las amalgamas de mercurio y las virutas metálicas, así como a causa de diversas enfermedades. Si la flora se encuentra dañada no estará en condiciones de admitir las sustancias nutritivas importantes. por tanto, se debilita el sistema inmunitario y la propensión a las infecciones, el cansancio y el estreñimiento pueden ser consecuencias de ello. En muchos casos, puede servir de ayuda efectuar un saneamiento del intestino por medio de un lavado. Con éste el intestino se libera, por medio del agua, de las sustancias nocivas, del veneno, de las bacterias y de los hongos.

Claro que no es necesario llegar a tal extremo. Una reflexión consciente sobre las costumbres alimentarias y, en caso necesario, emprender una modificación de los alimentos, así como hacer suficiente ejercicio lograrán que la complicadísima fábrica del estómago funcione como es debido. Con el siguiente programa usted podrá mantener protegidos el estómago y el intestino. Hágalo con calma, ya que un cambio demasiado repentino ocasionaría problemas adicionales. El aparato digestivo se irá acostumbrando paulatinamente a las nuevas circunstancias.

Los problemas digestivos pueden volverse crónicos. Si al sobrevenir los dolores, duran más de tres días, usted deberá consultar al médico familiar.

PROGRAMA DE 3 SEMANAS

NUTRICIÓN

Modifique su plan alimentario poco a poco. Su propósito:
► **Favorecer el pasaje intestinal** por medio de fibra. Recetas en la pág. 133.
► **Aligerar el intestino delgado** con un día de fruta a la semana.
► Con **ayuno terapéutico** (págs. 134 y 135), limpiar el cuerpo desde el interior.

RELAJACIÓN

Proteja la actividad intestinal mediante:
► Un masaje abdominal –mejor si lo hace un compañero– que **evita los problemas digestivos.**
► Movimientos especiales de masaje que **estimulan el sistema nervioso vegetativo,** los cuales se deben aplicar diariamente.

EJERCICIO

Estimule el intestino con:
► Ejercicios con la pelota terapéutica **que relajan y fortalecen el abdomen.**
► **Masaje del intestino** mediante la contracción y la relajación de los músculos del abdomen.
► Bailar enérgicamente, que **estimula la circulación y el metabolismo.**

UNA DIETA SANA PARA UNA BUENA DIGESTIÓN

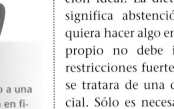

El cambio a una dieta rica en fibra requiere paciencia. El intestino necesita tiempo; si no, reacciona con flatulencias y estreñimiento.

Equilibrada, fresca y variada: así es la alimentación ideal. La dieta sana no significa abstención. Quien quiera hacer algo en beneficio propio no debe imponerse restricciones fuertes, como si se tratara de una dieta especial. Sólo es necesario, en el futuro, hacer una selección de los alimentos de modo más consciente. Con un plan alimentario equilibrado y rico en fibras, se le proporcionan al cuerpo vitales enzimas, minerales y vitaminas. El organismo se fortalece y la digestión se estimula. Aproveche al máximo las próximas tres semanas para efectuar un cambio progresivo en su alimentación.

LOGRAR UNA BUENA DIGESTIÓN

Alimentos	¿Qué los hace tan saludables?	¿Cómo funcionan?
Verduras, frutas Productos integrales Legumbres secas	Fibras	Inician en el estómago el transporte de la masa alimenticia, absorben las materias de desecho
Frutas secas Leche y productos lácteos	Lactobacterias, Proteínas	Regulan la flora intestinal, favorecen la formación de enzimas que estimulan la digestión
Tés de hierbas Agua mineral	Aceites volátiles, Minerales	Hinojo, comino, tomillo y manzanilla ayudan en los espasmos del vientre y en las flatulencias. El agua hace fluir las materias de desecho
Vinagre de manzana	Bacterias del vinagre de manzana, Minerales	Estimulan la producción de los jugos digestivos, ayudan contra el exceso de acidez

La dieta equilibrada

La persona que quiera favorecer la actividad intestinal en forma natural deberá empezar por la alimentación.

Objetivo: el cambio progresivo a una dieta rica en verduras y frutas frescas, productos integrales y lácteos. Al mismo tiempo, reducir el consumo de carnes y platillos grasosos.

◆ Las **recetas** de la página siguiente le ofrecen una dosis adicional de fibras vegetales que limpian el intestino por dentro. En la primera semana del programa alimentario incluya 2 o 3 veces alimentos ricos en fibras y después auméntelos, según los vaya tolerando.

◆ Recuerde **beber suficiente agua** para que las fibras sean capaces de fluir; si no, existe el riesgo de sufrir estreñimiento.

Después de comer, debe descansar...

...o caminar 1,000 pasos. Da lo mismo una cosa que otra, pues ambas contribuyen a la digestión.

▶ **Una siesta de 15 minutos** es muy saludable para el organismo, ya que se reducen todas las demás actividades y el estómago puede digerir tranquilamente. Al mismo tiempo, esta pequeña siesta digestiva lo pone en buena condición para la segunda mitad del día.

▶ **Un paseo para la digestión** es muy conveniente cuando debe permanecer despierto. Es mejor moverse que quedarse sentado después de comer, pues el movimiento evita que la presión sanguínea y la circulación desciendan demasiado.

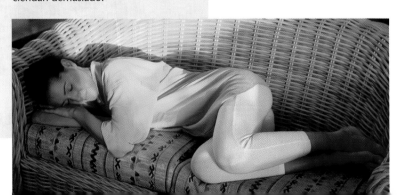

PURÉ DE CEREALES

2 cdas. de trigo triturado
2 cdas. de centeno
triturado
$^1/_4$ de l de agua
4 higos secos
Nueces picadas para
adornar

◆ Revuelva los granos triturados con el agua y remoje
durante 12 horas, de preferencia durante la noche.
Remoje también los higos en
$^1/_2$ taza de agua.
◆ A la mañana siguiente,
escurra los higos, córtelos en
tiras finas y revuélvalos con
la papilla. Adorne con las
nueces picadas.

¿Qué es probiótica?

En los estantes refrigerados
de muchos supermercados
se encuentran cada vez más
los llamados productos
lácteos probióticos, que
supuestamente ejercen una
función benéfica sobre la
flora intestinal. Contienen
bacterias vivas de ácidos
lácteos, que son especialmente resistentes y por eso
mantienen sano el tubo
digestivo. Sin embargo, con
una dieta equilibrada rica en
fibras, la flora intestinal se
regula por sí sola, ya que un
número infinito de bacterias
viven normalmente en el
intestino y se sirven de los
alimentos ingeridos. Un
yogur natural "normal"
todos los días será suficiente
para mantener en equilibrio
el intestino.

RISOTTO DE ESPELTA CON HONGOS FRESCOS

1 o 2 cebollas
1 trocito de poro
$^1/_2$ diente de ajo
$^1/_2$ cdita. de romero picado
10 g de mantequilla
80 g de arroz de espelta
1 taza de caldo de verduras
2 tomates
40 g de cada uno: champiñones, hongos cantarela,
hongos Shiitake
1 o 2 ramitas de perejil
1 cda. de aceite de oliva
Sal y pimienta recién molida
40 g de queso parmesano

◆ Pele la cebolla, el poro y el
ajo. Corte las cebollas y el poro
en aros y pique el ajo. Sofría en
mantequilla, junto con el romero. Agregue el arroz de espelta y sofría ligeramente.
Vacíe poco a poco el consomé
y deje cocer. Lave los tomates,
córtelos en ocho partes, retíre-
les las semillas y agréguelos a
la mezcla anterior.

◆ Deje reposar el arroz alrededor de 30 minutos. Sazónelo
con sal. Mientras tan-
to, limpie los hon-
gos. Caliente el
aceite de oliva y
fría bien los
hongos por to-
dos lados; añáda-
los al risotto y
déjelos reposar
junto con el pe-
rejil picado.

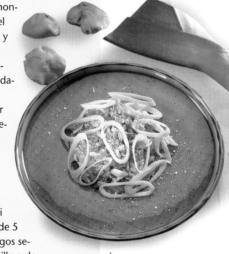

Consejo
◆ El risotto es
muy sabroso si
se le agregan de 5
a 10 g de hongos se-
cos de colmenilla o de
boleto, los cuales debe ablandar previamente en 1 taza de
agua caliente. En este caso, el
agua puede sustituir la taza de
caldo de verduras de la receta.

PAN INTEGRAL CON REQUESÓN DE HIERBAS

60 g de cada uno: requesón
magro y queso fresco
2 o 3 cdas. de agua mineral
1 cdita. de aceite de oliva
$^1/_2$ diente de ajo
1 poro
2 o 3 cdas. de mezcla
de hierbas finas
$^1/_2$ cdita. de cada uno: comino, pimienta y sal
2 rebanadas de pan integral

◆ Mezcle el requesón con el
queso fresco, añada el agua
mineral y el aceite de oliva.
◆ Pele el ajo y píquelo finamente. Limpie el poro y
córtelo en aros finos. Mezcle

las hierbas con el ajo y el comino y añádalos al requesón.
Condimente con sal y pimienta
hasta que quede a su gusto.
◆ Unte las rebanadas de pan
con la mezcla de requesón.
Adorne con los aros de poro.

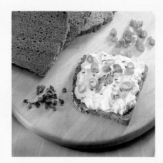

AYUNO POR AMOR AL CUERPO

E l ayuno representa para muchas culturas, desde hace miles de años, un recurso espiritual para el cuerpo, la mente y el alma: el ayuno terapéutico no significa pasar hambre. El cuerpo se limpiará a fondo y quedará libre de elementos tóxicos, sin estrés ni inquietud. Al mismo tiempo, la psique se puede regenerar, ya que junto con las toxinas acumuladas también se eliminan los llamados "desechos espirituales".

Un ayuno terapéutico acelera la actividad de defensa y la de autosanación del organismo. Adicionalmente, el ayuno influye de manera favorable en enfermedades como la hipertensión, los trastornos del metabolismo, los problemas de la circulación sanguínea y las enfermedades reumáticas.

!

El ayuno queda prohibido durante las enfermedades graves, las situaciones de agotamiento o de peso muy bajo. Consulte al médico antes de ayunar si padece enfermedades crónicas, como la diabetes.

CONSOMÉ DE VERDURAS

Para el caldo
1 l de agua
2 zanahorias
1 tallo de poro
¹/₄ de bulbo de apio
1 cebolla
2 ramitas de perejil

◆ Ponga a hervir el agua. Limpie toda la verdura, lávela y córtela en pedazos no muy pequeños.
◆ Agregue la verdura al agua

hirviendo y déjela hervir de 20 a 30 minutos. Cuele el líquido. A elección, puede hervir también papas, tomates, col morada o corazones de lechuga.

Consejo
◆ Poco antes de servir el consomé, puede aderezarlo con hierbas frescas como perejil, albahaca, eneldo o mejorana, según su preferencia.

Ayuno sin riesgos

◆ **Día de inicio** como preparación: reparta 1 kg de fruta fresca entre 3 o 4 comidas durante el día. Además, tome por lo menos 2 l de agua.
◆ Una **purga intestinal** con sal de Glauber (sulfato de sosa), al principio le quita la sensación de hambre: diluya 2 cdas. copeteadas de sal de Glauber en 3 tazas de agua tibia y bébalas a sorbos pequeños.
◆ La **duración del ayuno** deberá ser como máximo de tres días en caso de que lo esté haciendo

sin estar bajo la supervisión del médico.
◆ Deberá considerar el hacer un poco de **ejercicio corporal** al aire libre combinado con largas pausas de descanso y con momentos de meditación.
◆ Los **fomentos en el hígado** contribuyen a la desintoxicación. Póngase de 1 a 3 veces al día en la región del hígado una toalla húmeda y caliente durante una media hora.
◆ Tome 3 l de líquidos (bajos en sodio) a tragos, repartidos a lo largo del día. La orina deberá ser incolora.
◆ **2 días de alimentación reconstructiva** después de terminar el ayuno aligeran el cambio a la alimentación de costumbre. Coma fruta fresca o una sopa de verduras como la de la receta de arriba (haga puré las verduras y mézclelas con el caldo).

Excursión en compañía durante el ayuno

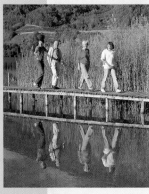

Si se ha decidido por una cura de ayuno dirigido, se le propondrán entonces muchas excursiones. El relajante camino por la naturaleza puede, sin embargo, recorrerse también cerca de casa, para comenzar y para

organizar a la perfección un día de ayuno. Éstas son algunas reglas básicas que deben observarse:
▶ Escoja una distancia continua, con poco declive, para que el esfuerzo no sea excesivo.
▶ Respire por la nariz y no hable mientras asciende, para no entorpecer el ritmo de la respiración.
▶ Un cambio continuo de 100 pasos rápidos y 200 lentos hace que la circulación sanguínea se adapte convenientemente.

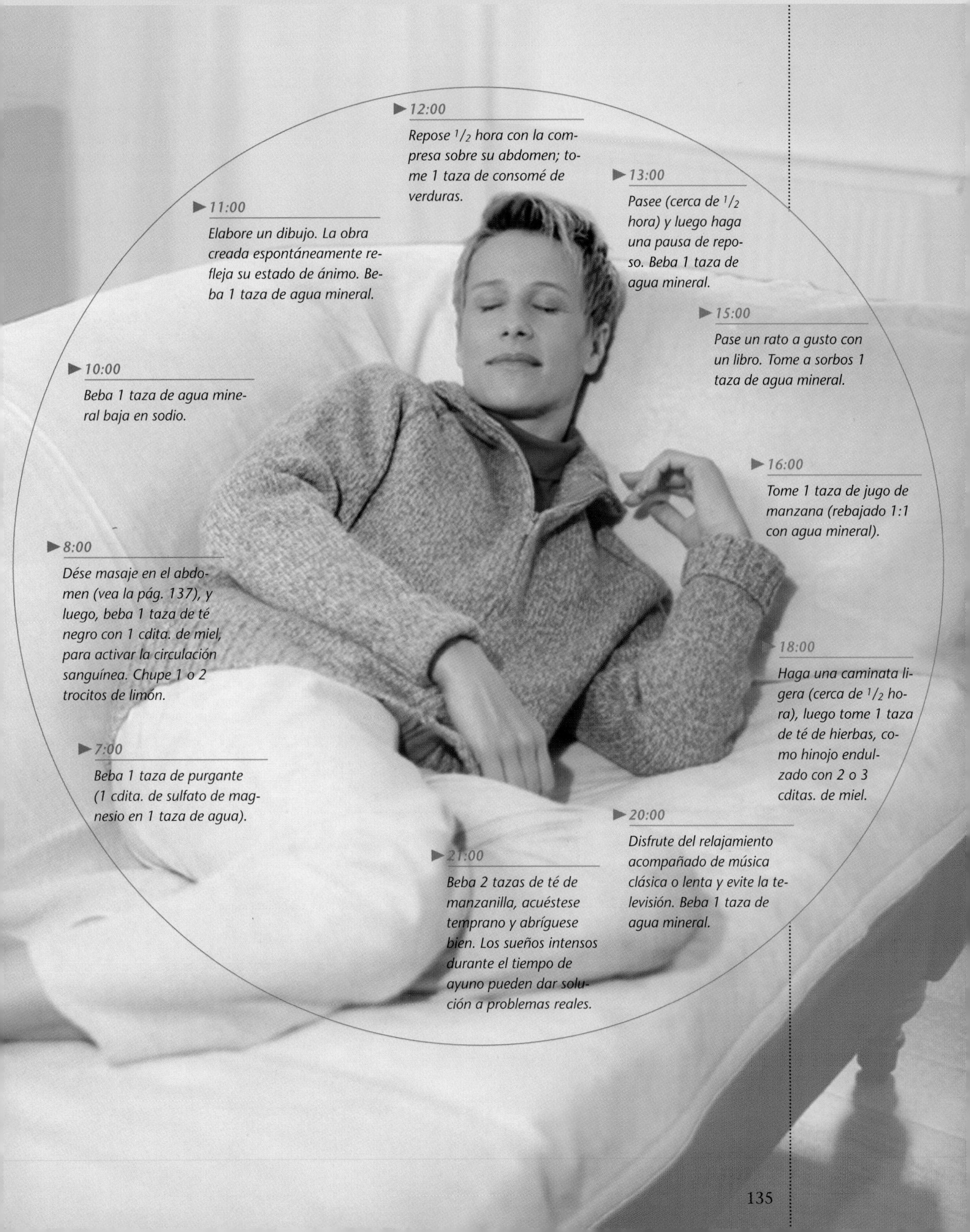

► 12:00

Repose $1/2$ hora con la compresa sobre su abdomen; tome 1 taza de consomé de verduras.

► 13:00

Pasee (cerca de $1/2$ hora) y luego haga una pausa de reposo. Beba 1 taza de agua mineral.

► 11:00

Elabore un dibujo. La obra creada espontáneamente refleja su estado de ánimo. Beba 1 taza de agua mineral.

► 15:00

Pase un rato a gusto con un libro. Tome a sorbos 1 taza de agua mineral.

► 10:00

Beba 1 taza de agua mineral baja en sodio.

► 16:00

Tome 1 taza de jugo de manzana (rebajado 1:1 con agua mineral).

► 8:00

Dése masaje en el abdomen (vea la pág. 137), y luego, beba 1 taza de té negro con 1 cdita. de miel, para activar la circulación sanguínea. Chupe 1 o 2 trocitos de limón.

18:00

Haga una caminata ligera (cerca de $1/2$ hora), luego tome 1 taza de té de hierbas, como hinojo endulzado con 2 o 3 cditas. de miel.

► 7:00

Beba 1 taza de purgante (1 cdita. de sulfato de magnesio en 1 taza de agua).

► 20:00

Disfrute del relajamiento acompañado de música clásica o lenta y evite la televisión. Beba 1 taza de agua mineral.

► 21:00

Beba 2 tazas de té de manzanilla, acuéstese temprano y abríguese bien. Los sueños intensos durante el tiempo de ayuno pueden dar solución a problemas reales.

135

PROTEJA EL INTESTINO CON FRUTA FRESCA

Es bueno para todo el organismo un día de desintoxación. Organice, por ejemplo, un día de fruta, en el que coma exclusivamente fruta fresca.

Las frutas contienen las llamadas sustancias secundarias, es decir, los colorantes, las hormonas vegetales y los principios amargos. Estas sustancias contribuyen al fortalecimiento del sistema inmunitario, gracias a lo cual, el intestino se puede proteger de las infecciones causadas por virus, hongos y bacterias. Además, el organismo puede aprovechar los depósitos de energía con las valiosas vitaminas y los minerales. Déjese seducir por la diversidad de sabores y disfrute de las dulces frutas.

Después de un día de fruta, ¡usted se sentirá en excelente condición física y competente!

ENSALADA DE FRUTAS DEL CARIBE

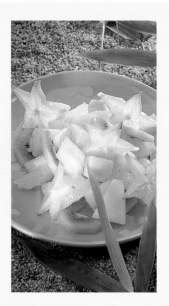

¹/₂ melón chino pequeño
2-3 rebanadas de piña
¹/₂ papayita
1 kiwi
1 naranja
1 carambola
Jugo de 1 limón y de 1 naranja
Un poco de miel de piña para endulzar

◆ Limpie y lave las frutas, pélelas en caso necesario y córtelas en trozos tamaño bocado.
◆ Mézclelas con los jugos. Endulce con el jugo espeso de piña.

Un día de frutas con buen humor garantizado

Una o dos veces durante el programa de 3 semanas podrá usted mimarse con un día rico en vitaminas y fibras.

◆ Lo que mejor se presta es el fin de semana, aunque también puede hacerlo después de una comilona. Dedique el tiempo de ese día exclusivamente a usted, relájese y permita que todo funcione bien.

◆ **Lo que se necesita:** 1.5 kg de fruta fresca, que comerá repartido en cuatro porciones. Todas las frutas están permitidas, hasta los plátanos y los aguacates, ricos en calorías. Para el menú del medio día saboree una ensalada de frutas tropicales.

◆ **Beba** además mucha agua mineral y tés de hierbas o de frutas sin endulzar, por lo menos 2 litros diarios.

◆ Puede planear **actividades corporales,** pero no exagere. Un breve paseo activa el proceso digestivo.

La alternativa líquida

Un día de jugos Beba un total de 1 litro de jugo de frutas o de verduras recién exprimidas, o comprado en la tienda de productos dietéticos, repártalo en 5 porciones durante el día.

La flora intestinal en continuo funcionamiento

Como en un pequeño ecosistema, distintas clases de bacterias viven en el tracto intestinal; sobre todo el intestino grueso está profusamente poblado. Esta flora lleva a cabo múltiples tareas de mucha utilidad:

▶ Un denso grupo de bacterias repremen a los agentes patógenos.
▶ Con la producción de ácidos contienen el desarrollo de los gérmenes dañinos o los matan.
▶ Muchas células mantienen en jaque a los gérmenes, de manera que el sistema inmunitario se estimula.

La composición individual de la flora intestinal puede variar de una persona a otra. Puede ser alterada por:
▶ Medicinas como los antibióticos.
▶ Infecciones.
▶ Vacaciones en el extranjero.
El equilibrio en el intestino puede mantenerse por:
▶ Alimentos equilibrados ricos en fibra con mucha fruta, verdura y productos lácteos.
▶ Mucho ejercicio.

CARICIAS PARA EL ESTÓMAGO

Comer estando bajo estrés o inquietud interior, o deglutir rápidamente los alimentos puede perjudicar el estómago. Con frecuencia, causa retortijones y espasmos, además de otras molestias de la digestión.

Los dos movimientos de masaje de esta página actúan sobre los tejidos nerviosos que modulan las funciones digestivas. En el primer ejercicio, usted puede solicitar que le apliquen el masaje. En el segundo, usted deberá hacerlo solo, puesto que su efectividad depende de la presión que se ejerce en el masaje, y cada persona reconoce qué le sienta mejor. Junto con los ejercicios regulares, estos delicados masajes son la prevención óptima contra el intestino perezoso.

 ## MASAJE EN EL SENTIDO DEL RELOJ

Ejercicio

◆ Acuéstese boca arriba. Relájese mientras respira profundamente durante 2 minutos.

◆ Ahora su compañero debe comenzar con el masaje. Primero sobre el lado izquierdo de su estómago. A partir del arco que forman las costillas, dirija verticalmente los movimientos circulares que se ejecutan con tres dedos para que la palma de la mano se apoye sobre la piel.

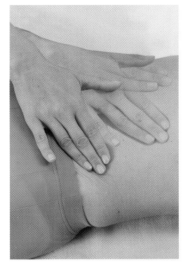

◆ En el segundo paso, los movimientos son horizontales, desde el lado derecho del estómago, por encima del ombligo, hacia la izquierda y luego hacia abajo en dirección a la ingle.

◆ Por último, desde la ingle derecha, verticalmente hacia arriba, luego por encima del ombligo hacia la izquierda y, de allí, el masaje otra vez hacia abajo.

◆ Con un círculo sobre el estómago, en sentido de las manecillas del reloj, termina el masaje.

Consejo

◆ En caso de que le incomode el masaje, pida a su compañero que disminuya la presión.

  10 min., de preferencia a diario

 ## CARICIAS QUE RELAJAN

Ejercicio

◆ Acuéstese relajado sobre la espalda. Ahora imagínese una línea horizontal a la altura del ombligo.

◆ Después, estrictamente con las yemas de los dedos –sin usar las uñas–, acaricie esta línea con el dedo índice o con el medio. Debe sentir la sensación de una cortada leve.

◆ Da lo mismo la dirección que se tome para aplicar el masaje anterior: de derecha a izquierda o de izquierda a derecha. La caricia se debe hacer en un solo sentido, no de ida y vuelta.

Consejo

◆ Este ejercicio se puede realizar de vez en cuando mientras se está sentado.

  5 min., de preferencia a diario

 ### Comprobado

▶ **Tierra medicinal** Diluya 1 cdita. de tierra medicinal en agua mineral o té de hierbas. Tómelo después de las comidas.

▶ **Té digestivo** Mezcle 15 g de cada una: hierba de centaura, milenrama, raíz de genciana, menta y manzanilla. Vierta 1 taza. de agua hirviendo en 2 cditas. de esta mezcla. Tápela, déjela reposar 10 minutos y cuélela. En caso necesario, tome una taza de té sin endulzar 2 o 3 veces al día, después de los alimentos.

Así se mantiene activa la digestión

El ejercicio es una necesidad absoluta para la actividad regular del intestino, pero, lamentablemente, la mayoría de las personas permanecen sentadas demasiado tiempo. Por eso, ejecute todos los días de la primera semana los dos ejercicios con la pelota que aparecen en esta página. Mediante pequeños saltos, relaje la musculatura de toda la zona del vientre; el segundo ejercicio fortalece los músculos del abdomen. El relajar y el contraer ejercen un efecto estimulante sobre los movimientos del intestino. En la segunda semana viene otro ejercicio para fortalecer los músculos del abdomen (abajo a la derecha). Y desde la primera semana deberá tener tiempo para hacer el ejercicio del cancán al menos dos o tres veces. Lo importante no será su perfecta ejecución, sino la alegría del movimiento.

 RELAJAR LA MUSCULATURA

Ejercicios

◆ Siéntese con la espalda erguida sobre una pelota terapéutica. Los pies se colocan sobre el piso, abiertos por lo menos a la anchura de las caderas. Las manos sujetan con fuerza la pelota.

◆ Ahora, brinque levemente, no demasiado, sólo hasta que el impulso recaiga sobre la pelvis. Los pies deben permanecer en el piso. Los deportistas levantan los glúteos ligeramente al brincar.

◆ Haga movimientos giratorios con el abdomen y la pelvis, como en la danza del vientre o el hula-hula.

 Brincar 3 min. –
4 min. de hula-hula

 Brincar 5 min. –
5 min. de hula-hula

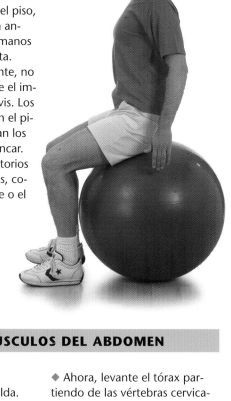

 PARA LOS MÚSCULOS DEL ABDOMEN

Ejercicio

◆ Acuéstese sobre la espalda. Levante las piernas y tire de la pelota por debajo de ellas, de manera que los muslos la toquen.

◆ Coloque los muslos muy pegados a la pelota, para que no se resbalen.

◆ Ahora, levante el tórax partiendo de las vértebras cervicales, y al mismo tiempo levante los brazos. Al incorporarse, la barbilla se debe dirigir al pecho, para no forzar la nuca con el estiramiento.

◆ Mantenga la contracción de 5 a 7 segundos y regrese lentamente a la posición inicial.

Consejo

◆ En las pausas, dése masaje en el vientre con las manos planas.

 8 veces – pausa de 30 seg.
Repetir 4 veces

 6 veces – pausa de 30 seg.
Repetir 3 veces

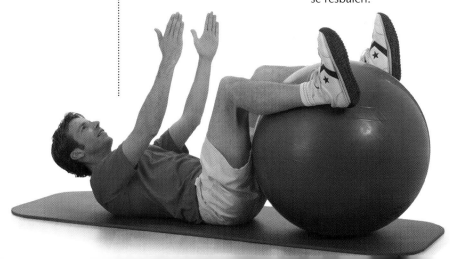

ARRIBA LA PIERNA... Y A BAILAR CANCÁN

Ejercicio

◆ Párese erguido. Coloque los pies sobre el piso a la anchura de las caderas y flexione los brazos ligeramente a los lados.

◆ Camine en el mismo lugar durante unos 2 minutos para calentar los músculos.

◆ Ahora, como en el baile del cancán, levante alternadamente las piernas flexionadas y las rodillas en dirección al tórax. Mueva los brazos igual que las piernas, al mismo ritmo.

◆ Mantenga la cabeza derecha o, cada vez que cambie de paso, diríjala a la derecha o a la izquierda.

◆ Vuelva a la caminata estacionaria para aflojar y relajar los músculos de las piernas.

Consejo

◆ Para hacer el ejercicio, póngase pantalones cómodos o mallas ajustables. No debe tener nada apretado en el abdomen ni en las piernas.

 10 min.,
2 o 3 veces por semana

Con 10 minutos de entrenamiento del vientre, el intestino se estimula

LA MONTAÑA RUSA DEL ABDOMEN

Ejercicio

◆ Acuéstese bien estirado sobre el piso, extienda los brazos y relájelos a los lados.

◆ Para el ejercicio en conjunto es importante respirar con regularidad.

◆ Inhale profunda y lentamente. En la medida en que el pulmón se llena, se expanden los músculos del abdomen. Extienda el vientre hacia fuera sin llegar a sentirse incómodo.

◆ Exhale lentamente mientras contrae el abdomen todo lo que pueda, hasta que no quede nada de aire dentro.

◆ Puede hacer este ejercicio en las mañanas antes de levantarse; los primeros efectos se notarán muy pronto.

 5 min.,
de preferencia a diario

La naturaleza como campo de entrenamiento

Salga al aire libre todos los días por lo menos de 10 a 15 minutos. Después de todos los ejercicios anteriores que se realizan dentro de la casa, afuera tendrá usted más espacio para moverse. Y allí encontrará material natural de entrenamiento.

▶ Primero comience caminando lentamente, o trotando, para entrar en calor.

▶ Después de un rato de caminar o de trotar, levante las rodillas cada vez más hacia el estómago. Los brazos deben permanecer relajados hacia abajo, para que pueda balancearlos con más facilidad.

▶ Si encuentra en el camino una gran rama de árbol tirada, aprovéchela para saltarla con las piernas encogidas, o para brincar a lo largo de ella también con las piernas encogidas.

▶ Haga de vez en cuando un par de sentadillas, ya que éstas no sólo estimulan el intestino, sino también la circulación sanguínea.

EVITE FLATULENCIAS EN EL ESTÓMAGO

Los gases en el intestino son muy normales. Aunque si se escapan a horas y en lugares inapropiados pueden resultar embarazosos. Cuando se acumula un exceso de gases en el tracto intestinal, se forman las flatulencias. Alimentos de difícil digestión como la col y las frutas secas pueden ser los culpables. Los alimentos no digeridos se fermentan por influencia de las bacterias del intestino, y los gases que se producen en ese proceso tienen un olor muy desagradable.

También las costumbres alimenticias desempeñan su papel. Quien deglute los alimentos rápidamente y además habla, traga demasiado aire que se acumula en el intestino, y el resultado son los flatos. Pero estos gases tan incómodos pueden prevenirse.

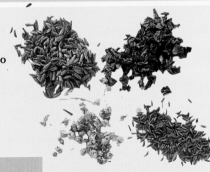

El perejil ayuda
Mastique después de las comidas perejil crudo. Con frecuencia bastan dos tallos para que desaparezcan los flatos (y también el mal aliento).

PREVENIR SÍ ES POSIBLE

Los flatos surgen de los procesos de fermentación (fruta y verdura), descomposición (carne y salchichas) y partículas de azúcar de difícil digestión (frituras en repostería). Cada quien tiene diferentes reacciones y debe encontrar por sí mismo qué le produce las flatulencias.

Cuidado con

◆ Alcachofas, cebollas, col, frijoles, lentejas, colinabo, col agria
◆ Frutas con hueso, nueces, higos y bayas
◆ Comidas ricas en fibras como: granola, pan de grano triturado, cereales
◆ Componentes del azúcar de difícil degradación: repostería frita, levadura, miel, jarabe y chocolate
◆ Café, agua mineral rica en ácido carbónico, cerveza, vino espumoso

Se recomienda

◆ Anís, hinojo, comino o cilantro como condimento o en té
◆ Productos lácteos como yogur, kefir, jocoque, leche caliente
◆ Grasas fáciles de digerir, como aceite de oliva prensado en frío o aceite de canola
◆ Comida cruda y productos de cereales frescos en el cambio lento de alimentación después de una desintoxicación (ver págs. 134 y 135)
◆ Hierbas: estragón, angélica, mejorana, ajedrea y genciana

TÉ DE 4 PLANTAS PARA LAS FLATULENCIAS

25 g de semillas de comino
25 g de semillas de hinojo
25 g de menta
25 g de manzanilla

◆ Tenga siempre una mezcla con las mismas cantidades de esas 4 plantas medicinales como provisión.
◆ Vierta 1 o 2 cditas. de la mezcla en una taza y añada agua hirviendo.
◆ Deje que la infusión repose durante 10 minutos y después cuélela.
◆ Después de cada comida, tome una taza de esta infusión a sorbitos.

El mito del agua y la fruta

¿A usted, cuando era niño, le dijeron alguna vez que tomar agua para quitar la sed después de haber comido una enorme cantidad de fruta le causaría molestísimas consecuencias? Quizá lo haya hecho de todas maneras, dando paso a dolores de estómago y flatulencias.

► El agua de la llave de muchas naciones no está perfectamente desinfectada, y al beberla, si todavía hay en ella bacterias presentes, puede presentarse un apresurado proceso de fermentación de los jugos de la fruta y las bacterias, responsables de los dolores.

► Además de esta fuente de peligro, nuestra "sociedad civilizada" ha introducido otros vicios: masticar goma de mascar todo el tiempo, beber con popote, ingerir refrescos y cocteles con gas, la comida rápida, los bocadillos entre comidas, y hasta un consumo excesivo de productos integrales, que son los que pueden originar las flatulencias.

MANOS QUE AYUDAN CONTRA LA PESADEZ EN EL ESTÓMAGO

Ejercicio

◆ Acuéstese relajado boca arriba con un cojín pequeño debajo de la cabeza.

◆ La otra persona se arrodilla junto a usted y le levanta la pierna derecha. Después le toma con una mano el tobillo y con la otra, la rodilla.

◆ Ahora le aprieta levemente la rodilla contra el estómago y allí deja la pierna durante unos segundos. La otra mano descansa en la espinilla. Ahora debe soltar y repetir el ejercicio con la pierna izquierda.

◆ Procure, mientras le hacen las flexiones, respirar profunda y regularmente con el estómago.

Consejo

◆ También los masajes suaves con rotaciones de la pelota de hule con púas sobre el estómago ofrecen un alivio.

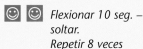 *Flexionar 10 seg. – soltar.*
Repetir 8 veces con cada pierna

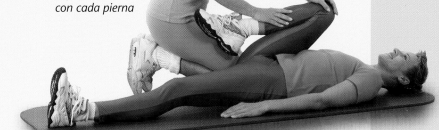

COMPRESAS CALIENTES PARA EL ESTÓMAGO

Las compresas húmedas calientes se consideran el primer método para aliviar toda forma de espasmo estomacal. Estimulan la circulación sanguínea en la región estomacal y favorecen la desintoxicación del organismo. Las siguientes compresas siguen en vigencia:

Compresa de vinagre

◆ Sumerja una toalla en agua de vinagre caliente y colóquela sobre el estómago. Ponga otra toalla alrededor y deje que haga efecto durante 10 minutos.

De semillas de linaza

◆ Cueza 1 taza de semillas de linaza con 1 taza de agua en una olla grande (se infla). Ponga la masa, todavía caliente, en un trapo de cocina y colóquela en el lugar dolorido del estómago. Envuelva con una

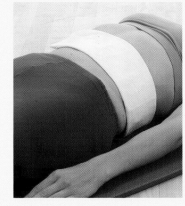

toalla seca y cúbrase con una cobija. El tiempo para que surta efecto deberá ser de 1 a 2 horas, hasta que el trapo se haya enfriado.

Aceites etéricos

◆ Dé masaje al estómago con aceite etérico de comino o de ricino, o reemplace el masaje por una compresa caliente con

2 gotas de estos aceites.

◆ Quite la compresa cuando deje de sentirse el calor.

◆ También el aceite de ajo (2 gotas mezcladas con 1 cda. de aceite de soya) puede untarse sobre el estómago.

Saco de heno

◆ Coloque inmediatamente después de la comida principal un saco de heno caliente sobre la parte superior y media del estómago. Para esto, llene un saco con flores de heno (de la farmacia) y caliéntelo sobre una olla con agua hirviendo. Deje el saco sobre su estómago hasta que deje de sentirse caliente.

Cuidado

◆ Compruebe siempre, antes de colocar las compresas en su cuerpo, si ya soporta el calor sobre la piel.

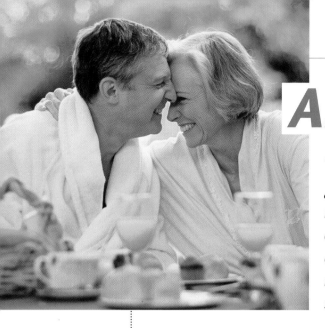

ALIVIE SIN MEDICINAS EL ESTREÑIMIENTO

¿Quién no conoce la desagradable sensación de ir al baño y... nada? En todos los países, son millones los adultos que se quejan del molesto y común estreñimiento. Sin embargo, con unas cuantas medidas se logra que el intestino perezoso se active sin necesidad de tomar laxantes.

Uno se siente inflamado e indispuesto, se esfuerza sin lograr nada en el retrete. Es imposible, el intestino no se pone en marcha. La explicación parece inmediata: estreñimiento. Sin embargo, este diagnóstico suele ser precipitado, ya que no todo aquel que no puede obrar sufre de estreñimiento. Los médicos hablan de estreñimiento cuando los intestinos se vacían menos de tres veces por semana; cuando las molestias son considerables o cuando aparecen síntomas secundarios como los dolores abdominales o flatulencias.

Qué hace perezoso al intestino

La calidad y la frecuencia de las evacuaciones están en estrecha relación con el estilo de vida. Las comidas rápidas frecuentes, el exceso de carne, muy poco movimiento y los días demasiado agitados cansan al intestino. La mayoría de la gente pasa gran parte del día sentada: en el auto, ante el escritorio, en salas de juntas y frente al televisor. Esto debilita los músculos abdominales, y al intestino le falta el estímulo externo para activarse. Y los alimentos pobres en fibra tampoco lo activan. Se le estimula muy poco, lo que perjudica también sus músculos y sus nervios. Poco sueño, una jornada desordenada y la presión de los compromisos desconciertan al intestino,

PROGRAMA DE 7 DÍAS

NUTRICIÓN

Normalice la flora intestinal por medio de:
▶ Alimentos ricos en fibras y pobres en grasas que **evitan el estreñimiento.**
▶ Mezclas de tés, que **purgan suavemente** y **previenen el estreñimiento.**
▶ Remedios caseros tradicionales que, con medios naturales, ayudan a la digestión.

EJERCICIO

Estimule la actividad intestinal mediante:
▶ Brincos y saltos pequeños en el *tumbling*, **que fortalecen la musculatura del intestino.**
▶ Ejercicios con la pelota terapéutica para sentarse, que contribuyen a la **regularización de los movimientos intestinales.**

RELAJACIÓN

Ayude a su intestino:
▶ Con compresas para el vientre, **que alivian las flatulencias y los calambres.**
▶ Con un masaje en las zonas reflexivas de las manos, que **estimula la digestión.**
▶ Con movimientos pendulares relajantes sobre la pelota terapéutica, **que activan el intestino.**

que reacciona mostrándose cada vez menos confiable y volviéndose lento y perezoso. La consecuencia es el estreñimiento crónico.

En casos específicos, las enfermedades como el hipertiroidismo o cierto tipo de medicamentos también pueden obstruir el intestino.

Lo que ayuda al intestino

Las mujeres sufren con más frecuencia de estreñimiento crónico que los hombres. Las personas de edad avanzada lo padecen más a menudo que las jóvenes, ya que en la vejez suele faltarle líquido al organismo. Los ancianos rara vez sienten sed, y por ello deben prestar mucha más atención a la ingestión de suficientes líquidos. Por lo demás, para cualquier forma de estreñimiento es importante someter al intestino a un programa de acondicionamiento físico, que implica hacer ejercicio especial con regularidad; un

poco más de tranquilidad y una alimentación integral. Un masaje en el abdomen todas las mañanas, un par de fibras suplementarias, como salvado de trigo y semillas de la hierba pulgota de la India, o un vaso de agua tibia antes del desayuno a menudo hacen milagros. Y si no funcionan desde el primer día, no se preocupe. Un intestino perezoso necesita un par de días para volver a funcionar.

Otras causas

El estreñimiento puede afectar incluso a quienes normalmente gozan de una buena digestión. Por ejemplo al viajar: el cambio de horarios y de clima, pero sobre todo, la ingestión de condimentos no acostumbrados trastornan la digestión. Con un poco de paciencia y remedios caseros inofensivos, como el jugo de col agria, el problema se resuelve casi por sí solo. Cuando esté enfermo e inevitable-

mente deba guardar cama, cuide de no sobrecargar el intestino. En este programa de 7 días encontrará varias sugerencias para un plan alimentario favorable a la digestión. Sin embargo, se debe tener mucho cuidado cuando surge un estreñimiento repentino acompañado de dolores espasmódicos, fiebre, náuseas y vientre inflamado. Si se presenta este caso, consulte de inmediato a un médico. También debe consultar a un especialista cuando no logre controlar el estreñimiento durante un largo periodo a pesar del programa de acondicionamiento físico, ya que para que un organismo sea sano y eficiente es requisito indispensable una digestión regulada.

Los laxantes no resuelven el problema

Alrededor de 20% de mexicanos recurre a los laxantes para el estreñimiento, incluso por años. Sin embargo, conviene sopesar los beneficios y los perjuicios.

▶ Antes de tomar laxantes, pruebe remedios caseros tradicionales, alimentos ricos en fibra, fruta o sustancias de origen vegetal como la linaza o el salvado de trigo. Se espesan con el agua en que se remojan y aumentan, con la fibra

no digerida de los alimentos, la cantidad de bolo fecal. Las heces serán más blandas y la expulsión corregida.

▶ Por medio de laxantes se obtiene, cierto es, un alivio momentáneo. Pero implican el peligro de causar hábito. Le quitan su trabajo al intestino, que se hará aún más perezoso y no pocas veces se requerirá de otro laxante. Además, su uso prolongado causa una pérdida de minerales, sobre todo de calcio, que es el encargado de mantener al intestino en movimiento.

143

LIMPIEZA GENERAL DEL INTESTINO

E l apoyo principal para una digestión adecuada son las fibras vegetales. Así se denomina a la materia fibrosa no digerible que contienen las frutas, las verduras, los diferentes tipos de cereales y los productos integrales de cereal. Las fibras ejercitan al intestino gracias a su capacidad de inflarse de manera natural al humedecerse el bolo alimenticio, haciéndolo resbaladizo. En su trayecto por el tracto gastrointestinal, se adhirieren los residuos dañinos para la salud, que así se eliminan. Esto disminuye el riesgo de cáncer intestinal. Sin embargo, la normalización de la flora intestinal con ayuda de la fibra no se consigue de la noche a la mañana. Si el estreñimiento es agudo, existen laxantes suaves con los que al otro día de tomarlos todo puede volver a su marcha normal.

Así regula naturalmente su digestión

PLAN ALIMENTARIO PARA LA BUENA DIGESTIÓN

Alimento	¿Qué es eficaz?
Desayuno	Granola con hojuelas de cereal, frutas secas y kefir o yogur o manzana rallada con requesón o queso fresco
Comida	1 porción pequeña de carne magra o de pescado con 1 porción grande de verdura como guarnición
Cena	1 porción grande de ensalada con aderezo de aceite vegetal, con 2 rebanadas de pan integral
Entre comidas	1 vaso de jugo de ciruela o de jugo de col agria, 1 o 2 plátanos

Digestión natural sin sustancias químicas

Para que vuelva a funcionar adecuadamente su digestión puede recurrir a remedios caseros sencillos. Simplemente pruebe cuál le resulta a usted más conveniente.

◆ **Linaza** Mezcle, en $^{1}/_{2}$ l de agua, 2 cdas. machacadas o molidas grueso e ingiérala antes del desayuno y antes de irse a la cama. Mezclada con puré de frutas y endulzada con miel refuerza el efecto.

◆ **Salvado de trigo** Mezcle 1 o 2 cdas. en $^{1}/_{2}$ l de agua, ingiéralo por las mañanas antes del desayuno y por las noches, media hora antes de acostarse.

◆ **Semilla de pulgón de la India** Ingiera 1 cda. de semillas con 1 taza de agua, una hora antes del desayuno y otra taza una hora antes de irse a dormir.

◆ **Lactosa** Mezcle 1 o 2 cdas. en 1 l de agua; ingiera 1 taza antes de desayunar y, por las noches, una hora antes de irse a la cama a dormir.

MEZCLA DE TÉS LAXANTES SUAVES

Para casos agudos
25 g de cada uno: hojas de sen, de corteza de arraclán, de hinojo, de flores de manzanilla

◆ Mezcle los ingredientes. En 1 taza de agua hirviendo ponga 2 cditas. de esta mezcla. Tape y deje reposar 10 minutos.
◆ Cuele el té y, sin endulzarlo, bébalo a sorbitos antes de irse a la cama.
◆ Surte efecto después de unas 6 a 8 horas.

Cuidado
Tome este té sólo en casos agudos, y no por largo tiempo. Los laxantes vegetales como las hojas de sen y la corteza de arraclán pueden crear hábito y dañar el intestino.

Para prevenir: 50 g de flores de jamaica (hibiscus)

◆ Añada 2 cditas. de flores de jamaica a 1 taza de agua hirviendo. Deje reposar, tapado, durante 10 minutos.
◆ Cuele y beba 2 o 3 tazas a sorbos después de las comidas.

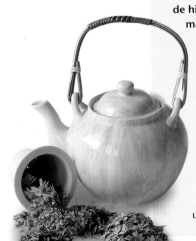

◆ **Frutas secas** Coma de vez en cuando, durante el día, 100 g de, por ejemplo, higos, dátiles, ciruelas.

◆ **Leche de rábano picante** Ingiera, de preferencia en la noche, $1/2$ cdita. de rábano picante fresco junto con 1 taza de leche tibia.

◆ **Col agria** Surten efecto no sólo la col cruda fermentada y acidificada en leche, sino también 1 o 2 vasos de jugo de col agria.

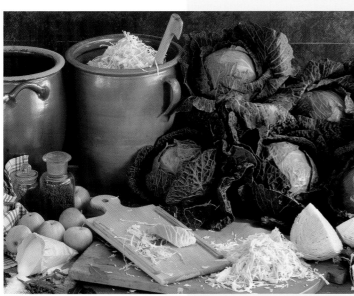

También son muy benéficos: el jugo de ciruelas y el de saúco.

◆ **Agua mineral con alto contenido de sulfatos** Beba un vaso grande antes del desayuno y, en total, por lo menos 2 o 3 litros todos los días.

◆ **Aceite de ricino** Según le convenga, tome 1 o 2 cdas.; el sabor se neutraliza con un pedacito de pan o con un vaso de leche. Surte efecto 2 o 3 horas después.

◆ **Semillas de mostaza** Ingiera todas la mañanas 1 cda. de semillas de mostaza blanca con 1 taza de agua.

DÍA DE COL AGRIA

1 kg de col agria fermentada y acidificada en leche
2 o 3 rebanadas de piña
1 zanahoria
1 naranja
1 cebolla
1 cdita. de enebro
Aceite de girasol
1 cdita. de comino
2 o 3 l de agua mineral

Reparta la col agria en tres porciones y cómala en la mañana, a medio día y en la noche.

◆ **En la mañana** Ralle la zanahoria, corte la piña en trocitos, y vierta ambas en la porción de col agria cruda. Revuelva la mezcla con un poco de aceite y azúcar.

◆ **A medio día** Corte finamente la cebolla, machaque el enebro y sofríalos en un poco de aceite. Vacíe allí la col agria y deje que se cueza todo durante 10 minutos.

◆ **Por la noche** Rebane la naranja, corte las rebanadas en cuadritos y espárzalos sobre la mezcla de la col agria.

Importante

◆ Beba, repartidos durante el día, por lo menos 2 o 3 litros de agua. Puede sustituir el agua por tés de hierbas o de frutas.

El abecé de las fibras

Para que las fibras cumplan su cometido en el organismo y pongan en marcha al intestino, se debe tener en cuenta lo siguiente:

▶ Déle tiempo al intestino a que se acostumbre a los alimentos ricos en fibra; si no, reacciona con estreñimiento y flatulencias.

▶ Beba mucho, de preferencia agua mineral, al menos 2 o 3 litros al día, para que la fibra se remoje.

▶ Ingerir la fibra antes de los alimentos prepara al estómago para el trabajo de la digestión y hace que uno se sienta satisfecho más rápidamente.

▶ La fibra de los cereales, que se halla en el pan y otros productos integrales, es especialmente eficaz para una actividad intestinal normal.

▶ Ricos en fibra son también los chícharos, el brócoli, la col morada, el poro, las grosellas, las uvas de San Pedro, las frambuesas y los arándanos.

▶ Los alimentos ricos en fibra proporcionan al mismo tiempo vitaminas, minerales y oligoelementos.

ACTIVE CON BRÍO EL INTESTINO PEREZOSO

Quizá se acuerda de esos viajes en automóvil, aparentemente interminables, en vacaciones, sin paradas intermedias y sin moverse al aire fresco. Y también en la vida cotidiana, muchos pasan la mayor parte del tiempo sentados, en la oficina y en la casa frente al televisor. En tales circunstancias, un cansancio entorpecedor se apodera no sólo de la cabeza y de los miembros, sino también del estómago.

Ejercicios específicos para la musculatura del intestino y así regularizar sus movimientos son de gran ayuda y el cansancio pronto desaparece.

 TUMBLING EN EL CUARTO

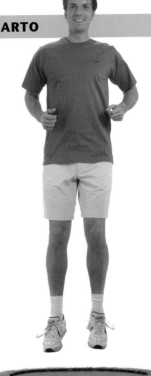

Ejercicio

◆ Comience con 3 o 4 minutos de brincos leves sobre el *tumbling*. Las piernas están paralelas, las rodillas ligeramente flexionadas, la espalda erecta, los brazos ligeramente doblados. No brinque muy alto: basta con "elevarse" unos centímetros.

◆ Durante 2 o 3 minutos brinque alternando las piernas; al mismo tiempo, levante los brazos, el derecho con la pierna izquierda y el izquierdo con la pierna derecha.

◆ Flexione un poco las rodillas y brinque al tiempo que endereza las piernas y mantiene estirados brazos y pies. Repita 4 veces.

◆ Por último, brinque suavemente 1 o 2 minutos.

☺ ☺ *10 min. – 3 o 4 veces por semana*

 LA PELOTA PARA ESTIRAR LOS MÚSCULOS DEL ESTÓMAGO

Ejercicio

◆ Siéntese derecho sobre una pelota terapéutica. Forme un ángulo recto con las piernas y la parte superior del cuerpo, y alinee los pies a la anchura de las caderas.

◆ Coloque las manos sobre la pelota junto al cuerpo y camine despacio un par de pasos hacia delante hasta que toda la espalda esté posada sobre la pelota.

◆ Baje lentamente los glúteos, pliegue la espalda a la pelota y deje los glúteos suspendidos en el aire.

◆ Ahora, cambiando el peso, empuje hacia atrás la pelota con la espalda, levante el torso un poco y dirija la barbilla en dirección al pecho.

◆ Baje otra vez la pelvis, enderece la espalda mientras usted sencillamente se amolda a la forma de la pelota.

☺ *Bajar 5 veces – mantener la tensión 10 seg. – volver a subir*

☺ *Bajar 4 veces – mantener la tensión 10 seg. – sentarse y levantarse*

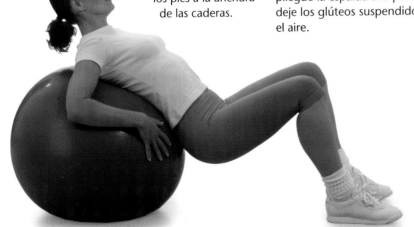

ESTIMULE EL INTESTINO DELICADAMENTE

E sto, con toda seguridad, ya lo ha experimentado usted: demasiado estrés, intranquilidad interior y desequilibrio, que dan lugar a irregularidades en la digestión y como consecuencia y, muy frecuentemente, al estreñimiento. No sólo la actividad por medio de ejercicio puede volver a movilizar al intestino, sino también por medio de compresiones desde fuera sobre las paredes gastrointestinales. Se comprime el contorno del intestino para estimularlo.

Es invaluable la utilidad de los masajes delicados para relajar y para que tanto el intestino como usted recuperen el equilibrio.

LO QUE TAMBIÉN AYUDA

¿Qué?	Modo de aplicación	¿Con qué frecuencia?
Compresas secas sobre el vientre por la noche	Caliente una toalla grande de algodón. Colóquesela sobre el cuerpo –desde las costillas sobre el vientre hasta las caderas– y métase en la cama.	A discreción, todas las noches antes de acostarse. Para una mejor conservación del calor, puede poner una botella caliente entre la toalla y la cobija.
Compresas húmedas frías por la mañana	Meta una toalla en agua fría. Exprímala y colóquesela en el vientre y en la región lumbar.	A discreción, todas las mañanas. Descanse hasta que deje de sentirse el frío.

 MASAJE EN CIERTAS ZONAS DE LAS MANOS

Muchas molestias pueden aliviarse por medio de masaje en las diferentes zonas situadas en las rutas energéticas invisibles y que están ligadas a órganos determinados.

Ejercicio
◆ Siéntese muy relajado sobre una silla, inhale y exhale profundamente. Ahora dé masaje a la mitad inferior de la palma de la mano (aquí se encuentran las zonas reflexivas de la región del intestino) con la yema del dedo pulgar de la otra mano, con movimientos rotatorios. Aplique el masaje lentamente y con una presión leve. Comience con la mano derecha y cambie después a la izquierda.

  A discreción, 5 min. varias veces durante el día

Debe consultar al médico si el estreñimiento persiste, dura más de una semana y va acompañado de fuertes dolores en la región estomacal, y de malestar.

 RELÁJESE LEYENDO SOBRE LA PELOTA TERAPÉUTICA

Ejercicio
◆ Acuéstese con el estómago sobre la pelota y balancéese hacia allá y hacia acá 5 minutos para relajarse mientras lee.
◆ Las puntas de los pies permanecen en contacto con el piso durante todo el ejercicio. Como apoyo y para pasar las hojas, las manos tocan levemente el piso.
◆ Importante: nunca haga este ejercicio con el estómago lleno después de las comidas, ya que

la reacción sería presión en el estómago.

  5 min. – 1 vez al día

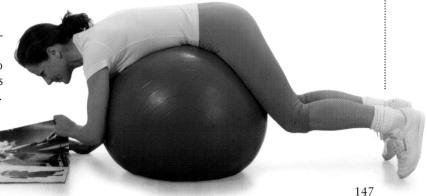

NADA DE FALSO PUDOR POR LOS MOLESTOS NÓDULOS

Uno de cada dos adultos los padece y, sin embargo, sólo 1 de cada 100 habla del tema. El asunto son las várices en la región anal: las hemorroides. Aparecen por el engrosamiento de los vasos que se encuentran en el paso del recto al ano y están demasiado bien irrigados. Las hemorroides yacen dentro y fuera de los músculos del esfínter, y casi siempre pasan inadvertidas. Sólo cuando se observa sangre en las heces, se produce comezón y ardor en los nódulos y comienzan a exudar, buscamos ayuda. Las causas principales son el estreñimiento, los alimentos pobres en fibra y ricos en grasa y la insuficiencia de ejercicio.

Fuertes y súbitos dolores en la región anal que no están relacionados con la evacuación y que duran varias horas, sugieren la posibilidad de una trombosis.

QUÉ AYUDA – QUÉ DAÑA

Alimento	Ejemplos	¿Cómo actúan?
Alimentos picantes	Vinagre, quesos, mostaza	Producen escozor y ardor en la región anal
Cítricos	Naranjas, toronjas, limones	Causan lesión en la región anal
Alimentos que producen hemorroides	Frutas secas, todo tipo de coles	Aumentan la formación de flatulencias
Alcohol	Cerveza, aguardiente, vino	El alcohol dilata también los vasos en la región anal
Alimentos crudos	Pepinos, melones, rábano, tomates, zanahorias	Ricos en fibra, evitan el el estreñimiento

Medidas inmediatas

El estreñimiento hace que al evacuar se ejerza mayor presión sobre el esfínter y su derredor. Esto fomenta la formación y el desarrollo de las hemorroides. Por lo tanto, hay que eliminar ante todo el estreñimiento (vea las págs. 144 y 145).

◆ Un **fomento helado** consigue la desinflamación del tejido y mitiga el dolor. Llene una bolsa de plástico con cubitos de hielo y envuélvala en un trapo. Coloque el envoltorio en el sitio del dolor y déjelo 20 minutos. No aplique el hielo directamente sobre la piel ya que puede dañar el tejido.

◆ **Compresas frías**, sobre todo con tierra medicinal o con requesón disminuyen los ataques agudos de inflamación.

◆ Para ejercitar los vasos son oportunos los **baños de asiento fríos** a unos 18° C y de 5 a 10 minutos de duración. De la misma manera funcionan las duchas frías en las rodillas y los muslos (vea la pág. 109).

◆ Los **baños de asiento calientes** (38° C) con manzanilla o corteza de roble son calmantes, alivian el dolor y relajan.

◆ Las **fricciones** con aceite de ricino hacen que las hemorroides se reduzcan más fácilmente.

Medidas a largo plazo

◆ **Cambio en la alimentación** a verduras verdes, fruta, productos integrales, yogur.

◆ **Varias comidas pequeñas** repartidas durante el día son más digeribles que pocas comidas opulentas, sobre todo por la noche, para evitar una repentina sobrecarga del intestino.

Higiene en el excusado

Cuando las hemorroides sangran ligeramente suele producirse una inflamación, por lo que es indispensable tomar ciertas medidas y tener una higiene cuidadosa.

▶ Para aumentar la capacidad de deslizamiento del contenido del intestino y para proteger la membrana mucosa del mismo, antes de evacuar uno puede introducir con un dedil un ungüento en el ano.

▶ Después de evacuar, límpiese cuidadosamente con papel sanitario suave la región anal y a continuación enjuáguese la entrepierna con un chorro de agua. Séquese con cuidado dándose golpecitos. Durante el proceso de la limpieza, contraiga el ano para no lastimarse la membrana mucosa.

▶ Un bidet es ideal cuando se padece de hemorroides crónicas. También existe en algunos países el *Klosomat* (retrete automático), en el que se presiona un botón y entonces un chorro de agua tibia rocía la entrepierna y al final la seca con aire caliente.

◆ El **movimiento** de cualquier tipo favorece la elasticidad de los vasos sanguíneos congestionados y la salida de sangre del tejido rectal. Evite estar sentado o de pie por largo tiempo.

◆ **Gimnasia para la región pélvica** (vea también las págs. 152 y 153) tensa el tejido conjuntivo alrededor del esfínter y descongestiona los vasos sanguíneos.

◆ **Elevar los pies de la cama** durante el sueño nocturno favorece el descongestionamiento.

◆ **Los pies planos y las piernas zambas** deben equilibrarse con medidas ortopédicas, el apoyo desigual también propicia las hemorroides.

 ## FORTALEZCA EL ESFÍNTER

Ejercicios

La siguiente secuencia de ejercicios se puede realizar sentado o acostado. En todos los ejercicios, primero inhale, y al exhalar contraiga los músculos. Aflójelos entre un ejercicio y el otro.

◆ Ponga entre ambas rodillas una toalla, júntelas y apriételas con toda la fuerza posible. Después relaje.

◆ Coloque las manos por fuera de las rodillas cerradas. Trate de abrir las rodillas en contra de la presión que ejercen las manos. Relaje.

◆ Ponga una pierna sobre la otra y presione entre sí las rodillas con fuerza. Relaje.

◆ Estire las piernas y solamente entrecruce la parte delantera de los pies. Presione el pie que está abajo hacia arriba y el de arriba, hacia abajo. Relaje.

◆ Apriete el esfínter, mantenga durante unos segundos la tensión. Relaje.

◆ Contraiga primero los músculos abdominales, después el esfínter, y, por último, los músculos de los glúteos. Relaje.

 Mantener la tensión cada vez 5-7 seg. Relajar 5 seg. Repetir la secuencia 3 veces seguidas

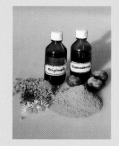

Alivio sin productos químicos
La naturaleza tiene preparados muchos productos con los cuales se pueden deshacer los molestos nódulos externos. Entre otros se cuentan la tierra terapéutica, el aceite de ricino, la manzanilla y las castañas de Indias.

 ## BAÑOS DE ASIENTO: ALIVIO PARA EL TORMENTO

Preparación

◆ No sólo la tina para baños de asiento o una palangana grande, sino también la bañera normal son adecuadas para un baño de asiento. Coloque un banquito dentro de la tina sobre el que pueda colocar las piernas, ya que sólo deben quedar dentro del agua las asentaderas, hasta la región del ombligo. Prepare una toalla para conservar calientes mientras tanto los pies y las pantorrillas.

Baño de manzanilla

◆ Sobre un puñado de flores de manzanilla vierta 3 litros de agua hirviendo. Deje reposar 10 minutos y cuele la infusión sobre el agua del baño. La temperatura debe estar entre 32 y 35° C.

Consejo

◆ También puede sustituir las flores de manzanilla por la misma cantidad de flores de árnica. La infusión de castañas de Indias y de corteza de roble inhibe asimismo la inflamación y deshincha. En 1 litro de agua ponga a hervir 2 o 3 cdas. de corteza triturada o de castañas, y deje reposar 15 minutos. También sirven para aliviar la comezón y el dolor de 8 a 10 gotas de aceite de árbol del té añadidas al agua del baño.

 1 vez al día durante 15 min., hasta que disminuyan las molestias

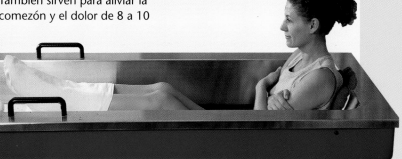

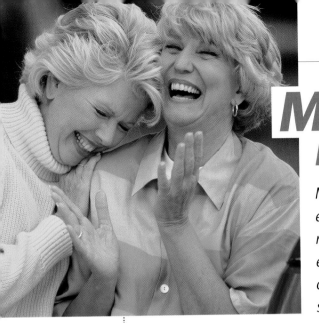

MÁS SEGURIDAD PARA LA VEJIGA DEBILITADA

Mucha risa y entonces... ¡el desastre! Sin embargo, estas gotas no deben ser motivo de pánico. El debilitamiento del esfínter de la vejiga, los malos hábitos en el beber o posponer reiteradamente ir al excusado son a menudo la causa. Y la solución es un entrenamiento sistemático de la vejiga.

Contar los miles de personas en el mundo que sufren de algún tipo de debilitamiento de la vejiga, es decir, de incontinencia urinaria, sería tarea larga. Por este molesto problema, sobre el que no se suele hablar, se gasta muchísimo dinero en recursos como pañales, protectores para ropa interior y similares, así como en preparados médicos bastante dudosos. Pero todos tienen un mismo objetivo: absorber o impedir los derrames de orina no deseados, involuntarios. El temor a que una súbita pérdida de orina pueda transformarse en un penoso suceso público hace que muchas personas eviten la vida social y se encierren entre cuatro paredes.

Hay que romper el tabú

Las mujeres sufren tres veces más que los hombres el debilitamiento de la vejiga. Como consecuencia del embarazo y el parto, la musculatura de la base pélvica desciende y presiona con fuerza la vejiga, y durante la menopausia el esfínter de la vejiga se debilita cada vez más. Como este debilitamiento no es tema de conversación social, casi nadie sabe que una de cada dos mujeres y uno de cada cinco hombres en algún momento de su vida han sufrido este problema. Muchos tampoco saben que esto no es un destino fatal, sino que casi siempre es curable, y con unas cuantas medidas sencillas se puede mejorar notablemente.

Diversos tipos de debilitamiento de la vejiga

Una vejiga sana almacena la orina, y con un contenido determinado se contrae para vaciarse. Para estas dos tareas deben trabajar en colaboración la musculatura de la pared de la vejiga, el esfínter y el sistema nervioso coordinador. Si falla uno de estos participantes, se produce alguna forma de debilitamiento.

Ayuda para todos los casos

Cuando esté consciente de que padece este problema, mantenga la tranquilidad y prepárese para cualquier contingencia.

▶ Si le sorprende el deseo de orinar en el camino, inclínese y haga como si se amarrara los zapatos. Así queda la pelvis más arriba que el corazón y se aligera la presión sobre la vejiga.

▶ Llevar en el equipaje de mano ropa interior limpia le dará una sensación de seguridad. Una bolsa de plástico sirve para evitar los olores.

▶ Debe seguir bebiendo 2 litros de líquido, pero debe ajustarse al plan del día. Tome menos líquidos antes de las situaciones de tensión.

▶ Debajo de la cintura lleve telas que "respiran" y de color oscuro. Escoja ropa interior que pueda lavar en agua hirviendo.

▶ En un establecimiento de artículos sanitarios le informarán sobre ropa interior para incontinencia, protectores para ropa interior, sobres para el pene, asientos para evacuar y otros más.

Si la salida de la orina se presenta debido a una presión mayor, por ejemplo al estornudar, al levantar algo, al agacharse o al ejercer algún tipo de presión, se habla de incontinencia bajo estrés, que resulta del debilitamiento del mecanismo de oclusión de la vejiga. Con entrenamiento periódico de la base pélvica, podrá usted sentir mejoría en unas tres semanas.

Otra forma común es la incontinencia por apremio: por un funcionamiento muscular hiperactivo de la vejiga urinaria no se puede contener la salida de orina. En este trastorno no sólo participa el organismo, sino también la psique, y se habla de una vejiga estimulada. Todos conocen esa sensación de miedo y emoción (como cuando se va uno a examinar) y se sienten continuos deseos de orinar. Cuando ocurre esto, son una valiosa ayuda los ejercicios de relajación.

Causa: agrandamiento de la próstata

La incontinencia por rebosamiento de la próstata es el síntoma más común de debilitamiento de la vejiga en los hombres. Un impedimento del desagüe –comúnmente la próstata agrandada– genera la retención de orina en la vejiga. Un 60% de los hombres mayores de 50 años padece un agrandamiento benigno de la próstata. Las causas son en gran parte desconocidas, aunque los cambios hormonales, así como los hábitos alimentarios desempeñan un papel importante. Durante el gradual y progresivo agrandamiento, la próstata comprime la uretra e impide así, poco a poco, el desagüe de la orina. A la vejiga urinaria le es cada vez más difícil superar la creciente resistencia y entonces se derrama la orina. Los primeros síntomas son una mayor necesidad de orinar, micciones más frecuentes, un chorro más atenuado y un goteo más marcado. Para esto hay remedios de origen vegetal como las pepitas de calabaza, las semillas de perejil y el extracto de ortiga, que han probado su eficacia como curativos y preventivos.

Lo que usted puede hacer

Para una vejiga débil, son de gran ayuda los entrenamientos específicos para ésta, así como el cambio a alimentos ricos en fibra, lo cual, más que nada, ha comprobado ser eficaz para prevenir el agrandamiento de la próstata. Con este programa de 3 semanas, usted establece las bases para que en el futuro pueda volver a reír de buena gana delante de todo el mundo.

Trotar sin preocupaciones

Silvia C., de 42 años y madre de tres niños, es una entusiasta del trote. Durante sus rondas diarias, sobre todo cuando daba saltos o caminaba cuesta arriba, notaba que se le derramaban algunas gotas de orina. Como el protector sanitario que empleaba la rozaba al caminar, se lastimó y fue a ver al médico. Un ungüento y la suspensión de sus caminatas por una semana, así como una gimnasia regular para la base pélvica, le permitieron a Silvia volver a trotar sin problemas.

PROGRAMA DE 3 SEMANAS

EJERCICIO

▶ Otorgue nueva fuerza a la región pélvica a través de ejercicios de contracción efectuados diariamente, para **tonificar los músculos y vigorizarlos a largo plazo.**
▶ Aprenda en tres semanas, mediante entrenamiento de la musculatura del bajo vientre, a **controlar mejor la vejiga.** (Vea la pág. 153.)

RELAJACIÓN

Para la vejiga excitada, la relajación es muy importante.
▶ Mediante masaje a las zonas reflejas de la vejiga, los **nervios sobreestimulados se tranquilizan.**
▶ La **extensión de los músculos de los muslos** actúa en contra de los calambres, que son consecuencia de una vejiga debilitada.

NUTRICIÓN

Apoye el programa de entrenamiento con:
▶ Una cura de té, que proporciona un **fortalecimiento en la función de la vejiga.**
▶ Adelgazamiento, que **aligera al organismo y estabiliza la musculatura de la base pélvica.**
▶ Alimentos ricos en cinc, **benéficos para la próstata.**

ROBUSTEZCA LA PELVIS MEDIANTE FUERZA MUSCULAR

Muchos músculos de la región pélvica se encargan de que órganos como la vejiga, la matriz y la próstata no cambien su condición y puedan trabajar confiadamente. Cuando se padezca debilidad de la vejiga, un fortalecimiento de estos músculos favorece su capacidad funcional. Pero, ¿cuáles son los músculos de la región pélvica? Éstos los descubrirá usted mismo en la próxima visita al baño, cuando intencionalmente dirija el chorro de agua a esa zona restringida: ¡ayuda para los músculos de la región pélvica!

Reforzar la musculatura requiere, sin embargo, de tiempo. Por eso, tenga paciencia y haga ejercicio, por lo menos una vez al día. Sentirá cómo su problema va decreciendo.

CONTRACCIÓN MUSCULAR BÁSICA

Preparación
El ciclo comienza con la posición inicial para todos los ejercicios de estas dos páginas.

◆ Acuéstese tenso sobre la espalda. Ahora, al mismo tiempo, contraiga los músculos de los glúteos y de la región pélvica. Concéntrese además en contraer también los músculos de la parte baja del vientre. Mantenga de 5 a 7 segundos la tensión, luego afloje. Siempre tenga cuidado de respirar regularmente.

Ejercicio
◆ Posición inicial de espaldas. Con la contracción muscular básica, levante las piernas y apriete las rodillas fuertemente. Mantenga la tensión de 5 a 7 segundos.

◆ Posición inicial de espaldas. Con la contracción muscular básica, alterne tensando las piernas y estirándolas luego. Después de cada estiramiento, coloque la pierna horizontalmente sobre el suelo y vuelva a contraerla.

Consejo
◆ Imagínese que la pelvis es un edificio. Los músculos de la pelvis son el elevador en el que se sube piso por piso hasta arriba. Sienta cómo la región pélvica, al contraerse la musculatura, se levanta cada vez un poquito más.

 5 veces cada ejercicio. Repetir 3 veces

Establezca un horario

A cualquier edad, usted puede fortalecer la vejiga para adquirir seguridad. El objetivo del ejercicio es aumentar la capacidad de la vejiga y hacer más extensos los intervalos entre cada visita al baño.

▶ Un protocolo acerca de los horarios, la cantidad de orina y los eventuales accidentes, lo orientan sobre "el deseo impetuoso". Con estos conocimientos se puede establecer el mejor horario para ir de compras o para pasear.

▶ Acostúmbrese a ir al baño a horas fijas: al levantarse, después de desayunar, en la mañana, después de la comida del medio día, en la tarde y antes de acostarse. O busque un baño cada dos horas, o cada 30 minutos después de haber bebido algo.

▶ Cuando sea usted capaz de mantener este horario con confianza y sin contratiempos, comience a extender la duración de los intervalos.

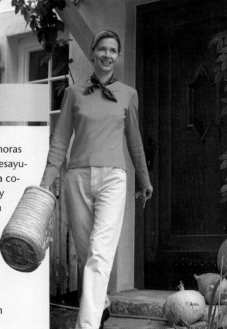

CONTRACCIÓN PARA LA MUSCULATURA DEL BAJO ESTÓMAGO

Ejercicio

◆ Acuéstese de espaldas con la contracción muscular básica. Relaje los brazos junto al cuerpo, mientras la espalda yace horizontalmente sobre el piso.

◆ Levante las piernas, doble las rodillas y sostenga una pelota entre ellas. A continuación, levante los glúteos. Justo después, levante la espalda desde las vértebras de la región lumbar hasta las dorsales.

◆ En esta posición dirija la pelvis a la derecha, a la izquierda y al centro. Haga lentamente los movimientos para que no se le

resbale la pelota. Finalmente, haga volver la pelvis al centro.

◆ Para poder mantener la contracción de la pelvis durante todo el ejercicio, es muy importante que inhale y exhale uniformemente.

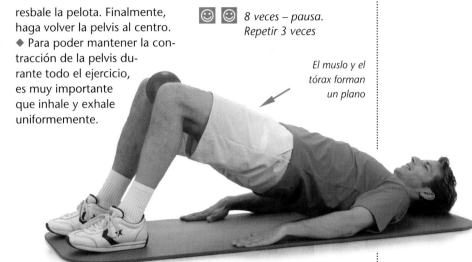

 8 veces – pausa. Repetir 3 veces

El muslo y el tórax forman un plano

MÁS GIMNASIA PARA LA REGIÓN PÉLVICA

Ejercicios

◆ Coloque una toalla sobre el piso y siéntese derecho sobre una silla, sin apoyarse. Haga la contracción muscular básica. Relaje los brazos sobre los muslos o déjelos colgar a los lados.

◆ Ahora levante los pies descalzos y dé varios pasos en el lugar. Mantenga mientras tanto la contracción del cuerpo.

◆ Presione la toalla contra el piso con las plantas de los pies,

como si estuviera quitando el polvo, con movimientos de un lado al otro y circulares. ¡No se olvide de la contracción!

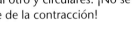 2 o 3 min. pasos en el lugar – 1 o 2 min. "quitar el polvo" con la toalla.

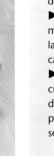

Practique

En muchas actividades se pueden integrar, como juego, los ejercicios de la región pélvica.

▶ La contracción muscular básica y el ejercicio de levantamiento de la región pélvica puede practicarlos durante unos minutos mientras viaja en el autobús, espera en una parada o en el ajetreo de las compras. Intente hacerlo también caminando de puntillas.

▶ Mantenga la contracción mientras plancha, lava, sube la escalera, al inclinarse o al cargar cosas pesadas.

▶ Muy importante: cuando cargue cosas pesadas, la contracción muscular previene los padecimientos secundarios.

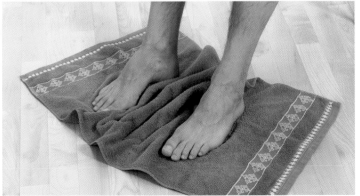

LA MUSCULATURA ES UN TODO

La debilidad de la vejiga se debe muchas veces al estrés. Las más de las veces el motivo del estrés es conocido, aunque no siempre se le puede eliminar. Empero, nosotros podemos contribuir a limitar las consecuencias.

En caso de la debilidad de la vejiga podemos lograr algo dando masaje a determinadas zonas. Por medio de movimientos de jalar y de estirar con la mano el tejido conjuntivo, se estimulan estas zonas y los nervios que son los responsables del trabajo de conjunto armónico de la musculatura de la vejiga. Además, el cambio entre contraer y relajar la musculatura es tranquilizante. Para que logre pronto alivio, estos ejercicios deberá ejecutarlos todos los días.

 ## MASAJE A ZONAS REFLEXIVAS DE LA VEJIGA

Ejercicio
◆ Acuéstese relajado boca abajo o siéntese. Con el dedo pulgar y los dedos tercero y cuarto de una mano levante levemente la piel encima del pliegue de los glúteos.
◆ Haga pequeños abultamientos con la piel y diríjalos hacia arriba, en dirección a la columna vertebral. Con las yemas de los dedos segundo y tercero alise con presión estimulante.
◆ El masaje resulta perfecto cuando los movimientos son incisivos y causan contracciones en el tejido conjuntivo.
◆ También en la región lumbar de la columna, siga el mismo procedimiento en 3 o 4 vértebras de la columna hacia arriba.

Consejo
◆ Si le cuesta trabajo darse usted mismo el masaje, pida ayuda a un compañero.

  Dar masaje 1 min. en cada zona

CALOR PARA COMBATIR EL ESTRÉS

¿Qué?	Aplicación	¿Con qué frecuencia?
Baños de asiento o de pies con cola de caballo, manzanilla o flores de heno	Añadir un puñado de hierbas a la tina con agua caliente de hasta 36° C	Todas las noches 10 a 15 minutos
Botella caliente, cobija eléctrica, cojín eléctrico	No calentar demasiado la botella ni colocarla directamente sobre la piel	De vez en cuando o durante la noche
Sauna	Renunciar a la regadera fría entre las entradas al sauna	1 vez a la semana

 ## PRESIONES LEVES PARA EL RELAJAMIENTO

Ejercicio
◆ Siéntese sobre el piso, atraiga los pies hacia el cuerpo hasta que las plantas de los pies se toquen.
◆ Tome los tobillos con las manos y coloque los brazos encima de las piernas. Ahora, con una presión ligera sobre la pierna empújela hacia abajo.
◆ Permanezca en esta posición de 5 a 7 segundos y después relájese mientras afloja las piernas y las sacude levemente.

Variante
◆ El ejercicio puede hacerse también acostado. Para ello, tiéndase de espaldas relajado, encoja las piernas y permita que se separen libremente.

  Empujar 8 veces – repetir 4 veces la variante.

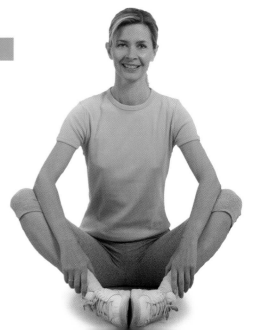

Auxilios eficaces para fortalecer desde dentro

Una alimentación equilibrada rica en fibra es buena también para la vejiga. Un recurso eficaz para fortalecer las funciones de la vejiga son los alimentos ricos en cinc (crustáceos como las ostras, carne roja, semillas de girasol y cereales); la vitamina E que, por ejemplo, se halla en el aceite de germen de trigo, en las nueces, en las semillas y en las verduras verdes; el pescado, las pepitas de calabaza, el té de melisa y el té de cola de caballo. Evite las especias fuertes ya que son diuréticas. La sal está permitida, sobre todo por la noche, ya que reprime el deseo de orinar. Tome por lo menos 2 litros de agua mineral o de té de hierbas diariamente, aunque se estimule la vejiga.

El sobrepeso representa un problema para la vejiga debilitada. Cuanto más lastre lleve consigo, más presión ejercerá contra la vejiga. Con una reducción del peso pueden evitarse perceptiblemente las molestias. Todo el organismo se aligera, y los músculos de la región pélvica se estabilizan. Un programa que le ayudará en esta tarea se presenta en la pág. 190.

EFICAZ CURA DE TÉ DE 3 SEMANAS

25 g de cada uno: hierba de San Juan, espérgula, hojas de uvaduz, corteza de roble

◆ Mezcle los ingredientes. Vierta 1 litro de agua hirviendo sobre 2 cditas. de la mezcla. Tápela y déjela reposar 10 minutos; cuélela.

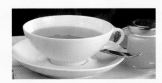

◆ Con las comidas, beba a sorbitos 1 taza, tres veces al día durante 3 semanas.

HÍGADO CON PURÉ DE PAPAS Y ENSALADA

150 g de hígado rebanado
100 ml de leche
1 cda. de harina, sal y pimienta
4 papas medianas
4-6 hojas de lechuga
1 cebolla pequeña
50 g de hongo boleto
1 cda. de aceite vegetal
1 cdita. de vinagre de frambuesa
1 pizca de nuez moscada
1 cdita. de aceite

◆ Lave el hígado, séquelo y quítele la piel. Córtelo en trocitos. Coloque éstos un momento en la leche. Ponga la harina en un plato y mezcle con la sal y la pimienta. Enharine el hígado y sacuda la harina sobrante.

◆ Lave las papas, pélelas, córtelas en cuadritos y cocínelas en agua con sal hasta que estén blandas. Lave las hojas de lechuga, pele la cebolla y píquela finamente; limpie los hongos.

◆ Haga una marinada con el aceite vegetal, el vinagre, la sal y la pimienta. Sofría en aceite la cebolla y los hongos. Añada a la marinada las hojas de lechuga cortadas en trocitos y los hongos, y mezcle todo hasta que quede bien integrado.

◆ Escurra las papas, añádales la leche y haga un puré. Sazone con sal y pimienta.

◆ Caliente el aceite en una sartén y dore el hígado por ambos lados casi 1 minuto.

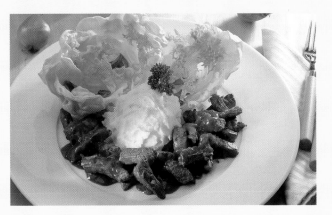

No tome por tiempo prolongado los preparados de cinc en dosis alta, porque se presentan efectos secundarios.

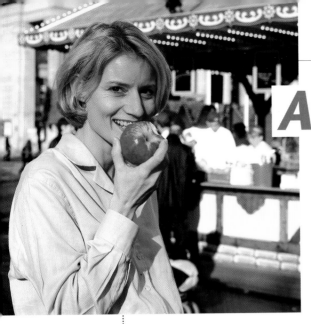

AYUDA CONTRA UNA MALA ALIMENTACIÓN

Los espasmos estomacales, las agruras o la sensación de empacho pueden echar a perder con frecuencia la alegría de la comida y acabar con el bienestar. No siempre son consecuencias orgánicas los desencadenantes, también la tensión y los problemas psíquicos pueden golpear –literalmente– al estómago.

Después de las comidas, el hígado está ocupado en la digestión y con la irrigación acrecentada. Si entonces se hace deporte surgen las punzadas del "dolor de caballo".

El experimentado sistema digestivo reparte a cada sección sus tareas específicas. La cavidad bucal, el esófago, el estómago, el hígado con la bilis y unos doce metros de intestino participan en la transformación del alimento en partículas pequeñísimas. Cada región es vulnerable y puede hacerse notar de manera muy molesta. Sin embargo, es común que todas las partes con su trabajo mecánico y enzimático abastezcan al organismo con todo lo necesario. Esta actividad se desarrolla de manera automática, sin ninguna intervención consciente.

Una gran pena puede enfermar

El sistema digestivo reacciona en forma especialmente sensible al estrés y a las cargas emocionales. Las molestias como el hipo, el ardor estomacal y la sensación de hartazgo, los retortijones estomacales y, sobre todo, las úlceras gástricas son claros ejemplos de cómo la tensión psíquica puede descargarse.

Este tipo de síntomas se puede mitigar en un plazo de dos semanas por medio del cambio de alimentación y de medidas como los ejercicios con movimientos específicos y técnicas de masaje relajante. Empiece hoy mismo.

PROGRAMA DE 2 SEMANAS

NUTRICIÓN

Arremeta contra sus molestias con:

▶ "Herramientas" que actúan rápidamente y a la vez **previenen contra la acidez, las molestias biliares y el hipo.**

▶ Comida ligera, **que previene los retortijones, la hiperacidez estomacal y la sensación de empacho.**

EJERCICIO

No sin motivo, muchas personas confían en su paseo digestivo, ya que:

▶ El ejercicio **quita los calambres, estimula el riego sanguíneo** y apoya de esta manera el trabajo de los órganos digestivos.

▶ Los ejercicios de aflojamiento con la pelota **liberan tensiones del tronco** para que todo fluya normalmente.

RELAJACIÓN

Durante la digestión, el nervio vago trabaja a todo su ritmo y frena a su contraparte, el nervio simpático. Nos cansamos y debemos ceder.

▶ Un masaje en el tejido conjuntivo para que el plexo solar **apoye el trabajo natural de la digestión.**

▶ El Tai Chi **tranquiliza al sistema nervioso vegetativo.**

Si el estómago y el intestino se rebelan

No solamente lo que se come, sino cómo se come, influye para que la digestión funcione debidamente. Las comidas muy grasosas y abundantes, ingeridas a toda prisa y quizá muy tarde por la noche, son la causa de la sensación de asco y de los dolores de estómago. Éste puede reaccionar con acidez ante el excesivo consumo de café, alcohol y golosinas. Cuando los digiere, incrementa la producción de ácidos que fluyen hacia el esófago. También sucede lo mismo cuando el músculo que cierra la entrada del estómago ya no sella bien. Sin embargo, usted puede prevenir estos trastornos de modo eficaz teniendo una dieta balanceada.

ALIMENTOS QUE TRANQUILIZAN

Padecimientos	¿Qué ayuda?
Ardor estomacal	Masticar orozuz, tomar un litro de jugo de col blanca al día durante una semana, plátanos, manzanas, té de comino y de melisa, bebidas con tierra terapéutica contra la hiperacidez, reducir el sobrepeso, dormir con la parte superior del cuerpo en alto, comer con lentitud.
Trastornos biliares	Pescado y carne magra, mucha comida rica en fibras, como verduras, productos integrales, 1 o 2 cdas. de jugo de alcachofa al día, té de centaura, menos alcohol, aunque se permite licor amargo después de la comida.
Hipo	Masticar un terrón de azúcar, 1 vaso de jugo de papa, beber un vaso de agua "colocado al revés" (inclinar hacia el frente la parte superior del vaso y tomar del borde opuesto), contener la respiración y a la vez tragar tres veces en seco, incitar la fosa nasal con un cotonete hasta lograr estornudar.

Ayuda rápida para los retortijones y las náuseas

◆ **Té de genciana amarilla** Vierta 1 litro de agua en 1 o 2 cditas. de la raíz triturada, hierva 10 minutos y deje reposar 15 minutos. Tome a traguitos antes de comer.

◆ **Porciones pequeñas** a lo largo del día evitan la sensación de asco. Reduzca los alimentos que contienen grasa.

◆ **Masticar con cuidado** y con muchos líquidos le facilitan al estómago sus tareas.

◆ **Los condimentos picantes** irritan la mucosa estomacal.

◆ **Alimentos ricos en fibra** con fruta y verduras, productos integrales y arroz estimulan el flujo intestinal.

◆ **Alimentos que caen bien,** como la carne de ternera y el pescado.

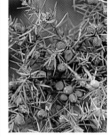

Las bayas de eneldo son una medida inmediata contra la acidez estomacal. A los primeros síntomas, mastique una baya y tráguela.

TORTILLA DE ALCACHOFAS

200 g de corazones de alcachofas (de lata)
2 cdas. de vino blanco
1 o 2 cditas. de mostaza tipo Dijon
2 cdas. de perejil picado
1 cdita. de aceite de oliva
1 huevo
2 cdas. de leche
Sal, pimienta

◆ Escurra los corazones de alcachofa y córtelos a lo largo en cuatro. Caliente el horno a 200° C.

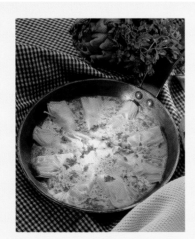

◆ Mezcle el vino blanco con la mostaza y 1 cda. de perejil; vierta en una sartén con el fondo cubierto de aceite de oliva. Distribuya los cuartos de alcachofa en la sartén.

◆ Bata el huevo con la leche y salpimiente. Vacíe la masa sobre los cuartos de alcachofa.

◆ Deje que la tortilla cuaje en el horno precalentado, por unos 10 minutos.
A la hora de servir, espolvoréele el resto del perejil picado.

EL EJERCICIO DEJA QUE LA BILIS FLUYA

El ejercicio hecho con regularidad estimula la irrigación sanguínea de todos los órganos internos que participan en la digestión. Experimentalmente se ha demostrado que el ejercicio aumenta la producción del líquido biliar en el hígado en una vez y media más. Esto favorece la digestión de las grasas. Los ejercicios de esta página (para hacerlos diariamente) y también otros ejercicios en los que participan el torso y el estómago, causan este efecto. El segundo ejercicio deberá realizarlo, si el clima lo permite, al aire libre: son apropiados su propia terraza o jardín, o un caminito en el campo.

 ## INSTINTO PARA LA PELOTA

Preparación
◆ Para estos ejercicios usted necesitará una pelota pequeña, un banquito y una silla.

Ejercicio
◆ Siéntese derecho sobre el banquito. Levante la pelota con ambas manos y hágala girar alrededor del eje longitudinal del cuerpo. Comience con los giros hacia la izquierda, después cambie la dirección y gire hacia la derecha. El torso sigue siempre los movimientos.

◆ Sostenga la pelota con ambas manos sobre la cabeza. Ahora haga una flexión lateral con el torso y las manos extendidas hacia la derecha y hacia la izquierda. Balancéese muy despacio de un lado al otro.

◆ Póngase de rodillas en el suelo, la pelota muy ajustada al estómago, encójase hasta que quede lo más pequeño posible. Estírese muy despacio de nuevo y aleje de sí la pelota, lo más estirado que pueda. ¡Haga este ejercicio solamente si no le provoca ningún dolor en la región estomacal!

◆ Cambie a la silla y coloque la pelota detrás de ella en el suelo. Asegúrese de que la silla permanezca fija también bajo esfuerzo. Apóyese con los brazos en el respaldo y salte con brío con ambas piernas sobre la pelota.

 8 veces cada ejercicio. Repetir 2 veces

 10 veces cada ejercicio. Repetir 3 veces

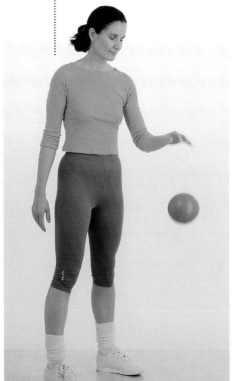

 ## HALLE EL RITMO CON LA PELOTA

Ejercicio
◆ Busque un lugar plano en el jardín. Puede llevar una pelota consigo durante el paseo y en un camino asfaltado hacer una pausa para ejercitarse con la pelota.

◆ Póngase de pie, erguido. Alinee los pies a la anchura de las caderas, listos para saltar. No estire las rodillas. Haga botar la pelota en el lugar hasta que sienta que la controla. Primero en un solo lugar, después alterne a la izquierda y a la derecha, después con ambas manos.

◆ Camine despacio y siga haciendo botar la pelota. Primero con una mano hasta que haya armonizado el impulso y la regularidad. Después cambie a la otra mano. Por último, haga botar la pelota alternadamente.

Consejo
◆ También en su casa, sobre un tapete no demasiado blando, en el balcón o en la terraza, ¡usted podrá convertirse en un artista de la pelota!

 2 min. de pie – botar 3 min. mientras camina. Repetir 3 veces

 1 min. de pie – botar 4 min. mientras camina. Repetir 3 veces

Dar descanso a la región estomacal

El sistema nervioso que circunda todo el tracto digestivo no puede ser controlado conscientemente por el cerebro. Las tensiones, el nerviosismo y los trastornos desconocidos influyen de modo negativo sobre todos los procesos de la región estomacal. Los estímulos dirigidos al tejido estomacal por medio de masajes le dan al sistema nervioso vegetativo señales calmantes, y así se previenen los trastornos estomacales. En cambio, el Tai Chi no actúa en un lugar preciso, sino como armonizante de todo el organismo, y por eso expulsa la energía negativa de la región estomacal.

 MASAJES INCISIVOS PARA DESACALAMBRAR

Masaje

◆ Siéntese o acuéstese, relajado. Respire tranquila y profundamente con el estómago. Concéntrese en el plexo solar, que se puede palpar por debajo del esternón, entre el arco de las costillas.

◆ Forme con los dedos índice y medio de la mano derecha un gancho, y diríjalo por el camino que va hacia el arco de las costillas, entre 2 y 5 cm antes de las costillas. Frótese con las yemas de los dedos la piel, de abajo hacia arriba, con movimientos incisivos firmes, ejerciendo un fuerte estímulo al hacerlo.

☺ ☺ *2 o 3 min. de cada lado*

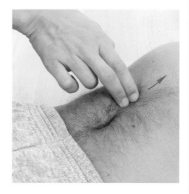

 TAI CHI PARA LA ARMONÍA INTERIOR

Calentamiento

◆ Comience con ejercicios de calentamiento de Tai Chi, como se describe en la pág. 97.

Ejercicio

◆ Póngase de pie. Separe las piernas a la anchura de los hombros, dirija las puntas de los pies hacia fuera y flexione las rodillas. Deje los hombros laxos.

◆ Dirija la pierna izquierda, con un movimiento fluido, lo más lejos que pueda con las puntas de los pies hacia delante. Así, la rodilla derecha se flexiona. Apoye ambos pies en el piso.

◆ Describa con los brazos un semicírculo hacia la izquierda y abajo. Luego suba los brazos hacia la derecha a la altura de los ojos. Siga describiendo el círculo. Cuando la mano derecha llega a la altura de los ojos se vuelve "mano de mono", con las puntas de los dedos hacia abajo. Desplace la mano izquierda hacia la derecha, a la altura del estómago. Vuelva a la primera posición.

☺ ☺ *4 o 5 veces por semana*

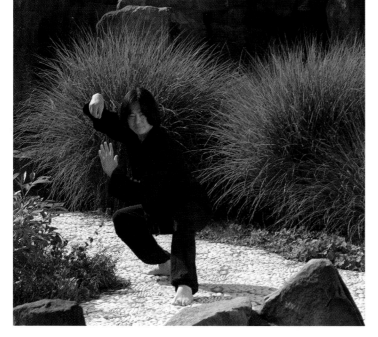

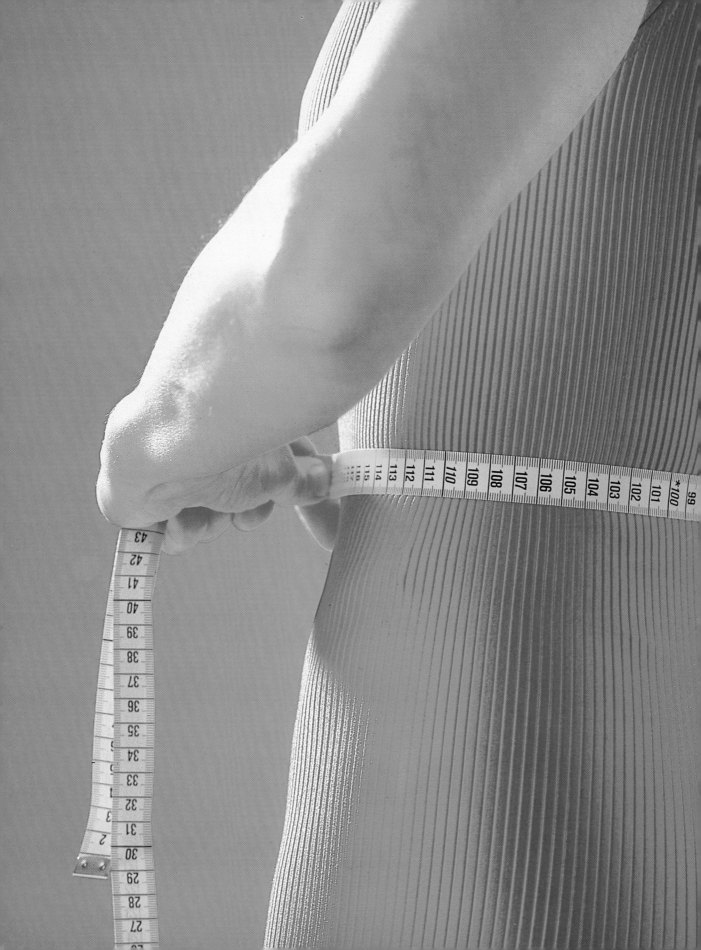

Así se mantiene en equilibrio el metabolismo

¿Está bien su metabolismo?

Incontables sustancias provenientes de la alimentación así como enzimas y hormonas determinan la resistencia energética y la capacidad funcional de todas las células. Los trastornos en regiones pequeñas pueden convertirse en enfermedades. La prueba le dará una idea de lo que debe atender.

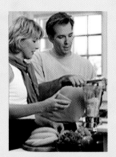

La fruta fresca *estimula el metabolismo y ayuda a eliminar las impurezas y las sustancias nocivas.*

Responda las siguientes preguntas

	Sí	No
¿Se siente cargado de energía y con capacidad de rendimiento?	☐	☐
¿Tiene un semblante sonrosado y claro?	☐	☐
¿Hace por lo menos una vez al año un día de desintoxicación?	☐	☐
Con respecto a la diabetes o a la gota, ¿está usted libre de preocupación?	☐	☐
¿Requiere su vida cotidiana de mucho movimiento?	☐	☐
¿Bebe más de 2 litros de líquidos al día (sin contar alcohol ni café)?	☐	☐
¿Sigue por la tarde en buena condición física y sin bajar el rendimiento?	☐	☐
¿Puede comer cualquier cosa sin sufrir comezón o molestias en las articulaciones?	☐	☐
¿Mantiene el consumo de carne y embutidos dentro de los límites? (3 veces por semana)	☐	☐
¿Su valor de IMC se encuentra entre 19 y 25?	☐	☐
¿Se hace anualmente exámenes de colesterol y de azúcar?	☐	☐
¿Suda mucho "saludablemente" (deporte, sauna)?	☐	☐
¿Sanan sus heridas fácilmente y sin demora?	☐	☐
¿Come usted diariamente ensalada, verdura y fruta?	☐	☐
¿Está su presión arterial en la zona normal de 120 / 60 hasta 140 / 80?	☐	☐
¿Es usted equilibrado, sin fluctuaciones de carácter?	☐	☐
¿No se presentan –aun cuando no haya comido en muchas horas– dolor de cabeza, temblores, sudores repentinos o sensación de debilidad?	☐	☐
¿Realiza regularmente algún deporte (correr, nadar, ciclismo)?	☐	☐
¿Todavía no sufre crisis de menopausia o de angustia?	☐	☐
¿Abundan en su dieta los productos lácteos?	☐	☐

Así podrá equilibrar su metabolismo

 ¿Contestó a más de 12 preguntas con Sí? Esto indica que su metabolismo está al menos dentro del ámbito de lo normal. Usted valora la calidad de los alimentos aunque no reflexiona profundamente sobre temas de nutrición, ya que no hay síntomas orgánicos que sean motivo de preocupación. Sin embargo, usted deberá hacer algo, por medio del autoentrenamiento y de la desintoxicación, para evitar trastornos del metabolismo.

Nuestra recomendación

● *Permítase alguna vez un día de desintoxicación (vea pág. 174), y disfrute la satisfacción de haber dado al cuerpo un día de descanso.*

● *Quizá tenga apetito de más y quiera algo que aligere sistemáticamente el metabolismo y eleve la expectativa de vida. En este caso, vea el programa de 2 semanas a partir de la pág. 164.*

● *Si está usted contento con su peso y quiere conservarlo, aunque desempeñe una actividad predominantemente sentado, los consejos a partir de la pág. 176 le parecerán de interés.*

 ¿Contestó a 12 preguntas o menos con Sí? Entonces deberá cambiar a una alimentación equilibrada.
Si contestó a menos de 8 preguntas con Sí, es urgente entrar en acción.
Quizá tenga usted antecedentes de cierta enfermedad del metabolismo o ya padece de sobrepeso, de gota, de diabetes o de osteoporosis. En este caso, cualquiera que sea su situación original, podrá usted encontrar estímulos en un programa particular, y no sólo desarrollar estrategias preventivas, sino aliviar efectivamente los trastornos.

Nuestra recomendación

● *El sobrepeso repercute negativamente sobre todas las formas de trastornos del metabolismo. Si su IMC está por encima de 25, descubra a partir de la pág. 190 cómo, agradablemente, puede reducir los kilos de más.*

● *En caso de ácido úrico elevado encontrará consejos y ayuda en el programa "Activo contra la gota" (a partir de la pág. 184).*

● *¿Cómo puede disminuir el nivel de azúcar? Léalo a partir de la pág. 206; y a partir de la pág. 264 descubra cómo prevenir la atrofia y elevar la estabilidad y la resistencia de los huesos.*

● *Si se encuentra en la etapa de la menopausia, podrá, con medidas sencillas, procurarse un mayor bienestar (vea a partir de la pág. 216).*

Si ya padece usted alguna enfermedad, deberá consultar a su médico antes de seguir con nuestro programa.

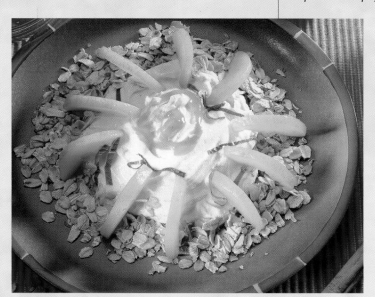

Granola con fruta y yogur
Es un buen comienzo del día y también se disfruta como tentempié entre comidas.

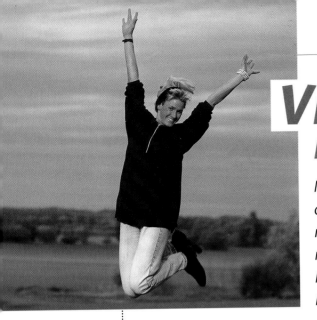

VÍA LIBRE AL METABOLISMO

Nuestro cuerpo funciona como una inmensa obra en construcción: continuamente se edifica algo nuevo, se repara lo defectuoso y se elimina lo gastado. Los alimentos aportan el material de construcción. A veces hay que limpiar las vías de abastecimiento, para que los procesos del metabolismo no tengan obstáculos.

Un aspecto saludable, con piel clara y tersa, es la mejor demostración de que las obras del organismo están funcionando bien. Detrás de esto se esconden innumerables procesos del metabolismo, con cuya ayuda el organismo puede mantener íntegra la estructura de sus células. Esos procesos aseguran la transformación de las sustancias orgánicas y el eficaz funcionamiento del organismo. Los alimentos aportan las sustancias necesarias para dicho proceso.

Para que esos procesos en casi 70,000 millones de células del cuerpo humano puedan desarrollarse sin contratiempo, las hormonas, las enzimas y otras sustancias bioquímicas se acoplan como engranes y desarrollan a todas horas su trabajo de banda transportadora. Se ocupan, sin cesar, de la desintegración de las sustancias nutritivas y de su absorción por las células, así como de la expulsión de los productos de desecho y del material superfluo.

Defecto en las enzimas y escasez de hormonas

Si una o varias sustancias están dañadas, por ejemplo debido a problemas genéticos, algunos procesos del metabolismo se llevarán a cabo de modo incompleto.

El ejemplo más conocido es la diabetes, que causa una insuficiencia que se debe suministrar. Pero también se multiplican los trastornos en la utilización de las grasas que dan lugar a un alto nivel de colesterol, y que con las moléculas que no se procesaron forman un potencial peligro para el corazón y la circulación sanguínea, pues tapan los vasos y favorecen la arterioesclerosis.

Sin embargo, la mayor parte de los problemas que sufre el metabolismo se originan por la ingestión de un exceso de azúcar, de grasas animales, de

Así anima la desintoxicación

Con ejercicio y una alimentación correspondiente, pero también con las siguientes medidas pondrá en marcha la desintoxicación del organismo:

▶ Los **baños sauna** desintoxican el hígado y el riñón ya que la piel se emplea como un órgano de excreción suplementario.

▶ **Baños húmedos calientes** con aceites etéricos (de limón, hinojo o romero) puestos alrededor del estómago estimulan la circulación y el metabolismo.

▶ **Dos vasos de agua tibia**, tomados por la mañana al levantarse, lavan el intestino y estimulan el metabolismo.

▶ Los **masajes con cepillo** a lo largo de los conductos linfáticos (siempre en dirección al corazón) estimulan el drenaje linfático y aceleran la salida de los productos de desecho.

▶ Un **baño completo** con adición de algas contiene residuos de elementos minerales, que el agua fija al cuerpo y que atrae de los tejidos. Con esto se estimula también el drenaje linfático.

alcohol, de nicotina y de conservadores, así como de un sinnúmero de sustancias nocivas. Cuando se rebasa la capacidad de eliminación, se almacenan perjudiciales materiales de desecho en las células y a su alrededor, en el tejido conjuntivo y en las articulaciones. Las calorías vacías, que sólo sirven para almacenar grasa y que no se pueden transformar, contaminan el cuerpo. Las primeras reacciones son los dolores de cabeza y de los miembros, la piel con impurezas, la falta de ánimo y las infecciones. Luego aparecen enfermedades del metabolismo como la gota, la diabetes y cálculos en los riñones y en la vesícula. Ahora mismo deberán ser rigurosamente eliminados del menú ciertos alimentos que antes se disfrutaban en abundancia. Solamente así tendrá

el organismo la oportunidad de eliminar paulatinamente la escoria. Según recientes investigaciones, los mecanismos encargados de la regulación se dificultan debido a una sobrealimentación de grasas, albúminas y azúcares que han obstruido los vasos y las paredes celulares. Ello impide la irrigación depurativa.

Limpieza por dentro

El siguiente programa de 2 semanas es un curso intensivo de una forma de vida que estimule el metabolismo. Los días de desintoxicación, efectuados con regularidad, garantizan la depuración permanente de los productos de desecho. Permítale al organismo tomar aliento: bajar el colesterol y el azúcar en la sangre, eliminar las acumulaciones de calcio, sanar la flora intestinal y conceder al siste-

ma inmunitario que vuelva a ocuparse de la defensa contra las infecciones y las sustancias tóxicas.

Las buenas experiencias se reflejarán en el espejo

Las transformaciones que origina una desintoxicación regulada también se hacen manifiestas: mejora la circulación sanguínea, la piel se vuelve más tersa, el cutis más humectado, la presión celular aumenta y la formación de arrugas disminuye. Usted se sentirá atractivo, lleno de energía y unos diez años más joven. Investigaciones científicas de la alimentación han mostrado que esto no es sólo una valoración subjetiva, ya que la esperanza de vida aumenta por medio de desintoxicaciones llevadas a cabo con regularidad, y con ayunos terapéuticos (pág. 134).

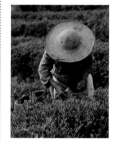

El té verde es un desintoxicante ligero. Disminuye los lípidos de la sangre, aporta vitaminas y minerales al organismo y protege a las células de los radicales libres.

PROGRAMA DE 2 SEMANAS

EJERCICIO

Más oxígeno en la circulación y un mejor riego sanguíneo privan a las toxinas de su fundamento.
► Usted puede **cargar oxígeno** si una vez al día se queda sin aliento.
► La **circulación sanguínea** es estimulada con gimnasia.
► Si además **estimula el drenaje linfático** les dará el impulso a las toxinas en la dirección correcta.

RELAJACIÓN

► Proporciónele apoyo a los órganos desintoxicados del organismo por medio de un masaje en las zonas reflexivas de los pies y con estímulos fríos, que dan como resultado una **mejor circulación sanguínea.**
► Siéntase bien todo el día con un masaje ayurveda que **afloja los tejidos** y que también estimula la circulación sanguínea.

NUTRICIÓN

► Usted puede liberar de los múltiples "pecadillos" a las células y a los tejidos llevando a cabo un **día de desintoxicación** (vea las págs. 174 y 175).
► Enriquezca su dieta por medio de recetas seleccionadas que apoyen **la eliminación de toxinas** de modo apetitoso, y con alimentos que **desintoxican y drenan el organismo.**

Así se estimula el metabolismo

Por medio de un entrenamiento periódico, el corazón se fortalece y hace que llegue más oxígeno a la circulación sanguínea que, entre otras cosas, también se encarga de la desintoxicación.

Para apoyar al organismo activamente en esta desintoxicación, se deberá estimular adicionalmente la circulación del hígado y de los riñones, que son los principales órganos de desintoxicación. Con ello se eleva su eficiencia y se aumentan tanto el catabolismo como la excreción.

Los tipos de deportes que pueden realizarse al aire libre son los que mejor apoyan el trabajo del organismo: la natación, el ciclismo, el excursionismo, el patinaje y los juegos de pelota son solamente algunas propuestas.

Escoja una actividad por semana, de acuerdo con la temporada del año. Los siguientes ejercicios de esta página forman parte del plan de entrenamiento para hacerlos al menos tres veces al día.

Más oxígeno en la sangre estimula la desintoxicación

 ### UNA VEZ AL DÍA QUÉDESE SIN ALIENTO

Ejercicios

◆ En la vida cotidiana no es raro quedarse sin aliento. De todas maneras, usted debe hacer algo más. Debe provocar este estado por lo menos una vez al día, y al mismo tiempo fijarse en la frecuencia del pulso.

◆ Corra una distancia corta rápidamente.

◆ Suba por las escaleras de la planta baja al último piso.

◆ Baile con música rápida, por ejemplo, rock.

◆ Pruebe con una cuerda de saltar. Brinque alternando ambas piernas y corriendo.

Consejo

◆ Mida su pulso de esfuerzo. Debe estar entre 120 y 140 pulsaciones por minuto.

◆ No realice estos ejercicios inmediatamente después de haber comido.

  1 vez al día

 ### ESTIMULE LA CIRCULACIÓN SANGUÍNEA

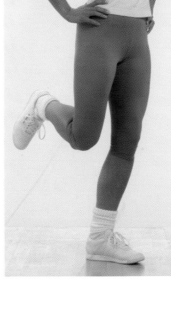

Ejercicio

◆ Póngase de pie, erguido. Coloque las piernas juntas y las manos en las caderas.

◆ Durante la primera semana, levante 10 veces la rodilla derecha en dirección al estómago, al mismo tiempo encoja los dedos de los pies. De vez en cuando toque ligeramente el piso con la punta del pie. Pausa.

◆ Tire ahora del talón derecho 10 veces hacia los glúteos.

◆ Repita el ejercicio con la rodilla y el talón izquierdos.

Aumento

◆ En la segunda semana levante la rodilla y el talón 15 veces.

  De 10 a 15 veces – pausa de 1 min. Repetir 2 veces

MOVILICE EL ORGANISMO EN SU TOTALIDAD

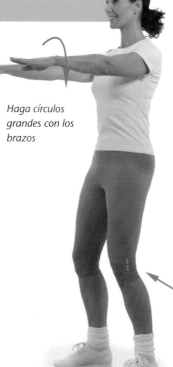

Ejercicio

◆ Párese erguido con las piernas separadas a la anchura de las caderas y flexione las rodillas ligeramente.

◆ Estire los brazos paralelamente hacia el frente y describa círculos grandes. Después, baje ambos brazos a los lados del cuerpo y llévelos hacia atrás y otra vez a la posición inicial. Haga girar ambos brazos en la misma dirección. En todo el ejercicio, cuide de no contraer demasiado la zona de la nuca.

◆ El cuerpo se mueve al compás con el impulso de los brazos: cuando los impulse hacia abajo, póngase en cuclillas; cuando los impulse hacia arriba, enderécese totalmente.

Consejo

◆ Procure que la columna vertebral esté siempre derecha mientras realiza el ejercicio.

 Hacer 10 giros hacia el frente y 10 hacia atrás – pausa de 20 seg. con las piernas entreabiertas. Repetir 2 veces

 Hacer 10 giros hacia el frente y 10 hacia atrás – pausa de 30 seg. con las piernas entreabiertas. Repetir 3 veces

Haga círculos grandes con los brazos

En la posición inicial no estire las rodillas

 TROTAR A RATOS

Ejercicio

◆ Busque una superficie plana, de preferencia en un camino no asfaltado. Durante la primera semana camine 2 minutos, después cambie lentamente a la carrera y corra 2 minutos. Después camine otra vez y así sucesivamente, de tal manera que en total complete 20 minutos en el ejercicio.

◆ En la segunda semana camine 2 minutos y corra 3 minutos.

Consejo

◆ Comience siempre caminando para que la musculatura se caliente al principio. Para reducir las pulsaciones, camine también al terminar.

  2 o 3 veces por semana

 ESTIMULE EL DRENAJE LINFÁTICO

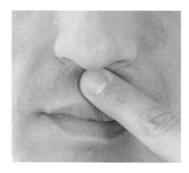

Ejercicio II

◆ Siéntese o acuéstese.

◆ Ahora, disponga el punto de presión en la boca: para ello, oprima con el dedo índice la zona angosta que va de la nariz a la boca.

  Al menos una vez al día

Ejercicio I (abajo)

◆ Ejerza presión con el dedo en la ligera depresión que está tras la uña del dedo gordo del pie.

◆ Al apretar se siente un ligero dolor. Mantenga la presión hasta que éste disminuya y que sólo sienta la presión del dedo.

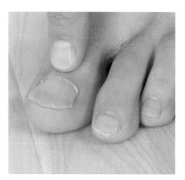

  Al menos una vez al día

DESINTOXICARSE PARA SENTIRSE BIEN

Al tiempo que relaja la mente, los órganos desintoxicados del cuerpo trabajan a toda marcha. Una usted la comodidad con el provecho. Los masajes suaves en diferentes partes del cuerpo aflojan los tejidos y estimulan la circulación. Las sustancias nocivas se pueden transportar mejor. Apoye al metabolismo aplicando un masaje con guijarros en las zonas reflexivas de los pies, que estimula todos los órganos y, con ello, la eliminación de las sustancias de desecho. Los conductos linfáticos que se encargan del transporte de los líquidos en la sangre los puede usted activar con baños de agua fría y caliente.

Jabones de algas
Contienen principios activos estimulantes del metabolismo, que excitan a las enzimas degradadas de las grasas.

 DUCHAS COMPLETAS ESTIMULANTES

Aplicación

◆ Las duchas funcionan mejor con una manguera. En primer lugar, eche agua caliente, comenzando con el pie derecho, a lo largo de la parte externa de la pierna, después por la parte interna. Luego, hágalo con agua fría. Recorra la pierna izquierda de la misma manera.

◆ Ahora, dirija el chorro de agua sobre la mano derecha y el brazo derecho hasta el hombro; lo mismo del lado izquierdo.

◆ Después de las maniobras, el cuerpo necesita descanso. Acuéstese relajado sobre el sofá o dése las duchas en la noche, antes de acostarse.

Consejo

◆ Encontrará instrucciones precisas para las duchas en las págs. 108 y 109.

☺ ☺   *Después del baño*

 MASAJE CON GUIJARROS

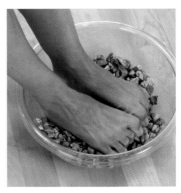

Preparación

◆ Usted necesita una palangana grande en la que quepan cómodamente sus pies. Ponga piedritas hasta conseguir que la base de la palangana esté completamente llena.

Aplicación

◆ Sentado en una silla, meta los pies en la palangana. Mueva los dedos de los pies agarrando fuertemente las piedritas y soltándolas. Agarre y suelte.

Consejo

◆ Si quiere, puede poner agua caliente sobre las piedritas, en una palangana más profunda. Deberá cubrirle más o menos hasta la pantorrilla. Dése palmadas ligeras en los pies y a continuación séqueselos levemente y póngase calcetines gruesos.

☺ ☺   *10 min.*
3 a 4 veces por semana

La linfa y el drenaje linfático

La linfa está compuesta por líquido tisular y glóbulos blancos. Fluye por el cuerpo a través de un sistema de vasos y es capaz de rechazar a los agentes patógenos, así como de suministrar nutrientes a los tejidos, a los que no les llega la sangre y de liberarlos de los desechos. Con un masaje especial del tejido subcutáneo se puede estimular el flujo linfático y al mismo tiempo activar el metabolismo y estimular al sistema inmunitario. Como el drenaje linfático es un masaje muy especial, los fisioterapeutas recomiendan las instrucciones precedentes. Se conocen las siguientes maniobras:

► Movimientos circulares.

► Maniobras de bombeo.

► Maniobras de giro, por las cuales la epidermis se desplaza contra la hipodermis.

El drenaje linfático no conviene en inflamaciones agudas y reacciones alérgicas, en caso de debilidad cardiaca y de trastornos de coagulación sanguínea.

CATAPLASMAS FRÍAS QUE VIVIFICAN

Preparación
◆ Tenga listas una manta de lana y una toalla. Sumerja un lienzo grande en agua fría, exprima ligeramente.

Técnica de la cataplasma
◆ Envuelva el lienzo húmedo, sin arrugas, desde el arco inferior de las costillas hasta la mitad del muslo. Enrolle encima la toalla. Ahora, envuelva el cuerpo con la manta de lana. Acuéstese sobre la cama y relájese.

◆ A más tardar, después de 10 minutos se produce una agradable sensación de calor. De no ser así, coloque una botella caliente junto a los pies o en la zona de los hombros.

  4 cataplasmas durante 2 semanas, con duración de la aplicación ascendente (15, 25, 35, 45 min.)

Consejo
◆ La cataplasma también se puede aplicar antes de acostarse, y mantenerse puesta durante toda la noche. También puede mojar la toalla con extractos fríos de manzanilla o de milenrama. Para esto, añada 4 o 5 cdas. de flores a 1 litro de agua hirviendo, y déjelas reposar 15 minutos. Después cuele y permita que se enfríe antes de usarla.

MASAJE AYURVEDA DE AJONJOLÍ

Preparación
◆ El aceite de ajonjolí es el que se usa en el tradicional masaje ayurveda. Se consigue en la tienda de productos dietéticos o en la farmacia. Caliéntelo antes del masaje a la temperatura del cuerpo. Como alternativa puede usar aceite de girasol o de oliva.

Aplicación
◆ Aplique el aceite con pequeños movimientos circulares de masaje en todo el cuerpo.
◆ Envuélvase en una toalla de baño grande, y repose en un lugar cómodo y cálido.
◆ Permita que el aceite de ajonjolí surta efecto durante 5 a 10 minutos, y después enjuáguelo con agua caliente.

Consejo
◆ Dé masaje por las noches con aceite caliente en las plantas de los pies, actúa contra los pies fríos y favorece el sueño.

  2 veces por semana

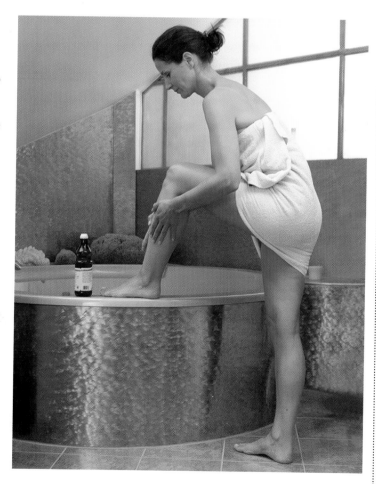

El masaje relaja y favorece la salida de sustancias de desecho

SALUD DESDE LO MÁS PROFUNDO

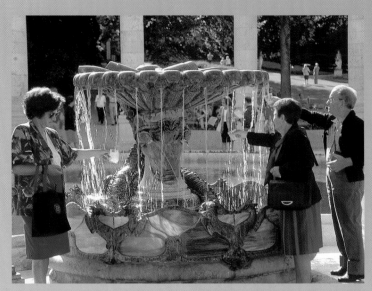

El borbollón, burbujeante o apacible, sirve para apagar la sed. El agua mineral es agua de lluvia que se rezuma en el subsuelo, donde se enriquece con minerales y ácido carbónico. Si bien la necesidad diaria de una persona no se puede satisfacer por completo, el agua mineral representa un complemento sobresaliente de otros alimentos y se emplea como agua curativa en ciertos tratamientos.

La más clara conciencia de las enfermedades y el miedo a la contaminación del agua corriente han hecho que el consumo de agua embotellada en muchos países del mundo se haya incrementado de manera notable. La limpieza y la calidad del solicitado líquido están sometidas a controles.

Usted puede tomar cualquier cantidad de minerales sin una sola caloría

Lo que usted tiene que saber antes de someterse a una cura de líquidos

◆ El tratamiento con aguas curativas debe llevarse a cabo durante cerca de **4 a 6 semanas.** Sólo así el estímulo del agua rica en minerales cumple su efecto en el organismo.

◆ Las aguas curativas son eficaces gracias a su **composición** que previene, mitiga y cura ciertas enfermedades. Y como su efecto está científicamente demostrado, ha recibido autorización médica. Por el peligro de una sobredosis, sólo se debe continuar con la cura más tiempo si lo autoriza un médico.

◆ **La acción** estimulante afecta la glándula pituitaria y las glándulas suprarrenales, con lo que el riñón, después de tan sólo 14 días, muestra mucho mejor rendimiento de eliminación, influyendo así favorablemente sobre el metabolismo.

◆ Los **cuadros de molestias** para una cura de líquidos son: falta de apetito, hiperacidez, falta de hierro, anemia, cálculos en el riñón y en la vesícula biliar, inflamación del estómago y el intestino, inflamación crónica por infección de las vías urinarias. Las curas líquidas también sirven para ayudar al páncreas y a la vesícula biliar.

◆ Los **resultados** correspondientes, así como los peligros y las prohibiciones, se mencionan en las etiquetas de las botellas.

◆ La dosificación de la **cantidad de agua** es individual y depende de la concentración de minerales que tenga. Varía entre 0.3 y 3 litros al día.

La diversidad del agua

Agua mineral es el término genérico para diferentes tipos de aguas, cuya denominación exacta está regulada por las leyes de alimentos.

▶ **El agua mineral natural** (sin gas) sirve para el bienestar general y para calmar la sed. Se embotella directamente de la fuente de origen y se mantiene sin tratarla.

▶ **El agua terapéutica** tiene que contener una porción alta en sustancias específicas, como azufre, hierro o flúor.

No se comercializa como medicamento, ni como alimento.

▶ **El agua de manantial** es un agua pobre en minerales que, sin embargo, tiene que embotellarse en la fuente de origen; por lo demás, satisface los lineamientos del agua potable.

▶ **El agua de mesa** se fabrica artificialmente. Las más de las veces, al agua de manantial o al agua de mar se le agregan sal, ácidos carbónicos y hasta agua mineral para darle sabor.

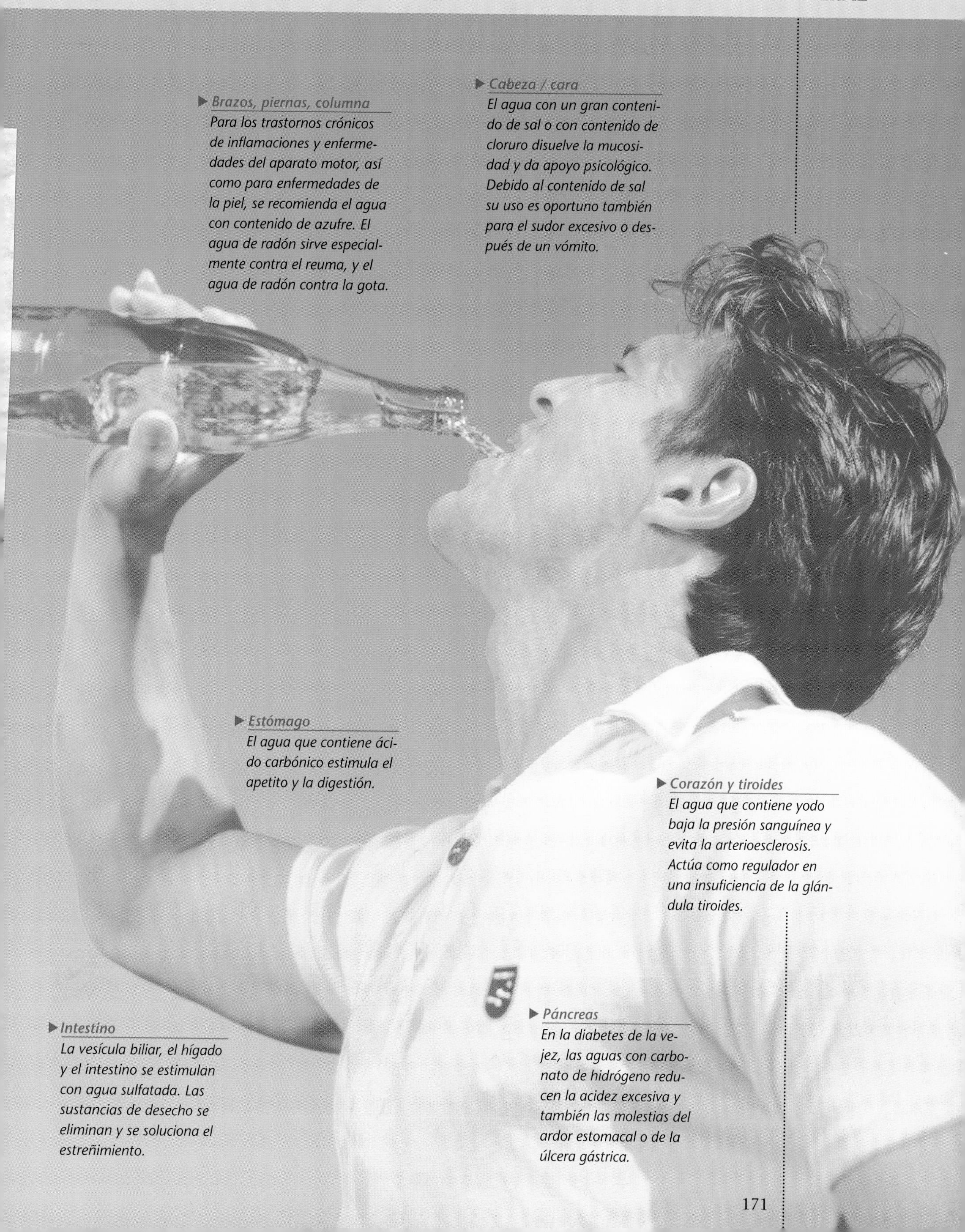

▶ *Brazos, piernas, columna*

Para los trastornos crónicos de inflamaciones y enfermedades del aparato motor, así como para enfermedades de la piel, se recomienda el agua con contenido de azufre. El agua de radón sirve especialmente contra el reuma, y el agua de radón contra la gota.

▶ *Cabeza / cara*

El agua con un gran contenido de sal o con contenido de cloruro disuelve la mucosidad y da apoyo psicológico. Debido al contenido de sal su uso es oportuno también para el sudor excesivo o después de un vómito.

▶ *Estómago*

El agua que contiene ácido carbónico estimula el apetito y la digestión.

▶ *Corazón y tiroides*

El agua que contiene yodo baja la presión sanguínea y evita la arterioesclerosis. Actúa como regulador en una insuficiencia de la glándula tiroides.

▶ *Intestino*

La vesícula biliar, el hígado y el intestino se estimulan con agua sulfatada. Las sustancias de desecho se eliminan y se soluciona el estreñimiento.

▶ *Páncreas*

En la diabetes de la vejez, las aguas con carbonato de hidrógeno reducen la acidez excesiva y también las molestias del ardor estomacal o de la úlcera gástrica.

171

COMPENSE SUS FALLAS ALIMENTARIAS

L a variedad de alimentos de que disponemos hace que parezca fácil nutrirse de manera saludable. Sin embargo, a muchas personas se les dificulta escoger bien entre esta abundancia.

Usted puede corregir los pequeños errores de su alimentación si de vez en cuando introduce un día de desintoxicación. ¿Cómo hacerlo? Léalo en las págs. 174 y 175. Para limpiar profundamente el organismo y liberarlo de sustancias nocivas, se recomienda una semana de ayuno terapéutico (vea la pág. 134). Es evidente que todos los días, con medidas moderadas, se puede hacer algo para ayudar al organismo a desintoxicarse. Diariamente el consumo excesivo de azúcar y de grasa inunda el organismo con una concentración desmedida de sustancias nocivas. Utilice la potencia de drenaje de verduras como el espárrago y el pepino, que acarrean fuera del cuerpo, por medios naturales, las sustancias tóxicas que se acumulan en las células y en los tejidos. Saboree la sabrosa frescura de las siguientes recetas, y por supuesto aproveche su saludable utilidad.

El delicioso kiwi, junto con uvas y jugo de naranja recién exprimido, sustraen agradablemente del cuerpo las sustancias dañinas, dando lugar a un mayor bienestar.

ESPÁRRAGOS CON SALSA DE COCTEL

150 g de cada uno: espárragos blancos y verdes, frescos
Sal
Azúcar
3 cditas. de jugo de limón
De 4 a 6 papas pequeñas
1 cda. de crema fresca
2 cdas. de yogur
1 cdita. de salsa catsup
Sal de apio
1 cda. de berro

◆ Corte la parte leñosa de los espárragos blancos y pele desde la parte de abajo de las puntas hasta el extremo. Si es necesario, corte los extremos de los espárragos verdes, y pele los tallos sólo en el último tercio.

◆ Ponga a hervir una olla con bastante agua. Agregue algo de sal, azúcar y 1 cdita. de jugo de limón. Eche los tallos de espárrago y cocine de 12 a 15 minutos de acuerdo con su grosor.

◆ Cepille las papas bajo el chorro de agua; cocínelas en una olla de agua con sal, tapada, cerca de 20 minutos.

◆ Para la salsa, revuelva la crema fresca y el yogur con el resto del jugo de limón. Añada la catsup y sazone con la sal de apio.

◆ Saque los espárragos del agua y acomódelos en un plato. Báñelos con la salsa. Acomode las papas junto a los espárragos y adórnelas con el berro fresco.

Consejo

◆ Cueza las cáscaras lavadas de los espárragos y las puntas en un poco de agua con sal, un poco de jugo de limón y una pizca de azúcar, cuele este caldo. Conserve esta bebida de espárrago, que es muy eficaz como diurético y también como desintoxicante.

◆ Las papas tiernas, lavadas minuciosamente, pueden comerse también con la cáscara, ya que directamente bajo ésta se encuentran la mayoría de los nutrientes, que se pierden cuando se pelan las papas.

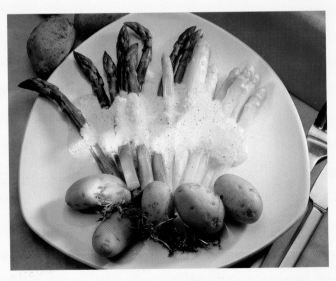

PEPINOS RELLENOS

½ bolillo seco
½ cebolla
1 cda. de perejil picado
150 g de carne de cerdo molida
1 yema de huevo
Pimienta
Sal
1 pepino pequeño
Un poco de mantequilla
50 ml de caldo de verduras
10 g de mantequilla
2 cdas. de harina
50 ml de leche
50 ml de agua
Nuez moscada
1 cda. de borrajas

◆ Ablande el pan en agua caliente. Precaliente el horno a 180° C. Mientras tanto, pele la cebolla y córtela en cuadritos. Exprima el pan y haga una masa con él, los cuadritos de cebolla, el perejil, la carne molida y el huevo. Salpimiente.
◆ Lave el pepino, córtelo en dos a lo largo, quítele el centro y póngale sal. Coloque el relleno en una mitad del pepino, tápelo con la otra mitad y póngalo sobre papel de aluminio. Acomódelo en la bandeja engrasada del horno, vierta el caldo de verduras y déjelo cocer cerca de 30 minutos.
◆ Mientras tanto, derrita la mantequilla y revuélvale la harina. Añada la leche y el agua sin dejar de revolver; sazone con sal, pimienta y nuez moscada, y al final añada las borrajas.

Como guarnición puede ponerle papas con sal.

ALIMENTOS CON EFECTO POSITIVO

¿Qué alimento?	¿Qué efecto tiene?
Alcachofas	Favorecen la eliminación de la grasa, estimulan los riñones, desintoxican el hígado y son diuréticas
Borrajas	Purifican la sangre y favorecen el metabolismo
Melones	Son diuréticos debido a su alto contenido de potasio
Perejil, cebollín	Drenan y estimulan el metabolismo
Espárrago	Es diurético y eleva el metabolismo basal del organismo
Uvas	Enjuagan las sustancias tóxicas y las expulsan del cuerpo

ENSALADA DE TOMATE Y MOZZARELLA

2 tomates
60 g de bolas de mozzarella
⅓ de ramito de albahaca
Vinagre balsámico
Aceite de oliva
Pimienta, sal
1 panecito

◆ Lave los tomates, quíteles el ombligo y córtelos en rebanadas. Acomódelos en un plato, en forma de círculo. Escurra las bolas de mozzarella y distribúyalas sobre las rebanadas de tomate.

◆ Lave la albahaca, séquela con cuidado, despréndale las hojas y con ellas adorne la ensalada. Rocíe el vinagre y el aceite, y espolvoree la sal y la pimienta. Corte el pan en rebanadas.

Los elementos de la cura de Schroth

La cura del médico naturista Johann Schroth (1798-1856) es un procedimiento de curación naturista que tiene sólidas bases, pues ayuda a desintoxicar todos los órganos.
► **Fomentos de Schroth** Al envolver el cuerpo en paños húmedos, su temperatura se eleva en 1 o 2° C. Esto causa una aceleración del metabolismo y del proceso de desintoxicación.
► **Dieta de Schroth** La dieta vegetariana está libre de grasas, y es pobre en albúminas y sal. Las necesidades energéticas se satisfacen, durante la cura, con los carbohidratos del metabolismo. Los depósitos de grasa llegan a eliminarse.
► **Alternancia rítmica de días líquidos y secos** En los días líquidos se aflojan los desechos y los días secos sirven para drenarlos. Además de aguas terapéuticas, tés y jugos de frutas, también se pueden beber vinos secos.
► **La vigilancia médica** es indispensable. Muchos sanatorios ofrecen la cura acompañada de medicamentos.

173

SACAR LOS VENENOS DEL CUERPO

En un día se puede aligerar el metabolismo, la digestión, los órganos y la psique para poner en orden al organismo. Las personas sanas pueden planear regularmente, sin pensarlo, un día de desintoxicación (hasta una vez a la semana). Esto es posible sin pasar hambre y sin grandes esfuerzos. El método es sencillo: suministrar alimentos y bebidas ricos en potasio al organismo en lugar de otro tipo de nutrientes, de tal manera que la sangre reciba gran cantidad del mineral. La concentración de potasio en la sangre extrae agua de las células del organismo y con el agua se liberan las toxinas libres de las células y de los tejidos. Los riñones, finalmente, extraen el agua de la sangre que les llega, junto con las sustancias nocivas, filtradas y separadas.

El propósito de los días de desintoxicación no es adelgazar. El agua perdida debe reponerse con abundantes líquidos. Dése tiempo para la desintoxicación (mejor el fin de semana) y permita que los consejos de esta página lo guíen. Después, lo único que sigue, es que otra vez queda en equilibrio su metabolismo.

No debe hacerse una desintoxicación por más de tres días consecutivos, porque se eliminan en exceso los nutrientes del organismo y se vuelven insuficientes.

LICUADO DE ARÁNDANOS Y PERA

125 g de arándanos
1 pera madura y jugosa
3/4 de limón
150 ml de leche acidificada
Jugo de pera espeso
Hojas de menta

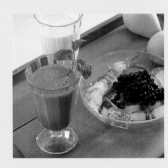

◆ Lave muy bien los arándanos y límpielos.
◆ Lave la pera, pélela y quítele el corazón.
◆ Exprima el limón.
◆ Corte la fruta en pedazos y échelos a la licuadora junto con la leche acidificada y el jugo de limón; bata bien.
◆ Endulce el licuado de fruta al gusto con el jugo de pera. Sírvalo en un vaso y adórnelo con las hojas de menta.

YOGA PARA EL METABOLISMO

Con estos ejercicios usted estimula la glándula tiroides. De ella depende lo pronto que se lleven a cabo los procesos del metabolismo. Además, se estimula la combustión de la grasas.

Preparación
◆ Necesita una frazada o una colchoneta de gimnasia como base. Cuide que en el cuarto haya calma y una temperatura agradable.

Ejercicios
◆ Póngase de rodillas en el piso y baje los glúteos sobre los talones. Apoye la parte superior del cuerpo y la cabeza en los muslos o en el piso.
◆ Permanezca cerca de 5 minutos en esta postura. Respire calmada y regularmente y conduzca la corriente de la respiración hacia el estómago.

◆ Deje la cabeza sobre el piso y levante sólo los glúteos, hasta que quede hincado. Permanezca en esta posición cerca de 2 minutos. Apóyese mientras tanto con las manos.
◆ Ahora acuéstese muy relajado durante cerca de 2 minutos sobre la espalda.
◆ Enseguida levante muy lentamente las piernas hasta alcanzar la posición vertical. Deje los brazos sobre el piso y apoye la espalda en sus manos. Mantenga juntas y muy estiradas hacia arriba las piernas.
◆ Ahora pase las piernas sobre la cabeza, y trate de estirarlas muy derechas y de colocar los pies atrás de la cabeza.

  1 vez en la mañana y en la noche

Usted puede organizar el programa del día completamente a su gusto

◆ Un **día de frutas** se aconseja muy especialmente desde la primavera hasta el otoño cuando los mercados ofrecen los productos frescos recién llevados de las cercanías. Debido a su gran contenido en agua son muy apropiadas las manzanas, las bayas o las uvas. Coma alrededor de 1 kg de fruta repartida en pequeñas porciones durante todo el día.

◆ Para un **día de verduras** se necesita cerca de 1 kg de verduras (pepinos, calabaza, calabacitas, tomates). La mitad se sofríe y el resto se come cruda.

◆ En un **día de arroz** comience con una manzana o una toronja en la mañana. Para medio día y la noche cueza cerca de 200 g de arroz integral, en grano o muy cocido, a su gusto. 2 tomates rehogados o puré de manzana sin endulzar están también permitidos.

◆ Para el **día de papas** puede comerse dos o tres papas peladas en la mañana, a medio día y en la noche, condimentadas con eneldo y mejorana. Además, agregue 50 g de queso de rancho o de requesón sin grasa.

◆ Un **día de jugos** es el que necesita más esfuerzo, aunque es el más eficaz. Se antoja un jugo hecho personalmente en la licuadora o el puro jugo de toronja o de piña recién exprimido. Pruebe también el licuado de arándanos y pera de la pág. 174. Los jugos de zanahoria, de apio, de brócoli o de pepino (de la tienda de productos dietéticos) dependen de las costumbres en cuanto al gusto, aunque son muy potentes en el resultado desintoxicante.

ALIGERE EL DÍA DE DESINTOXICACIÓN

Ejercicio

◆ Beba, al levantarse, 2 vasos de agua tibia.

◆ Estimule desde antes de desayunar la circulación sanguínea. A esto se prestan 5 minutos de boxeo al aire libre en el balcón o en la terraza.

◆ Un breve paseo matutino por la ciudad lo distrae de la eventual sensación de hambre.

◆ Después de la ración del medio día permítase una media hora de siesta.

◆ Antes de la cena, monte en bicicleta o nade una hora para estimular nuevamente el metabolismo.

◆ Un baño caliente con sal de mar o suplementos de algas permiten que el día termine realmente bien.

Consejo

◆ Ingiera además, repartidos durante el día, por lo menos 2 litros de agua sulfatada y agua mineral pobre en potasio. Las toxinas y los residuos venenosos en los tejidos sólo se pueden llevar y eliminar por completo con suficientes líquidos.

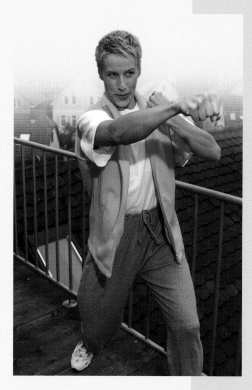

Sumérjase en amarillo

Los chinos ya lo saben desde hace miles de años: los colores influyen en el cuerpo, en la psique y en los campos energéticos del cuerpo. Según la concepción china, las diferentes ondas electromagnéticas de luz de los colores pueden estimular o inhibir diversos sistemas del organismo.

▶ Para el día de desintoxicación se recomienda un baño de tina en tonos amarillo o anaranjado. El amarillo limpia y desintoxica; el anaranjado activa el metabolismo.

▶ Sírvase de los productos ya fabricados, como las sales de la farmacia o de la tienda naturista, o busque en la tienda de autoservicio, en la zona de artículos para el baño, sales para baño amarillas (por ejemplo, con aceite de durazno).

▶ Usted mismo decídase a elegir los colores y los contenidos de los productos para el baño. Prefiera los preparados con base oleosa y pH neutro. Así podrá evitar la piel reseca después del baño.

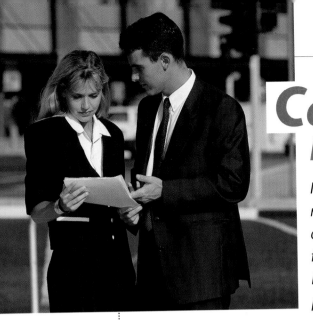

COMIDA LIGERA PARA EL OFICINISTA

Para quien ejerce una profesión, el tiempo es un bien muy escaso. En el ajetreo, la comida rápida promete ayuda y ahorro de tiempo. Comer rápidamente significa por lo general comer alimentos ricos en calorías, lo que con la actividad sedentaria conduce al sobrepeso. ¡Pero no tiene que ser así!

Nuestro cuerpo necesita "combustible" a fin de funcionar bien. Su energía se genera gracias a la combustión de los carbohidratos, la grasa y la albúmina. El calor que se genera se mide en kilojoules (kJ) o en calorías (cal) ¿Cuánta energía necesita una persona diariamente? Esto no es fácil de averiguar. El valor depende de diferentes factores, por ejemplo de que realice trabajo físico pesado o actividades intelectuales ante el escritorio, o si practica deporte o lo evita, y también de la edad que tenga.

El trabajo de oficina requiere menos calorías

Si usted pasa la mayor parte del tiempo de trabajo frente a un escritorio le sucede lo mismo que a la gran mayoría de los habitantes de todas las ciudades industriales de Occidente. La industria moderna de prestación de servicios y el trabajo de oficina se han extendido explosivamente. Mientras que antes se requería de la actividad corporal, ahora se requiere de una capacidad de concentración y de estrategias que terminan en estrés. Aunque muchas personas, después del trabajo se sienten cansadas, agotadas y con estrés, necesitaron mucho menos calorías que las que consume un leñador.

El esfuerzo físico determina la necesidad

Una medida internacional del consumo de energía, el *Physical Activity Level* (PAL), calcula el consumo de calorías por día de acuerdo con la actividad física. El consumo para un trabajador con actividad ligera es algo menor de 500 cal que el de un técnico eléctrico y hasta 800 cal más bajo que, por ejemplo, el de un agricultor o el de un albañil. El consumo de energía consta de dos componentes. El básico es la cantidad de energía necesaria para mantener to-

El biorritmo, reloj interior

Cada función del organismo está sujeta al ciclo de descanso y actividad. El hambre, el rendimiento, el cansancio y el estado de ánimo experimentan altibajos a horas muy específicas.

▶ Hacia las **3 de la mañana** el cuerpo empieza a activar la adrenalina y el cortisol. La temperatura y la capacidad de concentración aumentan.

▶ Cerca de las **10 de la mañana** se alcanza la máxima capacidad productiva mental y física, que va disminuyendo gradualmente hasta la tarde.

▶ Hacia las **14 horas** nos cansamos. Sin embargo, el descenso máximo es apenas, en promedio:

▶ Hacia las **16 horas** el cuerpo se vuelve a calentar, la temperatura aumenta. Todavía podemos concentrarnos durante algunas horas.

▶ A partir de las **21 horas** el cronómetro psicológico desciende por completo y hace que todos los órganos del cuerpo descansen hasta las 3 de la mañana. Allí comienza de nuevo todo el ciclo.

das las funciones del cuerpo. A este consumo mínimo, que es de cerca de 1,500 cal por día, se añade la cantidad de calorías que se necesitan para las actividades complementarias, el llamado incremento de trabajo o de rendimiento. En el trabajo de escritorio éste asciende a 500 o 600 cal. No es demasiado si se considera que una salchicha de curry con catsup asciende a 568 cal, una tableta de chocolate a 530 cal y 100 g de papitas fritas a 560 cal.

Armonizar el biorritmo y la ingestión de calorías

La cantidad de alimento debe adecuarse a la necesidad individual de energía. Eso significa que los empleados de oficina deben optar por una alimentación ligera equilibrada. Entonces, no habrá sensación de hambre ni kilos de más, y la capacidad de rendimiento se incrementará.

Así pasa fortalecido el día de trabajo

Los nutriólogos han comprobado que con cinco pequeñas porciones de comida cada 3 horas se puede engañar el descenso del biorritmo, aunque no se beba café y sin que baje el nivel de azúcar. Además se evitan los problemas de la digestión que se presentan sobre todo en las actividades en que se permanece sentado y con total falta de movimiento.

Quien desde el desayuno se preocupa por una combinación óptima de los alimentos puede aumentar su rendimiento mental hasta en un 15%. En la mañana, al organismo se le antojan los carbohidratos, y en la tarde lo que prefiere son los alimentos que contengan grasa. El aire de las oficinas –sobre todo si cuentan con aire acondicionado, piso alfombrado y archiveros llenos de polvo– es muy seco. Por eso se deberán beber por lo menos 2 litros de líquidos, (es más conveniente si lo que va a ingerir es agua mineral).

En este programa usted encuentra indicaciones sobre cómo podrá pasar mejor el día en la oficina gracias a una alimentación sana, mucho ejercicio y la eliminación del estrés.

No más cansancio de la tarde

Un maestro de manejo, de 57 años, Carlos R., pesaba 102 kg y medía 1.80 m. Le gustaba la comida copiosa, aunque con frecuencia luchaba contra el sueño por la tarde. Su médico le aconsejó cambiar su alimentación, bajar de peso y hacer ejercicio. Ahora Carlos consume solamente ensalada, una pieza de pan integral y agua mineral a medio día. Después da un paseo y hace un par de sentadillas entre las clases de manejo. Ahora, por las tardes, está completamente alerta, y 82 kg es su nuevo peso.

PROGRAMA DE 5 DÍAS

NUTRICIÓN

► Disponga alimentos equilibrados para la oficina, ligeros, que lo pongan en buena **condición** todos los días.

► Puede **mantener la capacidad productiva** con las recetas a partir de la pág. 179, del desayuno a la cena.

► **Ahuyente el hambre ligera** con tentempiés de menos de 100 cal.

► **Comer fuera de casa** es mejor de lo que se piensa. Lea en la pág. 181 en qué puede reconocer un buen lugar para comer.

EJERCICIO

Con poco esfuerzo cárguese de energía nueva.

► Los **bloqueos mentales** y las tensiones se aligeran durante las horas de trabajo si usted se endereza y se estira frente a la ventana abierta.

► Quien permanece sentado todo el día necesita urgentemente una **compensación**. Las personas que trabajan en una oficina deberán, en la pausa de la mitad de la jornada, tomarse tiempo de hacer algo de ejercicio al aire libre.

RELAJACIÓN

Establezca pequeñas pausas de vez en cuando durante el día en la oficina.

► La acupresión **estimula la capacidad de concentración** y proporciona alivio a los ojos cansados y sobreesforzados por el trabajo ante la pantalla de la computadora.

► Lea en la pág. 183 cómo puede **desconectarse** en casa después del trabajo y terminar el día relajado.

LAS COMIDAS EN MEDIO DEL AJETREO

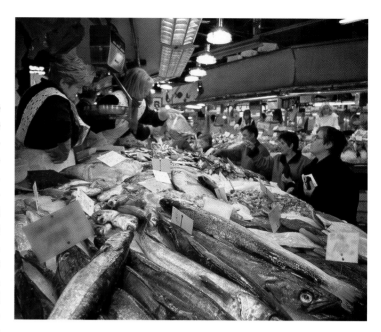

U n sueño intranquilo acaba con el estruendo del despertador. No hay tiempo para desayunar adecuadamente, sólo una taza de café. Ya bajo la ducha, los pensamientos se desvían hacia los planes del día. En el ajetreo de la mañana en la oficina, no alcanza el tiempo más que para una tableta de chocolate. Tampoco los alimentos en el comedor de la empresa a medio día proporcionan reposo: una porción copiosa, una copa de vino y, de paso, se discute el total de las ventas. Después de la salida apenas alcanza uno a comprar una pizza, que se devora frente al mostrador, antes de que cierre la tienda.

Se puede concluir que, en ocasiones por los placeres de la gula, a mucha gente le falta tiempo para pensar en alimentos equilibrados. Se ha impuesto la comida rápida. Esa alimentación incompleta conduce no sólo al sobrepeso sino también a aspectos deficientes que se exteriorizan en trastornos de la vida cotidiana como el cansancio y la poca capacidad de rendimiento. Las propuestas de las siguientes páginas muestran cómo, con poco esfuerzo, usted puede encontrar ayuda.

Con comidas deliciosas se vuelve el día más agradable

Así lo puede hacer mejor

Si le dedica más atención a su nutrición, le será mucho más ligero el día de trabajo.

En el futuro, divida estrictamente entre el tiempo de trabajo y el de comer. Coma sin hacer ninguna llamada telefónica ni escribir alguna carta. Disfrute de 5 comidas, que repartirá en pequeñas porciones durante el día. Mastique siempre con cuidado y esté pendiente de las señales que el cuerpo manda cuando ya está satisfecho.

La cena puede prepararse en casa en una mesa hermosamente puesta, con luz de velas y música de fondo para que la degustación sea relajada. Inspírese en las siguientes propuestas de platillos ligeros, que también puede llevar consigo a la oficina.

◆ **Desayuno** Granola con leche y fruta fresca, yogur con frutas o pan integral con una untadita de algo con poca grasa. Con té o café y un vaso de jugo.

◆ **Tentempié** Deben suministrar poca energía, pero no calorías innecesarias. Lea al respecto el cuadro de la pág. 180.

◆ **Comida de medio día** Coma algo ligero para que la sangre de la cabeza no tenga que dirigirse al tracto digestivo. Prefiera la fruta fresca, ensaladas crujientes o fruta cocida, para acompañar, por ejemplo, la pechuga de pollo o el filete de pescado.

◆ **Pausa para el té** Si los demás hacen una pausa en la tarde para tomar café, pruebe usted el té verde aromatizado con hojas de menta. Lo despabilan inmediatamente.

◆ **Cena** Ideales son los platillos de pescado porque son fáciles de digerir y ricos en minerales y oligoelementos. Escoja las clases de pescados con poca grasa como el bacalao, el egléfino o el salmón.

GRANOLA DE DURAZNO CON KÉFIR

100 g de kéfir (leche
fermentada)
Miel
1 durazno maduro
$^1/_2$ manzana
3 o 4 cdas. de hojuelas
de avena

◆ Endulce el kéfir con la miel y
revuélvalo hasta que esté terso.
◆ Quite el corazón a la mitad de
la manzana ya lavada. Corte la
manzana, con todo y cáscara, en
cuadritos. Lave el durazno y
quítele el hueso; corte también
la pulpa en cuadros. Separe unos
trozos de durazno para adornar.
◆ Revuelva los cuadros de fruta
y las hojuelas de avena con el
kéfir. Adorne con los trozos de
durazno.

Consejo
◆ El kéfir también es sabroso
con hojuelas de centeno, de trigo o de espelta, separadas o re-
vueltas. Varíe la fruta de acuerdo
con el gusto, el humor o la oferta durante la época del año.

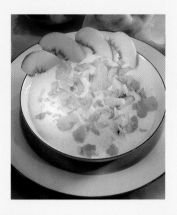

GRANOLA DE CEREALES

25 g de trigo triturado o de
hojuelas de trigo
1 plátano
150 g de yogur natural
1 cdita. de miel

◆ Cubra el trigo triturado
con 3 cdas. de agua y déjelo
ablandarse, tapado, durante
toda la noche.
◆ Pele el plátano y córtelo
en rebanadas. Revuelva bien
el yogur con la miel. Mezcle
las rebanadas de plátano y el
trigo reblandecido con el
yogur.

PANECITOS INTEGRALES CON CAMEMBERT

1 panecito integral
1 cdita. de margarina o
de mantequilla
30 g de queso Camembert
(30% de grasa)
Pimienta
2 hojas de lechuga
1 mandarina
100 g de uvas
2 tomatitos cherry

◆ Rebane el pan. Revuelva el queso
con la mantequilla. Aderece con
mucha pimienta. Unte la crema
sobre las dos mitades del pan.
◆ Lave las hojas de lechuga y los
tomatitos. Pele la mandarina.
Adorne el pan con la lechuga, los
tomatitos, los gajos de mandarina y
las uvas lavadas.

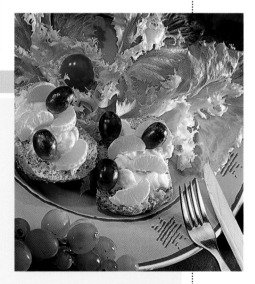

CUERNITO CON REQUESÓN DE FRESA

1 cuernito (pan dulce)
50 g de requesón, miel
1 cdita. de jugo de limón
4 o 5 fresas

◆ Corte el cuernito a lo largo.
Revuelva el requesón con un

poco de miel y con el jugo de
limón.
Lave las fresas, quíteles el rabito
y córtelas en mitades.
◆ Unte el requesón sobre las
mitades del cuernito y adorne
con las mitades de fresa.

Variante
◆ Para el desayuno, coma un
cuernito integral. Proporciona
no sólo todo el sabor de los
cereales, sino además una
porción extra de fibra.

179

RICAS BAGUETTES

1 baguette integral
2 cditas. de mantequilla
2 o 3 hojas de lechuga
2 rebanadas de jamón
de pavo
3 rebanadas de tomate
3 rebanadas de huevo duro
3 rebanadas de pepino
para ensalada
Un poco de perejil

◆ Corte la baguette a lo largo y unte ambas mitades con un poco de mantequilla.
◆ Coloque las rebanadas de tomate, de huevo y de pepino en forma de escamas en una mitad del pan, y adorne con el perejil. Tape con la otra mitad del pan.

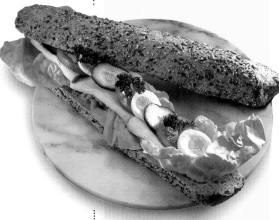

Variante
◆ Puede sustituir la mantequilla por queso untable sin grasa y el jamón de pavo por 2 rebanadas de queso.

ALIMENTOS LLENADORES DE POCAS CALORÍAS

Cuando sienta un poco de hambre, puede ahuyentarla con los siguientes alimentos.

Alimentos	Ejemplos
Fruta	1 plátano, 2 manzanas pequeñas, 150 g de uvas, 2 naranjas, 1 toronja
Verdura	2 o 3 pimientos, 6 pepinillos en vinagre, 2 zanahorias, 4 tomates
Dulce	1 barra de granola, 3 o 4 galletas integrales, 2 bolas de helado, 3 dulces de crema
Picante	2 pretzels, 1 huevo duro, 4 salchichitas de coctel, rebanadas cocidas y saladas de 2 papas
Bebidas	$1/2$ litro de jugo de zanahoria, 1 taza de café capuchino

ENSALADA LIGERA DE PASTA PARA LLEVAR

50 g de pasta
30 g de queso en trozo
30 g de jamón de pavo
$1/2$ pimiento rojo
50 g de cada uno: granos de elote y de chícharos cocidos
1 huevo duro
1 cdita. de salsa catsup
1 cdita. de mostaza
1 o 2 cdas. de vinagre de hierbas
2 cdas. de aceite de canola
1 pizca de azúcar, pimienta, sal

◆ Cueza la pasta en agua con sal hasta que quede al dente; cuélela, échele agua fría y déjela escurrir.
◆ Corte en cubos el jamón y el queso, lave y corte en cuadros el pimiento. Corte en cuadros también el huevo duro, y aparte 2 rebanadas para adornar.
◆ Mezcle los ingredientes.
◆ Revuelva en una taza la catsup, la mostaza, el vinagre, el aceite, la pimienta, la sal y el azúcar, y añada la mezcla a la ensalada.
◆ Deje reposar la ensalada de pasta al menos 1 hora o toda la noche.

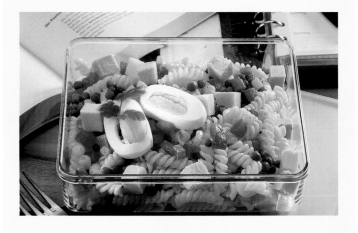

TORONJA Y CAMARÓN

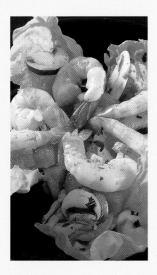

$^1/_2$ toronja
4 hojas de lechuga
50 g de champiñones
50 g de camarones limpios
y cocidos
1 cdita. de mayonesa
1 cda. de yogur natural
1 cdita. de jugo de limón
Sal, pimienta, polvo
de curry
1 cdita. de perejil picado

◆ Quite la piel a los gajos de
la media toronja y córtelos en
cuadros. Corte las hojas lavadas de lechuga. En la cáscara
de la toronja, o en un plato,
prepare la ensalada.
◆ Limpie los champiñones,
quíteles la punta del tronco y
corte las cabezuelas en rebanadas delgadas.
◆ Revuelva los cuadros de toronja, las rebanadas de cham-
piñón y los camarones, y añádalos a la ensalada.
◆ Prepare una marinada con
la mayonesa, el yogur, el jugo
de limón y las especias; viértala sobre la ensalada de ca-
marón y espolvoree el perejil
picado.

PIZZA DE VERDURAS CON MOZZARELLA

50 g de pasta preparada para
pizza
2 tomates maduros
2 cebollitas de Cambray
1 diente de ajo
1 zanahoria
1 cebolla
50 g de champiñones
$^1/_2$ pimiento rojo
1 cdita. de aceite de oliva
Sal, pimienta
Páprika
60 g de queso mozzarella
Unas hojitas de albahaca

◆ Prepare una pasta para pizza,
extiéndala con el rodillo hasta
que quede delgada y colóquela
sobre papel de aluminio en una
lámina para hornear.
◆ Lave los tomates y córtelos en
cuadros. Cubra la pasta para pizza con los cuadros de tomate.
◆ Lave las cebollitas, el ajo, la
zanahoria, la cebolla, los champiñones y el pimiento, y pele lo
que vaya a querer pelado. Corte
las verduras en rebanadas.
◆ Precaliente el horno a 200° C.
◆ Caliente el aceite de oliva en
una sartén, añada la verdura y
sofría un momento. Sazone con
sal, pimienta y bastante páprika.
Cuele el caldo sobrante y reparta
las verduras sobre la pasta.
◆ Hornee la pizza de 10 a 15 minutos o hasta que esté a su gusto.
◆ Después de horneada la pizza,
póngale por encima las hojas de
albahaca lavadas y en tiritas.

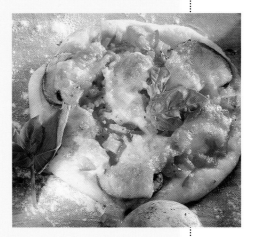

¿Comer en el trabajo? Depende...

Algunas empresas cuentan con comedor para sus empleados y sirven una
buena una variedad de platillos.
Comer en ese comedor o en un
restaurante de comida rápida implica
ciertos lineamientos para la alimentación que deben seguirse. A
continuación se presenta un esquema
para reconocer un buen lugar:
► Hay para escoger más de un guisa-
do y se incluye uno vegetariano.
► Los menús constan de varios componentes.

► Todos los días hay verduras frescas
y también ensalada, por lo menos una
vez a la semana se sirve carne y
pescado.
► Como guarnición no sólo hay
papas fritas, sino también arroz, pasta
o pasta integral.
► La variedad se complementa con
fruta fresca y entradas, así como con
una barra de ensaladas.
► Se usa poca grasa en la preparación de la comida, así como sal
yodatada y muchas hierbas de olor.

Así carga nueva energía

Quien está mucho tiempo sentado necesita, para compensar, hacer bastante ejercicio. Incluya los ejercicios de esta página en su día de trabajo. Con poco esfuerzo puede superar la depresión de la tarde y estimular el metabolismo.

Pero no se dé por satisfecho con eso. El ejercicio al aire libre –ya sea excursión, trote o caminata– permite una excelente respiración y equilibra el metabolismo (vea las págs. 92 y 240). Planee dichas actividades al menos dos veces por semana.

¡Abra la ventana!

De hecho, usted puede permanecer sentado al hacer dos de los ejercicios de esta página; en ambos casos la ventana tiene que estar abierta para que entre aire fresco. El aire frío, rico en oxígeno, mitiga el cansancio. Bastan 5 minutos para respirar aire fresco.

También en la pausa de media mañana respire aire fresco. Siéntese a comer un tentempié en una banca o –si lo quiere hacer más deportivo– dé un paseo ligero.

COMPENSE EL ESTAR SENTADO

Ejercicio

◆ Camine, cuando sea posible –en la pausa de media mañana o con los compañeros de trabajo–, hasta el parque más cercano. Reúna nuevas fuerzas, por ejemplo caminando.

◆ Después de una fase de subida, que usted debe comenzar caminando muy relajado, apresure el ritmo del paso.

◆ Termine la caminata siempre con pasos lentos, para que el pulso descienda.

😊 *Caminar 5 min. relajado – 10 min. a paso rápido*

😊 *Caminar 2 min. relajado – 3 min. a paso rápido. Repetir 3 veces*

MÁS ÍMPETU CON EJERCICIO DE BRAZOS

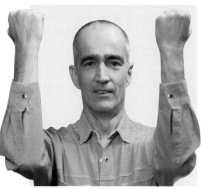

😊 *24 veces hacia arriba y 24 hacia abajo*

😊 *16 veces hacia arriba y 16 hacia abajo*

Ejercicio

◆ Párese derecho o permanezca sentado. Separe ligeramente las piernas.

◆ Ahora, suba ambas manos como si quisiera agarrarse de una barra. Tire de los brazos con todas sus fuerzas, lentamente, hacia abajo, con fuerza de tracción.

◆ Al levantar los brazos inhale, al bajarlos exhale.

◆ Al terminar el ejercicio deje caer los brazos flojos hacia abajo y sacuda las manos.

FORTALEZCA MÚSCULOS DEL ESTÓMAGO

Ejercicio

◆ Siéntese derecho. Coloque las piernas paralelas y juntas, y asiente las plantas de los pies en el suelo.

◆ Con la mano derecha empuje la rodilla izquierda hacia fuera. La rodilla ejerce fuerza contra la presión. Mantenga la presión 7 segundos, afloje.

◆ Repita el ejercicio con la rodilla derecha.

Consejo

◆ Cuando empuje la rodilla hacia fuera, contraiga los músculos del estómago y los glúteos. La columna verterbral mientras tanto derecha. Si piensa continuar más adelante este ejercicio, aumente la presión al doble.

  Empujar cada rodilla 8 veces. Repetir 2 veces

HAGA UNA PAUSA

Suena el teléfono, el trabajo se amontona sobre el escritorio y, de hecho, todo debería haber quedado resuelto ayer. Al anochecer la concentración decae y cuando termina el día difícilmente puede uno desconectarse. Ni hablar del dolor de espalda y de cabeza, que son el resultado del esfuerzo constante.

Las pausas en la oficina son absolutamente necesarias, y con un poco de decisión, pueden integrarse al día de trabajo. Con acupresión usted se sigue concentrando, pese a la depresión de la tarde. Encuentre los consejos para combatir el estrés a partir de la pág. 62 y en la pág. 70.

BIEN CONCENTRADO Y ALERTA

Ejercicios
◆ Eleve la concentración con el masaje de la nuca. Suba a lo largo del centro de la nuca con el dedo índice y el medio de una mano hasta que llegue a una pequeña cavidad. En este punto, llamado puerta de jade, ejerza pequeñas presiones. Oprima mientras sea agradable. Resulta más eficaz si otra persona hace el masaje; puede dirigir las yemas de los dedos hacia arriba y también puede ejercer mejor la presión.

◆ Si usted trabaja mucho frente a la pantalla de la computadora, permita que los ojos descansen varias veces durante el día: coloque los codos sobre la mesa y cierre los ojos. Apoye la barbilla sobre el dedo pulgar. Con las yemas del dedo índice o medio ejerza una ligera presión en el centro de los párpados. Mantenga la presión unos segundos, después afloje. Por último, acaricie con las yemas de los dedos todo el párpado.

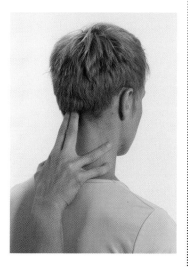

◆ Siéntese derecho y coloque las manos relajadas sobre las rodillas. Las palmas de las manos, hacia arriba. Relaje los hombros. Concéntrese en el peso de los hombros y déjelos caer mentalmente; con cada respiración bájelos un poquito más.

  Por lo menos 1 min. cada uno – 2 veces al día

DESCONÉCTESE DESPUÉS DEL TRABAJO

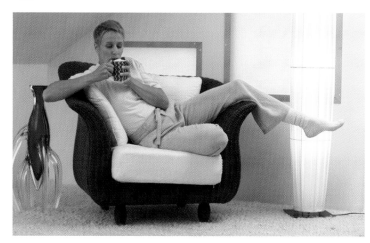

Ejercicio
◆ Haga de su casa una isla de tranquilidad: el sillón favorito, una mecedora o una hamaca, un lugar en el que usted se sienta cómodo y seguro.

◆ Conviértalo en un lugar para acurrucarse –siempre– después del trabajo durante un lapso de 15 minutos. Sírvase una taza de té o de café con leche y permita que sus pensamientos vuelen con toda libertad.

Después de un largo día de trabajo, tiene usted ganado un descanso

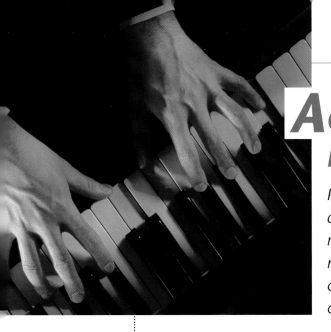

ACTIVO CONTRA LA GOTA

Poco se sabe de las causas de este trastorno, aparte de que es hereditario. El primer ataque de gota aparece las más de las veces por la noche y en el caso de muchos afectados, inesperadamente. Lo que lo provoca –un nivel demasiado alto de ácido úrico– es, muchas veces, una comida excesivamente abundante.

Dolores intensos en el dedo gordo del pie son la primera señal. Pregunte a su médico sobre el tratamiento que debe seguir en un caso agudo y sobre la puesta en práctica de este programa.

La gota suele contarse entre las enfermedades reumáticas. De hecho, se trata de una enfermedad metabólica que aparece generalmente durante la segunda mitad de la vida. Debido a una alimentación incompleta o errónea todos los días, se van sedimentando los cristales de ácido úrico en las articulaciones, las cuales se inflaman. La primera señal que se recibe es un doloroso ataque de gota originado, con gran frecuencia, por una ingestión reciente de alcohol. Por lo general, lo primero que se ve afectado es la articulación principal del dedo gordo del pie.

¿Para quiénes está indicado este programa?

Las siguientes páginas ofrecen a las personas no afectadas la posibilidad de ocuparse de las articulaciones en sentido preventivo. Como la gota es un trastorno del metabolismo, la alimentación es de especial importancia. Los afectados pueden, tras un ataque agudo, recobrar la movilidad de la articulación, zona por zona. Los ejercicios de movimiento de este programa no deben, sin embargo, efectuarse cuando se acaba de sufrir un ataque de gota. Para esos casos, los medicamentos prescritos por el médico tienen la preferencia.

PROGRAMA DE 3 SEMANAS

EJERCICIO

▶ La primera semana se dedica particularmente a la **movilización** de las articulaciones de los brazos y de las piernas.
En la segunda y en la tercera semanas:
▶ Se mejorará la **constancia y la movilidad.**
▶ Se fortalecerá la **musculatura** de los brazos y de las piernas.

NUTRICIÓN

Las costumbres alimentarias insuficientes y no saludables favorecen la aparición de la gota.
▶ Actúe **preventivamente** evitando aquellos alimentos que aumentan el nivel de ácido úrico.
▶ Preocúpese por una ingestión suficiente de líquidos para una **eliminación rápida de las sustancias tóxicas.**

RELAJACIÓN

Encuentre el equilibrio interno necesario.
▶ En un **caso agudo** usted puede aliviarse de los dolores con ejercicios de respiración y contra los calambres en las articulaciones.
▶ El propósito es **fortalecer el corazón y la circulación sanguínea** para proteger al cuerpo de las sustancias nocivas mientras trabaja.

ASÍ MEJORA LA MOVILIDAD DE LAS ARTICULACIONES

En la gota se afectan, en primer lugar, las articulaciones pequeñas, por ejemplo las de los dedos de las manos y las de los pies. Si se deja avanzar la enfermedad, pueden afectarse las articulaciones mayores como las de los codos y las de las rodillas. Usted no debe entrenar todas las articulaciones, sino concentrarse en lo particular de su situación.

En la primera semana se debe restaurar la movilidad de las articulaciones. Ciertos movimientos serán dolorosos más adelante, debido a que el cerebro ha "olvidado" el patrón de movilidad. La cura puede hacerse retroactiva, y ya después de poco tiempo los movimientos no causarán dolor.

PARA TENER DEDOS ÁGILES

Calentamiento
◆ Haga círculos hacia la derecha y hacia la izquierda con la muñeca de ambas manos, 8 veces con cada mano.
◆ Cierre y abra los dedos sin apretar, 16 veces.
◆ Separe y junte los dedos, 16 veces.

Ejercicios
◆ Cierre los puños, primero uno, después el otro. Al mismo tiempo meta y saque el pulgar alternativamente.
◆ Tire de los dedos, de uno en uno, de la mano izquierda con la derecha. Mantenga el tirón 5 segundos y suelte. Después tire de los dedos de la mano derecha con la izquierda. Tenga cuidado de no causar nunca dolor.

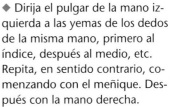

◆ Dirija el pulgar de la mano izquierda a las yemas de los dedos de la misma mano, primero al índice, después al medio, etc. Repita, en sentido contrario, comenzando con el meñique. Después con la mano derecha.
◆ Sumerja las manos en una palangana con agua caliente. Apriete levemente una esponja del tamaño del puño dentro del agua.

😊 😊 *El 3er ejercicio, 3 veces de cada lado; los otros ejercicios, 8 veces*

MOVILICE LOS — CODOS

Calentamiento
◆ Boxee tirando golpes al aire, 16 veces.
◆ Forme un ángulo de 90° con los codos. Gire los brazos 16 veces, de modo que el dorso y la palma de la mano miren alternadamente hacia arriba.

Ejercicio
◆ Párese erguido, flexione las rodillas y contraiga los glúteos y el estómago. No levante los

Mantenga las rodillas ligeramente flexionadas

hombros. Eleve los brazos a los lados y flexiónelos. Cuelgue los antebrazos en ángulo recto. Mantenga los puños cerrados sin apretar, balancee los brazos hacia fuera y hacia dentro.

Variante
◆ Posición inicial como arriba. Gire los antebrazos, en ángulo recto, hacia arriba. Doble y estire los codos con los puños bien cerrados.

😊 😊 *20 veces cada uno*

PARA LA MOVILIDAD DE LOS DEDOS DE LOS PIES

Calentamiento

◆ Siéntese derecho sobre una silla o un banco. Con la articulación del tobillo haga 8 giros a la derecha y 8 a la izquierda.

◆ Doble y estire los dedos de los pies, alternando, 16 veces.

◆ Coloque los pies sobre el piso, de tal manera que hagan contacto completo, sepárelos a lo largo de las caderas. Arrastre como oruga los dedos de los pies hacia delante y hacia atrás. Cambie de dirección 8 veces.

◆ Con cuidado dé masaje, con la pelota de púas o con un cepillo para el cabello, en las plantas y los dedos. Evite el contacto con la articulación dolorida.

¡Usted puede tratar mejor sus pies si están descalzos!

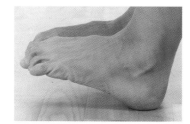

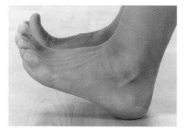

Ejercicio

◆ Tómese el pie derecho con la mano izquierda, después doble y estire los dedos de los pies con la mano derecha. Mantenga los dedos doblados durante 5 segundos. La sensación debe ser placentera, no de dolor.

◆ Siéntese derecho sobre una silla o un banco. Trate de separar los dedos gordos del pie para que se encuentren uno con otro.

◆ Procure no levantar del piso las plantas de los pies ni cambiarlas de posición.

☺ ☺ *8 veces cada uno*

 ## LA MOVILIDAD DE LAS RODILLAS

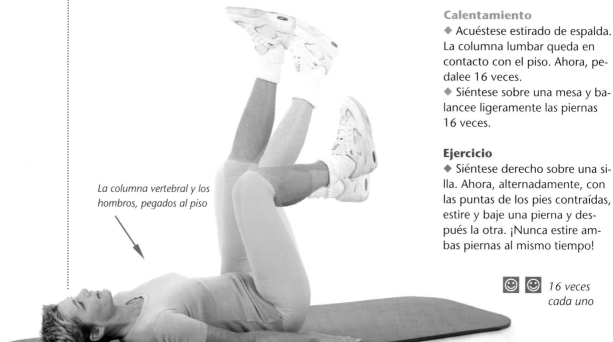

La columna vertebral y los hombros, pegados al piso

Calentamiento

◆ Acuéstese estirado de espalda. La columna lumbar queda en contacto con el piso. Ahora, pedalee 16 veces.

◆ Siéntese sobre una mesa y balancee ligeramente las piernas 16 veces.

Ejercicio

◆ Siéntese derecho sobre una silla. Ahora, alternadamente, con las puntas de los pies contraídas, estire y baje una pierna y después la otra. ¡Nunca estire ambas piernas al mismo tiempo!

☺ ☺ *16 veces cada uno*

FUERZA EN LAS ARTICULACIONES

Después de haber avanzado en el desarrollo natural de los ejercicios individuales de la primera semana, el propósito de la segunda y de la tercera semana es alcanzar una mayor flexibilidad en las articulaciones.

En primer lugar, la duración se prolonga, ya que los ejercicios aprendidos se aumentan en dos pasos. Esto sirve de calentamiento para los siguientes ejercicios, que tienen como objetivo dar nueva fuerza a las articulaciones.

Al final de toda unidad de entrenamiento, usted ya habrá avanzado un gran tramo hacia la movilidad y con ello, también habrá reconquistado una buena calidad de vida.

 ## FORTALEZCA LOS DEDOS DE LAS MANOS

Ejercicios

◆ Coloque una liga en forma de 8 en dos dedos a la vez. Separe y junte los dedos.

◆ Estire un brazo frente al cuerpo. Jale las puntas de los dedos con la otra mano en dirección al dorso de la mano y mantenga la presión 7 segundos. En ese momento debe sentir un leve tirón en el antebrazo, aunque no debe doler. Repita el ejercicio con el otro brazo.

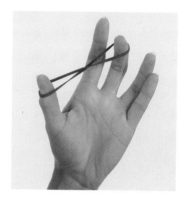

☺ ☺ *Ejercicio 1, 16 veces.*
Ejercicio 2, 8 veces

 ## ESTIRE LOS CODOS

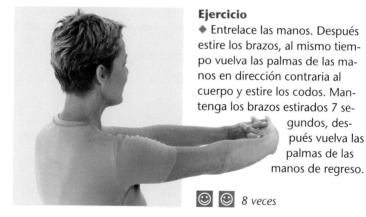

Ejercicio

◆ Entrelace las manos. Después estire los brazos, al mismo tiempo vuelva las palmas de las manos en dirección contraria al cuerpo y estire los codos. Mantenga los brazos estirados 7 segundos, después vuelva las palmas de las manos de regreso.

  ☺ ☺ *8 veces*

 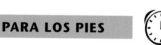 ## PARA LOS PIES

Ejercicios

◆ Trate de levantar del piso un lápiz con los dedos de los pies.
◆ Arrugue con los pies una página de periódico.

  ☺ ☺ *8 veces cada uno*

ENTRENAMIENTO PARA LAS RODILLAS

Ejercicios

◆ Siéntese derecho sobre una mesa y balancee un poco las piernas. Fije mancuernas con peso (1 o 2 kg) en los pies o póngase zapatos pesados. Con la tracción del peso se descargan las rodillas y se produce el líquido de las articulaciones.
◆ De pie, estire la musculatura de la parte delantera del muslo.

Para ello, tome con la mano derecha la articulación del pie derecho y acerque, con mucho cuidado, el talón a los glúteos. Mantenga la tensión durante 7 segundos y después estire la otra pierna.

  ☺ ☺ *Ejercicio 1, 16 veces.*
Ejercicio 2, 5 veces

EL DEBER MÁS IMPORTANTE: BEBER Y BEBER...

Además de la condición hereditaria, lo que puede causar la enfermedad de la gota es, sobre todo, una alimentación incompleta y poco saludable. Como el proceso de acumulación de depósitos de ácido úrico se lleva a cabo a lo largo de muchos años, usted puede frenarlo antes de que se desarrolle. Por ejemplo, con alimentos escasos en purinas, o bien, renunciando a aquellos alimentos que permiten elevar el nivel de ácido úrico en el organismo. Justamente con una alimentación adecuada los pacientes, después de un ataque agudo de gota, pueden eliminar más rápidamente las sustancias tóxicas, y con ello también disminuir las molestias.

Las cerezas contienen mucho potasio, que estimula la eliminación del ácido úrico. Coma durante toda una semana 250 g al día.

CUIDADO, ¡PURINAS!

Las purinas son sustancias de los alimentos que en el cuerpo se transforman en ácido úrico. Los cristales de ácido úrico se acumulan en las articulaciones y causan alteraciones dolorosas. Por eso, trate en el futuro de consumir una alimentación pobre en purinas.

Pobres en purinas
◆ Verdura, fruta, ensaladas ◆ leche, productos lácteos, huevos
◆ Papas ◆ pescados y aves (¡quite la piel de las aves!)
◆ Productos de soya

Ricos en purinas
◆ Carnes, sobre todo embutidos, salchichas, carne de cerdo y menudencias
◆ Alimentos ricos en grasas ◆ cebolla, poro ◆ pan recién horneado ◆ leguminosas, sobre todo frijoles negros y blancos, chícharos ◆ queso ◆ frijol de soya y productos de frijol de soya ◆ conservas ◆ alimentos fritos y ahumados

Así se eliminan los cristales de ácido úrico

Quien sufre de gota deberá beber muchos líquidos todos los días, ya que una ingestión abundante de líquidos garantiza la eliminación rápida y continua del ácido úrico excedente, el cual se acumula en las articulaciones. Además, se evita una nueva acumulación de esta sustancia nociva.

◆ En la primera semana deberá cuidar que la ingestión diaria de agua sea de cerca de 2 litros.
◆ En la segunda semana tome 3 litros de líquidos al día.
◆ En la tercera semana beberá 4 o 5 litros de líquidos cada día.
◆ El objetivo a largo plazo es una cantidad de 2 a 3 litros de líquidos al día.
◆ Además de agua mineral, convienen los jugos de verduras y los de frutas recién exprimidos.

PAPAS COCIDAS CON SALSA VERDE

1 frasquito de crema agria
1 cda. de vinagre
1 cda. de nata de leche
Sal
1 manojo de hierbas frescas al gusto (por ejemplo, pimpinela, perifollo, eneldo, cebollín, perejil, acedera)
250 g de papas

◆ Revuelva la crema agria con la nata y el vinagre y sazónelo con la sal.

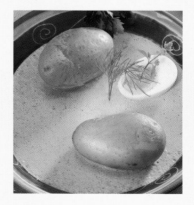

◆ Lave las hierbas, quíteles los tallos gruesos y píquelas finamente. Añada las hierbas a la crema agria. Si quiere, puede añadir un poco de agua para adelgazar la mezcla. Bátala un poco con un batidor de globo.
◆ Cepille las papas bajo el chorro de agua y cuézalas en agua con sal hasta que estén blandas. Pélelas y acomódelas sobre la salsa. También puede servir las papas con todo y la cáscara.

NO LE DÉ OCASIÓN AL DOLOR

Como con cualquier daño corporal que vaya acompañado de dolores, también con la gota es importante encontrar un equilibrio interior. Sobre todo en los casos de ataques agudos de gota: en ese caso hay que combatir el dolor y actuar en contra del calambre muscular que lo ha causado. La relajación cotidiana es provechosa para que el corazón y la circulación sanguínea trabajen sin problema y para que el organismo se libere de todas las sustancias nocivas.

DEJE QUE LA RESPIRACIÓN FLUYA

Ejercicio
◆ Acuéstese tendido de espaldas. Quien quiera, para mayor comodidad, puede colocar un cojín pequeño o un rollo debajo de las rodillas. Si hay dolor, coloque una compresa tibia o una botella caliente en la articulación afectada.
◆ Ahora, cierre los ojos y deje que la respiración fluya con libertad. Respire uniformemente por la nariz.

◆ Trate de concentrarse para dirigir la respiración hacia el estómago; debe levantarlo en cada inhalación.
◆ Apriete con fuerza el cuerpo contra el piso, permanezca tenso unos 7 segundos, después afloje otra vez.
◆ Enseguida diga mentalmente estas frases aprendidas de memoria.

Estoy relajado y flexible

Día a día me siento más libre y más activo

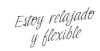

Todos los endurecimientos, los bloqueos y los cristales se diluyen

Meditación

El subconsciente se sensibiliza con la música suave de sonidos agradables, influyendo de esa manera en los procesos de desintoxicación. Una actitud general positiva hace que todos los órganos del cuerpo trabajen óptimamente para que las sustancias nocivas y el ácido úrico fluyan y puedan eliminarse. Hay música especial para relajarse y meditar que puede conseguirse en casi cualquier parte.

CONTRACCIÓN Y RELAJACIÓN

Ejercicio
◆ Acuéstese relajado boca arriba. Si lo desea, coloque un cojín plano debajo de la cabeza.
◆ Vaya contrayendo, de uno en uno, todos los grupos musculares de abajo hacia arriba hasta que haya contraído el cuerpo entero. Después, relájese.
◆ Comience por tensar las puntas de los pies y los tobillos, apretándolos contra el piso; después las piernas, los glúteos y el estómago; los hombros ténselos

hacia atrás y hacia delante; la parte de atrás de la cabeza, los brazos y las manos apriételos ligeramente contra el piso y el cojín.
◆ La relajación va en sentido contrario: comience con los brazos y termine con las puntas de los pies.

  Mantener la tensión de 7 a 10 seg. – relajarse. Repetir 4 o 5 veces

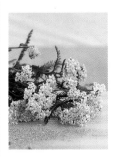

La milenrama *estimula el metabolismo. Un baño con milenrama afloja el ácido úrico acumulado, favoreciendo la eliminación de las sustancias nocivas.*

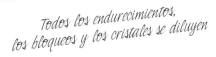

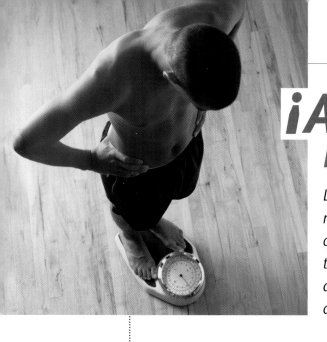

¡ABAJO LOS KILOS!

Las dietas relámpago, que prometen un resultado rápido, no se resisten por mucho tiempo. Quien quiera tener siempre una buena figura y estar sano, tiene que hacerlo de otro modo: con prudencia... y disfrutando el placer de la comida. No tiene que abstenerse de nada, tampoco de las cosas apetitosas.

Para mucha gente, observar dieta es algo casi inevitable, aunque los resultados sean dudosos. La mayoría de las dietas no dan resultado y las consecuencias son casi siempre trastornos en la alimentación y enfermedades.

El informe anual de la Sociedad Alemana de Nutrición (DGE) dice claramente que adelgazar puede convertirse en una manía en forma. Mejor alcance su peso ideal mediante un nuevo concepto sobre la alimentación. Este

programa de 2 semanas no se debe entender, por ningún motivo, como una dieta limitada a cierto tiempo, sino como una introducción para organizar a largo plazo la alimentación. Todas las comidas que se presentan más adelan-

BAJAR DE PESO CON PLACER

Semana 1

	LUNES	MARTES	MIÉRCOLES	JUEVES	VIERNES	SÁBADO	DOMINGO
DESAYUNO	granola de ciruela	desayuno continental	requesón de frutas	pan vital con rabanitos	granola de pera	ensalada de pepino	granola de arándano
BOCADILLO	1 manzana	1 plátano	melón gota de miel	1 naranja	1 zanahoria, $1/2$ pimiento	1 manzana	baguette con tomate
COMIDA	carne de ternera a la sartén	soufflé de germen de trigo	espagueti con pesto de calabacitas	pechuga de pavo con verduras primavera	rollo de col con pescado	lasaña	medallones de cerdo con salsa de mostaza
BOCADILLO	2 kiwis	$1/2$ melón gota de miel	pan integral con requesón de rabanito	4 higos	pan integral con mermelada (pág. 194)	200 g de uvas	barra energética (pág. 110)
CENA	requesón de páprika con papas cocidas	filete de trucha	omelet de calabacitas con tomatitos	albondiguitas de papa con salsa de chabacano	sopa de calabacita, ensalada de pepino	ensalada de espelta	leche de verano

te con una receta, pueden intercambiarse al gusto.

El peso para sentirse bien

Médicos y científicos han reconocido que los valores de la tabla del peso normal o ideal –establecidos hace años– deben corregirse. El IMC (Índice de Masa Corporal, vea la pág. 15) es más flexible. Lo más importante es que se sienta bien aunque tenga unos kilos de más.

El efecto "yo-yo" anula las dietas radicales

Las personas que con frecuencia están a dieta vuelven a subir de peso muchas veces más que antes. Esto se denomina el efecto yo-yo: nuestro cuerpo se adapta a la "escasez de comida" y subsiste con menos alimentos. Después de una dieta de adelgazamiento, el cuerpo aprovecha especialmente bien las calorías que vuelve a recibir, ya que inmediatamente acumula las reservas de grasa para futuros tiempos de escasez. Éstas vuelven a presentarse... en la siguiente dieta. Un círculo vicioso, que usted puede romper con nuestro programa. Lo primero es alimentarse equilibradamente en el futuro y con buen conocimiento.

El sobrepeso no es sólo cuestión de estética, sino que casi siempre causa problemas de salud. Muchos males están relacionados con el exceso de kilos: las enfermedades del corazón y de la circulación sanguínea, como la hipertensión arterial y la arterioesclerosis, la diabetes, los trastornos en el metabolismo de las grasas, las enfermedades de la columna vertebral y de las articulaciones, del tracto gastrointestinal y la formación de piedras, por ejemplo, en la vesícula biliar.

Coma para adelgazar y no renuncie a nada

Usted puede comer hasta que haya adelgazado. Esto parece contradictorio, pero es un programa demostrado, que también le ayudará a mantenerse esbelto y sano por mucho tiempo. Usted puede y le está permitido comer de todo –siempre que se atenga a la pirámide de alimentación

BAJAR DE PESO CON PLACER

Semana 2

	LUNES	MARTES	MIÉRCOLES	JUEVES	VIERNES	SÁBADO	DOMINGO
DESAYUNO	desayuno continental	granola de grosella	pan vital con zanahoria	queso con piña	kéfir de mango	1 brezel, 1 huevo, 1 rebanada de jamón magro, Nutella	desayuno continental
BOCADILLO	1 yogur, 1 plátano	1 galleta integral con requesón de rabanito	2 rebanadas de piña	2 nectarinas	2 duraznos	pan tostado con queso y nueces	barra energética (pág. 110)
COMIDA	papas e honojo con queso de rancho	pasta verde con tomates y albahaca	risotto de tomate	puchero verde de chícharos	platija sobre poro con semillas verdes	poro gratinado	filete de cordero
BOCADILLO	2 kiwis	2 rebanadas de piña	1 manzana	un tarro de cacao	4 higos	1 pera	200 g de uvas
CENA	ensalada mixta con lentejas	queso y verduras	crepas rellenas	tabule	omelet de frambuesa y avellana	tomates rellenos con queso ricotta	plato de ensalada otoñal

elaborada por los científicos especialistas en nutrición. Esta pirámide es fácil de aplicar y de comprender.

La base para el plan alimentario

La pirámide de los alimentos consta de cuatro escalones. En la base están los cereales, las pastas, las papas, el pan y el arroz (los llamados alimentos básicos). Contienen hidratos de

carbono complejos, que tienen un gran valor de saciedad. Deberán formar cerca de 40% del menú del día.

En el segundo escalón de la pirámide están las verduras y las frutas, que idealmente deberán ser el 35% de la alimentación. Contienen carbohidratos complejos, vitaminas y minerales.

Al tercer escalón de la pirámide corresponden, por un lado, los productos lácteos, y por otro, las aves, la carne, el pescado, los huevos, las frutas secas y las nueces. Son importantes por su contenido proteínico, aunque a menudo también son ricos en colesterol y en ácidos grasos saturados, que aumentan el riesgo de cáncer o de enfermedades del corazón. Su porción en las

comidas del día deberá por eso restringirse más o menos a 20%.

En la punta de la pirámide se encuentra solamente un pequeño espacio con grasas, aceites y varios productos que contienen una parte importante de azúcar refinada. Deberán componer 5% del plan de alimentación.

Para lograr una dieta equilibrada, las comidas del día deberán componerse sobre todo de los alimentos que se encuentran en el primer y el segundo escalones. ¡Procure variar!, ya que todos los alimentos están indistintamente combinados. La persona que crea muchas variaciones puede estar segura de recibir todas las sustancias alimenticias y biológicas.

La pirámide de los alimentos ilustra la provisión óptima por día. Contiene muchos productos de cereales, mucha fruta y verdura, algo de carne y productos lácteos que contienen proteína y muy poca grasa.

EL PROGRAMA DE 2 SEMANAS

NUTRICIÓN

Usted logra un óptimo comienzo del día:

► Si desde el desayuno tiene cuidado en la **combinación** de los valiosos carbohidratos, vitaminas y minerales.

► Para evitar una baja en el nivel de azúcar, y en consecuencia un **hambre canina,** ayudan los tentempiés y los snacks (vea la pág. 195).

► Con las recetas para el medio día y la cena (vea las págs. 196-203), usted puede combatir las **grasas superfluas,** al mismo tiempo que disfruta de la comida.

EJERCICIO

► Una alimentación bien pensada tiene que complementarse con ejercicio practicado periódicamente. La combinación deportiva para apoyar al programa es:

► Entrenamiento constante para la **combustión de las grasas.**

► Ejercicios para dar tono a la **musculatura** y que atacan las bolitas de grasa en las zonas problemáticas como el estómago, las piernas y los glúteos, y que tensan los tejidos.

RELAJACIÓN

► Con un equilibrio interno se puede evitar **la frustración de la comida** y también se **regulan las funciones metabólicas.**

► La autosugestión, que interioriza el objetivo, **apoya la reducción de peso.**

► Un masaje puede **tranquilizar el cuerpo.** Además, se mejora la **circulación sanguínea en las zonas problemáticas,** favoreciendo la eliminación de las sustancias nocivas.

DESAYUNAR COMO UN REY

En el desayuno, deberá renunciar a los alimentos que contengan harinas blancas y azúcar. Estos carbohidratos son los que más pronto se convierten en energía. En exceso, favorecen el sobrepeso. Prefiera panes integrales o granola: contienen carbohidratos complejos, que se desdoblan más lentamente y mantienen más tiempo la sensación de saciedad. La fruta fresca y la verdura serán la porción matinal de vitaminas y minerales.

PAN VITAL CON RABANITOS O ZANAHORIA

Pan con rabanitos
1 rebanada de pan negro
1 cdita. de mantequilla de hierbas
5 rabanitos frescos
1 hoja de lechuga
Unas hojitas de berro

◆ Unte la rebanada de pan con la mantequilla. Acomode encima las rebanadas de rabanito, el berro y la hoja de lechuga.

Pan de zanahoria
1 rebanada de pan integral
1 zanahoria pequeña
1 cda. de crema agria
1 rebanada de queso Gouda

Unas hojitas de berro
◆ Pele la zanahoria, rállela finamente y mézclela con la crema agria.
◆ Unte la mezcla sobre la rebanada de pan, coloque el queso encima y adorne con el berro.

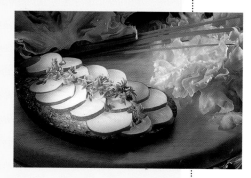

ENSALADA DE GRANOS

25 g de granos verdes, $1/2$ l de consomé de verduras, 1 tomate, $1/2$ pimiento verde, 1 zanahoria, 1 taza de germen mixto, 3 cdas. de vinagre de estragón, 3 cdas. de yogur sin grasa, 1 cdita. de miel de maple, pimienta recién molida, sal

◆ Cueza 30 minutos los granos verdes en el consomé, escurra, deje enfriar en la coladera. Lave el tomate y córtelo en rebanadas. Lave el pimiento y quítele las semillas. Pele la zanahoria y rállela gruesa. Lave el germen y déjelo escurrir.
◆ Revuelva el vinagre, el yogur, la miel, la pimienta y la sal. Mezcle los granos verdes con la verdura, añada el aderezo y déjelo reposar 30 minutos.

VARIANTES PARA GRANOLA

Granola de ciruela
125 g de ciruelas, 125 ml de leche, 4 cdas. de jugo de naranja, 1 cdita. de miel, 4 cdas. de germen de trigo, 3 cdas. de hojuelas de avena

◆ Lave las ciruelas, quíteles el hueso y córtelas en rebanadas. Mezcle el germen con la avena y póngala sobre las rebanadas. Mezcle la leche con la miel y el jugo, y añádala a la granola.

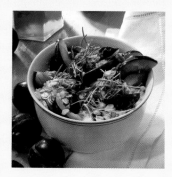

Granola de pera
100 g de leche entera,
1 cdita. de miel, 15 g de hojuelas de maíz, 25 g de hojuelas de avena, $1/2$ pera

◆ Revuelva la leche y la miel, agregue la avena. Corte la pera en pedacitos y añádala a la leche. Añada las hojuelas de maíz.

Granola de grosella o de arándano
150 g de yogur, 30 g de avena, 150 g de grosellas o arándanos, 1 cda. de almendra fileteada

◆ Lave las bayas y quíteles el rabito. Mezcle con el yogur la mitad de las bayas y la avena. Dore las almendras en una sartén sin grasa, déjelas enfriar. Añada el resto de las bayas al yogur y espolvoréele las almendras.

No debe renunciar al café o al té del desayuno

KÉFIR DE MANGO

1 mango
100 ml de kéfir
1 taza de hojuelas de maíz

◆ Corte el mango por la mitad, separe la fruta del hueso y córtela en tiras delgadas. Colóquelas en un plato sopero.
◆ Añada el kéfir a la fruta.
◆ Por último, espolvoree las hojuelas de maíz.

¡Beba todos los días de 2 a 3 litros de agua mineral o de té de hierbas!

Valor integral

Pan blanco con mantequilla y mermelada, además 1 huevo: el desayuno típico es pobre en vitaminas, fibra y minerales y satisface sólo por un breve periodo. No es exactamente un desayuno integral. Éste consta de productos integrales, fruta y verdura frescas, productos lácteos, jugos y nueces. Las granolas son grandes energéticos que facilitan el comienzo del nuevo día.

REQUESÓN DE FRUTAS, QUESO CON PIÑA

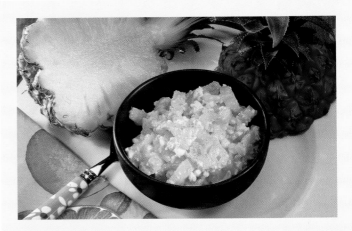

Requesón de frutas
150 g de requesón sin grasa, 2-3 cdas. de agua mineral, 200 g de fruta fresca (por ejemplo, fresas o grosellas), 3 cdas. de hojuelas de avena integral, 1 cda. de miel

◆ Revuelva el requesón con el agua mineral, a que quede una pasta. Lave la fruta, límpiela y córtela en trozos pequeños. Añádalos al requesón y revuélvalos.
◆ Espolvoree la avena y endulce con miel.

Queso de rancho con piña
50 g de queso de rancho desmoronado
Sal
Curry
100 g de piña o una piña de Hawai (pequeñita)

◆ Pele la piña, retírele el corazón y córtela en trozos del tamaño de un bocado. Aparte el jugo.
◆ Condimente el jugo con curry y sal, y revuélvalo con el queso. Añada también la fruta y revuélvala.

DESAYUNO CONTINENTAL

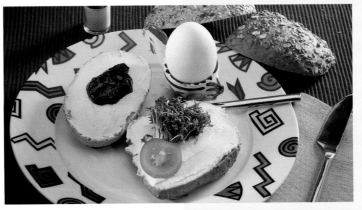

1 huevo, 1 panecillo integral
2-3 cdas. de requesón
sin grasa
1 cda. de mermelada
Hojitas de berro
1 rebanada de tomate
1 taza de café o de té

◆ Prepare el huevo tibio. Corte el pan y unte ambas mitades con el requesón.
◆ Unte una mitad con la mermelada y la otra con la rebanada de tomate y el berro.

PARA LA POQUITA HAMBRE DEL INTERMEDIO

T odos conocemos el "hueco" de las 11 de la mañana o el "bajón" de la tarde. Cuando hay pausas prolongadas sin alimentos, baja el nivel de azúcar. La consecuencia: uno se pone inquieto, ya no puede concentrarse tan bien, quizá tenga verdadero antojo de algo dulce.

Un bocadillo sabroso para ese periodo entre horas, que puede prepararse en poco tiempo y con poco esfuerzo, lo salva de recurrir a una barra de chocolate y también, de tomar porciones muy grandes de alimento por la noche, debido al hambre feroz.

PAN TOSTADO INTEGRAL CON QUESO DE OVEJA

1 rebanada de pan tostado integral
20 g de queso de oveja
30 g de requesón sin grasa
2 rabanitos
Sal
Pimienta
Cebollín

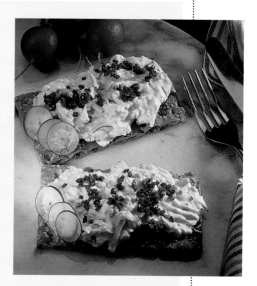

◆ Lave el rabanito y córtelo en rebanadas delgadas.
◆ Aplaste el queso de oveja con un tenedor y mézclelo con el requesón; añada los rabanitos, sazone con sal y pimienta.
◆ Reparta el requesón sobre el pan tostado integral y adórnelo con el cebollín picadito.

BAGUETTE CON TOMATE

150 g de tomate
1 diente de ajo, machacado
sal, pimienta
1 cdita. de aceite de oliva
6 hojas de albahaca
2 rebanadas de baguette integral

◆ Lave los tomates, córtelos en cubos. Mezcle el ajo, la sal, la pimienta, el aceite de oliva y las hojas de albahaca.
◆ Tueste las rebanadas de baguette. Acomode encima la mezcla de tomates.

PAN CON OTRO QUESO

1 rebanada de pan tostado integral
1 hoja grande de lechuga
1 zanahoria
1 cda. de avellanas
2 cdas. de queso fresco desmoronado
Hojitas de berro

◆ Lave la hoja de lechuga y séquela. Pele la zanahoria y rállela. Corte las avellanas en rebanadas delgadas. Mezcle con el queso fresco.
◆ Tueste el pan integral.
◆ Coloque la hoja de lechuga sobre el pan y acomode sobre ella la mezcla de queso fresco. Adorne con el berro.

¿Es hora del bocadillo?

Trate siempre de que el desayuno sea una buena base para el día. Sin embargo, con el ajetreo y las prisas de la vida moderna, mucha gente no se toma el tiempo de desayunar lo suficiente y con calma. Así que, a más tardar en la pausa para el café de la mañana, deberá comerse un pequeño bocadillo.

► Son muy apropiados para llevar al trabajo los productos lácteos bajos en grasa, como el requesón o el yogur, así como la fruta fresca o verduras crudas (zanahorias, tomates, rabanitos y pepinos).

El bocadillo de la tarde –si comió bien a mediodía– debe depender de lo que comió en la comida principal. Puede llenar mejor así los "huecos".

► Con granola o un bocadillo, en caso de que le haya faltado arroz, pasta o papas.
► Con alimentos crudos (fruta o verdura) si no comió ensalada.
► Con yogur si no hubo productos lácteos en su comida.

OPÍPARAS COMIDAS PRINCIPALES PARA ADELGAZAR

Comer y disfrutar, y además, no tener que pensar en la figura sí funciona. Ya sea sopa, verdura o ensalada, pescado o carne, todos los platillos están combinados de tal manera que los ingredientes benefician la figura y permiten que la grasa sobrante desaparezca. No debe sujetarse estrictamente a nuestros planes para las semanas 1 y 2. Usted puede seleccionar, tanto entre las comidas del medio día y de la noche, como entre las de los diferentes días. Pero recuerde las recomendaciones de la pirámide de la nutrición.

¡No se recomienda masticar chicle para engañar el apetito! Algunos sí ayudan a calmar el hambre canina, pero no deben usarse permanentemente.

Ahorrar grasa

▶ Reduzca la **grasa evidente** con menos mantequilla, margarina, grasas y aceites.
▶ Cuidado con las **grasas escondidas** en salchichas, carne, leche y lácteos, en quesos con grasa, crema, mayonesa, pasteles, chocolate y lo que se unta en el pan.
▶ Acostúmbrese lo más posible a la **preparación con poca grasa**: considere métodos de cocción como asar a la parrilla, rehogar y cocer a fuego lento en papel para hornear y de aluminio. También se puede freír con poca grasa en sartenes de teflón.

COLORIDA CARNE DE TERNERA A LA SARTÉN

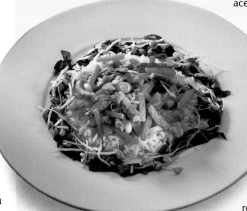

10 g de hongos secos
1 zanahoria
120 g de acelgas
½ manojo de cebollitas de rabo
100 g de filete de ternera
1 cda. de aceite de nuez
50 ml de consomé de verdura
50 g de germinado de frijol
Salsa Tabasco, salsa de soya
Pimienta recién molida
Sal
Abundante perejil

◆ Remoje los hongos secos en agua tibia durante 30 minutos; escúrralos.
◆ Pele la zanahoria. Lave las acelgas y quíteles los tallos. Corte todo en tiras delgadas. Pele las cebollas y córtelas en anillos. Corte la carne en tiras del grosor de un dedo.
◆ Engrase con aceite una sartén antiadherente, dore la carne, retire el exceso de grasa y saque la carne. Ponga la zanahoria en la sartén y déjela cocer a fuego bajo y tapada, durante 5 minutos.
◆ Mientras tanto, corte los hongos en rebanadas; añada también la cebolla y las acelgas. Cocine un momento y a continuación añada el caldo. Finalmente, revuelva el germinado con la carne y caliente.
◆ Sazone con salsa Tabasco y de soya, pimienta y sal. Lave el perejil, píquelo finamente y revuélvalo.

Es deliciosa acompañada con arroz integral.

REQUESÓN DE PIMENTÓN CON PAPAS COCIDAS

2 papas medianas
125 g de requesón sin grasa
½ de cada uno: pimiento verde y rojo
1 cda. de perejil, pimentón
Pimienta recién molida, sal

◆ Lave las papas y cuézalas. Ponga el requesón en un recipiente.
◆ Corte los pimientos por la mitad. Quíteles los troncos, las partes blancas del interior y las semillas. Lave las mitades de pimiento, séquelas con cuidado y córtelas en cuadritos.
◆ Mezcle los cuadritos de pimiento, el perejil y el requesón. Sazone al gusto con el pimentón, la pimienta y la sal.

OMELET DE CALABACITAS CON TOMATITOS

100 g de calabacitas
1 huevo
4 cdas. de leche
30 g de harina
Sal, orégano
10 g de mantequilla
100 g de tomatitos cherry

◆ Lave las calabacitas, córtelas a lo largo en tiras delgadas y écheles sal.
◆ Separe el huevo. Revuelva la yema, la leche y la harina.

◆ Sazone con sal y orégano. Después, bata la clara a punto de turrón y añádala a la mezcla anterior.
◆ Caliente la mantequilla en una sartén y vierta la mezcla. Coloque las calabacitas encima y cocine a fuego bajo por ambos lados.
◆ Sirva la omelet en un plato.
◆ Corte los tomatitos en rebanadas y colóquelos encima.

FILETE DE TRUCHA

100 g de filete de trucha ahumada
1 cda. de crema de rábano picante
1 tomate grande
1 panecillo integral

◆ Acomode en un plato el filete de trucha con la crema de rábano picante.
◆ Lave el tomate y córtelo en rebanadas.
◆ Sirva con el panecillo.

ESPAGUETI CON PESTO DE CALABACITAS

60 g de espagueti
1 cda. de pepitas de calabaza
1 diente de ajo
Sal
1 ramo de albahaca
1 cda. de queso parmesano
1 cda. de aceite de semilla de calabaza
Un poco de perejil

◆ Dore las pepitas en una sartén sin grasa, macháquelas con el ajo. Lave la albahaca y el perejil, píquelos finamente y añádalos a la pasta anterior.

Agregue la sal y el parmesano. Vierta, gota a gota, el aceite hasta lograr una pasta gruesa.
◆ Cueza el espagueti en agua hirviendo. Añada 1 cda. del agua al pesto. Escurra el espagueti y mézclelo bien con el pesto.

SOUFFLÉ DE GERMEN DE TRIGO

100 g de germen de trigo
1 huevo
Sal
1/2 cebolla
1 tomate pequeño
1/2 calabacita
50 g de champiñones
Pimienta recién molida
Abundante perejil
10 g de queso rallado
1 cdita. de aceite vegetal

◆ Cueza durante 15 minutos el germen de trigo, después déjelo reposar 10 minutos y escúrralo.
◆ Separe el huevo y bata la clara, con una pizca de sal, a punto de turrón. Pele la cebolla y píquela finamente. Lave el tomate y córtelo en rebanadas. Lave las calabacitas, cepíllelas y hiérvalas durante unos minutos; escúrralas. Lave los champiñones, límpielos y córtelos en rebanadas; déles un hervor y escúrralos.
◆ Lave el perejil, séquelo sacudiéndolo, píquelo finamente; junto con la yema y la mitad del queso, revuélvalo con el germen de trigo. Añada la clara batida.
◆ Engrase un molde de soufflé. Ponga en capas la pasta de soufflé y la mezcla del germen; la última capa es de germen. Rocíe el resto del queso y hornee el soufflé en la rejilla del medio del horno, previamente calentado a 190° C.
◆ Puede servirlo con betabel.

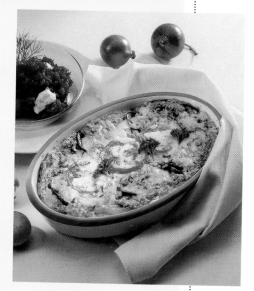

ROLLO DE COL CON PESCADO

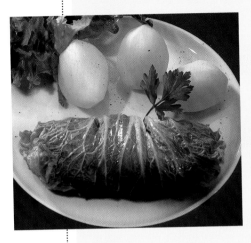

¹/₂ panecito integral
¹/₈ l de agua fría
150 g de filete de pescado
(robalo o abadejo)
1 cebolla pequeña
¹/₂ ramito de perejil
¹/₂ cdita. de mostaza medio fuerte
1 huevo
Un poco de cáscara de limón
Pimienta recién molida
Sal
1 hoja grande de col

◆ Remoje el pan en agua fría. Lave el pescado, séquelo con cuidado y córtelo en pedacitos. Pele la cebolla, córtela en cuartos y eche a la licuadora, uno por uno, la cebolla, el pescado y el perejil limpio. Muélalos. Exprima el pan y añádalo, con el huevo y la mostaza, al puré de pescado. Sazónelo con la cáscara de limón, la pimienta y la sal.

◆ Lave la hoja de col, séquela, ponga encima la pasta de pescado, enrolle y fije con palillos.

◆ Cueza durante 10 minutos sobre la rejilla de la olla de presión. Acompañe con papas y ensalada.

LECHE DE VERANO

1 nectarina, 150 ml de leche agria, 1 cdita. de miel de maple, 1 durazno, 1 cdita. de levadura granulada, 1 cdita. de jugo de limón

◆ Lave la fruta, quítele el hueso y córtela en trozos grandes. Mezcle en la licuadora con la leche agria, el jugo de limón y la miel de maple. Agréguele la levadura.

PECHUGA DE PAVO CON VERDURAS PRIMAVERA

100 g de pechuga de pavo, 1 cda. de salsa de soya, 1 diente de ajo, 100 g de cebollitas de Cambray, 1 zanahoria pequeña, 100 g de apio, 1 cdita. de aceite de ajonjolí o de girasol, ¹/₂ chile rojo, sal, pimienta

◆ Corte en tiras angostas la pechuga. Marínela en la salsa de soya y el diente de ajo prensado.

Lave la verdura, pélela y córtela en trozos pequeños.

◆ Caliente el aceite en una sartén o en el wok, fría ligeramente la carne y después sáquela de la sartén.

◆ Fría ligeramente la verdura, pique el chile y añádalo. Sazone con sal y pimienta.

◆ Regrese la carne a la sartén y revuélvala con la verdura.

ALBONDIGUITAS DE PAPA CON SALSA DE CHABACANO

250 g de papa blanca, sal, 25 g de harina, 10 g de sémola , 1 huevo, 250 g de chabacanos, miel de abeja o de maple, melisa

◆ Lave las papas y cuézalas; todavía calientes, pélelas y macháquelas. Deje que se enfríen perfectamente. Ponga a hervir agua con sal en una olla plana.

◆ Espolvoree la harina y la sémola sobre la masa de papa fría.

Ponga el huevo en una taza, bátalo con un tenedor y añádalo a la papa; amáselo todo rápidamente.

◆ Forme albondiguitas con la masa; póngalas en el agua hirviendo con mucho cuidado y déjelas de 5 a 7 minutos.

◆ Lave los chabacanos y quíteles el hueso. Lave la melisa y lícuela con el chabacano; endulce esta mezcla si desea que tenga un sabor distinto.

◆ Saque las albondiguitas con una espumadera. Sírvalas con la salsa, caliente o fría.

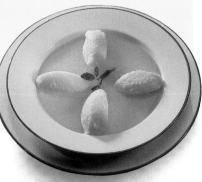

PAPAS E HINOJO CON QUESO DE RANCHO

2 papas, 1 cda. de semillas de hinojo, 2 cditas. de aceite de oliva, 5 cdas. de queso de rancho, 1 cda. de rollitos de cebollín, 1 pizca de polvo de curry, 1 pizca de polvo de páprika, sal, pimienta, 1/2 pimiento, 2 hojas de *radicchio*

◆ Lave las papas y córtelas en dos a lo largo. Apriete las semillas de hinojo en las superficies planas de las mitades de papa.
◆ Aceite ligeramente una bandeja, acomode las papas con la parte plana hacia abajo. Hornee a 200° C unos 30 minutos.
◆ Revuelva el queso, las especias y el cebollín. Lave el pimiento, córtelo en cuadritos y añádalo a la mezcla.
◆ Ponga el queso sobre las hojas de *radicchio* y acompáñelo con las papas.

ENSALADA DE ESPELTA

30 g de espelta,100 ml de consomé de verduras,1 chalote, 1 diente de ajo, 1 o 2 cdas. de vinagre de chalote, 1 pizca de anís molido, sal, pimienta, 1/2 cdita. de mostaza, 1/2 cdita. de aceite de nuez, 1/2 pera, 1/2 racimo de hinojo, 25 g de queso duro, 1/2 lechuga

◆ Ponga a cocinar a fuego medio la espelta en el consomé de verduras, durante unos 30 minutos.
◆ Pele el chalote y el ajo y píquelos. Para hacer una vinagreta, mezcle el vinagre, el aceite y las especias con un poco de caldo de verdura.
◆ Lave la pera, córtela por la mitad, y después en rebanadas delgadas. Lave el hinojo y córtelo en cuatro; píquelo finamente junto con su parte verde y el queso. Mézclelo con la vinagreta. Añada, todavía caliente, la espelta. Sazone con sal y pimienta. Colóquelo sobre las hojas de lechuga.

SOPA DE CALABACITA

150 g de pulpa de calabacita
1/2 cebolla
1/2 cdita. de mantequilla
1 hoja de laurel
1/2 l de consomé de verduras
Mejorana
Pimienta y sal
1 papa
50 g de apio
1 zanahoria pequeña
1 cdita. de crema agria

◆ Corte finamente la pulpa de la calabacita y la cebolla. Sofría en el aceite. Añada el consomé de verdura, la mejorana y la pimienta, y deje cocer durante 30 minutos.
◆ Pele la papa, el apio y la zanahoria, corte en cuadritos, agregue al caldo y deje reposar 5 minutos.
◆ Licue la sopa y sazone con sal, pimienta y crema agria.

LASAÑA

1/2 cebolla, 1/2 diente de ajo, 1 zanahoria, 100 g de pechuga de pavo molida, 1/2 vaso de vino blanco, 1 o 2 cdas. de puré de tomate, 1 taza de tomate prensado, albahaca, orégano, pimienta, 1 cda. de harina, 80 ml de leche descremada, nuez moscada, 1 queso mozzarella pequeño, 10 g de queso parmesano rallado, 100 g de lasaña verde, sal

◆ Pele la cebolla, el ajo y la zanahoria, y corte todo en cuadritos. Sofría la cebolla, añada la carne molida y fríala. Añada el vino y revuelva. Agregue el ajo, la zanahoria y el puré de tomate, y deje que todo se cueza. Añada el tomate prensado y sazone con las especias. Tape y deje que siga cociéndose.
◆ Deslíe la harina en la leche. Sazone con nuez moscada y sal; cueza 5 minutos.
◆ En un refractario coloque en capas las salsas, la lasaña y el queso. Espolvoree encima el parmesano y hornee a 200° C unos 35 minutos.

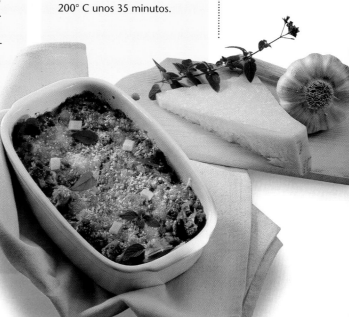

ENSALADA MIXTA CON LENTEJAS

50 g de lentejas, $\frac{1}{2}$ cdita. de consomé de verduras, $\frac{1}{2}$ cebolla, $\frac{1}{4}$ de pepino, $\frac{1}{2}$ pimiento amarillo, 3 tomatitos cherry, 1 cebollita de Cambray, 3 champiñones, 2 o 3 hojas de lechuga, 1 cda. de vinagre balsámico, pimienta, sal, 1 cdita.

de aceite, 1 cdita. de miel, 1 cdita. de salsa de soya

◆ Cueza las lentejas casi 1 hora en abundante agua, sazone con el consomé de verduras y deje reposar 10 minutos.
◆ Corte las verduras en trocitos

o en tiras. Lave la lechuga.
◆ Prepare un aderezo con vinagre, aceite, sal, pimienta, miel y salsa de soya. Cuele las lentejas, revuelva con el aderezo y con las verduras, deje reposar 30 minutos. Colóquelas sobre las hojas de lechuga.

PASTA VERDE CON TOMATES Y ALBAHACA

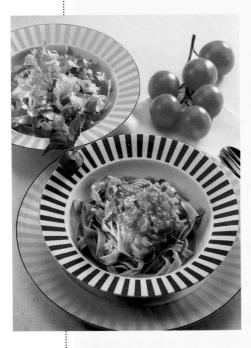

200 g de tomatitos cherry
$\frac{1}{2}$ cebolla
Hojitas de albahaca
1 cda. de parmesano
1 cdita. de aceite de oliva
1 taza de vino tinto
60 g de tallarines verdes
Pimienta, sal

◆ Cueza la pasta en agua hirviendo a que quede firme. Lave los tomatitos y córtelos en ocho. Pele la cebolla y píquela. Lave la albahaca, séquela y córtela en tiras delgadas.
◆ Caliente el aceite, tan pronto como fría la cebolla, añada el tomate y sofría un momento. Agregue el vino tinto, tape la olla y deje cocinar.
◆ Añada la albahaca y el queso parmesano, revuelva y sazone.

QUESO Y VERDURAS

2 rebanadas de pan integral
Mantequilla para untar
4 rebanadas de queso sin grasa
1 cda. de mayonesa
125 gr. de yogur sin grasa
$\frac{1}{2}$ paquetito de hierbas mixtas
Pimienta, sal
1 cdita. de rábano picante
Verdura cruda al gusto: zanahorias, colinabo y pimiento.

◆ Unte las rebanadas de pan con mantequilla y queso.
◆ Revuelva la mayonesa, el yogur y las hierbas. Sazone con las especias.
◆ Añada las tiras de verduras.

MEDALLONES DE CERDO CON SALSA DE MOSTAZA

60 g de pasta verde, 125 g de filete de cerdo, 1 cdita. de aceite, 1 cda. de harina integral, páprika, pimienta, 1 chalote, 1 cdita. de harina de trigo, 1 cda. de mostaza, 50 ml de agua, 75 ml de leche, 1 cda. de nata, $\frac{1}{2}$ cdita. de consomé de verduras, sal, pimienta, 1 pizca de azúcar

◆ Cueza la pasta en abundante agua con sal. Corte el filete de cerdo en medallones y aplánelos bien. Caliente el aceite en una sartén.
◆ Revuelva la harina integral, la páprika y la pimienta. Pase la carne por esta mezcla, por los dos lados, y fríala durante 3 mi-

nutos de cada lado. Retírela y manténgala al calor.
◆ Sofría el chalote, cortado en cuadritos, en la sartén. Revuélvale la mostaza y viértale el agua y la leche. Deje cocinar, agregue la nata, revolviendo, y sazone con el consomé de verduras, la sal, la pimienta y el azúcar.

RISOTTO DE TOMATE

$1/2$ cebolla pequeña, 80 g de arroz de grano redondo, 1 cdita. de aceite de oliva, 60 ml de vino blanco seco, $1/2$ lata chica de tomates pelados, cerca de $1/2$ l de consomé de verduras caliente, pimienta, sal, hierbas al gusto, queso parmesano rallado

◆ Pele la cebolla y píquela finamente. Enjuague el arroz bajo el chorro de agua caliente y límpielo.
◆ Caliente el aceite y fría ligeramente la cebolla. Añada el arroz y fríalo sin dejar de revolver. Mézclelo con el vino hasta que el arroz lo haya absorbido por completo.
◆ Junto con los tomates, añada el líquido sin dejar de revolver. Después, siga añadiendo caldo caliente mientras sigue revolviendo, hasta que se cueza el arroz.
◆ Condimente con sal y pimienta. Sirva con las hierbas y el queso parmesano espolvoreados.

CREPAS RELLENAS

125 g de harina integral
1 huevo
1 pizca de sal
3 o 4 cdas. de agua mineral
1 taza de leche descremada
250 g de espinaca
$1/2$ cebolla
1 tomate saladet
1 queso de búfalo mozzarella pequeño
aceite para el molde

◆ Ponga la harina en un recipiente y haga un hueco en el centro. Rompa allí el huevo y añada la sal. Desde el centro, revuelva el huevo y añada poco a poco el agua y la leche, hasta lograr una pasta de consistencia líquida, pero espesa.
◆ Lave la espinaca, límpiela, déle un hervor y escúrrala. Pele la cebolla y píquela finamente. Lave el tomate y córtelo en cuadritos. Escurra el queso y córtelo en cuadritos.
◆ Fría ligeramente la cebolla picada, añada el tomate picado y déjelo cocer. Añada la espinaca y la mitad del queso. Haga las crepas en una sartén de teflón.
◆ Caliente el horno a 200° C. Engrase un molde plano. Rellene las crepas con la espinaca, enróllelas y acomódelas en el molde. Reparta el resto del queso sobre las crepas y deje en el horno durante 10 minutos.

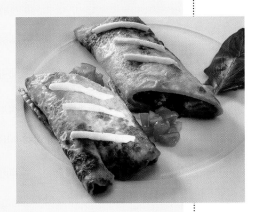

PUCHERO VERDE DE CHÍCHAROS

50 g de arroz integral, $1/2$ cebolla, 1 diente de ajo, $1/2$ zanahoria, $1/8$ de bulbo de apio, 1 cdita. de aceite de cacahuate, 150 g de chícharos verdes, $1/4$ de l de consomé de verduras, 40 g de ejotes, unas ramas de perejil, pimienta, sal

◆ Enjuague el arroz bajo el chorro de agua caliente y cuézalo a que esté firme (durante unos 25 minutos); cuele y aparte.
◆ Pele la cebolla y píquela finamente; corte el ajo en rebanadas finas. Pele la zanahoria y el apio, y también córtelos en rebanadas. Lave los chícharos.
◆ Caliente el aceite, fría ligeramente la cebolla. Añada el ajo y fríalo solamente un momento. Agregue los chícharos, vierta el caldo y deje cocinar 10 minutos. Añada las zanahorias y el apio, y deje que se cuezan otros 10 minutos.
◆ Enjuague los ejotes. Agregue el arroz y los ejotes, sazone con sal y pimienta, y vuelva a calentar. Lave las hojas de perejil, píquelas grueso y revuelva.

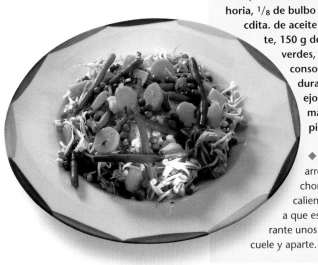

201

OMELET DE FRAMBUESA Y AVELLANA

1 huevo pequeño
10 g de mantequilla
1 cdita. de azúcar
150 g de frambuesas
2 cdas. de avellana molida
30 g de harina
2 cdas. de leche

◆ Separe el huevo y bata la clara a punto de turrón.

◆ Derrita la mantequilla y revuélvale el azúcar y la yema.
◆ Mezcle la avellana, la harina y la leche. A continuación, añada con mucho cuidado la clara batida y revuelva todo.
◆ Coloque la mezcla en una sartén y cocínela a fuego medio. A la mitad de la cocción, añada las frambuesas y doble por la mitad la omelet.

◆ Tape la sartén y deje que la omelet se termine de cocer.

Consejo
◆ Esta masa sirve también para la preparación de wafles. Para hacerla, en lugar de la clara batida, agregue 1 cdita. de polvos para hornear. A la hora de servirlos, adórnelos con frambuesas.

PLATIJA SOBRE PORO CON SEMILLAS VERDES

PORO GRATINADO

Con estos platillos puede usted hacer un menú para sus invitados

50 g de semillas verdes, 1 taza de consomé de verduras, 1 poro, 1 diente de ajo, 200 g de filete de platija, jugo de limón, 1 cdita. de aceite de cardo, 2 cditas. de mezcla de hierbas picadas, sal, pimienta

◆ Cueza las semillas en el consomé de verduras a fuego bajo, durante 30 minutos.
◆ Quítele al poro las raíces y las hojas verde oscuro de fuera. Córtelo a lo largo y lávelo muy bien. A continuación, córtelo en tiras de 1 cm de grosor.
◆ Machaque el ajo.

◆ Lave la platija con agua fría, séquela cuidadosamente, rocíela con el jugo de limón y manténgala aparte, en un recipiente, en un lugar frío.
◆ Caliente el aceite en una sartén antiadherente, añada las tiras de poro y el ajo, tape y deje cocinar 10 minutos. Sazone con sal y pimienta.
◆ Échele un poco de sal al pescado, espolvoréele pimienta y déjelo cocer de 5 a 7 minutos sobre el poro.
◆ Cuele las semillas, revuélvales las hierbas y sírvalas con la platija y el poro.

1 cdita. de mantequilla
1 cda. de harina de trigo integral
75 ml de agua
75 ml de leche
1 cdita. de caldo de verduras
Pimienta
Nuez moscada
1 poro
2 papas
25 g de queso Emmental rallado

◆ Derrita la mantequilla en la sartén y añada la harina hasta que dore ligeramente. Añada el agua y la leche y deje espesar, sin dejar de revolver. Tape la sartén y deje cocer unos 5 minutos. Sazone con las especias.
◆ Corte el poro a lo largo, por la mitad. Lávelo y píquelo fino. Pele las papas y córtelas en rebanadas delgadas.
◆ Caliente el horno a 175° C. Engrase un moldecito de soufflé. Coloque capas sucesivas de rebanadas de papa y de poro picado. Vierta la salsa y hornee 30 minutos. Rocíe el queso y deje en el horno otros 15 minutos.

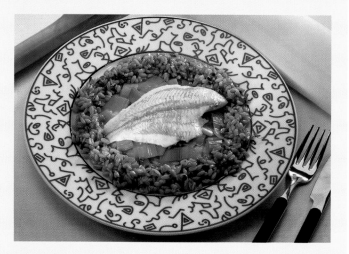

TABULE

150 g de perejil
Jugo de $1/2$ limón
Edulcorante líquido
2 cdas. de aceite de oliva
1 diente de ajo
Sal

◆ Lave el perejil y quítele los tallos duros. Para la ensalada sólo se usarán las hojas.
◆ Prepare una salsa con el jugo de limón, el edulcorante y el aceite de oliva. Revuelva bien con el batidor de globo.
◆ Pele el diente de ajo y píquelo finamente. Añada el ajo y la sal a la marinada. A la hora de servir, vierta ésta sobre la ensalada.

FILETE DE CORDERO

50 g de mijo, consomé de verduras, 1 paquete de verduras mixtas congeladas, 100 g de filete de cordero, 2 cdas. de hierbas mixtas, 1 cda. de aceite, pimienta, sal

◆ Ponga al fuego el mijo con el doble de su volumen de consomé de verduras, prenda a fuego medio y, con la olla medio tapada, deje cocer unos 20 minutos.
◆ Prepare las verduras según las instrucciones del paquete, sazone con pimienta y mezcle las hierbas.
◆ Caliente el aceite en una sartén. Salpimiente el filete y fríalo en el aceite caliente por ambos lados. Cuele bien el mijo y revuélvalo con las verduras. Pruebe su sazón y sírvalo con el filete.

PLATO DE ENSALADA OTOÑAL

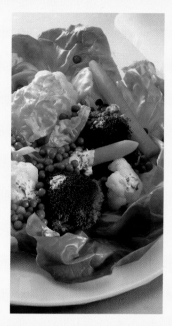

125 g de coliflor
125 g de brócoli
80 g de zanahorias
50 g de chícharos congelados
Perejil y cebollín al gusto

Un poco de melisa
$1/2$ vasito de yogur sin grasa
1 cda. de vinagre de hierbas
1 cdita. de miel de acacia
$1/2$ cdita. de mostaza medio fuerte, pimienta, hojas de lechuga para usar de base

◆ Lave la coliflor y el brócoli. Pele las zanahorias. Cueza las verduras hasta que estén firmes, sáquelas, páselas por agua fría y déjelas enfriar.
◆ Cocine los chícharos según las instrucciones del paquete, páselos por agua fría y déjelos enfriar. Lave las hierbas, sacúdalas para que se sequen y píquelas fino.
◆ Revuelva bien, con batidor de globo, el yogur con las hierbas picadas, el vinagre, la miel, la mostaza y la pimienta; sazone.
◆ Lave las hojas de lechuga, séquelas con cuidado y póngalas en un platón. Coloque encima las verduras frías. Vierta encima el aderezo.

TOMATES RELLENOS CON QUESO RICOTTA

2 tomates
1 ramo pequeño de albahaca
100 g de ricotta
Sal
4 chiles en vinagre

◆ Quite la tapa de los tomates, retire la pulpa con una cuchara. Ponga los tomates de cabeza y guarde el jugo.
◆ Abra los chiles y quíteles las semillas. Pique finamente y mezcle con el queso. Sazone con sal y el jugo de los tomates.
◆ Lave la albahaca, sacúdala para secarla, quítele las hojas y añádalas a la mezcla.

◆ Llene la cavidad de los tomates con la mezcla de queso fresco. Póngales las tapas y adórnelos con la albahaca y con el resto de los chiles.

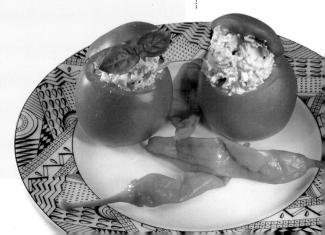

PERSEVERE HASTA LOGRAR SU FIGURA IDEAL

Un perseverante entrenamiento ligero y un ejercicio continuo ayudan a reducir duraderamente el peso. Claro que no tiene que llegar a los límites ni quedarse sin aliento. Mucho más importante es estimular la circulación sanguínea en conjunto y alcanzar el óptimo pulso de esfuerzo (vea la pág. 11).

El factor tiempo es decisivo: apenas 20 minutos después del entrenamiento continuo, el cuerpo cambia del metabolismo de los azúcares a la combustión de las grasas. Sin embargo, en el caso de un esfuerzo extremo, el organismo elimina la albúmina incrementada y el azúcar, en lugar de la grasa.

Un entrenamiento encauzado a las zonas problemáticas permite que desaparezcan las bolitas de grasa. Este ejercicio deberá hacerlo todos los días.

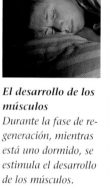

El desarrollo de los músculos

Durante la fase de regeneración, mientras está uno dormido, se estimula el desarrollo de los músculos.

 ## QUEME LA GRASA SISTEMÁTICAMENTE

Importante

◆ Usted puede seleccionar entre los diferentes tipos de deporte. Por el que se decida, sujétese al pulso de esfuerzo individual (vea la pág. 11) y tenga en cuenta que apenas después de 20 minutos, comienza la combustión de las grasas.

Ciclismo

◆ Pedalee con dinamismo en la semana 1 sobre una superficie plana. En la semana 2 puede aumentar la velocidad e instalar pequeñas elevaciones. En temporada de lluvias o durante los meses fríos de invierno súbase a la bicicleta fija. Lea el programa a partir de la pág. 104.

Natación

◆ Recorra cómodamente sus carriles en la semana 1 durante 30 minutos y aumente en la semana 2 la velocidad. Usted determina las pausas de acuerdo con su pulso de esfuerzo. Entérese de más cosas interesantes sobre la natación en las págs. 44 y 45, y en la 91.

Trote

◆ Alterne entre el trote y la caminata, ya que en este caso también cuenta el tiempo: baje la velocidad cuando empiece a sobrepasar el pulso de esfuerzo. Lea más sobre el trote en las págs. 236 y 237.

 3 veces por semana

 ## PARA LAS PIERNAS Y LAS NALGAS

Ejercicio

◆ Póngase a gatas.
◆ Levante ahora del piso la pierna derecha y estírela. El brazo izquierdo estírelo hacia delante. La cara debe mirar hacia abajo.
   ◆ Junte el codo izquierdo y la rodilla derecha abajo

del estómago y a continuación vuelva el brazo hacia delante y la pierna hacia atrás, ambos estirados. Forme una línea recta con el brazo, la espalda y la pierna. Vuelva a juntar el codo y la rodilla.
◆ Repita el ejercicio, ahora con la pierna izquierda y el brazo derecho.

Consejo

◆ Otros ejercicios para las zonas problemáticas de las piernas y las nalgas, así como del estómago y las caderas, aparecen en el programa a partir de la pág. 326.

  De 10 a 15 veces – pausa de 1 min. Repetir 2 o 3 veces

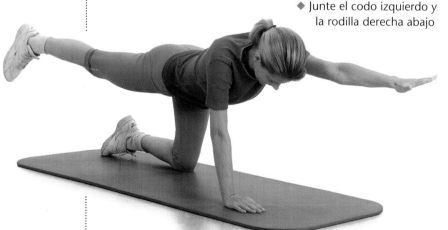

ECHARLE A PERDER LOS PLANES AL APETITO

Se querría bajar de peso con la relajación, aunque desgraciadamente no es tan fácil. Sin embargo, es importante apoyar la reducción de peso mediante la eliminación del estrés, ya que debido al sobreesfuerzo y al cansancio se produce el cortisol –hormona de las cápsulas suprarrenales– y como resultado dan ganas de comer.

Un masaje en todo el cuerpo no solamente tranquiliza, sino que, gracias a la circulación sanguínea estimulada adicionalmente, favorece la eliminación de las sustancias nocivas. Interiorice su meta con autosugestión. Se ha demostrado que las intenciones, que a través de la imaginación se anclan en el subconsciente, pueden realizarse mejor. La distracción es muy importante para adelgazar. Puede dar largos paseos en los que no pase por el supermercado o por algún lugar donde vendan comida que siempre se le antoja, lea un libro que lo apasione o lleve a cabo alguna de sus aficiones personales.

 MASAJE DE LA CABEZA A LOS PIES

Preparación
◆ Necesita un guante de masaje o un instrumento especial para dar masaje, con ruedas o bultos.

Ejercicio
◆ Deslice el instrumento con una presión ligera de arriba hacia abajo; con un guante de masaje o algo parecido puede realizar pequeños movimientos circulares.
◆ Comience en el cuello, sobre la caja torácica hacia el estómago. Después siga con los brazos y luego las piernas.
◆ El masaje en la nuca y en la espalda deberá dárselo otra persona.

 Todos los días

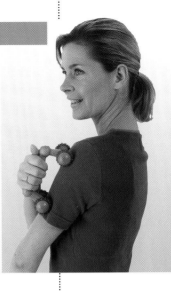

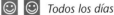
Apoyo a la reducción de peso

▶ Los **aromas** pueden inhibir la sensación de hambre o estimular el centro de satisfacción. Consiga aceites aromáticos de menta o de manzana verde, inhale profundamente el aroma por cada fosa nasal tres veces, siempre antes de la comida o cuando sienta hambre. O bien, prepárese un té de hierbabuena, haga una bolsita más que de costumbre.

▶ Frene al apetito con **acupresión**: oprima durante 20 segundos, cuatro veces al día, el punto de la encía, es decir, el hueco que está encima del labio superior.

▶ Una **compresa de lodo termal en el estómago** (consígalo en algunas tiendas naturistas) tensa la piel y desintoxica: colóquese una cantidad abundante y envuélvase el estómago con plástico y una cobija. Deje que haga su efecto de 15 a 20 minutos.

▶ Las **cápsulas de algas** o las cápsulas de vitamina C, magnesio, té verde y guaraná pueden colaborar para que la pared abdominal sea más tensa.

 SATISFACCIÓN CON AUTOSUGESTIÓN

Ejercicio
◆ Ponga en actividad su fantasía, e imagínese cómo quisiera ser, con qué aspecto estaría usted finalmente satisfecho. Fije esta imagen en su subconsciente mientras se repite con entusiasmo las fórmulas interiormente. Al mismo tiempo que hace esto, inhale y exhale conscientemente.

◆ Piense qué meta, por ejemplo, en un tiempo determinado desea alcanzar. Puede ser algo así: ¿qué pantalones podría volver a ponerme?, o ¿qué lindo vestido voy a comprarme? Es importante que su imaginación se mantenga en un plano realista. Repítase una y otra vez esta meta por medio de fórmulas.

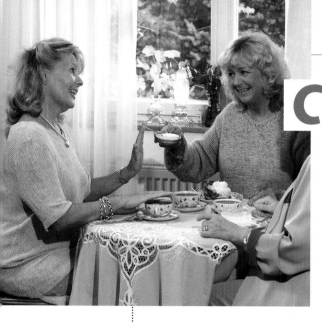

CÓMO DISMINUIR LA GLUCOSA

La diabetes no es una enfermedad de nuestros tiempos. Hay rollos de papiro del antiguo Egipto que muestran que sus habitantes la padecían. Actualmente, cerca de 130 millones de personas la tienen. Como se ha estudiado mucho este padecimiento, hay remedios eficaces para prevenir sus efectos.

La enfermedad del azúcar se clasifica entre los trastornos más frecuentes del metabolismo. Diabetes mellitus es el término médico empleado para describir el nivel de concentración de azúcar en una persona cuando se encuentra por encima de los 125 mg por decilitro. Algunas veces aparece este padecimiento en la niñez; más frecuente es, sin embargo, su incidencia en la edad adulta en mayores de 60 años. Los científicos concuerdan hoy en que la herencia y el ambiente son factores importantes para desencadenar la diabetes en cualquiera de sus formas.

Hay dos tipos de diabetes

La diabetes del tipo I es una enfermedad autoinmunitaria en la que las propias células del organismo destruyen las células del páncreas que se encargan de producir insulina. Esta hormona, la insulina, hace posible la admisión de moléculas de azúcar en el cuerpo de las células, regulando así el aprovisionamiento de energía en el nivel celular. Sin insulina, las células desfallecen y la sangre refleja un nivel muy elevado de concentración de azúcar. Esta forma de diabetes aparece frecuentemente antes de los 20 años, las más de las veces en individuos de complexión delgada. Los diabéticos del tipo I tienen que ser inyectados con insulina toda su vida.

La diabetes del tipo II se desarrolla, por el contrario, con lentitud y muchas veces sin ser advertida; se caracteriza por aparecer sólo en la edad adulta. El 80% de estos diabéticos tienen un Índice de Masa Corporal (IMC, pág. 15) por encima de 30; consecuentemente, sobrepasan su peso normal y su páncreas trabaja demasiado. Con una sobrealimentación constante, la producción de insulina se cuadruplica para luego caer, con la aparición de la enferme-

¿Da la investigación nuevas esperanzas?

▶ **La insulina sintética** producida por la tecnología genética equivale por lo general a la hormona natural humana. Por ello resulta factible su aplicación. Sin embargo, es molesto para el paciente tener que inyectarse varias veces al día. Así pues, se buscan actualmente nuevos remedios.

▶ **Nuevos medicamentos** para la diabetes del tipo I ofrecen dos puntos de partida: primero, deben ayudar a la regeneración de las células y, en segundo término, como supresores inmunitarios deben impedir la propia destrucción de las células de insulina.

▶ La tecnología **genética** busca hoy producir el llamado insulinoma. Se trata de células de insulina extraídas de los cerdos para transmitirlas a través de un tubo de ensayo en las células del huésped. Allí se instalarán en su propia sustancia celular, donde se originará su cultivo. Así, son implantadas en el paciente, provistas con una membrana que las protege de las células defensivas.

dad, por debajo del índice normal. Añádase a esto el hecho de que las células dejan de reaccionar a la insulina. Contra esta forma de diabetes se aplica terapia de régimen dietético, que hace innecesaria la dosis de insulina.

¿En qué consiste el "síndrome metabólico"?

Entre los factores de riesgo para la diabetes del tipo I se encuentran la configuración genética, infecciones virales, como la rubeola y el sarampión, daños ambientales y falta de leche materna. Claros factores de riesgo para el tipo II son la falta de ejercicio, el sobrepeso y una alimentación inadecuada. La comida abundante en ácidos grasos insaturados es dañina. La diabetes aparece a menudo asociada con elevada presión arterial, trastornos en el aprovecha-

miento de grasa y ácido úrico elevado; este complejo de factores ha venido a conocerse con el nombre de "síndrome metabólico".

Esta combinación de trastornos del metabolismo daña de manera muy seria el corazón y los vasos sanguíneos. Sin tratamiento adecuado, puede producir infartos y ataques de apoplejía.

¡Atención a los síntomas!

Por todo ello es conveniente realizarse inmediatamente un examen de azúcar a los primeros signos de sudoración, sensación de sed exagerada e infecciones de hongos en los pies o en las partes íntimas. Con una cinta de prueba urinaria de la farmacia y un examen de sangre practicado por el médico se puede confirmar o desechar la sospecha de tener el padecimiento. Con un

cuadro clínico pronunciado de diabetes del tipo II, rigurosamente comprobado, es muy útil tener una alimentación moderada y hacer mucho ejercicio, a fin de poder regresar a una vida normal.

Si se conocen casos de esta enfermedad en familiares como padres o hermanos, las medidas propuestas en el siguiente programa pueden servir de preventivos para impedir en lo posible su aparición. Merced a un riguroso cambio en la alimentación, apoyado por ejercicios, en solamente 3 semanas podrá poner en orden la concentración de azúcar.

Todo en regla

Humberto M. ingresó en el hospital debido a trastornos del ritmo cardiaco. De 64 años, 1.72 m de estatura, 115 kg de peso y una presión arterial de 180/90, también padecía de hongos en los pies. El nivel de azúcar en la sangre y el ácido úrico estaban notablemente elevados. Las molestias cardiacas se trataron con medicamentos. Después de un cambio en el régimen alimentario y con paseos diarios logró bajar 7 kg de peso al cabo de tres meses. El nivel de azúcar mejoró y se logró bajar los niveles de grasa; la presión se normalizó en 160/85.

PROGRAMA DE 3 SEMANAS

NUTRICIÓN

La alimentación moderna para pacientes con diabetes ha dejado de basarse en planes dietéticos estrictos.

▶ Mediante un cambio en favor de una alimentación mixta y equilibrada, podrá ver el éxito de las medidas para abatir el **nivel de concentración** de azúcar y quizá **prescindir de medicamentos**.

▶ Consulte la pág. 211 para saber cómo **evitar un bajo nivel de azúcar.**

EJERCICIOS

El ejercicio, especialmente en casos de diabetes del tipo II, adquiere la categoría de un deber profiláctico.

▶ Con caminata de resistencia y lanzamiento de pelota favorecerá usted la **regulación del nivel de concentración de azúcar** y podrá, paralelamente, contribuir a una eventual reducción de peso.

RELAJACIÓN

En condiciones de tensión, el cuerpo requiere de más energía que de costumbre. Vuelva a la tranquilidad con:

▶ Ejercicios de respiración, yoga y entrenamiento para relajación muscular según Jacobson; estas disciplinas influyen positivamente sobre el conjunto del organismo y facilitan el **proceso de metabolismo del azúcar.**

ASÍ SE NORMALIZA LA CONCENTRACIÓN DE AZÚCAR

Usted puede contribuir activamente a mantener en un nivel sano y normal la concentración de azúcar. Ya sea que quiera evitar la diabetes del tipo II, o si ya la padece, al cabo de tres semanas de una alimentación consecuente habrá logrado regularizar los índices de nivel de azúcar. Entonces quizá los medicamentos estén de más. La base es una alimentación mixta y equilibrada. Las dietas estrictas han dejado de ser adecuadas. Una persona que sigue un tratamiento con insulina y tiene que cuidarse de no excederse comiendo pan (los aprovechables carbohidratos), encontrará en nuestras recetas las indicaciones necesarias.

Las sustancias sobrantes contribuyen a elevar el nivel de concentración de azúcar

ELECCIÓN CUIDADOSA DE ALIMENTOS

Las personas que padecen de diabetes deben ante todo vigilar su peso. Redúzcalo cuando la báscula suba demasiado. ¡Y seleccione cuidadosamente sus alimentos!

Recomendaciones

◆ Productos de granos integrales: pan de linaza, pan multigrano, arroz integral
◆ Legumbres secas: alubias, chícharos, garbanzo y lentejas ◆ Fruta y verduras crudas
◆ Proteína vegetal, como papa y legumbres secas ◆ Hierbas y condimentos
◆ Ácidos grasos insaturados: aceite vegetal, pescado de mar y aceite de pescado
◆ Poco alcohol, si es posible, vino seco no fermentado

Mantenga las manos lejos de

◆ Carbohidratos refinados, como azúcar y harinas blancas ◆ Pan y repostería de harina refinada ◆ Proteína animal en exceso ◆ Ácidos grasos saturados, como la mantequilla y otras grasas de origen animal, también embutidos y quesos
◆ Sal ◆ Alcohol en abundancia y bebidas con azúcar

Progresos palpables con otra alimentación

Hasta un 80% de los diabéticos del tipo II pueden prescindir de medicamentos con sólo cambiar su alimentación. Naturalmente, no se puede esperar que en pocos días los niveles de concentración de azúcar sean los normales. Por lo menos se requieren tres semanas y entonces el médico será capaz de comprobar y medir sus progresos. La alimentación de un diabético no se distingue esencialmente de la de una persona sana. En cualquier caso, se debe observar lo siguiente:

◆ **El sobrepeso** tiene efectos dañinos. Con un kilo de menos pueden mejorar los niveles de concentración de azúcar.

◆ **Ingiera alimentos variados** y en lo posible con su pleno valor nutritivo. Recurra a la papa, cereales y sus derivados.

◆ Lo óptimo es **comer legumbres y frutas variadas 5 veces al día**, preferiblemente crudas.

◆ **Evite los alimentos grasos.** Prefiera las grasas vegetales a las de origen animal, pues contienen ácidos grasos esenciales que son imprescindibles para el organismo.

◆ Tenga cuidado de las **grasas disfrazadas.** Muchos alimentos no muestran a primera vista el contenido graso. Sin embargo, son engañosos. Incluso 100 g del más magro jamón de salmón pueden contener 70 g de grasa. En las recetas correspondientes a nuestro programa encontrará los datos relativos al contenido graso.

Azúcar para diabéticos

A fin de endulzar la vida de los diabéticos, hay muchas sustancias dulces, sustitutos del azúcar y golosinas "para diabéticos". Pero estas sustancias no son del todo inofensivas.

▶ Los edulcorantes (sacarina, ciclamato, acesulfam K y aspartame) no contienen azúcar ni calorías. Mas los científicos difieren acerca de sus efectos secundarios (formación de tumores en la vesícula por el ciclamato y la sacarina, o depresiones y migraña por el aspartame).

▶ Los sustitutos del azúcar (fructosa, sorbitol, manitol, xilita, isomaltosa) se componen de azúcares naturales contenidos en la fruta o de alcoholes de azúcar; contienen azúcares remanentes no fermentadas que pueden elevar el nivel de concentración de azúcar en la sangre. Están presentes en los chocolates y los pasteles para diabéticos. Sin embargo, no son productos aconsejables debido a su potencial para hacer subir el peso corporal por su alto contenido de grasas.

◆ **El azúcar** no está tajantemente prohibida a los diabéticos. La prohibición absoluta ha caído en desuso. Sin embargo, al igual que para las personas sanas, el azúcar no debe pasar de 30 a 50 g diarios. Esta medida se colma rápidamente pues, al igual que la grasa, el azúcar es imperceptible en muchos alimentos y bebidas (té helado, limonada, refrescos de cola). Tenga la precaución de leer la etiqueta respectiva.

◆ Los **sustitutos de azúcar** para diabéticos contienen la mitad de calorías en comparación con el azúcar. Por lo tanto, no resultan adecuados para bajar de peso.

◆ **Tenga cuidado con la leche y sus derivados.** Frecuentemente hay azúcares y grasas disimuladas. Sobre todo, debe precaverse del yogur de frutas, los quesos y los preparados de requesón. Entérese de los ingredientes leyendo la lista en la etiqueta.

◆ **Diariamente** debe ingerir entre 1.5 y 2 litros de líquidos. Reduzca el consumo de café y té negro, e intente sustituirlos por agua o infusiones de fruta o de hierbas. También están permitidos los jugos de verduras y frutas no edulcorados. El alcohol, como la cerveza y el vino seco, es recomendable únicamente para su degustación ocasional. Los alcoholes de alta concentración, como ron, aguardiente y coñac, son tan inadecuados para diabéticos como los licores dulces.

◆ Las siguientes recetas ofrecen una variedad de comidas que pueden incluirse en el plan de 3 semanas de cambio de alimentación.

MUESLI PICANTE DE CEREALES FRESCOS

4 cdas. de trigo molido
4 o 5 cdas. de agua
2 cdas. de semillas de girasol
Sal gruesa
4 cditas. de hierbas picadas
1 vaso de yogur descremado
Edulcorante líquido al gusto

◆ Deje 12 horas en el agua el trigo molido.
◆ Luego mezcle el cereal, las semillas de girasol, una pizca de sal y las hierbas con el yogur.
◆ Añada un poco de edulcorante y pruebe.

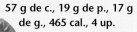

57 g de c., 19 g de p., 17 g de g., 465 cal., 4 up.

c. = carbohidratos
p. = proteínas
g. = grasas
cal. = calorías
up. = unidades de pan (1 unidad corresponde a 12 g de carbohidratos aprovechables)

Un cambio en la alimentación puede modificar el requerimiento diario de insulina para los diabéticos. Consúltelo con su médico.

BEBIDA DE FRUTAS PARA DIABÉTICOS

2 naranjas
1 kiwi
¹/₂ mango
2 cubitos de hielo triturados
150 ml de agua mineral
2 o 3 fresas
Un poco de hierbabuena

Consejo
◆ Pueden utilizarse otras frutas, como toronja y piña.

◆ Exprima las naranjas, pele el kiwi y el mango y pártalos en trozos. Ponga el kiwi y el mango en la batidora.
◆ Coloque los hielos triturados en un vaso. Vierta el puré de frutas y el jugo de naranja junto con el agua mineral.
◆ Adorne con las fresas, previamente lavadas y cortadas por la mitad, y la hierbabuena.

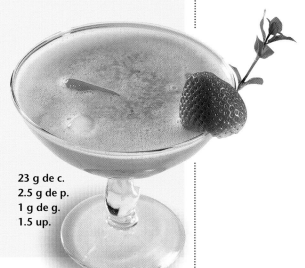

23 g de c.
2.5 g de p.
1 g de g.
1.5 up.

PRETZELS DE PASAS

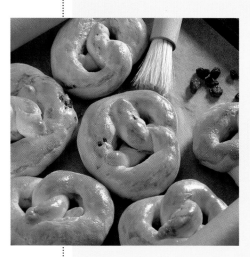

Para 16 porciones:
250 g de harina
$^1/_2$ paquete de levadura seca
4 cdas. de leche descremada tibia
y 4 de crema baja en grasas
5 ml de edulcorante líquido
1 huevo (aparte $^1/_2$ yema)
Cáscara de limón rallada
1 pizca de sal
30 g de pasas

◆ Mezcle la harina con la levadura. Añada la leche, la crema, el edulcorante, el huevo, la cáscara de limón rallada y la sal. Amase la mezcla, hasta que quede tersa. Añada las pasas.

◆ Meta la masa en el horno previamente calentado; deje que se hornee hasta que la masa haya levantado al doble. Vuelva a amasar bien y forme 16 pretzels.
◆ Coloque los pretzels en una bandeja cubierta con papel de aluminio y unte con brocha la yema de huevo.
◆ Meta las rosquillas en el horno; déjelas ahí de 30 a 40 minutos, a 180º C.

13 g de c., 3 g de p., 2 g de g., 82 cal., 1 up. por cada pretzel

ESTOFADO DE POLLO CON TOMATES Y PAPAS

120 g de tomates cherry
1 bulbo de poro
5 g de jengibre en trozo
1 cda. de salsa de soya
1 pizca de sal
Edulcorante líquido
Pimienta recién molida
1 cdita. de aceite
150 g de pechuga de pollo en filetes
$^1/_2$ tallo de poro
150 g de papas

◆ Ponga los tomates en agua caliente y deje que hiervan; pélelos y córtelos en cuadritos. Limpie el bulbo de poro y córtelo en rodajas finas. Pele el jengibre y córtelo en rodajitas.
◆ Mezcle, para marinar, los trozos de tomate, poro y jengibre, la salsa de soya, la sal, el edulcorante, la pimienta y el aceite. Incorpore luego los filetes de pechuga y deje reposar 1 hora.
◆ Lave el tallo de poro, córtelo en mitades y póngalo 2 minutos en agua hirviendo para que se

blanquee. Forre un molde refractario con las hojas del poro.
◆ Ponga en el molde los filetes de pechuga con la marinada. Cubra el molde con papel de aluminio.
◆ Caliente el horno a 200º C. Posteriormente meta en él el molde y deje hornear 30 minutos.

◆ Lave las papas y póngalas a hervir 20 minutos en un poco de agua salada.
◆ Sirva los filetes de pechuga acompañados de las papas.

17 g de c., 37 g de p., 4 g de g., 215 cal., 1 up.

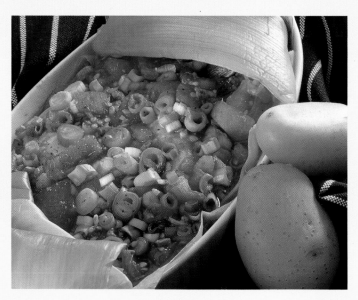

BAYAS

40 g de zarzamoras, 40 g de grosellas y 40 g de frambuesas
75 g de yogur descremado
Jugo de ¹/₂ naranja
Pulpa de ¹/₄ de vaina de vainilla
25 g de germen de trigo
1 cda. de almendras picadas

◆ Lave las zarzamoras, las groselllas y las frambuesas.
◆ Mezcle bien el yogur con el jugo de naranja y la pulpa de la vainilla. Añada las zarzamoras, las grosellas, las frambuesas y el germen de trigo. Espolvoree las almendras y sirva.

Consejo

◆ Si no es temporada de bayas, puede conseguir los productos congelados.

21 g de c., 10 g de p., 6 g de g., 178 cal., 2 up.

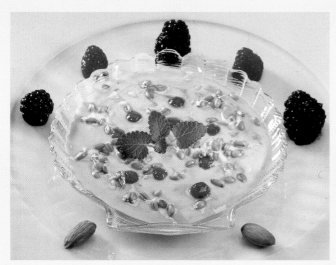

ENSALADA DE COLORES

1 cabeza de lechuga chica
¹/₂ rábano
¹/₂ pepino
2 tomates
¹/₂ pimiento amarillo
100 g de yogur descremado
3 cdas. de hierbas picadas
Sal y pimienta
2 cdas. de vinagre balsá-mico
1 cda. de aceite de oliva

◆ Deshoje la lechuga, desin-féctela y deje que escurra. Lave el rábano, el pepino, los tomates y el pimiento; córte-los a su gusto.
◆ Prepare una guarnición mezclando el yogur, las hier-bas, la sal, la pimienta, el vi-nagre y el aceite. Viértala so-bre la lechuga ya preparada.
◆ Acompañe con pan inte-gral fresco o con rebanadas de pavo estofado.

6 g de c., 3 g de p., 2 g de g., 60 cal., 0.5 up.

¡Qué sabroso es alimentarse cuidándose del azúcar!

EJOTES A LA LEONESA

125 g de ejotes, 1 cebolla picada, 2 cdas. de aceite de oliva, 1 cda. de vinagre de vino blanco, pimienta, sal y perejil

◆ Lave los ejotes. Ponga a hervir la cebolla con el aceite de oliva. Añada los ejotes.
◆ Añada un poco de agua, tape y deje que hierva a fue-go lento durante 15 minutos.
◆ Incorpore y mezcle el pe-rejil, el vinagre y el aceite.

¿Qué hacer en caso de una baja de azúcar?

Se habla de una baja de azúcar cuan-do su nivel de concentración en la sangre es de menos de 50 mg por decilitro. Este nivel baja cuando a me-nudo se ha dejado de comer o se han ingerido pocos carbohidratos. Tam-bién se da este caso debido a que se ha sometido al organismo a esfuerzo y fatiga, porque se ha abusado del al-cohol o a consecuencia de infecciones o una sobredosis de insulina. El nivel de azúcar óptimo para diabéticos de-be establecerse de manera individual.

► **Los síntomas son:** sensación de debilidad, sudor frío, palpitaciones, desvanecimientos y hambre excesiva.
► **Las medidas terapéuticas** consis-ten no tanto en comer mucho tres veces al día, sino en comer en menor cantidad varias veces. Así permanece-rá constante el nivel de azúcar.
► **Primeros auxilios.** Un poco de glucosa ayuda en caso de una leve baja de azúcar. Luego tome 1 vaso de leche o de vino con agua mineral, 1 pieza de pan o 2 galletas.

APOYO PARA NUESTRA FÁBRICA DE AZÚCAR

Los diabéticos corren el riesgo de sufrir una baja de azúcar al practicar deportes. Lleve consigo siempre un poco de glucosa.

El equilibrio perfecto entre azúcar e insulina depende de que se realice suficiente ejercicio. Al practicar ejercicio se queman más carbohidratos y glucosa; de esa manera se pueden bajar eficaz y persistentemente los niveles de concentración de azúcar. Son recomendables todas las formas de deporte que dan un impulso al sistema cardiovascular y ayudan a bajar el exceso de peso: natación, ciclismo, tenis, golf o boliche. Si se añade una caminata deportiva diariamente, la "fábrica de azúcar" interna trabajará según las normas requeridas.

BOLICHE PARA LA INSULINA

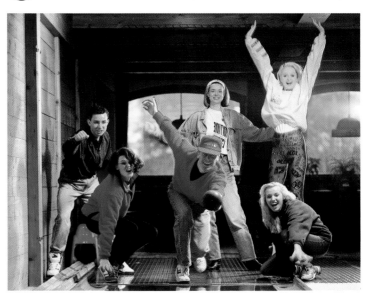

◆ Incluya en su programa jugar boliche o algún otro deporte que requiera un esfuerzo moderado, al menos una vez por semana. El ejercicio estimula la producción de insulina y abate el nivel de concentración de azúcar.

◆ Si se inscribe usted en una asociación o club de boliche, aprenderá las normas y técnicas de la mejor manera.

Higiene de los pies

Los diabéticos son propensos a padecer infecciones provocadas por bacterias y hongos. Por ello, deben mantener en constante vigilancia sus pies. Incluso la curación de una excoriación se puede complicar por trastornos de circulación.

▶ Es aconsejable usar calcetines, que absorben el sudor. Lávese los pies sin jabón y séquelos muy bien.

▶ No trate de eliminar las callosidades, pues hay riesgo de provocarse heridas. Un pedicurista puede hacerlo mejor.

CAMINATA DEPORTIVA

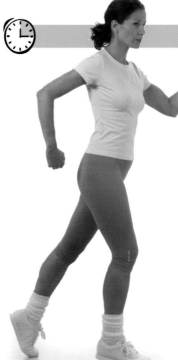

Ejercicio

◆ Busque un tramo de terreno plano, preferentemente no asfaltado.

◆ Camine manteniendo en tensión todo el cuerpo y a paso veloz; inhale con intervalos de 5 a 8 pasos mientras lleva lentamente los brazos por encima de la cabeza.

◆ Baje los brazos durante los pasos 5 a 8 siguientes al mismo tiempo que exhala.

  15 minutos cada día

¿A CAUSA DE LA TENSIÓN?

El cuerpo genera hormonas de tensión cuando se le somete a grandes esfuerzos; un ejemplo es la adrenalina. Estas hormonas hacen que los vasos sanguíneos se contraigan y que suba la presión arterial. De tal manera nos despabilamos y nuestro cuerpo es capaz de producir un determinado rendimiento. Al mismo tiempo, las hormonas ocasionan una liberación de azúcar en las células. El nivel de concentración de azúcar en la sangre se eleva para que el cuerpo pueda disponer de mayor energía mediante el proceso de combustión. En condiciones de tensión, el cerebro y los músculos necesitan más energía que de ordinario. En general, esto es completamente sano. Sin embargo, si el equilibrio corporal se ve perturbado de manera constante ello puede favorecer la diabetes.

Naturalmente, las circunstancias de nuestro entorno no siempre están bajo control. Sin embargo, paseos a pie regulares, sueño suficiente y ejercicios de relajación pueden ayudar a bajar el nivel de concentración de adrenalina y devolvernos la tranquilidad.

RELAJACIÓN MUSCULAR DE JACOBSON

Preparación

◆ El principio básico de la serie de ejercicios consiste en la tensión y relajación alternadas de diversos grupos de músculos. Se pueden llevar a cabo estando acostado o sentado, aunque el aprendizaje de esta técnica progresiva de relajación debe tener lugar en posición horizontal. Procure disponer de una habitación tranquila con temperatura moderada.

Ejercicio

◆ Colóquese tendido sobre la espalda y cierre los ojos. Respire profundamente. Comenzando con el pie derecho, eleve la punta de los dedos y estire por completo la pierna hacia arriba. Mantenga la tensión durante 3 o 4 respiraciones y, después, relájese mientras lleva la pierna a la posición inicial. Observe cómo va desapareciendo la tensión de su extremidad. Respire tranquilamente y repita el ejercicio con el pie izquierdo.

◆ Apriete el puño derecho hasta que pueda sentir la tensión en el brazo. Mantenga la tensión durante 3 o 4 respiraciones; lentamente vuelva a abrir la mano y relaje los dedos. Repita este ejercicio con la mano izquierda.

◆ Estire los diversos músculos de la cara uno tras otro: levante las cejas, frunza la frente, luego la nariz, apriete los ojos, presione la lengua contra el paladar. Mantenga la tensión cada vez durante 2 o 3 respiraciones y relájese.

◆ Estírese para relajarse después de los ejercicios mientras inhala profundamente y exhala con suavidad.

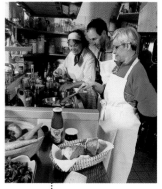

Muchas actividades son más fáciles si se realizan con más personas. En un grupo de autoayuda, los diabéticos pueden hablar entre sí de sus problemas comunes y buscar soluciones. También pueden cocinar y compartir sus recetas.

DISUELVA LAS TENSIONES CON EL YOGA

Ejercicio

◆ Tiéndase de espaldas completamente extendido. Coloque los brazos al lado del torso. Inhale y exhale con suavidad.

◆ Inhale mientras dobla las piernas y contrae las rodillas hacia el pecho. Mantenga los hombros y la espina dorsal pegados al suelo. Eleve las piernas estirando la parte de la rodilla a los pies hasta dejarlas paralelas al suelo.

◆ Exhale mientras estira las piernas hacia arriba hasta formar un ángulo de 90° con el resto del cuerpo. Mantenga los dedos estirados. Quédese en esa posición durante 20 o 30 segundos.

◆ Doble las rodillas al tiempo que lleva las piernas lentamente a su posición de inicio. Inhale y exhale profundamente.

 Repita 4 veces

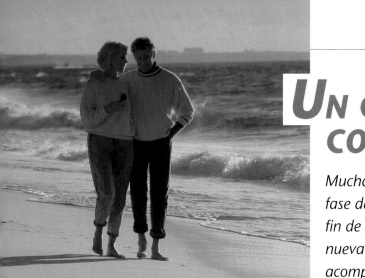

UN CLIMATERIO CON ENERGÍA

Muchas mujeres viven la edad climatérica como una fase de cambio radical que no solamente significa el fin de su vida fértil, sino también el inicio de una nueva libertad. Por desgracia, con frecuencia va acompañada de fenómenos indeseados que no es posible evitar, pero sí mitigar con eficacia.

El climaterio, también conocido como menopausia, es el periodo en el que la capacidad reproductiva de la mujer se extingue lentamente debido a que los ovarios cesan poco a poco de producir hormonas. Esta fase coincide en su término con la última menstruación, llamada menopausia. Dado que la esperanza de vida de la mujer es de alrededor de 80 años, los años climatéricos se sitúan casi a la mitad. Muchas mujeres experimentan este periodo, que por lo demás se extiende varios años, no sólo como un viraje físico, sino también psíquico y emocional.

¿Qué sucede en los años climatéricos?

Los años climatéricos se dividen en tres partes: en la premenopausia, que aparece alrededor de los 40 años, se presenta disminución progresiva del número de óvulos. Los ovarios tienden a una producción decreciente de estrógenos. Más allá del umbral de una concentración dada, el ciclo menstrual sale de su nivel de equilibrio.

El climaterio propiamente dicho se presenta con sangrados irregulares –con frecuencia muy agudos al principio, para luego debilitarse– a los que se añaden bochornos, no pocas veces también taquicardias, insomnio y fluctuaciones emocionales.

Un año después de la última regla, a los 50 años aproximadamente, el cuerpo ya se ha acostumbrado al nivel hormonal inferior, los años climatéricos han quedado superados y la posmenopausia se abre paso.

Ahora bien, con la caída del nivel de estrógenos disminuye la influencia positiva que la hormona sexual ejerce sobre numerosos procesos metabólicos. La merma de estrógenos, por ejemplo, ocasiona una disminución en la absorción de calcio en los huesos.

¿Adiós a la sexualidad?

La última menstruación señala el final de la fase de fertilidad de una mujer. Muchas se preguntan con angustia si también significa decir adiós al amor corporal. Si bien es cierto que la producción de hormona sexual decrece, no equivale a que se afecte la libido.

▶ El sexo habitual es una medicina. Sustituye al ungüento del estrógeno y fomenta, por medio del aumento del riego sanguíneo, el suministro de oxígeno y sustancias nutritivas a la vagina y la pelvis.

▶ Para mantener la elasticidad de la pared vaginal y acrecentar la sensibilidad sexual es recomendable que la mujer ejercite los músculos de la región pélvica.

▶ Si se presentan irritaciones de la mucosa debidas a falta de lubricación, no dude en aplicarse remedios locales. Los lubricantes ayudan a compensar la resequedad de la vagina. No hay ningún motivo para renunciar a una vida sexual satisfactoria como resultado del climaterio.

A fin de evitar la osteoporosis (vea la pág. 222), debe mantenerse activa. Y hay que añadir que la protección contra los infartos al corazón y la calcificación de los vasos sanguíneos exige mayores medidas preventivas; también aumenta el riesgo de sufrir un tumor maligno en los senos.

La actitud psicológica es decisiva

Además de los procesos biológicos, también los componentes psicológicos desempeñan un gran papel en los años climatéricos. No pocas mujeres viven el periodo posterior a la menopausia como un alivio. Las menstruaciones y periodos dolorosos pertenecen ya al pasado y no hay que preocuparse por los anticonceptivos. Muchas mujeres sienten temor, sin embargo, de perder la femineidad y el atractivo. A ello se añaden cambios radicales en la vida familiar: los hijos, convertidos ya en adultos, se van de la casa, la confianza y el concepto de sí mismo y la relación con la pareja tienen que redefinirse. Esto puede conducir a estados de ánimo depresivos y agravar los trastornos típicos del climaterio.

También padecen climaterio los hombres

Los "años climatéricos" masculinos se describen como crisis de la edad mediana. En el caso de los hombres, a partir de los 40 años disminuye anualmente la generación de hormonas entre uno y dos por ciento. Ellos tampoco se libran de padecer síntomas como cansancio, irritabilidad, estados de ánimo depresivos, pérdida de la libido, dolor en las articulaciones y sudoraciones cuando disminuye la testosterona.

Energía y entusiasmo en los años dorados de la edad madura

El programa de 3 semanas muestra que existen métodos de ayuda eficaces y naturales para contrarrestar determinados trastornos que son la consecuencia natural de los procesos de cambio sufridos por el organismo. Una alimentación adecuada, ejercicio suficiente y cierta tranquilidad frente a los cambios que se dan en el calendario biológico de la edad pueden contribuir a producir una calidad de vida que quizá envidiarían los jóvenes. Así pues, los temidos años del climaterio pueden verse como un nuevo comienzo y no como una penosa despedida.

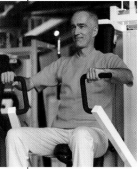

El climaterio del hombre
También los hombres experimentan, entre los 45 y los 55 años, una fase crítica de transición. El ejercicio físico ayuda a compensar los problemas que se presentan por la disminución hormonal.

PROGRAMA DE 3 SEMANAS

NUTRICIÓN

Una selección consciente de la alimentación facilita la transición.

▶ Consulte las págs. 216 y 217 para aprender cómo una alimentación ponderada y equilibrada, rica en vitaminas y calcio, mitiga los **efectos de los años del climaterio**.

▶ Los fitoestrógenos son susceptibles de compensar de manera natural el **nivel hormonal** (consulte las págs. 218 y 219).

EJERCICIO

La actividad deportiva contribuye decisivamente a:

▶ Hacer **soportables los fenómenos** que acompañan al climaterio y **evitar el desagradable sobrepeso**.

▶ **Fortalecer el tejido conjuntivo de la región pélvica** a base de gimnasia especial.

▶ Generar endorfinas del propio cuerpo y así compensar o evitar los **estados de ánimo depresivos**.

RELAJACIÓN

Con el cambio de la provisión hormonal, se sienten más pronto cansancio y agotamiento; por ello, la fase de recuperación y descanso cobra mayor importancia.

▶ El baño de pies ayuda a **combatir el insomnio y los trastornos circulatorios**.

▶ Los baños de lodo, ya sean en la casa o bajo manos expertas, obran milagros en casos de **perturbaciones debidas al climaterio**.

SALGA BIEN LIBRADA DE UNA ÉPOCA DIFÍCIL

Muchas mujeres se quejan, sobre todo, de que durante y después de los años climatéricos tienden a engordar o les es difícil evitarlo. La pregunta de por qué ocurre esto no ha recibido una respuesta del todo clara. Se sabe que la distribución de las "llantitas" se modifica con la caída del nivel de estrógenos. Ahora, tienden a crecer y asentarse en vientre y caderas. Además, el metabolismo es más lento cada año, mientras que el cuerpo requiere cada vez menos calorías.

Una alimentación ponderada y equilibrada se vuelve así de particular importancia. También el ejercicio ayuda a consumir las calorías sobrantes y contrarresta la formación de grasa en el cuerpo.

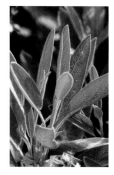

Los bochornos pueden atenuarse con una infusión de salvia o un baño relajante con aceite de ciprés.

En pro de la autoayuda

◆ La **falta de estrógenos** es la causa de todas las formas agudas de trastornos climatéricos. Una provisión de más alimentos con fitoestrógenos (vea las págs. 218 y 219) puede sustituir los estrógenos endógenos del cuerpo e impedir fuertes altibajos de hormonas.

◆ El alcohol y las bebidas que contienen cafeína, así como la nicotina y las golosinas, son favorables para los **bochornos**. También las comidas y bebidas calientes, así como los condimentos picantes determinan que fluya más sangre a través de los vasos sanguíneos con el consiguiente aumento de la temperatura. La tensión y los esfuerzos a que se somete el organismo a su vez favorecen los sofocos. Los **flavonoides** (cítricos, cerezas, escaramujos) y la vitamina E (sobre todo de los aceites vegetales) reducen estas molestias.

◆ **Los sudores nocturnos** se pueden contrarrestar con salvia. Tomada en forma de infusión fría o en pastillas produce un efecto calmante en las glándulas sudoríparas.

◆ **Los trastornos del sueño** pueden atenuarse con infusiones de camomila, lúpulo, hierbabuena y maro. Un vaso de leche caliente con miel favorece el sueño. También sirve como ayuda la valeriana, ya sea como infusión o como grageas. Procure que la última comida del día sea 3 horas antes de irse a la cama.

◆ **La irritabilidad** también puede ser contrarrestada con café de cebada o infusión de lúpulo. El potasio (legumbres secas, pescado), el magnesio (arroz integral, nueces) y la vitamina B_{12} (hígado, leche, huevos) obran a favor de la serenidad.

◆ **Las fluctuaciones emocionales** se asocian muy bien con el azúcar. Su consumo eleva el requerimiento de vitaminas del complejo B y minerales. La falta de estos nutrientes puede ocasionar nerviosismo y estados de angustia. Cuando pida algo dulce para comer, prefiera fruta o miel de maple.

◆ Por lo que respecta a la **provisión de agua**, beba por lo menos 2 litros al día. Un elevado contenido de humedad en la piel también contribuye a disminuir la formación de arrugas. Si hay propensión a contraer infecciones en las vías urinarias y genitales, es particularmente aconsejable beber líquidos en abundancia.

◆ **Reduzca el consumo de sal**, pues compromete la irrigación, eleva la presión arterial y favorece la concentración de agua en los tejidos. El ajo, las hierbas frescas y el jugo de limón son excelentes alternativas.

◆ No deje pasar más tiempo y **abandone el cigarro** ahora mismo. La nicotina priva de estrógenos al organismo.

Contrarreste los riesgos crecientes

Por la pérdida de estrógenos durante los años climatéricos se debilitan las defensas contra los padecimientos cardiovasculares. Pero los alimentos adecuados pueden corregir esto.

▶ **Arterioesclerosis** Es factible influir favorablemente sobre el metabolismo de colesterol y grasas a base de legumbres secas, pescado de mar, así como germinados y aceites vegetales. Con estos alimentos se evitan sedimentos y calcificación en los vasos sanguíneos.

▶ **Osteoporosis** La falta de estrógenos favorece la descalcificación de huesos. Después del climaterio, las mujeres requieren casi 1,500 mg de calcio cada día; antes la cifra era de 1,000 mg, para no tocar el depósito en los huesos. Abundancia de calcio se encuentra en el brócoli, col verde, nueces, lentejas, alubias e higos.

▶ **Trombosis** Surge por una severa tendencia a la baja de las plaquetas en la sangre. Puerros y ajos mejoran las propiedades de la circulación.

HINOJO COCIDO CON PAPAS FRITAS

1 cebolla pequeña
2 cditas. de aceite de oliva
1 bulbo de hinojo
200 g de papas
1 cda. de perejil picado
Sal
Pimienta
60 ml de vino blanco y 60 ml
de consomé de verduras
1/2 cda. de harina
1 cda. de agua
1 cda. de crema ácida
20 g de queso parmesano
rallado o de queso en cuadros
1/2 cda. de jugo de limón

◆ Corte la cebolla en cuadritos y saltéelos con 1 cdita. de aceite de oliva.

◆ Limpie el hinojo, córtelo por la mitad y quite el tallo. Ponga las mitades junto con la cebolla, vierta el vino y el caldo; tape y deje que se cueza durante 15 minutos. Coloque las mitades del hinojo en un molde.

◆ Mezcle la harina, la crema y el caldo de hinojo y deje cocer 5 minutos. Extienda el queso, incorpore la salsa junto con el zumo de limón y distribuya sobre el hinojo. Hornee ligeramente a 200° C aproximadamente por 20 minutos.

◆ Pele las papas y córtelas en mitades. Use papas frescas; cepíllelas sin quitar la cáscara. Unte la superficie con el aceite sobrante, sale y espolvoree con las hierbas. Coloque las papas con la superficie cortada sobre un molde recubierto con papel de aluminio y meta en el horno durante 30 minutos.

◆ Sirva con el hinojo.

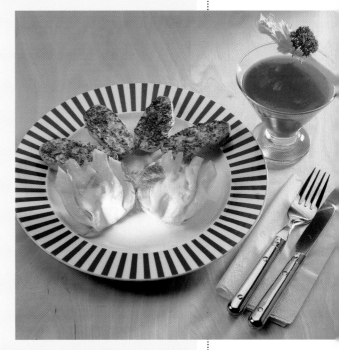

SOUFFLÉ DE CHUCRUT

200 g de papas
Un poco de leche tibia
10 g de mantequilla
Sal
Nuez moscada
Aceite de canola para
condimentar
1 cebolla pequeña
90 g de carne molida
Páprika
Pimienta
125 g de col agria
Un poco de consomé
de verduras
15 g de queso rallado
Conchitas de mantequilla
para cubrir

◆ Cueza las papas en su cáscara 20 minutos; pélelas mientras aún están calientes y macháquelas.

◆ Agregue la leche tibia y mezcle enérgicamente. Añada y revuelva la mantequilla junto con la sal y la nuez moscada.

◆ Pele la cebolla, córtela en cuadritos y acitrónela en aceite.

◆ Añada la carne, la páprika, la sal y la pimienta; sofría hasta que la carne esté al término deseado.

◆ Precaliente el horno a 180° C. Engrase ligeramente un molde y extienda en él la col, la carne y el puré de papa.

◆ Agregue un poco de consomé de verduras y cubra finalmente con el queso y la mantequilla.

◆ Hornee durante 30 minutos aproximadamente.

DIP DE QUESO DE OVEJA

50 g de queso de oveja
50 g de yogur
1 o 2 dientes de ajo
1 o 2 cdas. de perejil
picado
1 cdita. de aceite de oliva
Sal y pimienta

◆ Desmenuce y machaque el queso.

◆ Aplaste los dientes de ajo y mézclelos con el perejil, el aceite y el yogur. Salpimiente al gusto y deje reposar esta salsa media hora.

Puede servirlo con verduras ralladas, por ejemplo pimientos y zanahorias.

LOS FITOESTRÓGENOS SON SUSTITUTOS DE LAS HORMONAS

Existen muchas frutas y verduras con un elevado contenido de los llamados fitoestrógenos, que vienen a ser los precursores vegetales de los estrógenos. Las bacterias que se hospedan en el intestino se encargan de transformarlos en hormonas. Así, el cuerpo es capaz, mediante la alimentación, de compensar el déficit de hormonas durante el climaterio.

Los fitoestrógenos se encuentran sobre todo en el germen de soya, el tofu y otros derivados de la soya. También en la linaza, los chícharos, la leche de vaca, el ajo, las ciruelas, las cerezas, las papas y los tomates. Estos alimentos nos pueden ahorrar la terapia hormonal en el climaterio.

El requerimiento diario de fitoestrógenos se satisface con 2 cdas. de linaza y 2 tazas de leche de soya o de yogur.

TOFU CON PECHUGA DE POLLO

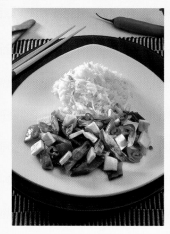

2 o 3 hongos shitake secos
50 ml de agua tibia
100 g de pechuga de pollo en filetes
125 g de tofu
1 cebolla
1 diente de ajo
$^1/_2$ pimiento rojo
$^1/_2$ chile seco
1 cda. de aceite de soya
50 ml de consomé de verduras
1 cda. de salsa de soya
Azúcar
1 cdita. de fécula de maíz
Sal

◆ Ponga los hongos a remojar en agua tibia 30 minutos.
◆ Corte los filetes de pechuga en tiras delgadas; mientras tanto, ponga a escurrir el tofu y córtelo en cuadritos.
◆ Limpie la cebolla y córtela en rodajas; descascare el ajo y córtelo en cuadritos; limpie el pimiento y córtelo en pedacitos.
◆ Machaque el chile en un mortero; vierta los hongos y sepáreles el tronquito.
◆ Ponga a calentar la mitad del aceite en una sartén, sofría las tiras de pechuga y sáquelas de la sartén.
◆ Caliente el aceite restante. Dore las verduras.
◆ Añada el tofu y mézclelo con los hongos y el consomé de verduras. Sazone con salsa de soya y azúcar y póngalos a cocer.
◆ Revuelva la fécula con poca agua dejando que espese. Después, agregue las tiras de pechuga de pollo y póngalos a cocer otro poco.
◆ El tofu puede servirse con arroz cocido.

Una esperanza del Lejano Oriente

▶ **Fenómeno** Los bochornos y otras molestias de los años climatéricos son desconocidos para las mujeres del país del Sol Naciente. La constitución de los huesos permanece firme, el tejido vaginal conserva su elasticidad y la arterioesclerosis es rara.

▶ **Causa** Es la composición elevada en fitoestrógenos de la comida, sobre todo de los productos de soya. Las hormonas vegetales no sólo sustituyen el estrógeno, sino que también expulsan del organismo el estradiol, que favorece el crecimiento de tumores malignos en los senos. La tasa de incidencia de cáncer en Japón es menor que la de los países occidentales. Además, se han comprobado efectos antiinflamatorios y antibióticos.

▶ **Ayuda para las mujeres occidentales** Algunos estudios de mujeres en la época del climaterio permiten concebir esperanzas. Unos 50 g de harina de soya con el musli del desayuno diario eliminaron los trastornos al término de 6 semanas.

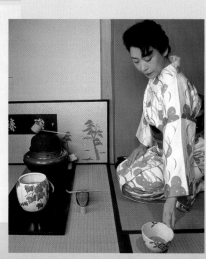

VARIADA GAMA DE EFECTOS

▶ *Protección para el corazón y los vasos sanguíneos*

50 g diarios de proteína de soya reducen los niveles de concentración de grasa en la sangre, en especial de colesterol, en cerca de 10% y disminuyen así la formación de arterioesclerosis.

Tofu

▶ *Climaterio soportable*

La ingestión habitual de fitoestrógenos evita síntomas típicos como bochornos, sudoraciones, taquicardias y ánimo deprimido.

▶ *Defensa contra la osteoporosis*

Los estrógenos suprimen las sustancias que minan los huesos. En la medida en que en el climaterio desciende el nivel de estrógenos, cae también este mecanismo de defensa y aumenta el peligro de osteoporosis. Los fitoestrógenos contrarrestan esta tendencia.

Linaza

Frijol de soya

Brotes de soya

Germen de soya

▶ *Protección para el cerebro*

Los fitoestrógenos pueden fortalecer la irrigación sanguínea al cerebro. También influyen en la protección de las células nerviosas. Hoy se cree que una provisión suficiente de estrógenos previene en cierta medida la enfermedad de Alzheimer y el mal de Parkinson.

Hojuelas de soya

▶ *Protección contra el cáncer de mama*

La provisión de fitoestrógenos reduce el riesgo de cáncer de mama. Reemplazan el estriol y desalojan el estradiol. Ambos son estrógenos con efectos distintos: el primero coadyuva a la función de defensa del organismo, y el estradiol y sus subproductos ayudan al crecimiento de las células en el pecho.

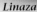

Linaza

Mantenerse activo es triunfar

 Es usted una de esas mujeres o uno de esos hombres que experimentan una inquietud interior desacostumbrada durante el climaterio? Aprovéchela y "trátela" con deportes. El ejercicio retrasa el proceso degenerativo en el organismo y contribuye a reducir los efectos que acompañan los años climatéricos. Naturalmente, queda a su elección la actividad deportiva que llevará a cabo. Pero por lo menos dos veces por semana practique correr, bicicleta o natación. Incorpore también en su plan los ejercicios que se describen a continuación contra el debilitamiento de los músculos.

Hormona feliz

Inscríbase en un curso de baile o ejercítese con otras personas en un gimnasio o en un club deportivo, donde se ofrecen programas para mantenerse en buena condición física. Además del esparcimiento y la posibilidad de establecer nuevas relaciones, encontrará en el ejercicio un remedio contra las depresiones. Con el esfuerzo físico deportivo se segregan las llamadas endorfinas. Los "estupefacientes" naturales del cuerpo, similares a la morfina, generan una sensación de dicha y satisfacción.

PARA LOS PECTORALES

Ejercicio
◆ Siéntese con la espalda recta en una silla. Tome entre sus manos una pelota de gimnasia y presiónela con ambas manos. Mantenga de 5 a 7 segundos la presión y luego libérela.
◆ Mueva la pelota, a la altura del pecho, ejerciendo presión hacia delante. Nuevamente, mantenga la presión de 5 a 7 segundos y luego libérela.

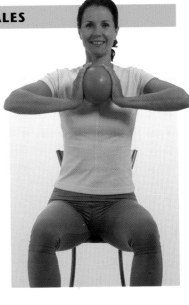

 8 veces en la 1ª semana, incrementando 8 veces cada semana

FORTALECIMIENTO DE LA PELVIS

Ejercicio
◆ Acuéstese en el piso boca arriba y coloque los brazos paralelos al tronco.
◆ Ahora, presione la espina dorsal lumbar contra el suelo contrayendo los músculos del vientre. Mantenga la tensión de 5 a 7 segundos.
◆ Eleve la pelvis de modo que el tronco y los muslos formen una línea recta. Después, presione las rodillas una contra la otra. De nuevo mantenga la tensión de 5 a 7 segundos; baje la pelvis lentamente.

Aumento
◆ Estire la punta de los dedos de los pies, mientras está en la posición elevada, en dirección de la tibia. Esto ayuda a fortalecer la tensión.

 8 veces; 12 veces la 2ª y la 3ª semanas

TENSIÓN SOBRE EL VIENTRE

Ejercicio
◆ Recuéstese sobre el vientre en una cama o un colchón de gimnasio. Extienda los brazos hacia delante.
◆ Eleve cuidadosamente brazos, hombros y cabeza. Ponga las palmas de las manos vueltas una contra la otra y vea al suelo.

◆ Cuide de no estirar demasiado la columna mientras hace el movimiento de elevar el tronco hasta que el esternón quede en la base. Sostenga el estiramiento de 5 a 7 segundos.

 8 veces; 12 veces la 2ª y la 3ª semanas

CAMINE POR SENDEROS POCO TRANSITADOS

Quizá con frecuencia se siente agotado de lo que antes le era habitual. Esto puede suceder, ya que un cuerpo joven elabora y digiere la tensión con mayor facilidad que el cuerpo de una persona mayor.

Y son precisamente las mujeres quienes se cansan y se sienten extenuadas más pronto durante el climaterio. La baja del nivel de concentración de estrógenos conduce, entre otras cosas, a padecer fluctuaciones en el humor y en el ánimo, intranquilidad e insomnio. La tensión fortalece los vaivenes hormonales, acarreando inconvenientes y molestias. Anticipe por ello, con la mayor frecuencia posible, las fases de recuperación. Un paseo, escuchar música y hacer respiraciones profundas ante la ventana abierta obran en pro de la relajación. Los baños de lodo y de pies alternados ayudan a las personas que padecen de insomnio y de trastornos circulatorios.

Con los años climatéricos comienza una nueva fase de la vida. Y se requiere valor y energía para un cambio de orientación vital. Compruebe qué cosas le agradan y póngase a buscar un método personal de relajación.

BAÑO DE PIES CONTRA EL INSOMNIO

Preparación
◆ Prepare un recipiente con agua caliente (de 34° a 36° C) y otro con agua fría. Puede añadirle al de agua caliente una preparación hecha con flores de lavanda u hojas de melisa, a razón de 50 g de la hierba por cada litro de agua caliente. Deje reposar la hierba en el agua caliente 20 minutos.

Ejercicio
◆ Sumerja los pies 5 minutos en el agua caliente y luego 30 segundos en la fría. Repítalo.
◆ Séquese los pies y póngase calcetines de lana gruesos.

BAÑO DE LODO

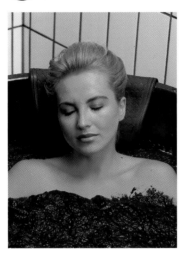

Ejercicio
◆ Relájese de vez en cuando con un baño de lodo. Está comprobado que ayuda a paliar las molestias típicas del climaterio.
◆ El baño de lodo clásico no puede realizarse en la propia casa, debido al costo que implica. Pero aquí puede prescindir de los implementos que serían de rigor.

  De 15 a 20 min. 2 veces por semana

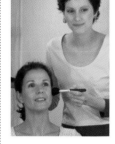

Cosméticos
La piel cambia en el climaterio. Déjese consentir en un estudio de belleza y solicite ayuda profesional para que le apliquen un masaje en el rostro, le realicen un peeling y le humecten la piel.

Fíjese nuevos objetivos

Los años del climaterio son una época de cambio. El cuerpo envejece y los hijos se van de la casa. Tener más tiempo para uno mismo puede significar una oportunidad, pero también puede ser un problema. Muchos hombres y mujeres caen en depresiones al tener la sensación de que ya forman parte de los "viejos." Fórmese una nueva conciencia de sí mismo. Ahora podrá redefinir sus actividades culturales y deportivas de acuerdo con sus deseos y posibilidades.

▶ Asuma **nuevas tareas** que lo enriquezcan personalmente. Por ejemplo, trabaje como voluntario en alguna asociación de beneficencia.
▶ Asista a cursos de pintura, yoga o idiomas. Conozca otras personas y descubra **facetas inéditas** de usted mismo.
▶ Descubra lugares nuevos. Un paseo en bicicleta o a pie, ya sea con sus amigos o con su pareja, podrá darle **nuevas impresiones** y ayudar a **crear nuevos grupos**.

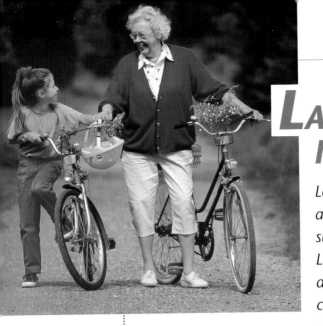

LA OSTEOPOROSIS NO ES INEVITABLE

La mayor parte de las personas pierden en la vejez algunos centímetros de estatura, y muchas ven que su otrora erguida postura corporal se va inclinando. La responsable de esto es una progresiva disminución de la masa ósea. No obstante, es posible prevenir y contrarrestar eficazmente este proceso.

Desde cerca de los 45 años de edad, los huesos y la espina dorsal pierden 1% de sustancia ósea cada año. En el estado avanzado, este fenómeno puede causar fracturas repentinas, especialmente en la parte superior de la columna vertebral. Las consecuencias más frecuentes son fuertes dolores y encorvamiento de la espalda. Esto afecta particularmente a las mujeres de edad avanzada; el diagnóstico médico es: osteoporosis. Las mujeres padecen en mucha mayor medida que los hombres esta merma de los huesos, debido a que durante el embarazo y después de la menopausia deben enfrentar un mayor requerimiento de calcio. Si la concentración de este mineral disminuye, el organismo lo toma de los huesos. Y dado que entonces se vuelve a disponer de calcio en elevadas concentraciones, el suministro mineral parece nuevamente asegurado. El organismo frena, por consiguiente, toda admisión nueva que le llegara por medio de la alimentación. El resultado es que los huesos se vuelven porosos y más quebradizos. Es posible contener este desarrollo fortaleciendo huesos y músculos al ingerir determinados alimentos que afectan los procesos metabólicos.

PROGRAMA DE 3 SEMANAS

EJERCICIO

Contrarreste la osteoporosis mediante:
▶ Ejercicios para el **fortalecimiento de los músculos.** Tienen como consecuencia quitar una carga a unos huesos cansados.
▶ Trabajo muscular para **estimular las células que forman los huesos.** Así, se evita la decadencia ósea.

NUTRICIÓN

▶ Por medio de un suministro abundante en calcio se consigue mayor **estabilidad y resistencia del esqueleto.**
▶ Adicionalmente, en el plan alimenticio siempre deben estar presentes las vitaminas C, D y K, que inciden en el metabolismo. De este modo, la **absorción de calcio será óptima.**

RELAJACIÓN

▶ **Disminuir el peso que soporta la columna vertebral** se logra con los ejercicios de pelota que se hacen estando sentado. Reserve para la realización de su programa un sitio soleado. Es relajante y asegura la provisión natural de vitamina D, que será necesaria para la **formación de calcio en los huesos.**

MÚSCULOS FUERTES PARA HUESOS DÉBILES

El objetivo principal de los ejercicios es fortalecer los músculos para consolidar todos los huesos. Por una parte, unos músculos fuertes apoyan a los huesos en su función de sostén; por otra parte, con el ejercicio muscular se estimula el desarrollo de las células que forman los huesos, los llamados osteoblastos. La gimnasia apoya consiguientemente al sistema óseo y contribuye a sostener el peso natural.

Sin embargo, en caso de osteoporosis declarada, se debe hablar con el médico acerca de qué ejercicios debe hacer y qué actividades deportivas –como correr o andar en bicicleta– tiene que practicar. Un celo desmedido no es procedente, pudiendo más bien dañar que servir a la salud.

Debido a que la osteoporosis es una enfermedad larga, un programa de 2 semanas sólo puede ser el punto de partida de una terapia.

GIMNASIA PARA LA COLUMNA VERTEBRAL

Ejercicios

◆ Siéntese apenas en el borde de una silla. Estire la columna a medida que va irguiendo el tronco; hágalo lentamente. Vuelva a relajarse.

◆ Apoye a continuación las manos sobre la silla, por detrás del cuerpo. Apóyese en la silla con la columna erguida. Vuelva a relajarse.

◆ Coloque las manos sobre los muslos con la punta de los dedos hacia dentro, y ténselos mientras los muslos presionan hacia arriba.

Consejo

◆ Lea el programa "Beneficios para la espalda" en la pág. 40 y también siga los consejos de la pág. 54.

 Mantenga la tensión de 7 a 10 seg. Repita 8 veces

PARA LAS EXTREMIDADES

Ejercicios

◆ Tiéndase relajado, de espaldas, en un soporte firme. Extienda las piernas levemente y deje los brazos sueltos al lado del cuerpo. Presione con suavidad brazos y hombros contra el suelo. Concéntrese en la tensión corporal. Ahora contraiga las rodillas, una después de otra, en dirección al pecho, imprimiendo una velocidad creciente al movimiento.

◆ Levántese y "camine" vigorosamente sin moverse de su sitio. Aquí también, el movimiento debe ser progresivamente más rápido.

Consejo

◆ Estos ejercicios los puede hacer al aire libre. De esa manera no solamente fortalecerá las piernas, sino que también "cargará" oxígeno.

 1 min. con una pausa de 30 seg. cada vez. Repita.

Haga pausas breves y frecuentes a lo largo del día acostándose sobre un soporte no muy blando, sobre todo cuando haga gimnasia. Así descansará y evitará lesionarse.

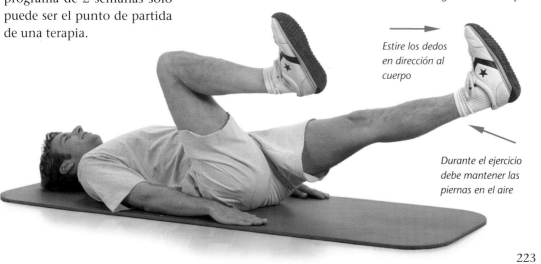

Estire los dedos en dirección al cuerpo

Durante el ejercicio debe mantener las piernas en el aire

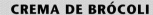

PARA TENER UN ESQUELETO ESTABLE Y FUERTE

U na persona que tiene osteoporosis debe poner atención esmerada en una alimentación completa, rica en nutrimentos, vitaminas, minerales y oligoelementos con el propósito de evitar el ulterior deterioro de la masa ósea. De especial importancia es la provisión de calcio, que se encuentra principalmente en la leche y en determinadas clases de verduras y frutas. Bastan de 1,200 a 1,500 mg para cubrir el requerimiento diario. También las fluorinas y los fitoestrógenos (págs. 218-219) tienen un efecto positivo sobre el metabolismo.

Evite las dietas drásticas si usted está obeso. Existen estudios que demuestran que la reducción rápida de peso hace bajar la masa ósea.

CREMA DE BRÓCOLI

200 g de brócoli, 1 cda. de mantequilla, sal, 1 cdita. de harina, 100 ml de leche, 100 ml de consomé de verduras, 50 g de salmón ahumado, pimienta, 1 cdita. de hojas de almendras

◆ Lave el brócoli. Monde los tallos, corte en trozos finos y vierta en agua salada hirviendo. Añada las hojas de almendra después de 1 o 2 minutos y deje hervir 10 minutos.
◆ Agregue la mantequilla y la harina. Disuelva sin dejar de mover junto con la leche y el consomé y deje cocer 2 minutos.
◆ Añada el brócoli a la sopa y mézclelo en la batidora. Condimente con la pimienta.
◆ Corte el salmón en tiras finas e incorpórelo a la crema, sin que hierva. Espolvoree las almendras.

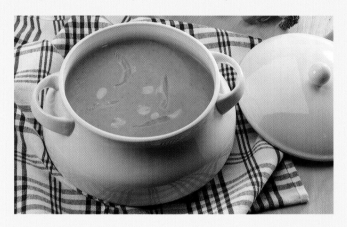

FUERZA PARA LOS HUESOS

La comida rica en calcio es necesaria para prevenir y tratar la osteoporosis. La vitamina D fomenta la absorción de calcio; la vitamina K se encarga de que se conserve en el cuerpo. El fósforo, el ácido oxálico y la cafeína se consideran, por el contrario, inhibitorios del calcio.

Permitidos
◆ Leche (descremada y desnatada) y derivados, como yogur, kéfir.
◆ Jugos de fruta con vitamina C: de grosella y de naranja.
◆ Verduras, como brócoli, col verde y poro.
◆ Alimentos con vitamina C: mantequilla, margarina, yema de huevo, pescado de mar (arenque). ◆ Alimentos con vitamina K: col agria, coliflor.

No permitidos
◆ Que contengan fósforo: quesos de leche agria (resinosos, requesón, queso fresco, queso fundido y queso condimentado), carne, embutidos, vísceras, refrescos y bebidas de cola.
◆ Que contengan ácidos oxálicos: verduras como ruibarbo, acelgas y espinacas.
◆ Que liguen el calcio: cacao, café, chocolate y golosinas.

ENSALADA DE GERMEN

125 g de berros
2 o 3 cdas. de germinados de lenteja
2 rábanos
1 cda. de aceite de girasol
1 o 2 cdas. de vinagre
Una pizca de ajo en polvo
Pimienta y sal

◆ Limpie los berros, lávelos y póngalos a secar. Lave el germen de lenteja, limpie los rábanos y córtelos en finas rodajas. Mezcle todos los ingredientes.
◆ Haga una marinada con el aceite, vinagre, ajo, sal y pimienta. Viértala por encima.

UN LUGAR AL SOL

En los países situados más al norte, las personas padecen osteoporosis con más frecuencia que las del sur. Aparte del factor de riesgo del sobrepeso, común, se añade principalmente la falta de luz solar. En el norte cuesta más obtener la "vitamina solar" –la D– que en otras latitudes. Las personas del centro no están expuestas a este peligro; por el contrario, pueden conjugar lo agradable con lo útil. Se asolean y se relajan tendidas en un camastro, mientras su piel produce vitamina D. La luz, junto con la gimnasia, sirve de apoyo a la columna vertebral, y una modificación alimentaria será una prevención eficaz y duradera de la osteoporosis y servirá también de terapia.

 ## BAÑO DE LUZ PARA LOS HUESOS

Ejercicio

◆ Camine al aire libre por lo menos 15 minutos al día a fin de que el cuerpo reciba la cantidad de rayos UV necesarios para que pueda formarse la necesaria vitamina D.

◆ Tome ocasionalmente un baño de sol. La luz solar aumenta la producción de vitamina D y fortalece así indirectamente los huesos, dado que es necesaria para la formación de calcio en el sistema óseo.

◆ No se olvide de la piel, que requiere tiempo para acostumbrarse al sol. Protéjase con una crema para el sol e incremente paso a paso la exposición solar.

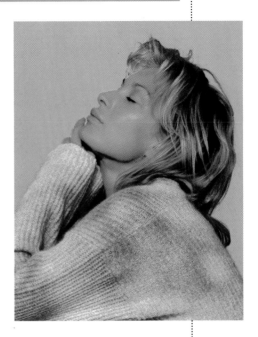

 ## RELAJACIÓN PARA LA COLUMNA

Ejercicio

◆ Tiéndase de espaldas en el suelo y apoye los pies en la pelota. Debe extender los brazos paralelamente al cuerpo.

◆ Mueva la pelota con ambos pies hacia delante y hacia atrás, hacia la derecha y hacia la izquierda. Respire entre tanto, inhalando profundamente a partir del vientre.

◆ Haga breves pausas de descanso.

  1 min. – pausa de 30 seg. Repetir 10 veces

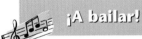 ### ¡A bailar!

Bailar es la terapia ideal para el cuerpo y el espíritu.

▶ El metabolismo se vuelve más dinámico.

▶ Se ejercitan los huesos.

▶ La relajación se implanta por sí sola.

Pruébelo. Quizá pueda inscribirse en un curso de baile con su pareja.

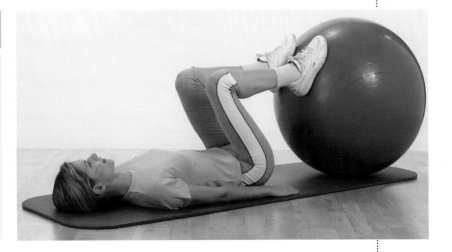

CUANDO DUELEN LAS PANTORRILLAS

Cae, como un relámpago en un cielo tranquilo, sobre las pantorrillas, ese intolerable dolor que se produce cuando el músculo se contrae debido a un espasmo que dura mucho. A veces nos ataca en medio del sueño. Se desencadena como una consecuencia de la falta de provisión de oxígeno por trastornos circulatorios o por exceso de ejercicio. La propensión a padecer estos espasmos es ocasionada por la falta de magnesio, el mineral que se encarga de regular la transmisión de impulsos nerviosos de los nervios a las células musculares. Los calambres de pantorrilla se presentan en especial durante el verano, cuando el sudor impone un mayor requerimiento de magnesio.

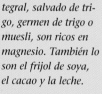

Numerosos productos compuestos por cereales, con grano integral, salvado de trigo, germen de trigo o muesli, son ricos en magnesio. También lo son el frijol de soya, el cacao y la leche.

PRIMEROS AUXILIOS PARA CALAMBRES

Ejercicios

◆ Tómese los dedos de los pies y estírelos vigorosamente hacia arriba.

◆ Acostado o sentado en una silla, apoye las piernas contra la pared y asegúrese de extender completamente en la superficie las plantas de los pies.

◆ Recorra la pared, pisando con fuerza, y ponga énfasis especialmente en los talones.

◆ Vierta agua muy caliente en un recipiente, llenando tres cuartas partes. Sumerja la pierna y manténgala así hasta que se relaje.

 Hasta que ceda el dolor

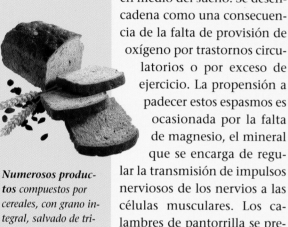

Combata bien los calambres

Si con frecuencia sufre calambres, debe investigar la causa yendo al médico, pues es posible que esté subyacente alguna perturbación de tipo circulatorio, metabólico o nervioso. Algunos remedios a largo plazo se logran mediante:

◆ **Comida mediterránea** (vea las págs. 116-118) ayuda en caso de falta de circulación. Una **curación intensiva a base de ajo** durante dos semanas como entrada (un diente por comida) acelera el efecto.

◆ **Las fricciones** con alcohol y los masajes con un cepillo estabilizan la circulación.

Prevención con magnesio

El magnesio se encarga de que los impulsos de las líneas nerviosas se transmitan regularmente a las células musculares. El calcio y el magnesio son adversarios que deben estar en equilibrio para que se garantice la transmisión nerviosa. La falta de magnesio ocasiona que se transmitan demasiados impulsos a los músculos, lo que desencadena el espasmo.

▶ El cuerpo requiere aproximadamente 300 mg de magnesio al día, que podrá usted ingerir con una dieta bien equilibrada. Algunos alimentos ricos en este mineral son las nueces, calabazas y productos de soya, hortalizas verdes, manzanas, plátanos y toronjas.

▶ En casos agudos, es oportuno ingerir cada día 2 tabletas de magnesio, ya sea masticadas o efervescentes, durante un periodo de 4 a 6 semanas.

▶ La tensión mina la provisión de magnesio. Puede prevenir y evitar la tensión mediante ejercicios de relajación mental.

MOVIMIENTO Y PRESIÓN CONTRA LAS PIERNAS CANSADAS

Preparación

◆ Los siguientes ejercicios sirven para relajar las pantorrillas y para permitir que sus músculos "respiren", especialmente después de haber sufrido calambres. De preferencia, busque un lugar amplio y cómodo para llevarlos a cabo.

Ejercicios

◆ Imagínese que va caminando en un bosque por un sendero y que oye el susurrar de las hojas de los árboles. Mueva con el pie izquierdo aquí y allá un imaginario montón de hojas. Deje descansar el pie izquierdo y repita el movimiento con el derecho.

◆ Aplaste una imaginaria colilla de cigarro con el talón izquierdo y mueva el pie 5 veces hacia fuera y hacia dentro. Deje descansar el pie y repita el ejercicio con el talón derecho.

   3 o 4 veces

 FLEXIONES DE LA PLANTA DEL PIE CONTRA EL DOLOR

Preparación

◆ Las piernas deben estar calientes, para que no sufra usted espasmos en las plantas o pantorrillas. Corra un rato antes del ejercicio o tome un baño de pies caliente.

Ejercicios

◆ Siéntese cómodo y relajado en una silla.
Ponga los pies sobre el suelo o deje que cuelguen libremente. Flexione los dedos de ambos pies tan firmemente como pueda hacia las plantas de manera que la pierna y el empeine casi formen una línea recta. Mantenga la flexión 5 segundos. Estire ahora los dedos hacia arriba, extendiéndolos lo más que pueda. Mantenga la tensión durante 5 segundos.

◆ Siéntese relajado en una silla. Camine, alternando las piernas, sobre la punta de los pies y luego sobre los talones durante 10 segundos.

Intensificación

◆ Apóyese firmemente sobre el respaldo de una silla. Sosténgase sobre la punta de los dedos del pie derecho mientras flexiona la pierna izquierda manteniéndola en el aire. Sostenga la posición 5 segundos; luego, flexione la rodilla derecha suavemente para estirar los músculos de la pantorrilla. Sostenga 5 segundos y repita con la pierna izquierda.

☺ ☺ *6 veces con cada pierna*

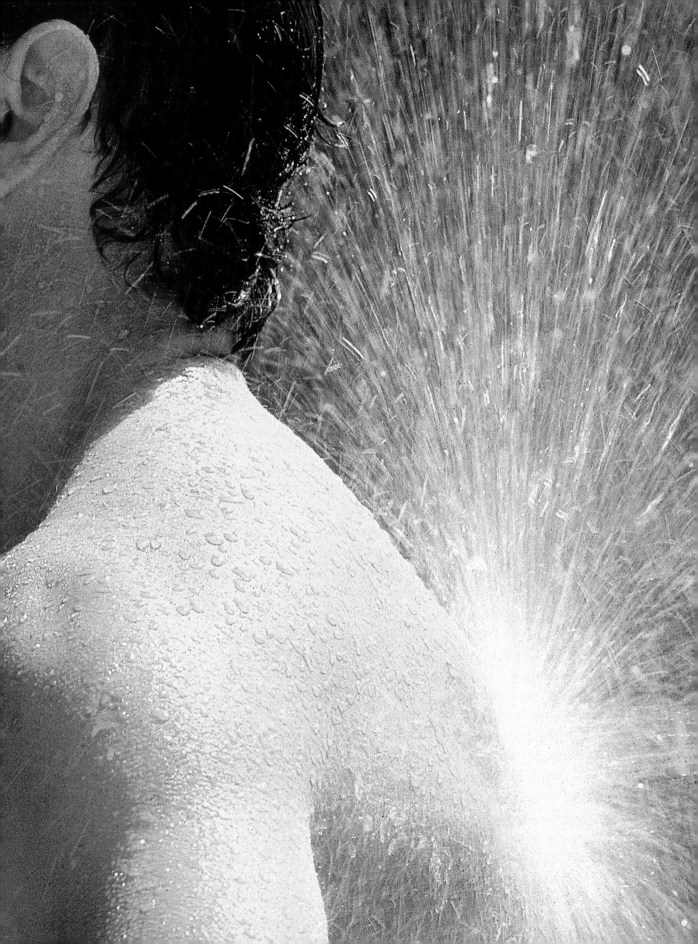

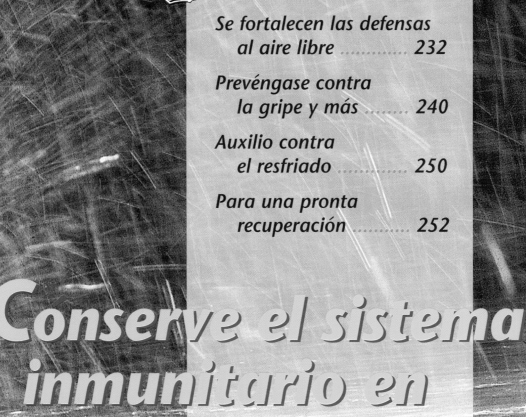

Conserve el sistema inmunitario en buenas condiciones

¿PASARÁ SU SISTEMA INMUNITARIO ESTE EXAMEN?

Los miles de millones de células inmunitarias y anticuerpos que nos protegen de infecciones llegadas de afuera y de enfermedades de adentro pesan sólo unos 2 kg. De éstos, 250 g deben renovarse cada día a fin de que la policía protectora se mantenga fuerte. Compruebe usted mismo si también su sistema inmunitario está actuando bien.

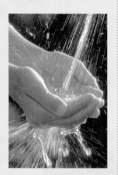

La hidroterapia, alternando abluciones de agua caliente y agua fría, templa y fortalece el sistema inmunitario.

Responda las siguientes preguntas:

	Sí	No
► ¿Padece fiebre del heno o algún otro tipo de alergia?	☐	☐
► ¿Sufre de resfriado y tos crónica en invierno?	☐	☐
► ¿Pasa al aire libre media hora a lo sumo cada día?	☐	☐
► ¿Rara vez vacaciona en sitios como montañas o mares fríos?	☐	☐
► ¿Prácticamente nunca visita un baño sauna?	☐	☐
► ¿Las golosinas lo ponen casi siempre débil y flojo?	☐	☐
► ¿Se ríe sólo cuando ve que le pasa algo malo a alguien?	☐	☐
► ¿Es verdad que ni en verano ni en invierno practica deportes?	☐	☐
► ¿Le han diagnosticado alguna debilidad inmunitaria?	☐	☐
► ¿Le parece exagerado comer frutas y verduras cinco veces al día?	☐	☐
► ¿Duerme rara vez siete horas continuas?	☐	☐
► ¿Contrae más de cinco infecciones a lo largo del año?	☐	☐
► ¿No le queda tiempo para relajarse en el ajetreo de la vida cotidiana?	☐	☐
► ¿Les atribuye escaso valor a la limpieza y la pulcritud?	☐	☐
► ¿Su vida consiste principalmente en esfuerzos y deberes?	☐	☐
► ¿Fuma?	☐	☐
► ¿Es usted mayor de 70 años?	☐	☐
► ¿Ingiere medicamentos con regularidad?	☐	☐
► ¿Siempre necesita mucho tiempo para recuperarse de las enfermedades?	☐	☐
► ¿Vive en una calle muy contaminada con emanaciones?	☐	☐

Así de resistente es el sistema inmunitario

😊 **Ha respondido** No a 15 preguntas o más. Su sistema inmunitario está bien pertrechado, y con él se han creado los mejores requisitos para permanecer inmune contra las enfermedades y los resfriados. No se requieren grandes cambios en los hábitos y forma de vida; ahora es pertinente enfocar particularmente las preguntas que han sido respondidas con un Sí.

Nuestra recomendación

● *Aun si se siente completamente saludable, lea el programa de la pág. 232. Es posible que desee poner en práctica alguna recomendación.*

● *Después de guardar cama por un tiempo (pág. 252) o tras padecer un resfriado (pág. 250), encuentre consejos para volver a su vida normal.*

● *Si usted visita con regularidad el baño sauna, consulte la pág. 244 y vea si lo está haciendo del modo correcto. Acaso sienta curiosidad, aun cuando todavía no sea partidario entusiasta del tratamiento con baños de vapor.*

😊 **Ha respondido con** No a menos de 15 de las preguntas. A partir de ellas, usted mismo tendrá a la vista las opciones de fortalecimiento de su sistema inmunitario de que se dispone para que pueda esperar sin angustias el próximo embate de gripe. Si tiene usted una predisposición genética o actualmente está enfermo, y ha contestado con No menos de 10 preguntas, en las páginas siguientes encontrará consejos valiosos para fortalecer sus anticuerpos, sea de manera global o de manera específica.

Nuestra recomendación

● *En cualquier momento es posible empezar a fortalecer el sistema inmunitario. El programa básico de la pág. 232 le muestra cuán fácil es activar los anticuerpos propios.*

● *En otoño procure prepararse para el invierno con el programa "Prevéngase contra la gripe y más" (pág. 240). Atienda los consejos relativos al baño sauna (pág. 248), pues la transpiración curativa es particularmente eficaz.*

● *Procúrese los medios para practicar natación (págs. 44 y 45), caminata (págs. 92 y 93) o carrera a ritmo moderado (págs. 236 y 237) a fin de reactivar su sistema inmunitario.*

● *Si se siente psíquicamente agotado, o ha olvidado cómo reír hasta de sí mismo, en el capítulo "Activos contra el estrés" podrá aprender a dominar las situaciones agobiantes (pág. 298) y enfrentar con mayor optimismo y serenidad la vida diaria (pág. 306).*

● *Además de la dieta rica en vitaminas (pág. 246), también una alimentación moderada fomenta las capacidades autocurativas. Añada un día de limpieza y purificación (pág. 174) o de ayuno (págs. 134 y 135).*

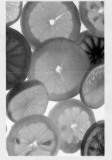

La abundancia de vitamina C y de líquidos, aun en temporadas frías, ayuda a que el sistema inmunitario permanezca fuerte y se recupere pronto después de una infección.

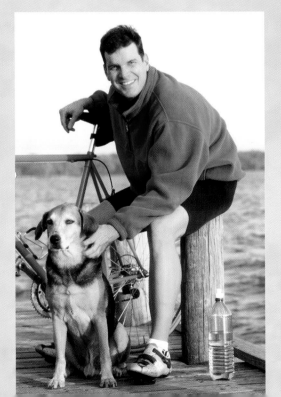

La tensión estimulante que se logra con deportes que exigen perseverancia, como ciclismo y carrera, tonifica y fortalece el sistema inmunitario y las defensas del organismo.

231

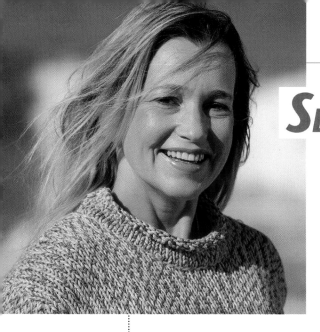

SE FORTALECEN LAS DEFENSAS AL AIRE LIBRE

Día tras día, millones de bacterias, virus, hongos y parásitos tratan de penetrar en nuestro organismo. Acechan en el aire, en los alimentos y sobre la piel. El cuerpo se defiende de estos invasores mediante refinados mecanismos de defensa. Mas para ello, el sistema inmunitario debe encontrarse en buenas condiciones.

El primer baluarte de defensa del cuerpo es la piel. Su capa protectora antiácida constituye una barrera infranqueable para muchos invasores microscópicos. Puede decirse lo mismo del vello y de la mucosidad en las vías respiratorias. Las lágrimas y la saliva contienen una enzima capaz de matar bacterias; los ácidos estomacales, por su parte, hacen inofensivos a los gérmenes que hay en los alimentos. Ahora bien, estudios médicos han demostrado que la mayoría de estos sistemas funcionan mejor en personas que pasan mucho tiempo al aire libre. Las condiciones estimulantes del entorno, tanto en frío como en calor, viento y sol, fortalecen el sistema inmunitario y las barreras protectoras.

Las fuerzas protectoras del cuerpo

Si los agentes patógenos atraviesan esta primera línea de defensa y penetran en el cuerpo, entonces se activa otra capa defensiva. Para ello, el sistema inmunitario dispone de una vasta gama de mecanismos muy complejos. Su base la constituyen los glóbulos blancos de la sangre, también llamados leucocitos o fagocitos, y los anticuerpos que se componen de proteína o inmunoglobulina. Varios órganos colaboran para producirlos. El sistema inmunitario dispone de un ejército defensivo de más de 1,000 millones de células. Una parte se especializa en reconocer a los invasores y dar la alarma contra ellos; la otra parte se encarga de eliminarlos. Investigaciones han demostrado que el movimiento estimula los diversos mecanismos de esta segunda fuerza defensiva.

La llave en el castillo

La medicina distingue dos clases de defensas: una general y otra específica. La primera está activa desde el naci-

Alergia: el sistema inmunitario se vuelve loco

Las alergias atacan y casi 11% de las personas padecen catarro.

▶ **Causa** El sistema inmunitario reacciona contra sustancias que a menudo provienen de la naturaleza misma. El origen de la alergia aún no se ha establecido claramente. Sin embargo, se sabe que los factores hereditarios desempeñan un papel, así como la falta de descanso, la contaminación ambiental y la higiene exagerada.

▶ **Tratamiento** La myoría de las veces, sólo se atacan los síntomas del resfriado y de los ojos irritados. Una terapia más general es la desensibilización, en la que se suministra a los pacientes primero dosis pequeñas de la sustancia que provoca la alergia, y luego se van aumentando gradualmente, cambiando así la programación del sistema inmunitario.

▶ **En la vida diaria** se deben evitar las sustancias que desencadenan la alergia. La cortisona debe emplearse sólo en casos de urgencia, pues inhibe la actividad del sistema inmunitario.

miento y neutraliza todo lo que cada día penetra en el cuerpo. Por ello, su campo de acción es muy amplio, si bien resulta ineficaz contra ciertos intrusos.

La defensa específica debe aprenderla el cuerpo, pues sólo se dirige contra determinados agentes patógenos que logran escapar de la defensa general. Un ejemplo es la varicela: los virus de esta enfermedad muestran ciertas características en su superficie, los llamados antígenos, que el sistema inmunitario identifica como extraños. El cuerpo genera albúmina, es decir anticuerpos que, al semejarse a los antígenos, pueden acoplarse con ellos y penetrarlos como si tuviesen su llave. El sistema de defensas puede producir albúmina adicional para este complejo de antígenos-anticuerpos que destruye los virus o activa las células que eliminan a los agentes patógenos. Si la infección cede, el cuerpo identifica la apariencia de los intrusos, y por si acaso el mismo tipo de virus volviera a atacar, genera numerosos anticuerpos en la sangre; además, el cuerpo puede entonces producir anticuerpos adicionales con mayor rapidez.

Amigo o enemigo

A fin de que las células inmunitarias sepan qué es un cuerpo extraño, deben aprender desde muy temprano lo que es característico del propio organismo. Este conocimiento lo obtienen por herencia, en el órgano en donde surgen y maduran. Por ello, un sistema inmunitario sano sólo afecta a las propias células cuando éstas degeneran, como en el caso del cáncer. Los tumores sólo se forman cuando las células degeneradas se disfrazan de tal modo que no se les reconoce como enfermas, o cuando las fuerzas de defensa se debilitan.

Si el sistema inmunitario falla por completo, puede volverse contra células sanas. Esto es lo que sucede en un padecimiento autoinmunitario.

Por una parte, la disposición genética determina el grado de fortaleza del sistema inmunitario. Pero también los hábitos y la forma de vida desempeñan un papel preponderante. El alcohol en demasía, las tensiones exageradas y una alimentación desequilibrada también son factores importantes. Y sobre todo, incide en ello la falta de movimiento al aire libre. Si se mantiene al cuerpo en estado de actividad, el sistema inmunitario estará preparado para un buen desempeño. La mejor medicina contra las enfermedades es un sistema inmunitario sano. Mantenga así el suyo con el siguiente programa y mejore sus defensas en el transcurso de 3 semanas.

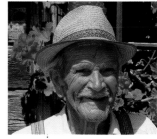

Ser más viejo que Matusalén está en la naturaleza del cuerpo humano. Éste está diseñado de manera de poder conservarse en perfectas condiciones físicas largo tiempo. Cuando aparece una enfermedad, la causa es la debilidad del sistema inmunitario.

PROGRAMA DE 3 SEMANAS

EJERCICIO

Temple su cuerpo.
▶ El ejercicio diario al aire libre **estimula el sistema inmunitario** y **pone en actividad las facultades de autocuración del cuerpo.**
▶ Media hora de ejercicio al aire libre cada día **incrementa el número de células defensoras del cuerpo.**

NUTRICIÓN

Hacer mucho ejercicio al aire libre consume energía y despierta el apetito.
▶ **Fortalezca su sistema inmunitario** con vitaminas, oligoelementos y minerales.
▶ Coma frutas en lugar de golosinas; ello **favorece las defensas del cuerpo.**

RELAJACIÓN

Sólo cuando hay armonía entre mente y cuerpo puede el sistema inmunitario cumplir cabalmente su trabajo.
▶ Una actitud positiva ante la vida **fortalece las defensas.**
▶ El masaje de pies, los ejercicios respiratorios y el agua fría lo **harán menos propenso a padecer resfriados.**

TRIUNFE EN LA LUCHA CONTRA LOS VIRUS

Ejercicio y oxígeno son importantes para la reactivación del metabolismo y del sistema inmunitario. Una vez que el cuerpo está en óptimas condiciones, puede defenderse contra intrusos no deseados. Media hora de ejercicio al aire libre incrementa el número de células defensivas y, por ende, aumenta toda la capacidad de protección. Edifique sistemáticamente su propia coraza inmunitaria en 3 semanas practicando ciclismo, carrera a ritmo moderado y caminata. Empiece lentamente la primera semana para que el cuerpo se habitúe al aumento de actividad. Aumente poco a poco hasta el término de la tercera semana. Así, los virus y las bacterias no tendrán prácticamente ninguna oportunidad.

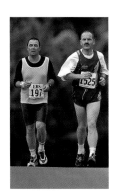

Semana de maratón
Cubrir la distancia de una carrera de maratón por etapas distribuidas en una semana fortalece el sistema inmunitario sin presionarlo.

SEMANA 1: LA CORAZA INMUNITARIA

Día 1
◆ Monte en su bicicleta y pedalee durante 15 minutos en un tramo plano.

Día 2
◆ Busque una extensión plana, de preferencia no asfaltada, y corra al trote 3 veces durante 5 minutos.
◆ Haga una pausa de 2 minutos cada vez que termine de correr. Camine despacio y relájese. Las personas más avanzadas pueden correr hasta 3 veces durante 8 minutos.
◆ Si no le gusta correr, puede emprender una caminata como alternativa. Lo importante es no fatigarse excesivamente.

Día 3
◆ Camine durante 30 minutos alejado de avenidas.
◆ Busque un tronco de árbol o una roca más o menos grande; utilícelo como peldaño siguiendo esta secuencia: pie derecho arriba, pie izquierdo arriba, pie derecho abajo, pie izquierdo abajo, y así sucesivamente.

Repita unas 20 veces.
◆ Haga el ejercicio 5 veces, con intervalos de descanso de medio minuto.

Días 4 a 6
◆ Repita el programa de los días 1 y 3.

Día 7
◆ El último día de la semana debe descansar. Disfrute de un baño sauna (págs. 244 y 245).

Consejo para vacaciones
◆ Las vacaciones y el tiempo libre sin duda son benéficos para el sistema inmunitario. La alternancia entre la alta presión del trabajo y la holgaza en las vacaciones frecuentemente ocasiona que las capacidades de defensa pierdan el ritmo: muchos jefes se enferman precisamente en "la mejor época del año". El ejercicio físico, el montañismo, la natación y el ciclismo contribuyen a reducir gradualmente el esfuerzo y la tensión en el inicio de las vacaciones.

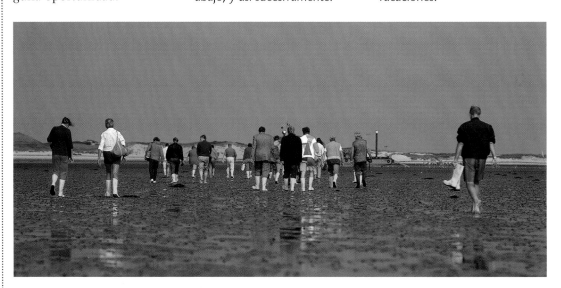

SEMANA 2: AUMENTE LA POTENCIA DEL SISTEMA INMUNITARIO

Días 1 y 4

◆ Pedalee en bicicleta como en la semana 1 durante 15 minutos aproximadamente.

Días 2 y 5

◆ Corra al trote 3 veces durante 8 minutos, caminando en pausas intermedias de 2 minutos.
Las personas avanzadas pueden correr 3 veces 10 o 12 minutos.
◆ También puede planear una caminata si no le gusta correr.

Días 3 y 6

◆ Suspenda por ahora la carrera. Deje que el entrenamiento transcurra con mayor lentitud mientras vuelve a sus paseos. Como un pequeño aumento, repita 8 veces el ejercicio con el peldaño.

Día 7

◆ Para concluir la semana, puede hacer una visita a un baño sauna o a un balneario con aguas termales.

Consejo

◆ Se pueden considerar las estaciones del año desde el punto de vista deportivo y sacar el máximo provecho según las necesidades del cuerpo. El sistema inmunitario se conserva en óptimas condiciones ya sea que nade media hora, pedalee en la bicicleta, patine en ruedas, camine, corra a ritmo moderado o patine sobre hielo; su estado de ánimo será inmejorable.

7 días al aire libre

Lo más aconsejable para quien desea una recuperación, y al mismo tiempo fortalecer su sistema inmunitario, es pasar todo el día en actividades al aire libre. Las vacaciones ofrecen especialmente esta oportunidad. Lo adecuado es esquiar, caminar, pedalear en bicicleta o realizar muchas actividades al aire libre durante una semana.

Quien ha logrado obtener buena condición con los ejercicios experimenta un efecto adicional al fortalecimiento inmunitario: la resistencia física mejora sustancialmente. Empaque su equipo de caminata o de escalada y ponga a prueba su nueva capacidad de resistencia.

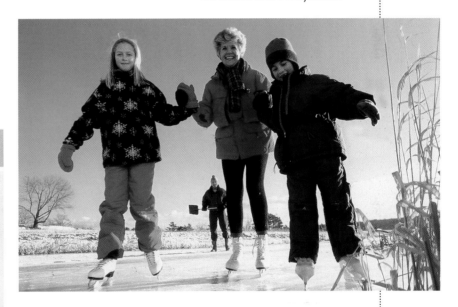

SEMANA 3: LA PRÁCTICA HACE AL MAESTRO

Días 1 a 7

◆ En la semana 3 repita el programa diario de la semana 2.
◆ Dependiendo de su condición física, puede aumentar la carrera a 10 o 12 minutos 3 veces, y el pedaleo en bicicleta a 30 minutos. Naturalmente, puede incrementar también la frecuencia del ejercicio con el tronco o con la piedra.
◆ Haga paseos con paso lento, aun en zonas montañosas. Evite, sin embargo, escalar rocas y despeñaderos.

 En 3 semanas aumente el tiempo requerido para los ejercicios.

Por lo menos aumente cada día 15 min. de estar al aire libre.

CORRA Y TODO IRÁ BIEN

!

No empiece a correr sin que antes se haya hecho practicar un examen médico. Reduzca el ritmo de su pulso a 140 pulsaciones y nunca corra hasta agotarse. El exceso es nocivo.

Correr no solamente es una forma natural de locomoción, también es el mejor método para mantenerse en buenas condiciones. En ello están de acuerdo tanto los médicos como los deportistas. El entrenamiento regular para las carreras reduce sensiblemente el riesgo de padecimientos circulatorios. Además, al correr se estimula el metabolismo, el sistema inmunitario y la digestión.

No sólo es un ejercicio saludable, pues llega a ser agradable y divertido tras un periodo de aclimatación. Y es que, al correr, el cuerpo secreta sus propias hormonas, llamadas endorfinas, que aclaran y despejan el estado de ánimo y nos hacen experimentar una sensación de dicha. Por ello, hasta puede llegar a convertirse en una adicción.

 EN SUS MARCAS, LISTOS, ¡FUERA!

◆ Lleve un diario. El diario fomenta la disciplina y le muestra, en negro sobre blanco, en qué medida su cuerpo va adquiriendo buena condición. Anote la distancia, el tiempo de la carrera, el pulso inmediato posterior a ella y el tiempo que le toma recuperar el pulso normal. Cada día debe disminuir el periodo que requiere el corazón para calmarse y volver al estado previo a la carrera.

Día 1
Duración 10 min
Pulsaciones 132
Recuperación del
pulso normal 3 min
Extensión 500 m

Día 30
Duración 22 min
Pulsaciones 135
Recuperación del
pulso normal 30 seg
Extensión 4 km

Calentamiento

◆ Antes de la carrera es necesario hacer calentamientos a fin de no lastimar tendones ni ligamentos. Empiece haciendo círculos con cada pie.

◆ Apóyese y lleve las pantorrillas hacia atrás; estire finalmente los talones hasta tocar el trasero

(vea la pág. 12). Mantenga estos estiramientos durante 15 segundos por cada pierna.

Correr

◆ **Día 1** Comience corriendo, a su propia velocidad, sobre un terreno plano durante 5 minutos y en una sola dirección. Al terminar, corra en la dirección contraria y a la misma velocidad. Haga una pausa de medio minuto para recuperar el aliento y repita el ejercicio. La duración de cada carrera debe ser de 10 minutos.

◆ **Días 2 a 7** Aumente 2 minutos cada día la duración de la carrera. Es más importante la regularidad del ejercicio que recorrer todo el trayecto. La duración de la carrera va de los 12 a los 22 minutos.

◆ **Días 8 a 30** Mantenga el tiempo de la carrera en 22 minutos. Evite interrumpir el ejercicio por más de 3 días.

◆ **A partir del día 31** El cuerpo ahora "pide" más. Aumente el tiempo, con precaución y sin perder el sentido del bienestar, a no más de 45 minutos.

◆ Deje que su circulación se relaje suavemente después de cada una de las vueltas y respire profundamente.

Cualidades obligatorias de zapatos para correr

Los zapatos para correr deben ser los adecuados para cada persona a fin de cuidar las articulaciones, los ligamentos y la columna vertebral. Por ello, cuando quiera adquirirlos acuda a un establecimiento especializado.

Entrada Un buen trazo que ayude a evitar lastimaduras y dobladuras.

Talón Firme apoyo y sin que presione el borde.

Empeine El amarre de las agujetas debe ser ajustable, sin que aprieten.

Punta Debe haber un espacio libre de un dedo y medio entre los dedos y el zapato.

Suela Acolchada a base de espuma, gas o gel.

La fuente de la juventud: correr

▶ *Cerebro*

Correr mantiene y agudiza la inteligencia debido a que la oxigenación del cerebro se duplica liberando así el potencial creador. El nivel creciente de endorfina mantiene un buen estado de ánimo, las hormonas de tensión disminuyen y se favorece el sueño.

▶ *Corazón y circulación*

Los pulmones y los vasos sanguíneos son irrigados vigorosamente; la presión sanguínea baja y se ejercita el músculo del corazón. Las defensas del cuerpo se fortalecen debido a que el organismo multiplica la creación de células que las sostienen.

▶ *Digestión*

Mediante el ejercicio de correr se baja de peso con eficacia, pues la demanda de calorías aumenta mientras que la sensación de hambre disminuye y se estimula el metabolismo.

▶ *Sexualidad*

Los hombres que corren con regularidad muestran un nivel alto de testosterona en la sangre. Por ello, se vuelven sexualmente activos y viven intensas experiencias eróticas.

▶ *Brazos y piernas*

En el proceso de correr se mueven más de 70 músculos diferentes. De ello resulta una figura esbelta, con elasticidad y gran agilidad. Cuanto mayor es la masa muscular que se activa al mismo tiempo, mayor es la disminución de reservas de grasas.

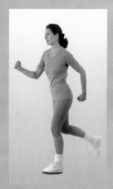

¡Corra erguido!
De otra manera, descargará demasiado peso sobre la columna vertebral. El movimiento de los brazos debe balancearse en forma paralela a la dirección en que se está corriendo.

ENERGÍA PARA DESPUÉS DEL ENTRENAMIENTO

*E*l deporte requiere de energía y por ello despierta el apetito. La alimentación sana satisface, pero no engorda. Después de practicar algún deporte es aconsejable comer barras de muesli, galletas de cereal integral bajas en grasas, fruta seca y fruta fresca. Tome también líquidos en abundancia, pues la pérdida de agua debida al esfuerzo físico es enorme.

En su dieta diaria deben predominar frutas, verduras, papas, cereales, leche y sus derivados. En cambio, la carne y los embutidos se deben consumir poco y es preferible que ingiera pescado. Aun si no lleva a cabo un programa de entrenamiento intensivo, este tipo de alimentación favorece su sistema inmunitario.

PASTA CON BRÓCOLI Y SALSA GORGONZOLA

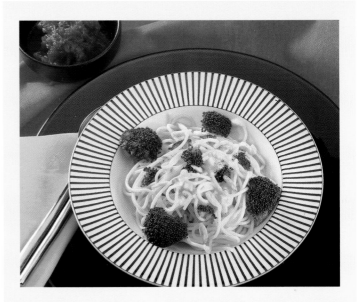

60 g de espagueti
Sal
125 g de brócoli
1 poro
¹/₂ cdita. de aceite
2 a 3 cdas. de vino blanco seco
2 a 3 cdas. de crema
Pimienta de Cayena
Pimienta recién molida
50 g de queso Gorgonzola
2 cditas. de almendras tostadas

◆ Ponga el espagueti a cocer en agua salada hasta que esté blando; viértalo en una cacerola y manténgalo caliente.
◆ Ponga a hervir en agua salada el brócoli y luego cuélelo.
◆ Lave el berro y córtelo en finas rodajas; póngalo a sofreír en aceite caliente. Agregue el vino y la crema y deje que hierva.
◆ Ponga a derretir el queso junto con la salsa; agregue las dos pimientas y la sal al gusto. Luego caliente el brócoli en la salsa e incorpore el espagueti. Sirva con las almendras.

Consejo
◆ He aquí un buen platillo a base de betabel. Mezcle para hacer una marinada: 2 cdas. de aceite de canola, 3 cdas. de yogur y de jugo de limón, 1 cda. de miel de acacia, pimienta, sal, hierbas picadas (pueden ser eneldo, melisa de limón, estragón). Lave y pique finamente 1 manzana pequeña, 80 g de apio, 125 g de betabel y mézclelos con la marinada.

La bebida ideal para el deportista

Los deportistas deben reponer una gran cantidad del líquido que se pierde con la transpiración. Además, hay una mengua de electrolitos (minerales como sodio y magnesio).
▶Las bebidas energizantes prometen elevar el rendimiento físico. Sin embargo, muchas de ellas no cumplen lo que prometen; a menudo, sólo son estimulantes con demasiada cafeína.
▶Las bebidas de cola, limonadas y néctares de frutas suelen contener demasiada azúcar y por ello no son

apropiadas como bebidas compensadoras del líquido perdido.
▶Cierta sociedad especializada en alimentación recomienda como bebida ideal para después de practicar deporte el agua mineral con jugo de grosella o de manzana, en proporción de 1 a 1 o de 1 a 2.
▶Los corredores reciben una especial ayuda vitamínica cuando después de correr beben un vaso de agua (que no esté demasiado fría) con el jugo de un limón recién exprimido.

ARMONÍA PARA EL CUERPO Y EL ALMA

Numerosos estudios demuestran que el sistema inmunitario funciona de manera óptima si cuerpo, mente y espíritu se encuentran en armonía. Cuando uno se relaja, almacena a su favor fuerza y energía, incluso en un entorno lleno de presión y de ajetreo.

Realice ejercicios de relajación y descanso al menos tres o cuatro veces por semana, o bien todos los días si es posible. Bastan algunos minutos de un sacrificio que resulta pequeño en comparación con las ventajas que le reportará. Entre los beneficios no sólo está el sentido de equilibrio interno, sino también el fortalecimiento efectivo del sistema inmunitario. Así, será usted menos propenso a padecer de infecciones.

 ## HUESO DE CEREZA. MASAJE DE PIES

Ejercicio
◆ Siéntese en un sillón o en una silla y coloque una bolsita con un hueso de cereza sobre el suelo. Con la planta de los pies presione suavemente la bolsita moviéndola en una y otra dirección. Ejercite cada pie durante unos 2 minutos.
◆ Cruce las piernas una sobre otra alternadamente y masajee los pies con el hueso de cereza. El masaje ha de hacerse descri-

biendo círculos, y la presión no debe ser demasiado suave; dése el masaje sobre el empeine, los costados del pie y también sobre la planta durante 2 minutos en cada pie.
◆ Luego relaje los pies. Arquee y estire alternadamente los dedos. Estire y afloje todo el pie 10 veces.

  Todos los días

 ## LAVADOS CON AGUA FRÍA

Lavado de pecho
◆ Humedezca con agua fría (entre 10 y 15° C) un guante de baño y frótese el tórax; seque con una toalla y repita el masaje. Abríguese bien al terminar.

Lavado de brazos
◆ Mantenga manos y antebrazos bajo un chorro de agua fría de 1 a 3 minutos, y posteriormente séquelos frotando con una toalla áspera.

Piernas
◆ Llene la tina del baño con agua fría hasta un tercio. Sumerja alternadamente cada pierna de 2 a 3 minutos procurando que el agua le cubra la pantorrilla. Éste es un ejercicio que puede realizarse incluso en la nieve.

  Todos los días una de las tres opciones

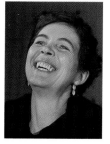

La risa es salud, pues se absorbe 6 veces más oxígeno que cuando se habla. Pronto aumenta la concentración de anticuerpos en la mucosa, primera barrera contra gérmenes, y así se fortalecen las defensas.

 ## EJERCICIOS RESPIRATORIOS PARA EL EQUILIBRIO INTERNO

Ejercicios
◆ Salga al balcón, al jardín o a la terraza. Eleve y sostenga los brazos levemente curvados hacia delante; haga que las puntas de los dedos de cada mano se toquen. Presione con suavidad, una contra otra, las yemas de los dedos mientras hace entre 7 y 10 respiraciones. Baje los brazos mientras respira profundamente y mantiene los ojos cerrados. Las inhalaciones deben ser más pro-

longadas que las exhalaciones. Repita el ejercicio por lo menos 3 veces.
◆ Siéntese con las piernas cruzadas en el suelo (la llamada "postura de sastre") o bien tiéndase de espaldas. En una posición de descanso, la respiración se vuelve más lenta de manera espontánea. Hágalo por lo menos de 5 a 10 minutos.

  Todos los días

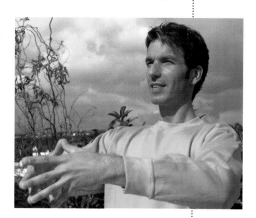

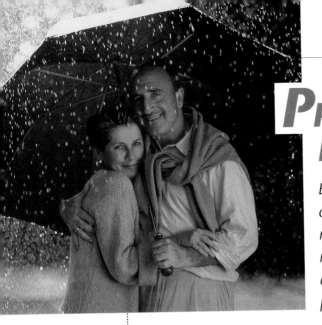

PREVÉNGASE CONTRA LA GRIPE Y MÁS

En los meses de invierno comienza cada año la estación de los resfriados. El clima húmedo y frío y los días nublados y cortos desgastan las defensas del organismo. La consecuencia frecuente es tos, resfriado, ronquera y fiebre. Sin embargo, existen medidas eficaces para evitar estos inconvenientes.

Durante la temporada de frío, el organismo debe adaptarse a bruscos cambios de temperatura. Las heladas, el viento y la lluvia por una parte, y las habitaciones calientes por la otra, exigen del sistema inmunitario un elevado nivel de respuesta. En algunos países en donde casi no sale el Sol, muchas personas padecen por ello una disminución de su vitalidad y una depresión anímica.

La ciencia supone que un precursor, entre otros factores, de la depresión invernal es la hormona melatonina. Por una parte, esta hormona se encarga de que podamos dormir bien, pero en cantidades excesivas nos puede volver indolentes y perezosos. Por ello resulta aconsejable bañarnos en la mayor cantidad posible de luz, que inhibe la producción de melatonina. Además, favorece la circulación sanguínea y el metabolismo, incrementa el rendimiento del organismo y mejora las fuerzas naturales de defensa.

Los gérmenes que provocan el resfriado proliferan en la temporada fría. En particular, los medios de transporte atestados de gente, en los que se alternan la humedad y el calor, crean el clima perfecto para la diseminación de agentes patógenos.

Con frecuencia, los gérmenes entran al organismo con el aire que respiramos; así, nos infectamos con las gotitas microscópicas que flotan en el entorno. El contagio también ocurre merced al contacto físico, como sucede cuando dos personas se dan la mano.

Los virus pueden engañar a las células defensoras

Los virus son los responsables de la mayor parte de los resfriados. Los virus se componen únicamente de un factor hereditario y una envoltura de proteína; para su multiplicación sólo requieren de la estructura y el metabolismo de

Trampas para pescar resfriados

▶ El **aire caliente** de la calefacción reseca las mucosas y nos hace propensos a ser atacados por gérmenes. Es fácil pescar un resfriado cuando se está en una habitación sobrecalentada y luego se expone al frío de la intemperie, pues el compensar el cambio sobrecarga al organismo. Es mejor una calefacción moderada.

▶ El **aire acondicionado** es una típica trampa para coger un catarro. Al mantener constante la temperatura de una habitación, sustrae los estímulos de frío y calor que son necesarios en la temporada invernal para equilibrar los bruscos cambios de temperatura entre el aire interior y el exterior.

▶ **Ventile** las habitaciones con regularidad, pues el oxígeno estimula el sistema inmunitario y se pueden reducir mejor los gérmenes. Sin embargo, hay que evitar las corrientes de aire.

▶ Evite las **aglomeraciones**. Cuantas más personas se concentran, mayor es la densidad de gérmenes en el aire que respiramos.

células completas. A fin de expandirse se deslizan dentro de otra célula. Luego, instalan su factor hereditario en la célula huésped y así ocasionan que nuevos virus se liberen y reproduzcan. El sistema inmunitario combate ciertamente a la mayoría de estos "pasajeros ciegos", pero le es difícil reconocerlos. Si logran anidar, como consecuencia se inflama la mucosa de la faringe. La garganta arde y se produce ronquera. Además, las bacterias pueden entonces colonizar virtualmente toda la mucosa afectada y fortalecer la infección. Los virus engañan también a las defensas del organismo con otra estratagema: cambian constantemente su estructura externa, de modo que el sistema inmunitario no logra identificarlos. Por ello no siempre ayudan las vacunas contra la gripe. La vacunación protege contra determinados agentes patógenos, pero si éstos cambian de apariencia entonces ya no se les puede descubrir.

Finalmente, si uno desea vacunarse, debe hacerlo cuando se encuentre en las mejores condiciones físicas. De otra manera, puede sobrecargar su sistema inmunitario.

La calma y la paciencia son los mejores remedios

En caso de resfriado, se debe reposar en cama. Hay que dar al organismo el tiempo que requiera para enfrentar la infección. No combata el resfrío y la tos tan sólo con medicamentos. Ambos son reacciones naturales que ayudan a librarse de gérmenes a los que el sistema inmunitario ha vuelto inofensivos. También permita que la fiebre actúe, pues apoya al sistema inmu-nitario a combatir los gérmenes. Renuncie a los medicamentos y antibióticos, ya que dificultan el trabajo efectivo del organismo.

Si el resfriado ha quedado vencido, conviene retomar la actividad y para ello le será de gran ayuda el siguiente programa de 2 semanas. Sobre todo en invierno se necesita de una alimentación rica en vitaminas; la relajación, el ejercicio y las salidas al aire libre reactivan el sistema inmunitario y fortalecen el metabolismo. Entonces, estará usted bien pertrechado contra las embestidas de virus y bacterias.

Cada año

Rosa L., maestra de 36 años, padecía estrés continuo en la escuela. Bebía mucho café, y sólo comía un bizcocho y golosinas. Por las tardes, yacía en la cama sintiéndose agotada. Esta forma de vida malsana invariablemente le producía un terrible resfriado cada mes de noviembre. Una colega suya le aconsejó que comiera ensaladas y fruta en abundancia, salir a dar un paseo diario y procurarse un baño relajante o ir con cierta frecuencia al baño sauna. Escéptica, Rosa siguió estos consejos, pero hubo de alegrarse cuando comprobó que los tradicionales resfriados habían desaparecido.

PROGRAMA DE 2 SEMANAS

EJERCICIO

El deporte estimula el sistema inmunitario. Los ejercicios condicionan:

▶ Una **mejora en la respiración** con el uso de pesas.

▶ Un buen riego sanguíneo, lo que previene un enfriamiento excesivo y **fortifica las defensas**.

▶ Salidas al aire libre **contra la depresión invernal**. Puede ver en las págs. 244 y 245 cómo el baño sauna **fortalece al sistema inmunitario**.

NUTRICIÓN

Si consulta las págs. 246 y 247, aprenderá:

▶ Qué contenidos de la alimentación le son necesarios para apuntalar su **sistema inmunitario**.

▶ Qué alimentos ayudan a **evitar los padecimientos respiratorios**, contribuyendo al proceso de recuperación.

RELAJACIÓN

Mantenga en equilibrio el sistema inmunitario mediante ejercicios de relajación.

▶ Masaje para el **sistema inmunitario**: estimule las vías linfáticas con un masaje de "membranas natatorias".

▶ El ejercicio mental estimula los neuropéptidos del cerebro, que muestran un **efecto inmunitario**.

▶ El **estado de ánimo primaveral** se logra con un baño de colores.

PROTECCIÓN ACTIVA PARA EL INVIERNO

E l objetivo de los siguientes ejercicios es fortalecer el sistema inmunitario y el metabolismo durante la temporada de frío, que es cuando más se le exige al organismo. Evite contraer catarros haciendo demasiado ejercicio, dado que ello puede resultar nocivo en esta estación del año. Ahora bien, de cualquier manera uno debe salir al aire libre por lo menos 30 minutos, preferentemente de día, a fin de contrarrestar la depresión que, en algunos países, produce la falta de luz o poca luz durante el día.

Un paseo a la luz del día mejora el estado de ánimo

Más efecto

Las pesas son apropiadas para hacer más fuerte el entrenamiento.

► Para ejercitarse en salones son recomendables las halteras. Tienen agarraderas para los dedos y bandas.

► Para ejercicios a la intemperie es apropiado usar puños con peso. Disponen de bandas y se pueden ajustar a las muñecas o los tobillos. Ambos se pueden adquirir en establecimientos especializados.

► En lugar de pesas pueden usarse pequeñas botellas de plástico de $1/2$ o 1 litro, o bien latas de bebidas.

 ## CONTENGA LA RESPIRACIÓN

Ejercicio

◆ Después de levantarse, abra las ventanas, o vaya a la terraza o el balcón.

◆ Corra para calentarse de 1 a 2 minutos, sin moverse de su sitio. Manténgase en posición erecta y estire los brazos por encima de la cabeza. Respire 5 veces aspirando y expirando profundamente. Lleve finalmente los brazos hacia abajo.

 3 o 4 veces cada mañana

 ## MÁS OXÍGENO CON PESAS

Preparación

◆ Los ejercicios se planearon para que las mujeres utilicen 2 pesas de 1 kg cada una, y los hombres, una de 1.5 kg. Si hay mal clima, podrá entrenarse en su casa con las ventanas abiertas; si no llueve y el ambiente no es húmedo, hágalo afuera.

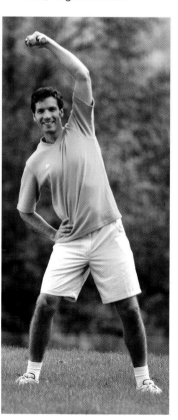

Ejercicio I

◆ De pie, tome las pesas y deje que los brazos cuelguen abandonados a su propio peso.

◆ Describa círculos con el brazo derecho 8 veces de atrás hacia delante y 8 de adelante hacia atrás. Repita el ejercicio con el brazo izquierdo.

Ejercicio II

◆ Para este ejercicio, sólo use una pesa en la mano izquierda.

◆ Separe las piernas y flexione las rodillas ligeramente.

◆ Apoye la mano derecha sobre la cintura. Deje caer el brazo izquierdo abandonado a su peso.

◆ Eleve el brazo izquierdo por encima de la cabeza y doble el tronco hacia la derecha mientras aspira aire. Expire mientras hace el movimiento contrario. Cambie de lado con la pesa en la mano derecha.

  Hacer el ejercicio I: 2 veces la semana 1 y 3 veces la semana 2 Hacer el ejercicio II: 8 veces la semana 1 y 16 veces la semana 2

AIRE Y LUZ: UN PASEO BAJO EL SOL DE MEDIODÍA

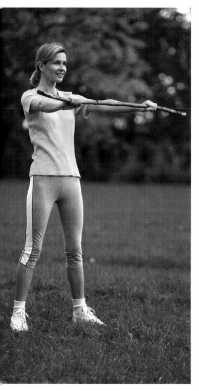

Ejercicios

◆ Salga a caminar a un parque cercano o al bosque y busque un palo o una rama. Tome el palo con las dos manos y sosténgalo por encima de la cabeza. Estírese hacia arriba mientras inhala profundamente. Inclínese luego hacia abajo hasta que el palo quede a la altura de las rodillas y exhale.

◆ Con las piernas separadas, mantenga horizontal el palo asi-do con ambas manos, hacia adelante. Haga girar la cintura a izquierda y derecha. Es importante mantener la columna siempre recta.

◆ Vuelva a levantar el palo por encima de la cabeza y sosténgalo. Inclínese hacia un lado mientras inhala. Vuelva a la posición y exhale. Deje el palo en el suelo y bríncuelo de lado a lado.

  8 veces cada lado

CALIÉNTESE LOS PIES

Ejercicios

◆ Siéntese en una silla o un taburete y estire las piernas. Estire también los dedos de los pies y describa círculos 5 veces hacia la izquierda y 5 hacia la derecha.

◆ Levántese y camine sin moverse de su sitio durante 1 minuto. Cambie luego, haciendo el ejercicio sobre la punta de los pies y sobre los talones 30 segundos cada vez.

◆ Apóyese con las manos sobre una mesa. Haga rodar los dedos de los pies, el empeine interior, la planta y los talones. Un minuto cada pie.

  De preferencia a diario

Luz para el alma

Muchas personas sienten lasitud y falta de energía durante la época de frío. Esta depresión invernal se puede evitar planeando una estancia en un lugar soleado. Entre las recomendaciones que le damos, vea cuál es la más adecuada para usted.

▶ **Salga al aire libre.** Cuando pueda y el clima se preste, vaya a algún lugar soleado, como la playa. Si va a acampar o simplemente a pasear por zonas frías, localice senderos y camine por ellos. Protéjase de los resfríos ciñéndose una cinta sobre la frente o usando una capucha, guantes forrados, calcetines gruesos y calzado adecuado.

▶ La **luz ultravioleta artificial** mejora el estado de ánimo en los días muy nublados.

▶ La **fototerapia** ha dado buenos resultados contra el estado de ánimo negativo en invierno. El paciente es expuesto a luz artificial muy brillante desde 30 minutos hasta varias horas.

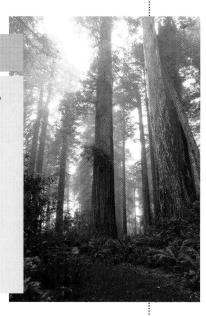

243

SUDE BASTANTE PARA SU SISTEMA INMUNITARIO

CÓMO DEBE SER UN BAÑO SAUNA

Desde tiempos antiguos, el ser humano se ha beneficiado de un método cómodo y amigable para librarse de desechos e impurezas y reactivar el metabolismo. La forma del sauna que conocemos proviene de Finlandia y se basa en el efecto alternado de aire caliente, aire seco y estímulos de agua o aire fríos. Durante la fase de calor, la temperatura corporal sube a 39° C, los poros y los vasos sanguíneos se dilatan, se forma sudor y la piel trabaja como órgano de eliminación. En la fase de enfriamiento se cierran los vasos y los poros, y se descongestiona la circulación sanguínea. Por ello, el sudor provocado por el baño sauna es una especie de "fiebre terapéutica" que estimula al sistema inmunitario.

En el sauna, la temperatura alcanza desde los 60 hasta los 100° C. La humedad del aire en invierno va de 5 a 10% y se llega a elevar hasta 30% mediante infusiones de 15 ml. El contenido de oxígeno a 80° C equivale a una altitud de 2,000 m; a 100° C equivale a 2,500 m.

Antes del sauna
◆ Tome una ducha caliente y enjabónese. Séquese. Lávese los pies con agua caliente (42° C) en caso de tenerlos fríos.

Primera vez
◆ Deje una toalla en el banco inferior o el de enmedio. La temperatura aumenta de abajo

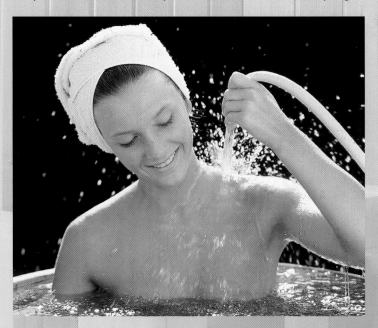

hacia arriba y la humedad del aire disminuye del nivel inferior al superior. Por ello, cambie del banco inferior al de enmedio a los 2 o 3 minutos, ya que la elevada humedad del aire somete al sistema circulatorio a un esfuerzo excesivo. A los 5 minutos colóquese en el nivel superior. Antes de salir del sauna, póngase de pie de 2 a 3 minutos para evitar sufrir un colapso.

Fase de enfriamiento
◆ Inhale profundamente y camine. Mójese el pecho con agua fría. Luego, entre en la pila. Tápese y descanse 10 minutos.

Segunda y tercera vez
◆ Igual que la primera, pero sin usar el nivel inferior. Luego descanse 30 minutos.

 3 veces de 15 min.

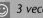 *2 veces de 8 a 10 min.*

Consejos para el sauna

▶ **Beber** entre las idas al sauna dificulta la depuración de las células, dado que entonces solamente se transpiran los líquidos recién ingeridos. Coma algo ligero por lo menos hora y media antes y no menos de 1 hora después. Esto reduce el riesgo de un colapso.

▶ **Hablar y moverse** en demasía causa un esfuerzo innecesario: debido al aire caliente, el contenido de oxígeno es tan bajo como si se estuviera a 2,000 o 2,500 m de altitud.

▶ La **transpiración** en periodos mayores de 15 minutos no ofrece mayor utilidad para la salud.

▶ Los **resfriados** ya declarados no se ven afectados por el baño sauna.

▶ Como medida de **higiene**, es recomendable el uso de sandalias para proteger los pies contra hongos. Y resulta muy desconsiderado no enjuagarse antes de entrar en la pila.

▶ En la fase de enfriamiento uno debe descansar, por lo que no es recomendable **nadar** al terminar el sauna.

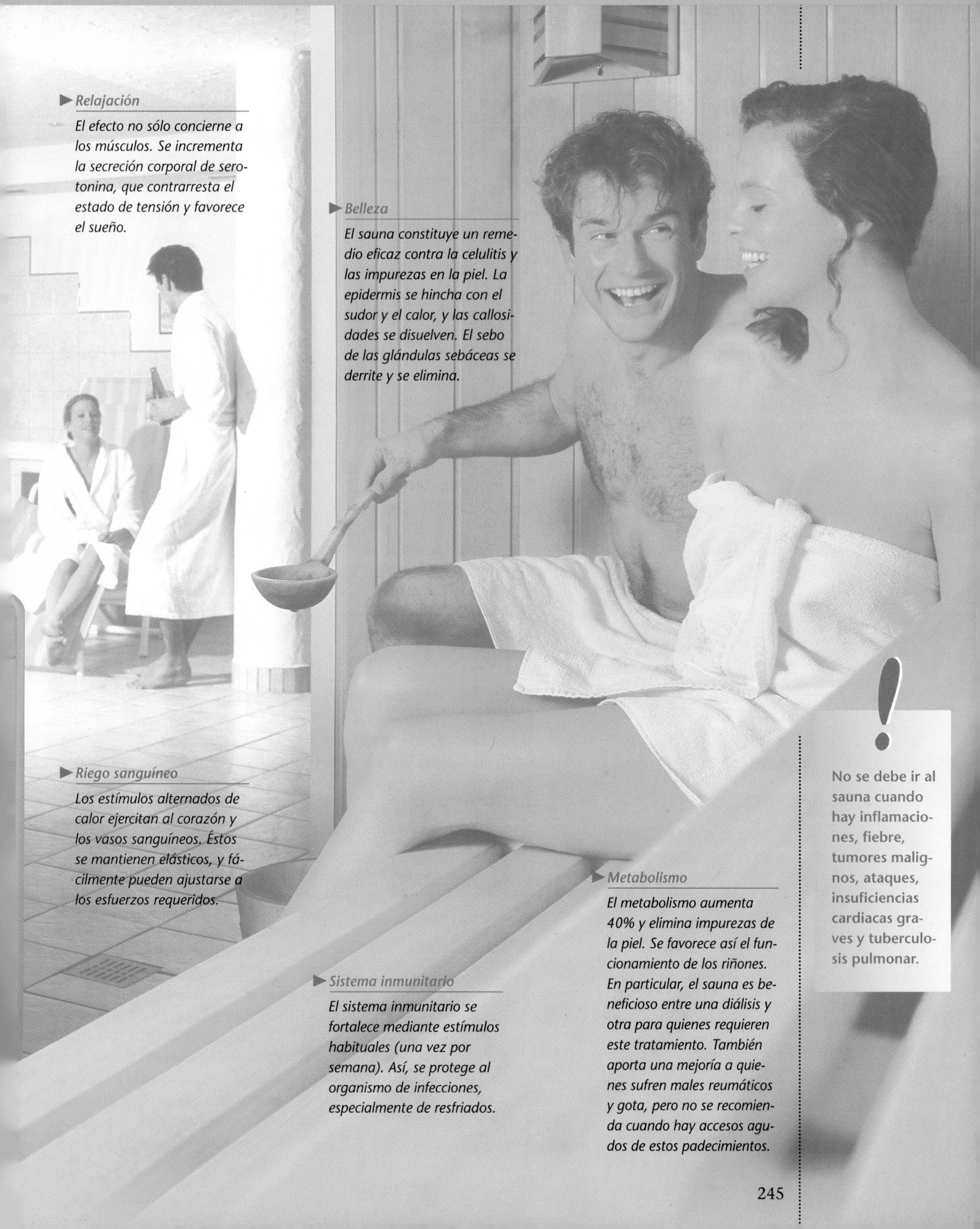

▶ *Relajación*

El efecto no sólo concierne a los músculos. Se incrementa la secreción corporal de serotonina, que contrarresta el estado de tensión y favorece el sueño.

▶ *Belleza*

El sauna constituye un remedio eficaz contra la celulitis y las impurezas en la piel. La epidermis se hincha con el sudor y el calor, y las callosidades se disuelven. El sebo de las glándulas sebáceas se derrite y se elimina.

▶ *Riego sanguíneo*

Los estímulos alternados de calor ejercitan al corazón y los vasos sanguíneos. Éstos se mantienen elásticos, y fácilmente pueden ajustarse a los esfuerzos requeridos.

▶ *Metabolismo*

El metabolismo aumenta 40% y elimina impurezas de la piel. Se favorece así el funcionamiento de los riñones. En particular, el sauna es beneficioso entre una diálisis y otra para quienes requieren este tratamiento. También aporta una mejoría a quienes sufren males reumáticos y gota, pero no se recomienda cuando hay accesos agudos de estos padecimientos.

▶ *Sistema inmunitario*

El sistema inmunitario se fortalece mediante estímulos habituales (una vez por semana). Así, se protege al organismo de infecciones, especialmente de resfriados.

!

No se debe ir al sauna cuando hay inflamaciones, fiebre, tumores malignos, ataques, insuficiencias cardiacas graves y tuberculosis pulmonar.

ESCUDO DE VITALES SUSTANCIAS

Redondo, rojo...
y rico en sustancias
saludables. El tomate
debiera virtualmente
prescribirse bajo
receta. Aporta, con
bajo contenido en
calorías, mucho
potasio, betacaroteno
y vitaminas C y E.
Además, tiene lico-
peno, que disminuye
el riesgo de cáncer.

No solamente el fortaleci-miento físico nos prote-ge contra enfriamientos dura-deros. La selección de los alimentos tiene la misma im-portancia, gracias a que una gran cantidad de las sustan-cias nutritivas mantienen en buen estado las defensas natu-rales y brindan ayuda cuando hemos "pescado" algún pade-cimiento. Una alimentación rica en frutas y verduras fres-cas constituye el mejor escudo contra padecimientos respira-torios.

En lugares en donde durante el invierno hay poca luz, hay personas que sufren de mucha hambre. Este fenómeno ha sido compro-bado por algunos científicos de Estados Unidos. Una medi-da apropiada, según su expe-riencia, es dar un paseo.

FORTALEZCA LAS DEFENSAS

Es un hecho que las vitaminas y una buena cantidad de las llamadas sustancias vegetales secundarias movilizan las defensas del organismo.

Alimentos que fortalecen al sistema inmunitario durante los resfriados
◆ Cítricos y uvas; nueces y manzanas ◆ Col y cebollas, ajo ◆ Jengibre, cúrcuma, berros, mejorana, menta, hierbabuena, salvia, regaliz, tomillo, canela ◆ Pescado y mariscos ◆ Yogur y otros derivados de la leche con bajo contenido en grasas ◆ Vainas de chile, rábanos picantes, mostaza ◆ Miel

Alimentos que debilitan el sistema inmunitario
◆ Alcohol (incluido el vino caliente) ◆ Café ◆ Azúcar y golosinas

Alimentos que actúan de manera preventiva
◆ Zanahorias, tomates, papas y pimientos ◆ Espinacas, brócoli, acelgas y lechuga silvestre ◆ Cítricos, fresas, kiwi, grosellas negras, manzanas, jugo de bayas de saúco y chabacanos

Época de invierno, época de vitaminas

◆ **Vitamina C** El invierno por tradición es la estación de la col: ya se trate de col verde, brócoli, col de Bruselas, coliflor o col ri-zada, todas estas hortalizas ga-rantizan en épocas de frío, cuan-do hay escasa oferta de otras verduras, el suministro de vita-mina C. Por ello, además de los cítricos, deben figurar en la die-ta las distintas especies de col y también el betabel y los pimien-tos rojos y verdes. Las coles, adi-cionalmente, tienen fama de prevenir el cáncer. Los compo-nentes sulfurosos de la coliflor, por ejemplo, parece que prote-gen contra el cáncer del intesti-no grueso. El mismo efecto muestran las plantas bulbosas. El remedio de la vitamina C es sen-sible a la luz, el calor, el oxígeno y el agua. Por consiguiente, con-suma frutas y verduras lo más frescas que pueda.

◆ **Vitamina A** Protege contra in-fecciones, combate virus y bac-terias y fortalece la piel y las mu-cosas contra agentes infecciosos. Se encuentra sobre todo en la coliflor, el brócoli, los berros, la col verde, el betabel, el apio, las espinacas y la cebolla. La vitami-na A disuelve la grasa. Conviene ingerirla combinada con algo de grasa o aceite, para que el cuer-po la aproveche.

◆ **Vitamina D** Favorece la pro-ducción de células defensivas en el timo y se encuentra principal-mente en la col verde y los pue-rros, y también en los granos de trigo, cereal integral, nueces, so-ya, legumbres secas (lentejas,

Sustancias vitales, la ayuda invisible

Nuestro metabolismo requiere de 45 sustancias vitales a fin de funcionar bien. Como el cuerpo solamente pue-de fabricar algunas de ellas, es nece-sario que las microsustancias nutricias le sean proporcionadas al organismo por medio de la alimentación.

▶ **Las microsustancias** nutricias comprenden vitaminas, minerales y oligoelementos. El organismo las ne-cesita en cantidades muy pequeñas, a diferencia de las macrosustancias, co-mo carbohidratos, proteínas y grasas.

▶ **Ingerimos las sustancias vegeta-les** secundarias con el contenido de origen vegetal de los alimentos. Entre ellas se encuentran los bioflavonoides, que son capaces de potenciar 10 ve-ces el efecto de la vitamina C. Sus di-versos efectos fueron recién investiga-dos. Contribuyen a proteger al cuerpo de enfermedades infecciosas y cáncer; influyen decisivamente sobre el siste-ma inmunitario fortaleciéndolo, favo-recen la digestión y abaten el nivel de grasas de la sangre.

chícharos y alubias), aguacate y apio. La vitamina D es sensible al aire y al oxígeno. Por ello, las legumbres deben consumirse lo antes posible.

◆ **La carencia de vitamina B$_6$** (piridoxina) conduce, entre otras cosas, a una debilidad inmunitaria y, consecuentemente, a una propensión elevada a contraer las infecciones provocadas por virus y bacterias. Excelentes proveedores de B$_6$ son, por ejemplo, el cereal integral, los mangos, los aguacates, el frijol de soya y las nueces.

◆ **El ácido fólico (vitamina B$_8$)** participa en la formación de anticuerpos y se halla, por ejemplo, en el perejil y el tomate.

◆ Otra arma inmunitaria es el **cinc** que, entre otras cualidades, mejora la recepción de vitamina A. Ricos en cinc son los mariscos, la carne de ternera y de carnero y las semillas de girasol.

LECHUGA SILVESTRE CON TIRAS DE PAVO

1 cda. de aceite de oliva, 1 cdita. de miel, ¹/₂ diente de ajo, 1 ramita de tomillo, pimienta blanca, 1 corte pequeño de pavo, 125 g de lechuga, 1 cdita. de aceite de nuez, 1 cda. de vinagre balsámico, 1 cdita. de miel de acacia, 1 cdita. de jugo de toronja, pimienta molida, sal, aceite para freír, algunos gajos de toronja sangría, 1 cdita. de nueces picadas y tostadas

◆ Mezcle el aceite, la miel, el diente de ajo molido, el tomillo picado y la pimienta blanca. Corte la carne en tiras, revuélvalas en la mezcla, tápelas y déjelas reposar 2 horas.

◆ Lave la lechuga, límpiela y séquela por centrifugación.

◆ Haga una salsa con aceite de nuez, vinagre, miel, sal y pimienta.

◆ Cubra una sartén con aceite, caliéntelo y fría la carne.

◆ Mezcle la lechuga con la salsa, aderece con el jugo de toronja y la carne; espolvoree la nuez.

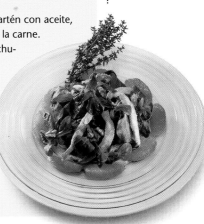

RATATOUILLE

125 g de berenjena, jugo de limón, 80 g de cebolla, calabacitas, tomates y pimiento amarillo, 1 diente de ajo, 2 cditas. de aceite de oliva, 1 pizca de páprika, 1 ramita de tomillo, 1 cdita. de albahaca picada, 2 o 3 cdas. de agua caliente, pimienta molida y sal de cocina.

◆ Limpie las verduras. Corte en cuadritos la berenjena y póngale el jugo de limón. Corte en cuadritos la cebolla y el pimiento, y en rodajas las calabacitas y los tomates. Prense el ajo.

◆ Acitrone la cebolla en el aceite y ponga la berenjena, las calabacitas, los tomates y el pimiento.

◆ Espolvoree el ajo, la pimienta, las hierbas y la páprika. Añada el agua y las verduras, y deje hervir de 25 a 30 minutos.

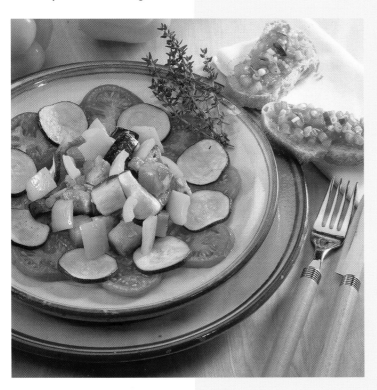

Ayuda contra la depresión invernal

*E*l cuerpo necesita aproximadamente 20 minutos adicionales de sueño en invierno para adaptarse a la oscuridad de esta estación. Ceda a esa exigencia y acuéstese más temprano. De esa manera se sentirá más tranquilo. Salga tanto como pueda al aire libre y almacene luz solar. Aun si el sol no parece brillante, usted puede contrarrestar con un paseo la falta de luz en invierno.

Además, destine un tiempo diario para alguno de los siguientes ejercicios. Si practica periódicamente el "ejercicio mental" se volverá menos propenso a las depresiones y a las infecciones, pues el sistema inmunitario es dependiente de la voluntad. Los llamados neuropéptidos, que tienen un efecto estimulador inmunitario, se movilizan en el cerebro. Un baño tomado en medio de colores variados eleva el estado de ánimo en los días fríos; el masaje de membranas natatorias estimula la actividad depuradora del sistema defensivo, sobre todo en pecho y cuello. El baño de pies no sólo es refrescante, sino que también contrarresta el agotamiento y la lasitud.

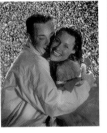

Los enamorados *pueden hasta caminar descalzos bajo la lluvia o correr en la nieve sin resfriarse. Su estado de ánimo positivo los defiende de los embates de virus y bacterias.*

 ## MASAJE DE "MEMBRANAS NATATORIAS"

Calentamiento
◆ Frótese las palmas de las manos una contra otra hasta que se produzca una sensación de calor. Posteriormente, separe las manos a una distancia de 50 cm una de otra y muévalas lentamente, acercándolas, hasta que experimente la sensación de que se genera un flujo de energía entre ellas.

Ejercicio
◆ Imagínese tener "membranas natatorias" entre los dedos; estire la piel entre ellos en dirección hacia la punta de los dedos.
◆ Mantenga la tensión hasta un poco antes de que la piel vuelva a su posición. Esto puede resultar algo desagradable. Olvídese

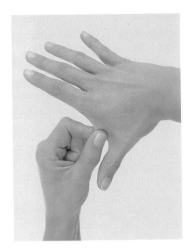

de esa sensación, aun en la fase de estiramiento.

☺ ☺ *3 veces en cada mano*

 ## ENTRENAMIENTO MENTAL

Preparación
◆ Vaya a un sitio tranquilo en el que no lo perturbe ningún ruido, ni siquiera el teléfono. Este ejercicio lo puede repetir varias veces cada día.

Ejercicio
◆ Siéntese en una silla o en un sillón cómodo, cierre los ojos, inhale y exhale profundamente y a conciencia. Naturalmente, también puede usted estar en una posición relajada sobre el sofá o la cama.
◆ Ahora formule pensamientos positivos y repítalos mentalmente varias veces. Un ejemplo puede ser: "El frío es inofensivo" o

"El invierno es inofensivo"

"Me va muy bien"

"Me mantendré saludable"

"Mi buena salud no le da oportunidad a ningún resfriado". Durante el ejercicio, continúe respirando profundamente y con la conciencia de estar haciéndolo.

EL BAÑO DE COLORES: UN ANIMADOR

Preparación

◆ Tome un baño caliente a no más de 38° C. Esparza aceites aromatizantes. Los aceites en colores amarillo y anaranjado son revitalizantes; los verdes y azules son indicados para la armonía interna.

Apatía y falta de energía

◆ En este caso se requieren 10 g de aceite de extracto de diente de león, 1 cda. de miel de abeja por cada 3 gotas de aceite de azahar y aceite de rosas. Mezcle el aceite con la miel hasta que queden disueltas.

◆ Mezcle el aceite y ponga la mezcla bajo el chorro del agua caliente.

Relajación

◆ Disuelva perfectamente 50 g de miel, de preferencia que sea de acacia o de abeja, en 2 l de leche.

◆ Por cada 10 gotas de aceite de limón añada 1 de aceite de clavel y 1 de aceite de canela, y 5 gotas de aceite de palo de sándalo. Mézclas bien y disuélvalas en el agua del baño.

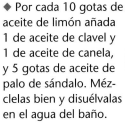

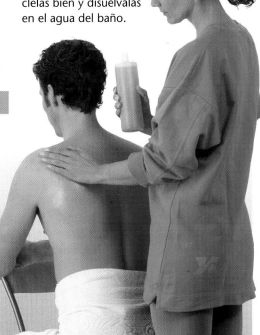

APLICACIONES QUE ANIMAN

Fricción con aguardiente

◆ Siéntese con la columna vertebral derecha y el torso desnudo en una mesa, o a horcajadas en una silla, y apoyándose en los codos.

◆ Vierta de 1 a 2 cdas. de aguardiente sobre la espalda y pida que le friccionen con movimientos circulares. Posteriormente, le deben aplicar con cuidado un golpeteo con las manos ahuecadas.

◆ La fricción se la puede hacer usted mismo en la parte del pecho.

Baño de pies frío

◆ Prepare agua fría en una bañera de pies o en un cubo alto. Siéntese y coloque el recipiente delante de usted.

◆ Sumerja por lo menos hasta la mitad de las piernas dentro del recipiente y mueva los pies de 1 a 3 minutos.

◆ Seque los pies frotando vigorosamente con una toalla áspera y póngase calcetines gruesos.

  1 aplicación diaria

Baño alternando los pies

◆ Coloque 2 cubos altos; en uno de ellos vacíe agua caliente a 38 o 40° C, y agua fría a 10° C en el otro.

◆ Sumerja cada pie en el agua caliente durante 5 minutos; seguidamente, haga la inmersión durante $1/2$ minuto en el agua fría. Repita 2 veces; al cabo de un par de días hágalo hasta 5 veces.

¿Tiene congestionada la nariz?

Los resfriados pueden tener un trasfondo psicológico. Las personas que están sometidas a una tensión constante también son propensas a padecer infecciones.

▶ Problemas y situaciones que no se resuelven a largo plazo facilitan los resfriados. El cambio de voz, la nariz congestionada y sentirse acatarrado son la consecuencia.

▶ Los estornudos y la tos pueden considerarse condiciones corporales agresivas que previenen y señalan a los demás "Mantenga su distancia" o "No se me acerque".

▶ Hay quienes "ya no tienen nada que decir" a los demás porque padecen ronquera; los dolores de garganta pueden presentarse cuando uno se "traga" los problemas o las emociones. Recuerde qué problemas no ha podido expresar. Tome conciencia de este mecanismo: el reconocer que el catarro puede tener como base una determinada condición anímica es estar ya en el camino de la mejoría.

SI YA ESTÁ USTED RESFRIADO

L lega en tres días, se queda tres días y se va en tres días: así es el consabido resfriado del año, cuyo desarrollo es indescriptible. Con exactitud estadística, aparece una vez al año. Los virus del catarro muestran preferencia de entrar por la nariz, la garganta y los pulmones, cuando la estación más fría del año debilita al sistema inmunitario, y se expanden por el cuerpo con sus conocidas secuelas: nariz congestionada, dolor de garganta, accesos de tos y dolor de cabeza y de miembros. Lo que comienza con escalofríos y malestar general crece y al tercer día se manifiesta ya como resfriado, con frecuencia acompañado de fiebre. Éste es el signo más seguro de que el cuerpo prepara un contraataque. Al cabo de tres días, los virus están liquidados y los síntomas se van extinguiendo poco a poco. Otra cosa es cuando se trata de una auténtica gripe: ésta se declara de improviso con escalofríos y fiebre alta, que con frecuencia alcanza hasta los 39° C, y obliga al paciente a guardar cama al cabo de pocas horas. Con tales síntomas se hace necesario llamar al médico, que prescribirá las más de las veces algún antibiótico contra toda infección bacterial adicional.

La toronja
ha aparecido como un nuevo remedio universal de la naturaleza. Merced a su alto contenido de flavonoides, un grupo de sustancias vegetales, actúa inhibiendo los gérmenes, tanto en virus como en bacterias. Además, es rica en vitamina C.

PLIEGUES PARA ALIGERAR LA RESPIRACIÓN

Ejercicio
◆ Siéntese en una silla con el torso descubierto y la columna recta. Estire la piel del tórax con ambas manos hasta formarse un pliegue, sosténgalo mientras inhala profundamente por la nariz y exhala, tras una pausa, por la boca.
◆ Vuelva a respirar de la misma manera y libere el pliegue en la segunda exhalación.

◆ Vuelva a estirar hasta hacer un pliegue por lo menos 6 veces y repita el ejercicio. Lo importante es que abarque todo el tórax.

☺ *5 min. cuando lo haga solo*

☺ *De 5 a 10 min. cuando alguien le ayude*

VAPOR TERAPÉUTICO

Preparación
◆ Vierta 3 cdas. de manzanilla, o bien, 2 de manzanilla y 2 de tomillo en un recipiente con 3 o 4 litros de agua hirviendo. Deje reposar 10 minutos.
◆ Otra alternativa son 5 gotas de aceite de té (inhálelo con los ojos cerrados), flor de heno, salvia, eucalipto o aceite de plantas medicinales de Japón (extracto de hierbabuena).

Aplicación
◆ Cúbrase la cabeza con una toalla y mantenga la cara unos 10 minutos encima del vapor de la fuente. En caso de tener tos, respire con la boca abierta, y en caso de estar constipado con la boca cerrada. Si siente que el vapor le quema las vías respiratorias o la piel aleje la cara de la fuente.

Consejo
◆ La manzanilla y el tomillo alivian la inflamación y actúan contra los accesos de tos.

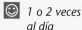 *1 o 2 veces al día*

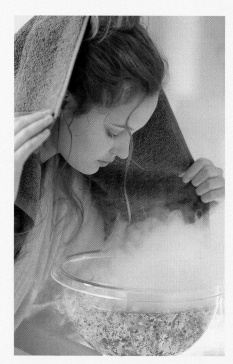

EJERCICIO DE RESPIRACIÓN PARA LA TOS

Ejercicio

◆ Siéntese con las piernas separadas. Apoye las manos o los codos sobre las rodillas.

◆ Respire profundamente por la nariz y pronuncie: "po... po... po" o "sh... sh... sh..." al exhalar. Cuente no menos de 5 exhalaciones.

◆ Alargue progresivamente las exhalaciones a medida que vaya aumentando usted el número de veces.

Efecto

◆ El objetivo del ejercicio es aumentar la duración de las exhalaciones, pues esto libera de la mucosidad y las secreciones y, por consiguiente, fortalece las inhalaciones. De esa manera, se acrecienta la entrada de aire a los pulmones.

Consejo

◆ La tos es una reacción natural del organismo. Por medio del aceleramiento del flujo respiratorio se expulsan la mucosidad y los agentes patógenos. Por ello, no combata al principio con medicamentos la tos que se presenta asociada con mucosidad y secreciones, pues sólo aquietan los accesos y obstaculizan la salida. Si la tos dura más de 2 semanas, consulte a su médico.

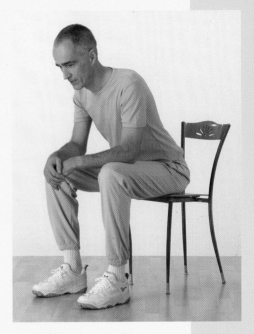

 De 5 a 10 veces. ¡Tenga cuidado de no ventilar en exceso!

JUGO DE SAÚCO

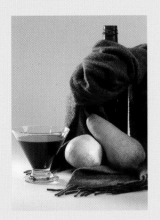

Bayas de saúco, manzanas o peras, azúcar

◆ Lave las bayas de saúco, pele las manzanas o las peras, elimine las semillas y corte la fruta en trozos.

◆ Coloque $^2/_3$ de bayas de saúco y $^1/_3$ de manzanas o peras en la vaporera para que suelten jugo. Cueza el jugo poniéndole de 300 a 400 g de azúcar por litro, y embotéllelo en caliente.

◆ Beba 1 vaso de jugo cada mañana, con agua mineral.

Consejo

◆ Los jugos recién exprimidos son ricos en vitaminas, fructosa y minerales, y protegen el sistema inmunitario. El jugo de bayas de saúco alivia la fiebre y los resfriados.

Más ayuda

▶ Si tiene **secreciones** sin fiebre, dése un baño de agua caliente con aceites etéricos (por ejemplo, eucalipto). Le despejará la membrana mucosa. O póngase un tapón de algodón en la nariz impregnado con corazoncillo.

▶ Si tiene **dolor de garganta**, ponga 3 cditas. de vinagre de manzana en un vaso con agua tibia, agregue 2 cditas. de miel y haga gárgaras 2 veces cada hora. También es recomendable una infusión de salvia.

▶ Si tiene **tos**, ponga 30 minutos a calentar en vapor de agua una bolsita de flor de heno, luego colóquela sobre el pecho y cúbrase con un paño de lana. Deje que actúe 40 minutos. Por lo menos tome 2 litros para disolver la mucosidad. La infusión de malva o de malvavisco alivia los accesos de tos.

▶ Si tiene **fiebre** de 39° C, son convenientes las infusiones de tomillo, de manzanilla o de tila. Si la temperatura supera los 39° C, se pueden aplicar compresas frías o tomar una infusión de saúco, que favorece la sudoración.

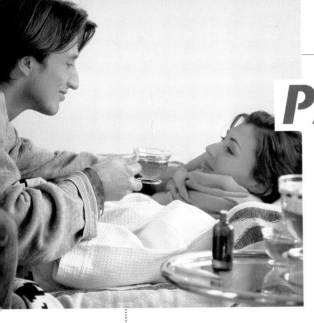

PARA UNA PRONTA RECUPERACIÓN

Quien ha estado en cama por una gripe prolongada sabe cuánto debilita esa pausa forzada la circulación sanguínea y los pulmones y cómo afecta los músculos. Prepárese, aun estando en cama, para que al llegar el momento de levantarse no le tiemblen las piernas ni se le nuble la vista.

Repita: "Pronto estaré sano" en lugar de "¡Ya no puedo más!"

Guardar cama ciertamente protege al cuerpo en la lucha contra causantes de enfermedades, como virus y bacterias, pero también lo deja laxo y débil. Desde el primer día de descanso obligado, los músculos reducen su masa. Sobre todo, en las primeras cuatro semanas la merma es considerable y la pérdida de potencia es del orden de 15% a 20% cada semana. La regeneración de músculos se prolonga posteriormente mucho más tiempo, casi el cuádruple, y tras un tratamiento médico estricto en un gimnasio especializado.

Cómo evitar enfermedades secundarias

No sólo por la amenaza de merma muscular, los enfermeros sacan de la cama a los pacientes al día siguiente de habérseles practicado una intervención quirúrgica, incluso delicada, haciéndoles dar algunos pasos. Esta pronta movilización también es importante desde el punto de vista médico y tiene el propósito de prevenir inflamaciones en los pulmones, entumecimientos y anquilosamiento de las articulaciones y trombosis.

Los médicos llaman trombosis a los coágulos, las más de las veces en las venas de las piernas y también en los vasos sanguíneos, que las venas se encargan de transportar hacia el corazón. Las trombosis se forman cuando la velocidad del flujo sanguíneo disminuye a causa de la falta de movimiento, causando estancamiento y congestión en las venas. Los glóbulos de la sangre se pegan unos a otros formando grumos. Estos grumos obstruyen las venas y provocan dolor en las piernas. Al disolverse el coágulo y eliminarse, todavía queda la amenaza de una obstrucción de los vasos pulmonares.

El flujo sanguíneo al corazón disminuye sensiblemente su

Regeneración sin límite de edad

La vejez no es una enfermedad, sino el balance de la forma en que se ha vivido. Cada vez son más los médicos que opinan así y que observan la alimentación, los hábitos y forma de vida y la actividad deportiva de la tercera edad. Hace unos 20 años descubrieron que los músculos pueden engrosar aun en edad avanzada si se les somete al consiguiente esfuerzo. Si se debilitan, es por la falta de movimiento y no por un decaimiento inevitable debido a la edad.

▶ Aun después de los 70 años es posible, tras una enfermedad, regenerar y mejorar sensiblemente, por ejemplo, el corazón, los ojos y los huesos, con perseverancia y esfuerzo.
▶ También se puede regenerar el músculo cardiaco mediante entrenamiento adecuado. Muchas alteraciones del sistema cardiovascular son consecuencia de una conducta autocomplaciente que se advierte después de años y que, por ello, se confunde con los achaques de la vejez.

velocidad después de 24 horas de guardar cama. Por ello, al cabo de algunos días de estar en cama es importante aumentar la velocidad del flujo sanguíneo. Para ello es adecuado hacer ejercicios de movimiento, activos y pasivos, mantener las piernas en posición elevada y hacer ejercicios respiratorios. Las inspiraciones intensas dilatan el tórax, lo que a su vez actúa sobre el flujo como una aspiración.

Descongestión de los pulmones

Los ejercicios respiratorios conjuran el peligro de una inflamación de los pulmones. Ésta puede presentarse cuando la respiración se torna muy superficial al yacer en la cama, y por consiguiente las zonas pulmonares más profundas no se oxigenan lo necesario. En estas zonas se irá acumulando entonces una mucosidad en la cual las bacterias pueden reproducirse sin dificultad. Al respirar profundamente se mejora la ventilación pulmonar; también ayudan los ejercicios de golpeteo diario del tórax. Finalmente, el cuadro de medidas terapéuticas se completa si se añaden frotamientos para favorecer la irrigación.

Mejore la circulación

Si el cuerpo se ha acostumbrado a yacer en posición horizontal, los vasos sanguíneos trabajan a un ritmo lento. Y al erguirse el cuerpo bruscamente, tardan éstos en estirarse, y la circulación se estanca en las piernas. Por ello disminuye por unos momentos la irrigación al cerebro; se nos nubla la vista y sentimos que vamos a desmayarnos. El corazón trata de compensar entonces la falta de irrigación incrementando sus latidos, y esto, con frecuencia se resiente en forma de palpitaciones intensas. También se sufren vértigos y sudoraciones.

Estas sensaciones tan desagradables se pueden evitar cuando la circulación se prepara para la primera excursión fuera del lecho. El programa de 2 semanas está diseñado precisamente para servirle de apoyo para dejar la cama y volver a la vida normal tras padecer una enfermedad aguda.

Convalecencia activa

La señora Emma L. se fracturó dos costillas y se torció el pie izquierdo, por lo que tuvo que guardar cama durante una semana. No podía ni siquiera ir al baño, pues el cojear le producía un dolor insoportable en las costillas. Su marido le llevaba a Emma todo lo necesario para su alivio, mas ella se mantuvo activa. Ya desde el primer día empezó a hacer ejercicios sencillos y entrenó su respiración. Al cabo de una semana podía caminar de nuevo, y luego de 14 días era capaz de realizar nuevamente sus actividades domésticas como siempre.

PROGRAMA DE 2 SEMANAS

EJERCICIO

▶ La primera semana incluye ejercicios contra la **trombosis**, para la **circulación sanguínea** y para hacer más profunda la respiración.

▶ En la segunda semana se **aumenta progresivamente la capacidad,** con ejercicios específicos dirigidos a las articulaciones, músculos y circulación sanguínea. Salga de nuevo al aire libre y reponga el **oxígeno de su organismo** con paseos diarios.

RELAJACIÓN

La inactividad atenúa muchos sistemas autorreguladores del organismo.

▶ **Disuelva depresiones y crispaciones** con un ejercicio respiratorio.

▶ Un masaje de pies **estimula** las vías linfáticas inferiores y **el sistema inmunitario.**

▶ Los lavados de todo el cuerpo **impulsan el aparato circulatorio** y, aparte de ser refrescantes y confortables, dan firmeza y resistencia.

NUTRICIÓN

Recobre sus fuerzas con:
▶ Una alimentación ligera que le **proporcione todas las sustancias nutricias** necesarias pero sin someter la digestión a un esfuerzo excesivo.

▶ El caldo de pollo es el remedio casero más conocido con el que usted puede **recuperar sus fuerzas.**

PREPÁRESE PARA LA PRIMERA LEVANTADA

E l cuerpo se debilita y uno se siente agotado por las enfermedades que lo obligan a guardar cama por largo tiempo.

Sin embargo, para que usted se restablezca pronto y al mismo tiempo trate con cuidado al organismo que se ha debilitado al estar tendido, en la cama o cerca de ella puede hacer algo contra la trombosis o en favor de la circulación y la respiración.

Lleve a cabo los ejercicios de esta página cada día que mantenga reposo y prepárese así para cuando le llegue el momento de levantarse.

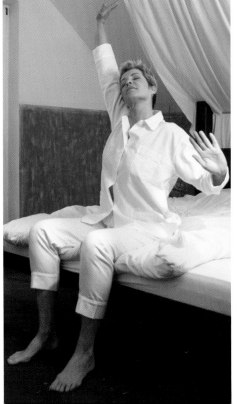

 ### EJERCICIOS CONTRA LA TROMBOSIS

Ejercicio I
◆ Acuéstese boca arriba, si lo desea apoyándose en los codos. Mueva 15 veces los dedos del pie derecho en dirección hacia el cuerpo, luego hacia delante y luego nuevamente hacia el cuerpo. Repita el ejercicio con el pie izquierdo.

Ejercicio II
◆ Levante la pierna izquierda y manténgala extendida; describa círculos con el pie 10 veces a la izquierda y 10 a la derecha. Repítalo con la pierna derecha.

  Haga 3 veces el ejercicio I y 2 veces el ejercicio II

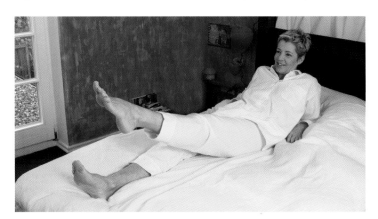

 ### RESPIRACIONES PROFUNDAS

Ejercicio
◆ Siéntese erguido al borde de la cama. Levante los brazos extendiéndolos hacia el techo; inhale, baje los brazos lentamente y exhale.

◆ Levante los brazos e inhale. Agáchese hasta acercar la cabeza a dos palmos de las rodillas. Exhale a intervalos.

  5 veces

 ### ESTIMULE LA CIRCULACIÓN

Ejercicio I
◆ Siéntese erguido al borde de la cama de manera que las piernas queden paralelas entre sí.
◆ Levante el talón derecho, estire el pie y haga movimientos de muelle sobre la punta de los dedos bajando y alzando el talón. Repita con el pie izquierdo y finalmente con los pies juntos.

Ejercicio II
◆ Levante los brazos hacia el techo, primero el derecho y luego el izquierdo. Estire mucho el cuerpo y descanse. Cuando se sienta bien, dé unas vueltas en torno a la cama.

  10 veces cada ejercicio

EXÍJASE UN POCO MÁS CADA DÍA

Si ha llegado a fortalecerse un poco, entonces su objetivo para la semana 2 será reactivar el cuerpo paso a paso sin exagerar. Cuanto más tiempo se haya estado en cama, el progreso con los ejercicios será más lento. Los primeros pasos y ejercicios permiten que crezca nuevamente la confianza en el propio organismo, y que el rendimiento y la capacidad física aumenten día tras día.

Fortalezca articulaciones y músculos por medio de ejercicios específicos y procúrese el suficiente oxígeno en la primera excursión que lleve a cabo afuera. En las dos páginas siguientes encontrará propuestas para un minucioso programa de reacondicionamiento físico.

DÍAS 1 Y 2: ABRA LA VENTANA Y ¡ACCIÓN!

Ejercicios

◆ Colóquese frente a la ventana abierta. Levante los brazos, abra las piernas y aspire. Cierre las piernas y exhale mientras baja los brazos.

◆ Repita el ejercicio el día 2 y permanezca frente a la ventana abierta 1 o 2 minutos. Levante ligeramente las rodillas. Hágalo alternando: una vez suavemente y la siguiente con fuerza.

◆ Por último, describa círculos con los brazos hacia delante y hacia atrás. Primero el brazo izquierdo, luego el derecho y termine con los brazos juntos.

 3 repeticiones cada vez

> Suspenda de inmediato los ejercicios si tiene sensación de mareo y sudor frío; siéntese o recuéstese y respire suavemente.

DÍA 3: TÍTERE PARA TENER MÁS FUERZA

Ejercicios

◆ Colóquese frente a la ventana como el día 2 y haga movimientos oscilatorios con los brazos hacia delante y hacia atrás.

◆ De pie, erguido, apriete las piernas una contra otra y deje los brazos colgando. Dé saltos como si fuera un títere, con las piernas abiertas al tiempo que lleva las manos sobre la cabeza y junta las palmas. Regrese a la posición inicial.

◆ Siéntese en el borde de la cama. Levante la rodilla derecha y coloque sobre ella las manos; llévelas hacia atrás y luego vuelva a la posición inicial. Repita con la pierna izquierda.

 5 veces

DÍA 4: ¡NADA COMO SALIR!

Paseo

◆ Si se siente bien, salga a dar un paseo de 10 minutos. Pida a alguien que lo acompañe si no se siente seguro al caminar.

Ejercicio

◆ De regreso en casa, siéntese en una silla. Levante la rodilla derecha y estire bien la pierna; dirija la punta de los dedos del pie en dirección al cuerpo y manténgalos así 7 minutos. Luego, distienda los dedos, doble la rodilla y coloque la pierna en la posición inicial. Este ejercicio debe hacerlo sólo con la rodilla izquierda.

Variante

◆ Extienda las manos paralelas hacia la pierna estirada y aplauda; cuando regrese la pierna a su posición inicial, eleve los brazos y junte las manos sobre la cabeza.

 De 3 a 5 veces

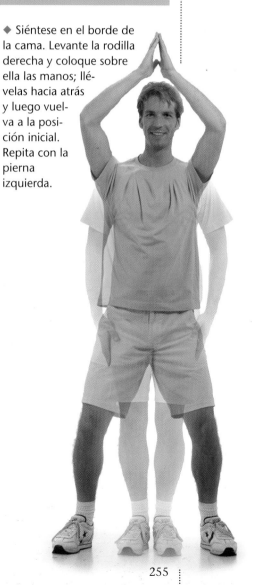

DÍAS 5 Y 6: OXÍGENO Y FUERZA MUSCULAR

Día 5: paseo
◆ Salga a dar un paseo al aire libre, si es posible acompañado, pero esta semana será de 20 minutos. Camine a buen paso y sin detenerse a descansar.

Ejercicio I
◆ A continuación, coloque sobre el suelo una almohada o un cojín pequeños. Salte lateralmente por encima. Primero, salte con la pierna derecha y caiga sobre la izquierda; posteriormente, salte con la izquierda y "aterrice" con la derecha.
◆ Invierta el orden: primero salte con la pierna izquierda y caiga sobre la derecha y continúe saltando con la derecha y cayendo sobre la izquierda.

Cuando deje de quedarse sin aliento estará en camino de recuperarse

Ejercicio II
◆ Para finalizar el día, haga flexiones laterales. Apoye la mano izquierda sobre la cadera y extienda el brazo derecho llevándolo por encima de la cabeza hacia el lado izquierdo. Debe hacer 3 estiramientos breves y 1 prolongado. Cambie de lado.

Día 6: paseo
◆ Salga a dar un paseo de media hora. Haga de tanto en tanto *powerwalking* de 5 minutos, es decir, camine con fluidez, rápido y derecho manteniendo tenso todo el cuerpo. Flexione los brazos ligeramente.

Ejercicio I
◆ De regreso en casa, coloque una escoba en el suelo. Camine por encima de ella con pasos laterales, luego hacia delante y hacia atrás. Para terminar, salte con ambas piernas de un lado a otro de la escoba, lateralmente, hacia delante y hacia atrás.

Ejercicio II
◆ Igual que el día 5. Haga flexiones laterales. Esta vez tome con ambas manos la escoba y manténgala sobre la cabeza. Luego, flexiónese hacia ambos lados y mantenga 3 flexiones cortas y 1 larga.

  10 veces cada ejercicio de cojín y de escoba

DÍA 7: RETO PARA LA CIRCULACIÓN

Paseo
◆ Salga a dar un paseo a buen paso durante media hora o una hora, si es posible por terrenos sin caminos. Camine entre raíces, troncos de árbol y piedras. Planee breves ascensos y haga 5 minutos de *powerwalking*, como en el día 6.

Ejercicio I
◆ De regreso en su casa, tome con la mano derecha una toalla o una cuerda para saltar y primero haga círculos como con un lazo, luego describiendo un ocho mientras camina en un mismo lugar.

Ejercicio II
◆ Tome la toalla y haga círculos frente a su cuerpo. El ejercicio es más difícil cuando salta sobre la toalla. En tal caso, es más adecuado usar la cuerda.

Ejercicio III
◆ Sostenga la toalla por ambos extremos detrás del cuerpo a la altura de las nalgas y estírela. Flexione el torso hacia delante, hasta las rodillas y lleve la toalla hacia el suelo por detrás. Dé un paso hacia atrás encima de ella con la pierna derecha y luego con la izquierda. Levante la toalla manteniéndola unida al cuerpo y estírese lo más que pueda hacia el techo. Mantenga 10 segundos el estiramiento.

 Ejercicio I, 1 a 2 min.
Ejercicio II, 5 veces
Ejercicio III, de 5 a 10 veces

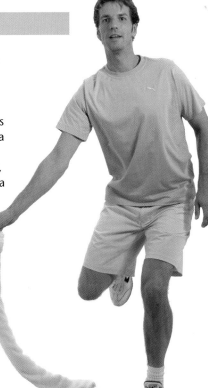

PIENSE QUE ESTÁ SANO

El deseo de sentirse bien y de hacer algo a su favor es requisito importante para un pronto y completo restablecimiento. Mediante investigaciones se ha llegado a comprobar cuánto ayuda una actitud positiva para disminuir sensiblemente el transcurso de la enfermedad. Una buena disposición relaja y disuelve la tensión, lo que fortalece las propias defensas.

Si yace en cama todo el día, puede llegar a tener crispamientos y contracciones que es posible combatir con ejercicios respiratorios. Un masaje de pies estimula las vías linfáticas inferiores, y con ello el sistema inmunitario. Cuando se sienta algo mejor, un baño de cuerpo entero con agua y un chorrito de vinagre impulsa el sistema circulatorio y contribuye al robustecimiento físico.

RESPIRE BAJO LAS PALMERAS

Ejercicio

◆ Si usted yace en cama, incorpórese lentamente y ponga bajo su espalda una almohada o cojín. Reclínese cómodamente y cruce las manos bajo la nuca. Los convalecientes pueden llevar a cabo este ejercicio sentados en un sofá o un sillón.

◆ Imagine que está rodeado de palmeras. Sintonice su respiración al ritmo de las ráfagas del viento que hacen ondular las palmeras. Al inhalar gire su torso junto con los brazos hacia un lado; al exhalar, repita hacia el lado contrario.

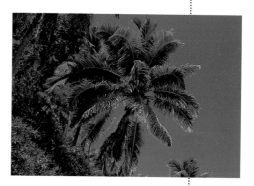

MASAJE DE PIES

Ejercicios

◆ Si dispone de rodillos para pies, pase vigorosamente las plantas de los pies sobre ellos durante algunos minutos.

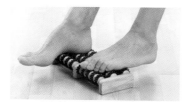

Alternativa: frótese los pies con las manos hasta calentarlos.

◆ Estire la piel entre los dedos en dirección a la punta. Sostenga el estiramiento un instante. Al ceder el dolor, realice el siguiente pliegue.

  3 veces cada zona entre los dedos

AGUA FRÍA PARA LA CIRCULACIÓN

Preparación

◆ Llene una pila o palangana con $1/3$ de vinagre (preferiblemente de vino, pero no use esencia de vinagre) y $2/3$ de agua fría. Cuanto más fría, más eficaz resulta. Hunda una toalla y luego exprímala bien.

Aplicación

◆ Primero lávese sin friccionar el brazo derecho y los hombros, luego el cuello, el tórax, el brazo izquierdo, la parte inferior del cuerpo, el pie izquierdo; vuelva al vientre, pierna derecha y pie derecho. Hágalo siempre en dirección al corazón.

◆ Deje que la piel se seque sola, al aire, y luego colóquese frente a la ventana abierta y respire profundamente. El vinagre abre los poros, activando la respiración de la piel.

Piense positivo

Quien ha padecido una larga enfermedad debiendo guardar reposo suele padecer depresiones de las que es difícil salir. No vea todo negro y negativo. Por el contrario, encuentre el lado positivo de las cosas; revalore la dicha de que volverá a estar sano. Siempre tendrá tiempo para un libro o una película que hace mucho quería ver.

ASÍ SE RECUPERAN LAS FUERZAS

Las enfermedades prolongadas en que se debe guardar reposo con frecuencia le roban el apetito al paciente. Es posible que se presenten trastornos digestivos debido a que el cuerpo tiene menos movimiento. Además, se requieren menos calorías. Lo importante es, en todo caso, que se ingieran sustancias nutritivas en cantidades suficientes. Lo mejor son las comidas ligeras que proporcionan al organismo todo lo necesario sin recargarlo. Numerosas pequeñas comidas son más sanas que solamente tres al día.

Déjese guiar por su instinto durante la convalecencia: frecuentemente tendrá el apetito que su cuerpo requiera.

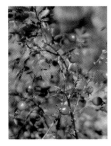

Escaramujo
Ocho de estos frutos rojos contienen más vitamina C que cinco naranjas; además cinc y selenio que fortalecen las defensas. Para un restablecimiento más rápido se pueden masticar algunos escaramujos con cáscara.

CALDO DE POLLO

1 pollo para caldo
Verduras
Perejil
1 cebolla
Levística al gusto
De 2 a 3 l de agua

◆ Lave el pollo, las verduras y el perejil y corte en pedazos grandes; no pele la cebolla y córtela en dos.
◆ Ponga todos los ingredientes a calentar y déjelos 2 horas al fuego. Espume la grasa o quítela cuando esté fría.

Consejo
◆ En la olla de presión, el tiempo de cocción disminuye a 35 o 45 minutos. Aun si el cocido es para usted solo, prepare todos los ingredientes mencionados en las cantidades que se le indican. Congele el caldo sobrante, para consumirlo posteriormente.

Comida liviana para el restablecimiento

Si tiene que guardar reposo a causa de una gripe, debe tomar alimentos que fortalezcan su organismo sin que sean pesados para su estómago.

◆ **Los huevos** son mejores proveedores de proteínas que los guisados o la carne. Coma un huevo ligeramente cocido, luego incorpore a la dieta omelets y tortillas de huevo.

◆ **Los lácteos** estimulan la digestión, lo cual ayuda a todo el organismo. Ingiera cuajados con frutas y fíjese que tengan un bajo contenido en grasas; evite las cremas.

◆ En cuanto a las **hortalizas**, sólo debe evitar las que sean flatulentas (cebolla, col, leguminosas). Las zanahorias y papas, en puré o en rodajas, son nutritivas y muy adecuadas.

◆ **La fruta fresca** debe consumirse al principio hecha puré o compota. Sobre todo, consuma frutas ricas en vitamina C, como kiwis, fresas y cítricos.

◆ **El caldo de pollo** es el remedio más popular para restablecerse de una gripe. Enriquecer la sopa con pimiento significa una porción extra de vitaminas.

◆ Si se le antoja comer **carne**, empiece con carne magra de aves o ternera.

◆ **El pescado** es ideal para convalecientes. Es fácil de digerir y contiene importantes sustancias nutritivas.

◆ También es importante **la abundancia de líquidos**. Puede recurrir a infusiones y agua, así como a jugos vitamínicos de naranja, uva y grosella.

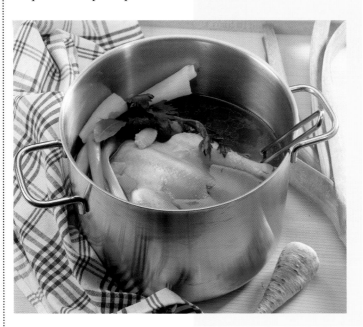

ROSBIF A LA PARRILLA CON GUARNICIÓN DE COL Y PAPA

350 g de rosbif
1 cda. de aceite
1 cdita. de mostaza inglesa
1 cda. de jugo de limón
$1/2$ cebolla rallada
$1/2$ diente de ajo prensado
Cáscara de limón rallada
Pimienta en polvo
Un poco de brandy
Crema fresca
Hierbas de olor picadas
1 papa grande
2 cdas. de crema agria
1 cda. de caviar

◆ Limpie el rosbif con un paño húmedo y quítele los pellejos que pudiera tener.

◆ Mezcle el aceite, la mostaza, el jugo de limón, la cebolla, el ajo, la cáscara de limón y la pimienta y unte el rosbif. Envuelva el rosbif en papel de aluminio y déjelo en el refrigerador 1 hora.

◆ Póngalo en una parrilla previamente calentada. Déjelo asar de 10 a 12 minutos. Sálelo cuando esté dorado. Sáquelo de la parrilla y deje reposar 10 minutos.

◆ Vierta brandy en un recipiente junto con la mostaza y la crema fresca; pruebe el sazón. Agregue las hierbas de olor. Sirva junto al rosbif.

◆ Lave la papa, hágale un corte en forma de cruz y envuélvala en papel de aluminio que esté untado con aceite. Deje hornear 50 minutos a 220° C. Abra el papel y el corte y rellénelo con la crema agria y el caviar. Sírvala junto al rosbif.

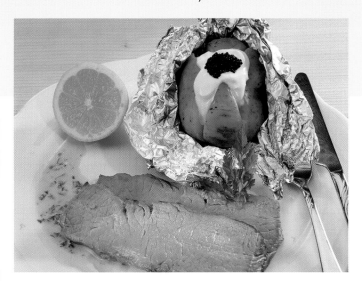

REQUESÓN

1 cdita. de pistaches
sin sal
1 toronja
1 lima
125 g de requesón
4 cdas. de agua mineral
75 g de yogur
1 pizca de vainilla en polvo
150 g de zarzamoras

◆ Pique los pistaches en pedazos grandes. Tuéstelos en una sartén sin aceite y deje que se enfríen. Pele la toronja y quite la piel de los gajos; recoja el jugo.

◆ Exprima la lima. Mezcle el requesón con el agua mineral, el yogur, la vainilla, el jugo de toronja y el de lima.

◆ Lave las zarzamoras y deje que escurran. Mezcle la fruta, ponga encima el requesón y espolvoréele los pistaches.

Efecto de algunos reconstituyentes

En las farmacias se encuentra una gran cantidad de "reconstituyentes" o tónicos, como los siguientes:

▶ **Ginseng** Esta planta medicinal china estimula los nervios y fortalece el sistema inmunitario. En cada persona, el efecto es de carácter individual: brinda relajamiento en caso de tensión y despierta el espíritu vital cuando hay agotamiento.

▶ **Melisa** Es un remedio universal y sobre todo ayuda en casos de trastornos del sueño y pérdida de apetito.

▶ **Corazoncillo** Hace que desaparezcan las depresiones leves e influye favorablemente en casos de reacciones provocadas por tensión.

▶ **Gingko** Contiene sustancias que estimulan particularmente la circulación cerebral y también procuran un sueño tranquilo.

▶ **Áloe vera** Muestra un efecto antibiótico y fortalece el sistema inmunitario cuando se aplica internamente. En grandes dosis, sin embargo, altera el código genético.

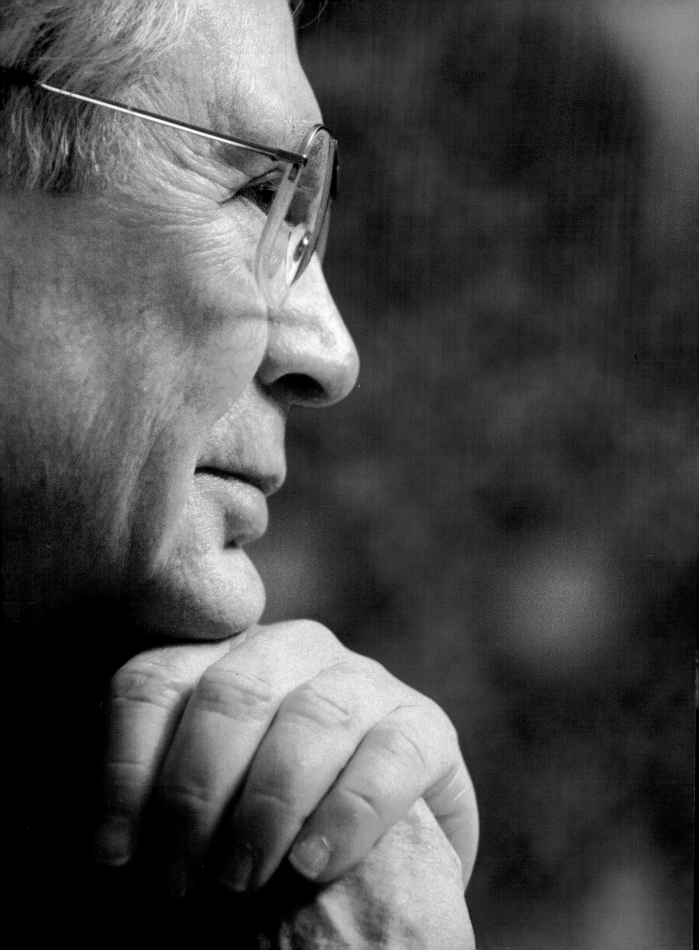

Agudice la mente y los sentidos

¿PUEDE CONFIAR EN LA MEMORIA Y LOS SENTIDOS?

Para disfrutar de la vida en todos sus aspectos requerimos de todos los sentidos. Los ojos y los oídos nos conectan con el mundo exterior, el cerebro procesa las señales y almacena la información. Compruebe si sus antenas y centrales de conmutación aún funcionan bien, o si ya requieren un nuevo entrenamiento.

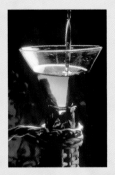

Aceite de oliva
En especial, el aceite prensado en frío es rico en ácidos grasos poliinsaturados y en vitamina E. Protege contra la calcificación de los vasos sanguíneos y el envejecimiento prematuro.

Responda las siguientes preguntas	Sí	No
► ¿Recuerda nombres perfectamente bien durante una conversación?	☐	☐
► ¿Vive tranquilo y libre de ruidos externos (tráfico, aviones)?	☐	☐
► ¿Le gusta manejar por la noche?	☐	☐
► ¿Prefiere los crucigramas o los juegos de azar?	☐	☐
► ¿Su trabajo requiere de mucha concentración y creatividad?	☐	☐
► ¿Su día es turbulento y siempre oculta muchas sorpresas?	☐	☐
► ¿Toca algún instrumento musical?	☐	☐
► ¿Ha intentado alguna vez hacer todo con la mano izquierda?	☐	☐
► ¿Hasta ahora no había tenido que usar lentes de algún tipo (lentes normales o de contacto)?	☐	☐
► ¿Practica algún deporte que requiera coordinación, por ejemplo, algún juego de pelota?	☐	☐
► ¿Juega algún juego de salón?	☐	☐
► ¿Está abierto a todo lo nuevo?	☐	☐
► ¿Permanece sentado frente a una computadora durante más de dos horas diarias?	☐	☐
► ¿Reconoce sin mayor problema lo que muestran las imágenes en tercera dimensión a las cuales uno se "asoma"?	☐	☐
► ¿Puede caminar sobre una línea recta de 10 m sin salirse de ella?	☐	☐
► ¿Mantiene la calma incluso en situaciones de estrés?	☐	☐
► ¿Tiene buena memoria para los números?	☐	☐
► ¿Puede oír bien una conversación murmurada?	☐	☐
► ¿Se examina usted los ojos por lo menos una vez por año?	☐	☐

RESULTADO: ASÍ ESTÁN SUS SENTIDOS

☺ **Respondió** más de 12 preguntas con Sí, entonces es usted "agudo" y le encantan los retos intelectuales. Sin embargo, no es inmune contra los procesos fisiológicos de la vida. La elasticidad de los lentes del ojo va disminuyendo con el tiempo, la visión se va reduciendo paulatinamente y el oído funciona menos bien. Contra ello es posible hacer lo siguiente.

Nuestra recomendación
● *Pruebe el programa de acondicionamiento para los músculos del ojo (desde la pág. 286)*
● *Disfrute aguzar su oído. Escuche música, pero también escuche el silencio, al hacerlo estará expandiendo su sensibilidad. Los ejercicios que aceleran la circulación provocan una explosión de energía directamente hacia el oído interno, y favorecen el equilibrio (pág. 280).*
El entrenamiento de la memoria no perjudica, y seguramente le parecerá divertido (vea las págs. 266 y 267, y a partir de la 276).

☺ **Respondió** 8 o más preguntas con No. Esporádicamente percibe algunas fallas: dificultades al leer, durante una conversación no capta algunas cosas, o bien su memoria flaquea sobre todo si se trata de nombres o números. Éstas no son cosas para preocuparse. Probablemente sólo se encuentra usted estresado y requiere un poco de descanso. Sin embargo, si marcó No en más de 15 ocasiones, es hora de actuar específicamente contra estas limitaciones. Piense en esto: para cada edad existen metas de mejoramiento.

Nuestra recomendación
● *Antes de emprender el entrenamiento de sus órganos de los sentidos, dedique una semana a su bienestar (a partir de la pág. 298). En el programa para sentirse bien (a partir de la pág. 336) encontrará sugerencias para una mejor relajación.*
● *Para una mejor circulación del cerebro, es importante que los músculos del cuello se encuentren relajados. Esto lo logrará mediante los ejercicios que aparecen a partir de la pág. 64, mediante la natación (pág. 44) o bien, mediante un masaje suave (págs. 249 y 313).*
● *Y, finalmente, veamos sus "puntos débiles": para mejorar su memoria ayuda mucho el jogging cerebral (a partir de la pág. 279), la facultad de pensar se mejora con el programa que aparece a partir de la pág. 264; para reforzar el desempeño de su vista, en la pág. 286 encontrará muchos estímulos, y el oído y los órganos del equilibrio se pueden entrenar a partir de la pág. 280.*

Si durante los ejercicios para el equilibrio y para los ojos reacciona usted con un fuerte dolor de cabeza y náuseas, debe consultar a su médico.

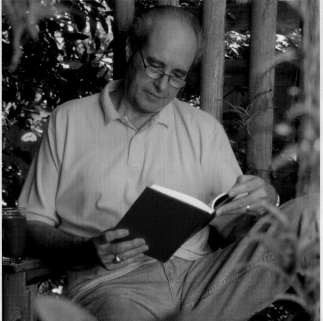

Entrenamiento cerebral
Una lectura plácida refuerza la capacidad de percibir los detalles y el pensamiento en general.

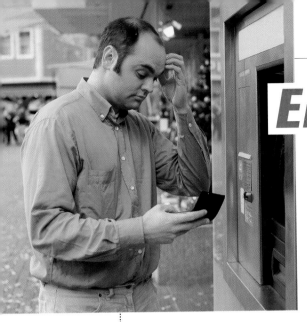

ENTRENAMIENTO PARA LA MEMORIA

¿Cuál era mi nuevo NIP? ¿Y mi número de cuenta? Estas situaciones son de todos conocidas. Sin embargo, sólo se requiere un pequeño esfuerzo y esto será cosa del pasado. Con un poco de entrenamiento y mucha diversión se incrementa la capacidad de recordar.

Nuestro cerebro está mucho más expuesto que antes a una sobrecarga. La cantidad de conocimiento aumenta siempre, y cada vez tenemos que digerir más información en menos tiempo. A esto se suman las situaciones estresantes como los exámenes o las conferencias, en que el cerebro tiene que realizar supremos esfuerzos de rendimiento. No obstante, la capacidad del cerebro es asombrosa. Nuestro potencial intelectual es inagotable y las investigaciones más recientes muestran que el cerebro tiene la capacidad de desarrollarse hasta en la vejez. La condición es mantener una actividad intelectual constante.

El programa le ofrece una forma en que, con ejercicios que se incluyen en las actividades diarias, usted incrementará la capacidad de su memoria con juegos. Los ejercicios de relajación ayudan contra la presión de los compromisos y obligaciones, que producen una merma de la atención. Las sugerencias de nutrición le muestran cómo combatir el cansancio intelectual mediante un suministro óptimo de nutrientes. Pruebe cuánto puede mejorar su capacidad de recordar en 3 semanas.

PROGRAMA DE 3 SEMANAS

JOGGING PARA EL CEREBRO

▶ Mediante los ejercicios deportivos para el pensamiento supera usted sus capacidades y su habilidad de **concentrarse y de fijar su atención.**
▶ Balancear los brazos y las piernas **activa la mitad derecha y la mitad izquierda del cerebro.**
▶ Para **memorizar números,** lo mejor es hacerlo por medio de imágenes.

RELAJACIÓN

▶ Las capacidades intelectuales requieren de un flujo de tensión y relajación. Emprenda un viaje fantástico, que **derriba bloqueos de pensamiento.**
▶ Con yoga para las manos se logra **frescura intelectual.**
▶ Respirar conscientemente a través de una ventana abierta fortalece la **circulación** y el **suministro de oxígeno para lograrla.**

NUTRICIÓN

El cerebro requiere una enorme cantidad de nutrientes ricos en carbohidratos.
▶ Tomar esos nutrientes entre comidas ayuda a mantener un **flujo constante de energía.**
▶ Las vitaminas y los minerales **refuerzan el proceso del metabolismo del cerebro.**

INTENSIFIQUE LA MEMORIA

Nuestra memoria tiene la tarea de recoger información y almacenarla de tal manera que luego se pueda recuperar. Las impresiones que recibimos llegan primero a la memoria ultracorta, después a la memoria corta y finalmente a la memoria larga. La condición para lograr esa recolección de información es que el cerebro la haya reconocido como importante, lo que se le dificulta cada vez más a medida que el caudal de estímulos crece. Apremiado por el tiempo, el cerebro debe asimilar una cantidad de información creciente. Igual de negativa es la poca exigencia de las rutinas cotidianas y el aferramiento a costumbres antiguas que atrofian el potencial del cerebro. Muchos de estos factores no pueden eludirse. Por eso es importante mejorar la propia capacidad de retención por medio de ejercicios.

Prepare las condiciones óptimas

Antes de los ejercicios hay que desconectarse y apaciguarse internamente. Entonces podrá concentrarse por completo en ellos.

▶ Escuche su música preferida o haga algunos de los ejercicios de relajación de la pág. 268.

▶ Jamás los haga con el estómago lleno, ya que esto reduce la actividad del cerebro.

▶ Si puede, haga los ejercicios siempre a la misma hora, y respire hondamente varias veces antes de cada ejercicio. Esto fomenta la facultad de pensar y de concentrarse.

▶ Sonríase a sí mismo internamente mientras respira, esto hace maravillas antes de los exámenes o conferencias.

▶ Procure moverse siempre entre ejercicios; por ejemplo, camine sobre el mismo sitio sin moverse o balancee los brazos. Esto mejora la capacidad del rendimiento intelectual.

▶ Beba muchos líquidos, de preferencia 2 litros al día. El té de ortigas mejora el transporte de oxígeno.

EJERCICIOS DE MEMORIA RÁPIDOS

Ejercicio

◆ Doble una hoja de papel por la mitad y escriba en el lado izquierdo de la hoja unos diez renglones con números al azar, y combinaciones de letras de cinco a nueve letras. El ejercicio será cada vez más difícil si le pide a alguien que escriba los números por usted.

◆ Después apréndase un renglón cada vez; luego doble la mitad izquierda del papel hacia atrás y escriba en el lado derecho la serie de números que recuerde.

◆ De ser posible, haga a diario este ejercicio. Como incremento, intente aprenderse más secuencias de números.

 10 renglones diarios en una hoja, aumentando 5 más en las semanas 2 y 3

ACTIVE SU CEREBRO CON ENTUSIASMO

Ejercicio

◆ Ponga música y, para empezar, balancee con fuerza su brazo izquierdo hacia atrás y hacia delante. Después haga lo mismo con su pierna izquierda.

◆ Ahora balancee el brazo y la pierna izquierdos al mismo tiempo hacia atrás y hacia delante y repita con el brazo derecho.

Consejo

◆ Los movimientos del lado izquierdo de su cuerpo activan la mitad derecha del cerebro, el asiento de la creatividad y de la imaginación. Los del lado derecho tienen efecto sobre la mitad izquierda del cerebro, centro del pensamiento lógico y analítico.

  20 veces al día

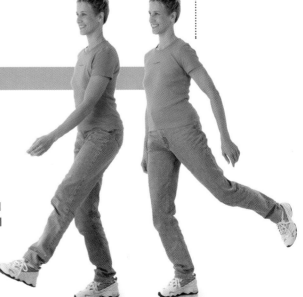

MÁS CONCENTRACIÓN = MÁS RETENCIÓN DE INFORMACIÓN

Ejercicio

◆ Lea el pequeño poema de este ejercicio al revés. La solución aparece en la pág. 360.

◆ Pídale a alguien que le escriba un texto en letras de molde de

NEIUGLA
ODNAUC
SOJABART NOC
EBUS ES
,LOBRÁ NU A
ASNEIP
ETNEMARUGES
SE EUQ
...ORAJÁP NU
ACOVIUQE ES Y

derecha a izquierda, como el ejemplo anterior. Comience con un pequeño poema de cerca de 10 versos y de unas 15 letras. Lea ese texto.

◆ Aumente la cantidad hasta llegar a 12 versos durante la semana 2, y hasta 15 durante la semana 3.

Consejo

◆ Además, puede recortar algunos artículos de periódico y ponerlos al revés, o bien, puede deletrear algunos nombres en silencio y al revés.

  2 veces por semana

PARA RECORDAR NÚMEROS DIFÍCILES

Ejercicio

◆ A menudo es más fácil recordar palabras o letras que números. Relacione números con conceptos y así podrá recordarlos en cualquier momento.

◆ Escriba los números del 1 al 0 y ponga una palabra junto a cada número, por ejemplo, 1 es igual a auto.

◆ Lea los números hacia atrás en voz alta del 0 al 1 y así se le grabarán mejor. Esconda la lista y escriba los números de memoria hasta que se los aprenda.

Consejo

◆ Este ejercicio es un método excelente para acordarse de secuencias de números importantes, como teléfonos o números secretos (NIP). Relacione la letra inicial de los conceptos con los números a los que representa e imagine frases o palabras cómicas que se relacionen con ellos, de las cuales pueda acordarse fácilmente.

1 = *Auto*

2 = *Bolsa*

3 = *Botella*

4 = *Papelera*

5 = ...

6 = ...

7 = ...

8 = ...

9 = ...

0 = ...

  2 veces por semana

Trucos para recordar

Nadie se puede fijar en todo. Aligere su día con una planeación exacta.

▶ Enumere tareas por orden de importancia. Establezca, de preferencia por la mañana, una lista de prioridades que puede seguir. Arriba deben ir las cosas más importantes.

▶ No dejes para mañana... no posponga nada, llévelo a cabo, de ser posible: ya.

▶ Eche mano de ayudas para recordar. El viejo nudo en un dedo sigue cumpliendo su propósito.

▶ Planee con exactitud sus citas, y procure recordarlas constantemente.

▶ Si sigue usted un sistema de orden programado, será muy difícil que alguna vez se le olvide algo.

No permita que su energía se pierda en andar buscando cosas, pues inferiere en la habilidad de concentración.

▶ Cada vez que le sea posible, introduzca una pausa en su día, así podrá obtener una mejor capacidad de concentración.

SOPA DE LETRAS: FILTRE LO MÁS IMPORTANTE

Ejercicio

◆ Mire con detenimiento las secuencias de letras aparentemente desordenadas del cuadro de al lado. En el interior de este desorden se encuentran ocultas 13 palabras que tienen de 4 a 13 letras. Intente encontrar la mayor parte de ellas en 15 minutos. Subraye o haga un círculo alrededor de cada palabra. Si no encuentra todas de una sola vez, deje el libro por un momento y vuelva a intentarlo después.

◆ Las palabras están dispuestas horizontal y verticalmente en este cuadro, y algunas están al revés de como normalmente las leemos. La solución se encuentra en la pág. 360.

Consejo

◆ Hay incontables revistas de crucigramas y sopas de letras, y muchas de ellas están llenas de cuadros de este tipo. La mayoría de las veces, no tiene que buscar palabras distintas, sino la misma palabra. Consiga o compre alguna de estas revistas y resuelva, por lo menos dos o tres veces por semana, uno de estos acertijos de palabras. Esto hará que poco a poco vaya aumen-

```
A S G H O O I D B H D J K P Z I N G B
A M C O N D U C T O U M O I C O N D E
U A P R Z A N F I B Z C R O M O V I L
G I O E N I Z A O T N E S N O J L Z B
N N A B L M C P J M L R L L E S N S G
E R E F L E X I O N L E A M O I M E E
L R I Z N T M O S I V B R E I S I N J
S E N S Q A T X R F L R E F X I N T T
C O N C E N T R A C I O N R A L I I S
A S T G M O X F A C N A R I Z A N D U
Z U M I X J O I D O T R U S C N U O G
A A P R E N D I Z A J E I X C A T S U
```

tando su capacidad de concentración y le ayudará a separar rápidamente lo importante de lo que no lo es.

  2 veces por semana

La práctica diaria mejora la concentración

LA LAVADORA: IMÁGENES QUE AYUDAN A LA MEMORIA

Ejercicio

◆ Apréndase bien el contenido de una lavadora en dos minutos, por ejemplo: 4 camisetas, 2 sudaderas, 3 calzoncillos, 5 pares de calcetines, 3 pantalones y 2 camisas de algodón.

◆ El ejercicio se vuelve más fácil si hace el esfuerzo de imaginarse cada una de las prendas como si

formasen parte de un cuadro; por ejemplo como si mentalmente las viera colgadas del tendedero. Al día siguiente, haga la lista de todo lo que había en su lavadora.

◆ Imagínese todo lo que contiene su refrigerador.

◆ Cada vez que tenga que recordar algunas cifras en especial,

inclúyalas en una imagen, como si fuesen varias prendas de vestir colgadas al sol; esto ayuda al trabajo de la memoria.

  2 veces por semana

DESPÉJESE LA CABEZA

La condición para una óptima capacidad de comprensión es alternar de manera regular la tensión con la relajación. Cada actividad intelectual es un reto, y por lo mismo debemos tratar de introducir algunas pausas entre las obligaciones que nuestra memoria debe cumplir diariamente. Especialmente en situaciones muy estresantes, como los exámenes, es conveniente hacerlo con ejercicios que nos ayuden a romper bloqueos mentales, y a allanar el camino para una nueva capacidad de concentración. Esto lo logrará mediante una percepción consciente del cuerpo; por ejemplo, la concentración en su propia respiración, mediante la tensión y relajación y el incremento de oxígeno en el cerebro. También ayuda mucho irse a un viaje fantástico, que no sólo relaja, sino que además activa la capacidad de imaginar.

 ## DESCONECTARSE Y SOLTAR

Ejercicio
◆ Póngase erguido de pie frente a una ventana abierta, o bien, salga al balcón o a la terraza. Respire profundamente 3 veces y deje salir el aire.
◆ Ponga juntas las palmas de la mano, a la altura del pecho, e intente empujar la de la derecha con la de la mano izquierda, la cual tendrá que oponerle resistencia. Después empuje la mano izquierda con la derecha. Siga respirando regularmente, cuente hasta 5 y después suelte. Concéntrese conscientemente en la sensación de relajación, y disfrútela.

  5 veces

 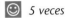 ## YOGA DE LOS DEDOS PARA LA FRESCURA

Ejercicio 1
◆ Coloque el pulgar derecho entre el pulgar izquierdo y el índice. Haga presión con el izquierdo durante unos segundos sobre el derecho. Mientras, inhale y exhale regularmente.

Ejercicio 2
◆ Coloque las manos de modo que el pulgar derecho se encuentre sobre el izquierdo y lo oprima ligeramente.

Así funciona esto
◆ Los ejercicios de yoga para las manos se llaman mudras para los dedos. Según la concepción budista, las mudras incrementan la comunicación con lo divino, y en el hinduismo, también se

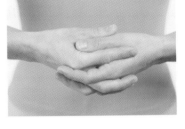

usan con fines medicinales. Así, hay mudras para la relajación, contra los dolores de cabeza, para incrementar la circulación, etc. La efectividad de las mudras se debe a que en cada una de las puntas de los dedos existen unas 4,000 terminales nerviosas, las cuales al parecer se encuentran en contacto con los órganos y ejercen influencia sobre ellos.

  ## UN VIAJE FANTÁSTICO CONTRA BLOQUEOS MENTALES

Ejercicio
◆ Siéntese cómodamente a la mesa, apoye los codos en ella y sostenga suavemente con ambas manos la cabeza, ponga los dedos sobre las sienes. Cierre los ojos.
◆ Váyase, pues, en un viaje fantástico: se encuentra usted acostado sobre una hermosa playa, se oye el sonido del mar, las palmeras se mueven con el viento y usted siente los cálidos rayos del sol en la piel mientras deja que la arena resbale entre sus dedos. Sienta cómo fluye por su cuerpo una energía nueva con la fuerza de los rayos del sol.

◆ Después de 5 minutos abra los ojos, bostece y estírese lo más que pueda.

 2 o 3 veces por semana

BOCADILLOS PARA PENSADORES

Quien tiene que hacer un esfuerzo muy grande durante muchas horas, debe alimentar su cerebro de manera óptima, con nutrientes. Normalmente una alimentación equilibrada cumple esta tarea, pero en la medida en que aumentan los requerimientos intelectuales, hay que alimentar más al cerebro para apoyarlo. Para ello existen bocadillos energéticos con muchos carbohidratos. Podemos reforzar las células cerebrales con bocadillos. El plátano contiene serotonina, sustancia que interviene en la transmisión de impulsos entre células cerebrales. Semillas, nueces y frutas secas son ricas en sustancias vitales: contra el cansancio, una barrita de ajonjolí suministra lecitina, ácido silícico y selenio; frutas secas, como nueces y almendras, aportan magnesio. Los brotes contienen la energía necesaria para una nueva planta, son ricos en vitaminas y minerales.

BEBIDA DE GERMINADOS

¹/₂ taza de germinados
de semillas de girasol
¹/₂ taza de germinados
de almendra
2 tazas de agua
Sal

◆ Ponga los germinados de girasol y de almendra, agrégueles el agua y lícuelos perfectamente; añada sal al gusto.

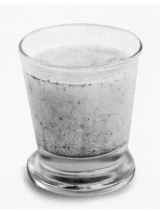

COCTEL DE FRUTOS SECOS Y SEMILLAS

Frutas secas:
Chabacanos, plátanos, higos, manzanas, pasas, duraznos, ciruelas pasas

Frutos secos:
Avellanas, nueces de Castilla, nueces del Brasil, nueces de acajú, cacahuates, coco seco rallado, almendras

Semillas:
Linaza, girasol, ajonjolí, piñones, pistaches, pepitas de calabaza

◆ Mezcle todos los ingredientes de este coctel que más le gusten. Debe tomar en cuenta, además, dos puntos:

◆ Utilice solamente fruta que no tenga residuos de azufre.
◆ Conserve la mezcla en un lugar seco, frío y oscuro. Por ejemplo, guárdela en una lata, y use papel pergamino como aislante.

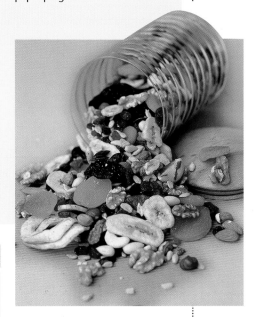

BOCADILLOS DE AJONJOLÍ

Para unas 10 porciones
200 g de miel líquida
2 cdas. soperas de mantequilla
¹/₂ cdita. de canela
¹/₂ cdita. de vainilla
150 g de ajonjolí con cáscara

◆ Caliente la miel, la mantequilla, la canela y la vainilla en una sartén y bátalas. Agregue el ajonjolí y deje que se caramelice. Extiéndalo sobre papel encerado, déjelo enfriar y córtelo en pedacitos. Guárdelo en un lugar fresco.

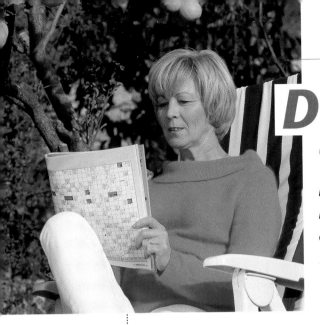

DESARROLLE SU MENTE CON EL JUEGO

El bienestar mental abarca todo lo que constituye nuestra personalidad: las facultades de percepción y concentración, la imaginación y la creatividad. Romper con los hábitos arraigados de pensamiento es ofrecer nuevos estímulos. Y esto lo podemos hacer hasta una edad muy avanzada.

El cerebro se compone de dos mitades, las cuales están unidas por una especie de "viga" y cumplen con funciones diferentes: cada una controla la mitad opuesta del cuerpo. La corteza cerebral, en la cual se desarrolla el pensamiento, está compuesta de 10 a 15,000 millones de neuronas –también llamadas células grises– que se comunican entre sí por medio de mensajes eléctricos y químicos. Al nacer, todas las neuronas del individuo están ya formadas, pero el peso del cerebro sigue aumentando a lo largo del desarrollo, debido al aumento de conexiones entre células nerviosas.

El cerebro que envejece: un mito

El cerebro de un adulto pesa en promedio 1,300 g. Entre los 20 y los 70 años pierde de 200 a 300 g. Este proceso natural, causado por la muerte celular, no lleva automáticamente a trastornos del pensamiento, pues por el enorme número de células, el desecho de éstas casi no afecta el peso. Para el bienestar intelectual es crucial saber que la red de información entre las células nerviosas es lo más importante, y que se puede entrenar a cualquier edad, cada nuevo estímulo provoca la concentración de conexiones. Con el paso de los años se vuelve cada vez más importante estimular el aparato del pensamiento con nuevas impresiones, ya que a diferencia de lo que pasa en la niñez y en la juventud, cuando en la escuela, por educación y la propia curiosidad, creamos un flujo constante de nuevos estímulos para el cerebro, pero en la vejez dejamos con frecuencia que predominen la rutina y la comodidad. Una manera de introducir ejercicios que agudicen los sentidos y la imaginación, en su rutina diaria y estimulen su creatividad, la encuentra en este programa.

¿Racional o sentimental?

¿Se ha preguntado alguna vez por qué algunas personas parecen ser mucho más racionales, mientras que en otras dominan más bien los sentimientos y pueden comprender mejor los contextos emocionales?

▶ Lo que ocasiona esto es la división del cerebro en mitad derecha y mitad izquierda. Ambas mitades gobiernan los lados del cuerpo que se encuentran frente a ellas, pero también son las responsables de realizar diferentes tareas.

▶ En la mitad izquierda están los centros del habla, de la lectura y el cálculo, de la razón, de la lógica, del pensamiento analítico, de los detalles y de la percepción del tiempo.

▶ En la mitad derecha se encuentran facultades como la percepción del espacio, la intuición y la creatividad, y también la comprensión de textos. Además, en la mitad derecha se alojan los recuerdos y las opiniones, y la concepción en imágenes también se encuentra ahí.

Aprenda a pensar en lo que está próximo y allane el camino a nuevas impresiones y nuevas oportunidades de solución.

Las mujeres piensan de otra manera

El cerebro de las mujeres y el de los hombres están estructurados de manera un tanto distinta. Así, suele decirse que las mujeres comprenden mejor las emociones, que hablan más y mejor, y que saben escuchar mejor, mientras que al parecer a los hombres se les facilita más el pensamiento abstracto, comprenden mejor el espacio y pueden llegar a conclusiones matemáticas mayores.

En la mayoría de los hombres domina la mitad izquierda del cerebro; las mujeres en cambio emplean ambas mitades de manera equilibrada en todas sus tareas, el puente entre ambas mitades de su cerebro está, las más de las veces, mejor desarrollado que en los hombres, de modo que el intercambio de información entre derecha e izquierda funciona de manera más rápida e intensa. En general, diríamos que los hombres son más especializados, en tanto que las mujeres dominan campos distintos y emplean su cerebro con mayor eficiencia.

Entrene las dos mitades de su cerebro

Como el pensamiento es más efectivo cuando trabajan en colaboración las dos mitades del cerebro, los hombres deben poner especial cuidado en lograr un equilibrio que se puede obtener con ejercicios de coordinación y fases específicas de relajación. Si además de esto, se fomentan la irrigación sanguínea y el suministro de oxígeno al cerebro con el movimiento, y con una buena ingestión de sustancias nutritivas se garantiza el intercambio de información entre las neuronas, entonces podrá usted conservarse en una excelente condición intelectual, hasta una edad avanzada. Entrene las facultades del cerebro durante las siguientes 3 semanas del programa.

Ya sea que juegue ajedrez, que viaje o que baile, busque pasatiempos e incremente la capacidad de sus "células grises" con un flujo de experiencias nuevas y de intercambio con los demás.

Las fuerzas mentales pueden ser entrenadas como se entrena a los músculos

PROGRAMA DE 3 SEMANAS

JOGGING PARA EL CEREBRO

▶ Los ejercicios de coordinación **fomentan el trabajo en equipo de ambas mitades.**

▶ Rompa la rutina con los neuróbicos y **ofrézcale nuevos estímulos a su cerebro.**

▶ Mover el cerebro *(Brain-Moving)* mejora **su capacidad intelectual,** al combatir el endurecimiento de las arterias, y asegurar la irrigación del cerebro.

▶ Ejercicios de memoria: **para la concentración, la fantasía y la creatividad.**

RELAJACIÓN

▶ Una condición para el bienestar espiritual es una actitud positiva ante la vida.

▶ Hágala posible en la medida en que elimina conscientemente el estrés y la tensión, al tiempo que aumenta su concentración.

▶ Con una respiración consciente, **incrementa su estado de alerta, y le ayuda a sentirse espiritualmente fresco.**

NUTRICIÓN

El cerebro requiere cerca de 20% de la energía absorbida con la alimentación.

▶ Una alimentación bien equilibrada da al cuerpo y al alma las vitaminas y minerales que propician un impecable **intercambio de información entre células nerviosas.**

▶ Beba por lo menos 2 litros de líquido por día. Esto fomenta el intercambio de todas las sustancias importantes entre las células y los tejidos, lo cual **ayuda a la memoria.**

Mayor fuerza intelectual con coordinación

El movimiento reduce el estrés y puede evitar los bloqueos mentales. Una forma especial del movimiento son los ejercicios de coordinación, que pueden aprovechar y fomentar la capacidad del rendimiento intelectual. Los ejercicios de coordinación, por ejemplo los movimientos de cruce, activan las dos mitades del cerebro y requieren de su actuación en conjunto. También la kinesiología, en su especialidad denominada "gimnasia cerebral", emplea ese tipo de secuencias de movimientos. Se les inventó para agudizar la atención en situaciones que requieren logros excepcionales; se introducen ciertas dificultades ortográficas cuando se notan problemas para concentrarse. Incorpore alguno de los ejercicios en su programa diario.

Para que le sea más divertido ponga música con un buen ritmo

  MANOS Y PIES ENCONTRADOS

Ejercicio
◆ Siéntese muy derecho en una silla alta o sobre una mesa. Las piernas deben colgar y poderse columpiar libremente.
◆ Abra los dedos y tóquese las puntas de los dedos de ambas manos delante del cuerpo.
◆ Después columpie los brazos con un movimiento rápido hacia atrás y adelante, a los lados del cuerpo, hasta que las puntas de los dedos se encuentren nuevamente.
◆ Como incremento, coloque juntos los pies. Mientras columpia los brazos hacia delante, mantenga las piernas bastante separadas; cuando los brazos se separen al columpiarse júntelos de nuevo.

☺ ☺ *Cada uno 10 veces*

 DIBUJANDO PARA JUGAR JUNTOS

Ejercicio
◆ Imagínese que frente a la punta de su nariz se encuentra un lápiz o una pluma, dibuje ochos en el aire con este lápiz imaginario.
◆ Cuando haya dominado este ejercicio escriba con ese "lápiz" palabras sencillas o nombres en el aire. También puede dibujar cosas abstractas, por ejemplo: "la casa de Santa Claus".

☺ ☺ *De 5 a 10 "dibujos"*

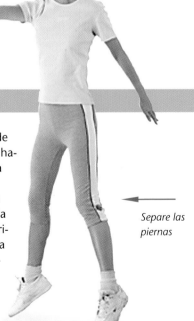

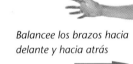
Balancee los brazos hacia delante y hacia atrás

Separe las piernas

  MARIONETA EN ACCIÓN

Ejercicio
◆ Para que el cuerpo se afloje empiece a saltar como si fuera una marioneta. Al hacerlo párese erguido con las piernas cerradas, y las manos juntas sobre la cabeza. Al saltar, los brazos tendrán que moverse lateralmente hacia abajo, mientras las piernas se separan. Suba nuevamente los brazos y mantenga las piernas juntas.
◆ Mantenga el movimiento de las piernas, mueva los brazos hacia delante del cuerpo y hacia abajo, alternando.
◆ Después, como ya lo había hecho, mueva los brazos hacia los lados del cuerpo, hacia arriba y hacia abajo como si fuera a caminar y salte hacia delante y hacia atrás.

☺ ☺ *Cada uno 10 veces*

CRUZANDO BRAZOS Y PIERNAS

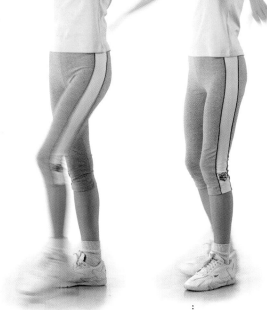

Ejercicio

◆ Balancee los brazos rítmicamente a la altura de los hombros y crúcelos, es decir, primero mueva el brazo derecho y crúcelo sobre el izquierdo y después al contrario. Las palmas de las manos deben estar volteadas hacia abajo. Después de haber balanceado los brazos durante un rato frente al cuerpo (todo el tiempo que pueda), repita este ejercicio alternando los brazos adelante y atrás del cuerpo. Cuando lo haga hacia atrás, las manos se cruzarán casi a la altura de la cadera; mientras lo hace, cruce las piernas; dé un paso con la pierna derecha poniendo la izquierda delante de ésta, y después ponga la pierna izquierda delante de la derecha. Cruzando los miembros, desplácese hacia la derecha. Dé un paso lateral con cada una de las pier-

nas, y regrese. Cuanto más practique, más seguro se sentirá.

Aumentando

◆ Mueva los brazos como antes, mueva la pierna izquierda y colóquela frente a la derecha hacia la derecha, después coloque la pierna derecha frente a la izquierda hacia la izquierda, y así sucesivamente.

  Una vez con cada pie cruzando adelante y atrás, 10 veces en total

---

DIRIJA COMO UN PROFESIONAL

Preparación

◆ Imagínese que está dirigiendo una orquesta, ponga su música favorita, llame la atención de los músicos, y levante su imaginaria batuta.

Ejercicio

◆ Levante ambos brazos a la altura de los hombros, con una mano más alto que la otra.
◆ Dibuje en el aire, con ambos brazos al mismo tiempo, algunos ochos. La mano izquierda deberá empezar desde la mitad del ocho hacia la izquierda y hacia arriba, y la mano derecha empezará desde

la mitad del ocho hacia la derecha y hacia arriba.
◆ Después de que haya dibujado el arco externo de su ocho y que haya llegado una vez más a la mitad, dibuje con los brazos cruzados el arco interno. Después invierta la dirección de los movimientos durante la otra mitad del tiempo.

  De 5 a 10 min.

¿PARA NIÑOS?

Ejercicio I

◆ Tal vez conozca usted este ejercicio de su niñez: ponga la mano derecha sobre su cabeza y la izquierda sobre su estómago. Dése unas palmaditas en la cabeza, mientras soba su estómago con movimientos giratorios.

Ejercicio II

◆ Acaricie su ombligo con la mano izquierda y hacia la derecha, mientras acaricia con la derecha la parte baja de la clavícula hacia la izquierda. Después invierta la dirección a la mitad del tiempo.

  Diariamente 1 ejercicio

NEURÓBICOS: ROMPA LA RUTINA DIARIA

L as fuerzas mentales se pueden entrenar al máximo, hasta en edad avanzada, lo que las mantiene en acción intelectual, por lo cual nunca es tarde para empezar. Un entrenamiento específico para el cerebro viene de Estados Unidos: los neuróbicos. No exigen mucho tiempo ni tampoco la realización de tareas difíciles para el ejercicio mental, sino que modifican la rutina para que siempre ofrezca nuevos estímulos.

Los neuróbicos fueron tomados de los niños, porque ellos observan el medio ambiente con todos sus sentidos. Tocan objetos y los huelen, en tanto que los adultos usan ante todo el sentido de la vista. Con los neuróbicos se recupera la curiosidad infantil y se emplean todos los sentidos.

 ACTIVE SU PENSAMIENTO ESPACIAL

Ejercicio
◆ Tómese un cuarto de hora por semana para ordenar en forma diferente la disposición de las cosas que se encuentran sobre su escritorio.
◆ Coloque el teléfono, la perforadora, la papelera o el calendario en otros lugares.
◆ Esto hará que cada vez que estire la mano, el cerebro se tenga que adaptar a una situación nueva, y reaccione a ella.
◆ También puede colocar los objetos que rodean su escritorio en otro lugar, por ejemplo, ponga el cesto de los papeles en otro lado, o distribuya las carpetas de su trabajo en otro orden dentro del archivero.

  Una vez por semana

 ESTO LO HACE CON LA IZQUIERDA

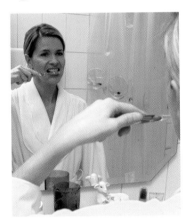

Ejercicio
◆ Lávese los dientes o péinese con la mano izquierda; si es zurdo, hágalo con la derecha. Así activa la mitad de su cerebro que menos usa, ya que los movimientos con la derecha requieren la parte izquierda del cerebro, y los movimientos con la izquierda necesitan la derecha. Después de este inusitado arreglo personal, tendrá que tomar el café con la izquierda (o bien con la derecha).
◆ Como refuerzo, intente escribir con la mano izquierda.

  Hágalo cada mañana

 SENTIR EN LUGAR DE VER: ENTRENAMIENTO DE LOS SENTIDOS

Ejercicio
◆ Rompa su rutina diaria haciendo al despertar algo por su cerebro. Métase a la ducha con los ojos cerrados, o bien, utilice otros sentidos para esta actividad tan rutinaria. El cerebro generará un plan espacial del espacio de su ducha. Intente tocar el jabón y el champú y concéntrese en el aroma del gel para la ducha. Se asombrará al notar lo intenso que es el aroma, cuando el estímulo óptico falta. Busque con el tacto la toalla, y séquese con los ojos cerrados.
◆ Tome distintos objetos con la mano. Toque su forma, sienta su material y huélalos.
◆ Busque, por ejemplo, la llave del coche entre las otras llaves de su llavero sin sacar la mano del pantalón o de su bolso, o bien intente encontrar la chapa del encendido, los botones del radio y la palanca de los limpiaparabrisas con los ojos cerrados.
◆ Mientras mira la televisión, intente usar el control sin mirar las teclas.

  1 ejercicio diariamente

MOVIENDO EL CEREBRO

*E*ntre los aspectos positivos para el cuerpo, el movimiento impide el endurecimiento de las arterias, lo cual contribuye a una buena irrigación y funcionamiento del cerebro hasta una edad avanzada. El movimiento del cerebro llega más allá. Lo importante son los ejercicios, que con el movimiento ejercen un efecto sobre la buena condición intelectual y la fomentan. Para ello, existen ejercicios de coordinación que ya se mostraron, o deportes como los juegos de pelota y el baile, que exigen aprender técnicas de ejercicios de coordinación y secuencias de pasos que requieren concentración cerebral y mayor capacidad de respuesta. Un aspecto muy importante del movimiento cerebral es que tiene un efecto relajante, desactiva el estrés y exige una buena concentración.

PARA MAYOR CONCENTRACIÓN

Preparación
◆ Se requieren un limón y una silla.

Ejercicio
◆ Acuéstese de espaldas con la silla colocada atrás de su cabeza, coloque el limón entre los pies. Levante las piernas lentamente y ponga el limón sobre la silla. Después tome nuevamente el limón y regrese a la posición inicial. Mientras lo hace, tenga el cuidado de respirar normalmente.
◆ Las personas que ya tienen mucha práctica pueden eliminar la silla y poner el limón sobre el suelo.

Consejo
◆ La posición de la "vela" y "pararse de cabeza" también aumentan la irrigación del cerebro.

  1 o 2 veces por semana

BOSTECE PARA TENER MÁS OXÍGENO

Ejercicio
◆ Bostece consciente y fuertemente.
◆ Mientras lo hace, masajee la articulación de su mandíbula con suavidad.

Así funciona
◆ Definitivamente, bostezar no sólo es señal de cansancio. Al bostezar llevamos mucho oxígeno al cerebro, lo que activa la capacidad de concentración.
◆ El bostezo y el masaje contribuyen a relajar los músculos de la masticación, y estimulan, entre otras cosas, los nervios que van desde la articulación de la mandíbula hasta el cerebro.

  1 o 2 veces por semana

¿Me permite?

Bailar es uno de los ejercicios más efectivos del movimiento cerebral. Es agradable, fomenta la interacción social y exige una actividad lúdica del cerebro, por la concentración en las secuencias de pasos, y una capacidad muy rápida de reacción frente a la pareja; además de una gran sensibilidad para hacerlo. Los ejercicios de giro, por ejemplo en el vals, estimulan también el sentido del equilibrio a través del oído interno, lo cual también activa las células cerebrales.

DESAFÍE A SU CEREBRO

Definir todas las capacidades del cerebro es muy difícil o casi imposible. Podemos agrupar algunos de sus logros más importantes en los conceptos de concentración, pensamiento lógico, fantasía y creatividad. Por concentración y pensamiento lógico, la mayoría de la gente se imagina algo distinto de la fantasía y la creatividad. Sólo quien tiene fantasía es capaz de liberarse de pautas de pensamiento muy arraigadas. Y quien es creador intenta cosas, a pesar del riesgo de que le salgan mal. Todas estas capacidades pueden ser ejercitadas jugando.

Aproveche sus pausas para hacer jogging cerebral

Los versos gustan

Busque una hermosa poesía (o una balada) y apréndasela de memoria. Hacerlo ejercita la memoria y la concentración. Y tal vez encuentre usted una oportunidad de declamar la poesía en un grupo de amigos o en una reunión de trabajo.
Y sería mucho mejor que empleara su creatividad para escribir un par de versos, o una poesía, que pueda declamar durante la próxima celebración familiar.

COMPLETE PALABRAS CON IMAGINACIÓN

Ejercicio
◆ Todas las palabras de los siguientes ejemplos tienen la misma terminación. Busque todos los inicios posibles para esta terminación e intente construir más palabras. Una solución se encuentra en la pág. 360.

◆ Para las semanas 2 y 3, empiece por buscar sus propias terminaciones de palabras, escríbalas cinco veces y después busque los distintos inicios para formar más palabras.

 1 vez por semana

....*ac*........ ción	....*cuchich*... ear
.... ción	.... ear
.... ción	.... ear
.... ción	.... ear
.... ción	.... ear

CONCENTRACIÓN Y CREATIVIDAD

Ejercicios
◆ Cada vez que vaya en su coche, sobre todo si va por alguna carretera, intente ir ordenando los distintos símbolos de los estados que aparecen en las placas y que usted no conoce. Cuando llegue a su casa, búsquelos en algún atlas de carretera. Después de un rato se dará cuenta de cuántos símbolos "almacenó" en su memoria.

◆ Si va acompañado de alguien, intente construir frases chistosas asociadas con las letras de las placas: "363 PiZZas", por ejemplo. Esto divierte y además fomenta la creatividad.

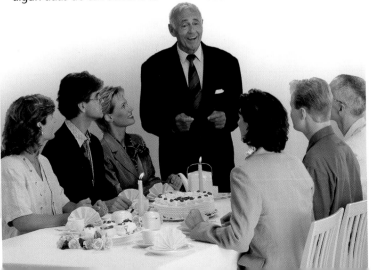

ECHE LA SUERTE CON CERILLOS

Ejercicio

◆ Los juegos de azar en los que se utilizan cerillos son una excelente oportunidad de reordenar sus pensamientos mientras juega, y de encontrar nuevas soluciones. Empiece con el siguiente ejercicio.

◆ Coloque 16 cerillos de manera que, como aparece en la ilustración, formen 5 cuadrados. Después de ello tendrá que mover 2 cerillos, para que al final le queden sólo 4 cuadrados. La solución se encuentra en la pág. 360.

◆ Busque otros juegos interesantes, por ejemplo, en un libro o en una revista de acertijos y crucigramas, y juegue.

☺ ☺ *1 o 2 veces por semana*

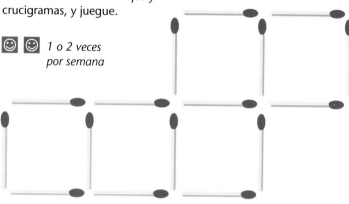

ACTIVE SU INVENTIVA

Ejercicio

◆ Quizá alguna vez jugó a cantar aquello de "Una mosca parada en la pared, en la pared, en la pared", sustituyendo todas las vocales primero por "a", luego por "e" y así con todas. Inténtelo con otras oraciones. O sustituya las consonantes por una sola, o repita cada cada sílaba con "p": "yopo tepe quipieperopo".

◆ Para ejercitar la fantasía y la creatividad busque una frase larga y chistosa que contenga una gran cantidad de consonantes "r".

◆ Después pida que un compañero la repita en "chino", es decir, sustituyendo todas las "r" por "l". Y si están en grupo, sus amigos tendrán que adivinar de qué frase se trata.

Consejo

◆ La concentración se entrena también al hablar y escuchar.

☺ ☺ *1 o 2 veces por semana*

SOPA DE LETRAS PARA LA CONCENTRACIÓN

Ejercicio

◆ En la columna de palabras de al lado se cambió el orden de dos letras por otras dos. Corríjalas de modo que se vea el orden correcto de las palabras (la solución en la pág. 360).

◆ Durante la semana 2 pídale a alguien más que piense en 10 palabras distintas e intercambie el orden de tres letras de estas palabras. Después escríbalas.

Durante la semana 3, intercambie cuatro letras.

Consejo

◆ Este ejercicio ayudará a su concentración, sobre todo cuando trate de colocar muchas palabras en el menor tiempo posible.

 ☺ ☺ *1 o 2 veces por semana*

aetopuerro
onacifi
sacocarchos
pucasantas
aumotóvil
cuanorde
tarporretratos
licagrafía
redesincia
aupitosta

EN LA PAZ ESTÁ LA FUERZA

*U*na persona tranquila y relajada tiene una actitud positiva ante la vida, que es lo más importante para una buena condición corporal e intelectual. Lo cual no quiere decir que a partir de hoy vaya usted a abandonar la rutina, ya que después de unas vacaciones de sólo 3 semanas de pereza, tenemos que reponer muchas de nuestras capacidades mentales. En cambio, la relajación dirigida produce armonía entre las mitades izquierda y derecha del cerebro, lo cual es imprescindible para un buen trabajo intelectual.

Y también depende de que introduzca fases regulares de relajación en su rutina, y de que se dé tiempo para hacer tareas que lo calmen y al mismo tiempo estimulen su mente.

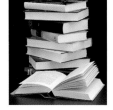

Leer educa,
relaja y es un entrenamiento excelente para el cerebro. Tome uno de sus libros favoritos y lea en voz alta.

 RESPIRACIÓN ALTERNADA DEL YOGA

Ejercicio
◆ Siéntese relajado y erguido, y coloque sus dedos índice y medio sobre la nariz.
◆ Tape la fosa izquierda de su nariz con el dedo anular, mientras respira a través de la fosa derecha contando hasta 8. Sostenga la respiración y cuente hasta 4, antes de cerrar con su pulgar la fosa nasal derecha y contar hasta 8 mientras saca el aire por la fosa izquierda. Retenga el aire y cuente hasta 4, antes de volver a iniciar la cuenta de 8 para volver a inspirar, pero ahora empezando por el lado izquierdo. Repítalo alternando su inicio por la izquierda o por la derecha.

Consejo
◆ Este ejercicio de respiración incrementa el estado de alerta y la frescura intelectual.

  3 o 4 veces diarias

 RELAJACIÓN Y CONCENTRACIÓN

Ejercicio
◆ Siéntese cómodamente con las piernas cruzadas y cierre los ojos.
◆ Respire varias veces consciente y profundamente con el estómago y exhale.
◆ Concéntrese en la respiración. Mientras inspira piense en "OM" y mientras exhala piense en "AH".

◆ Después puede pronunciar ambas locuciones incorporándolas al ritmo de su respiración.

Consejo
◆ Este ejercicio proviene del budismo tibetano, donde se usa frecuentemente para la meditación. Produce relajación y concentración.

  Diariamente de 5 a 10 min.

Jaque al estrés

¿Hace cuánto que jugó su último partido de ajedrez? Este juego de reyes es capaz de relajar poderosamente y requiere la capacidad de pensamiento lógico.
▶ Jugar regularmente ajedrez tiene un efecto positivo sobre la concentración, el pensamiento estratégico y la capacidad de comprensión espacial. Al mismo tiempo divierte y propicia el intercambio social, que son factores importantes para una perspectiva más relajada de la vida.

▶ Juéguelo en sus ratos libres con sus amigos, o bien ponga un tablero de ajedrez en su trabajo, para que quien entre en su oficina intente hacer una jugada. Así no habrá ni ganadores ni perdedores.
▶ También el juego de mesa japonés llamado "GO" requiere concentración y una capacidad estratégica de pensamiento.

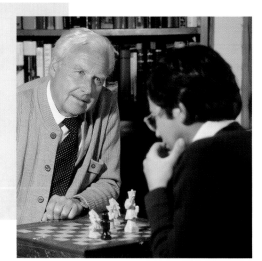

CÓMASE LA SABIDURÍA

Nuestro cerebro produce resultados sorprendentes cada día. Por esa razón, requiere de un consumo muy grande de energía, ya que aun cuando sólo constituye del 2% al 3% del peso del cuerpo, nuestro cerebro consume cerca de un 20% de la energía que nos brinda la alimentación. Así, no da lo mismo comer cualquier cosa que las sustancias nutritivas óptimas para el desarrollo de nuestra vida, las adecuadas para un rendimiento intelectual perfecto. Esto será más comprensible si se sabe que el intercambio de información entre las neuronas se produce mediante sustancias transmisoras, cuya cantidad y composición se ven influidas por la alimentación. También es muy importante beber 2 litros de líquidos, necesarios para el intercambio de sustancias entre las células y los tejidos.

COLINABO GRATINADO

2 colinabos, 1 rebanada de jamón, 50 g de queso Camembert, perejil, sal, nuez moscada, mantequilla, 125 ml de leche

◆ Pele los colinabos y córtelos en rodajas finas. Corte el queso en cuadritos, y el jamón en tiras. Lave el perejil y píquelo finamente. Mezcle los ingredientes, sazónelos y póngalos en un molde refractario. Caliente la leche, y añádala al guiso. Hornee durante unos 30 minutos a 200° C.

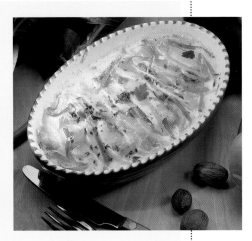

SU CEREBRO NECESITA ESTO

Nutrientes	Manera de actuar	Contenidos en
Aminoácidos	Fomentan la capacidad de rendimiento	Productos lácteos, frutas secas
Carbohidratos complejos	Dan energía y mantienen constante azúcar en la sangre	Pan y pastas de trigo integral, papas
Vitaminas (especialmente A, C, B y E)	Actúan como antioxidantes, refuerzan los nervios, mejoran la circulación	Frutas y verduras, productos de trigo integral, levadura, aceite vegetal
Sustancias minerales/oligoelementos (calcio, magnesio, potasio, hierro, boro)	Dirigen procesos importantes del metabolismo y ayudan a la constitución de la sangre	Frutas y verduras, productos lácteos y de trigo integral, nueces y semillas

¿Con frecuencia se siente cansado o sobrecargado? Deje que lo examine su médico para ver si está padeciendo falta de sustancias nutritivas específicas.

PASTA INTEGRAL CON SALSA DE QUESO GORGONZOLA

60 g de pasta de trigo, 150 g de brócoli, 1 cebolla, 25 g de queso Gorgonzola, 2 cdas. de crema, mantequilla, 100 ml de agua, $1/2$ cdita. de levadura líquida, sal, pimienta, nuez moscada, jugo de 1 limón, 1 cdita. de almendras picadas

◆ Ponga a cocer la pasta en agua con sal, separe el brócoli en

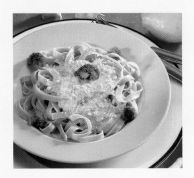

rosetas y lávelo, pique la cebolla y el queso en cuadritos, y mézclelos con la crema.
◆ Acitrone la cebolla en la mantequilla, añada el brócoli, el agua y las especias, y deje hervir 15 minutos. Licue la mezcla, agréguele la verdura y recaliéntela. Sirva todo en un platón, báñelo con la salsa y espolvoréele las almendras picadas.

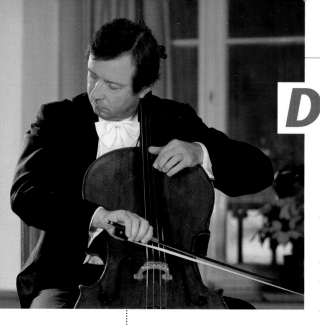

DISFRUTE EL MUNDO DE LOS SONIDOS

El oído es la puerta para el mundo de las voces, los sonidos y los ruidos. Sus complicados mecanismos transmiten al cerebro no sólo los tonos agradables, sino también los desagradables, y nos permiten orientarnos de manera muy refinada en el espacio y no perder el equilibrio.

El órgano del oído es un sistema diseñado a base de tejidos muy finos, cavidades, huesecillos y zonas capilares. Percibe hasta las más imperceptibles ondas sonoras, que se esparcen en forma de ondas, las cuales se captan a través del pabellón auricular y en el interior del oído se convierten en impulsos nerviosos, que el cerebro registra. El oído se divide en oído externo, medio e interno. La oreja y el conducto auditivo constituyen el oído externo. Las glándulas que se encuentran en la piel del conducto auricular secretan cerilla, la cual impide que cuerpos externos como las bacterias, la mugre y el agua penetren en los delicadísimos espacios del oído interno.

Esta entrada termina en el elástico tímpano, que se modifica con las oscilaciones de las ondas sonoras, transmitidas por medio de los huesecillos del oído hasta el oído medio. Los tres huesecillos, el martillo, el yunque y el estribo se llaman así por su forma, y están ordenados en una cadena, a través de la cual las oscilaciones del tímpano se traducen en energía por la presión y la mandan al oído interno.

La cóclea, el verdadero órgano del oído

En el oído interno se encuentra la cóclea o caracol, el órgano cortical que contiene al verdadero órgano del oído; tiene forma de espiral y está lleno de un líquido pegajoso que corre a través de su conducto, a lo largo de éste, y sobre una tira de hueso hay cerca de 20,000 minúsculos vellitos que convierten las oscilaciones en complicados procesos químicos e impulsos nerviosos que, a través del nervio auditivo, llegan al centro auditivo del cerebro. Allí es donde la percepción los descifra en palabras, música o ruidos.

Ayuda para problemas auditivos

Casi 20% de la gente de los países industrializados tiene un daño en el oído. Los auxiliares para la audición ofrecen una solución del campo de la acústica, que ayuda a evitar el aislamiento, aunque a muchos los avergüenza usar un aparato.

▶ Consulte a su medico al menor indicio de perturbación del oído. Cuanto antes se haga una audiometría, mejor será su tratamiento.

▶ Muchos seguros de gastos médicos pagan el costo de los aparatos auditivos. Junto con aquellos en que el micrófono se cuelga detrás de la oreja, hay aparatos que se insertan en el pabellón de la oreja y no se les ve. En los últimos años se han diseñado los sistemas de implantes en el aparato auditivo, que son muy valiosos para dificultades auditivas graves o sordera total.

▶ Los aparatos deben ser ajustados por un médico especialista, pues no sólo hay que reforzar los tonos, sino también filtrarlos.

También allí se encuentra el órgano del equilibrio, compuesto por tres conductos en forma de arco, llenos de líquidos linfáticos. Por la inercia de los líquidos, se forman ligeras corrientes a cada movimiento de la cabeza, que son registradas como impulsos nerviosos que llegan al cerebro. Cuando el equilibrio está en peligro, estos impulsos producen reacciones reflejas del aparato muscular y de los ojos, y modifican la postura del cuerpo.

Causas de mala audición

El ruido es una de las causas más frecuentes de disturbios auditivos. La intensidad del sonido se mide en decibeles. Se considera que los ruidos que producen, por ejemplo, algunos aparatos electrodomésticos de cocina, o los que produce un camión de carga que pasa cerca se encuentran entre 85 y 90 decibeles. Si estamos expuestos a diario al ruido durante mucho tiempo, es posible que se dañe nuestro oído. El ruido continuo produce excesivo estímulo de las células de los sentidos. Ruidos fuertes como el de un estallido pueden causar sordera temporal.

Cuando aumenta la edad, va dejando de funcionar bien la capacidad auditiva, en un proceso que comienza cerca de los 40 años. La causa de la disminución de la función auditiva es el menor funcionamiento de las células capilares de los sentidos. El ruido y el estrés, y también los medicamentos, las infecciones virales y una mala circulación pueden causar alteraciones de la función auditiva. Mala posición de las vértebras cervicales o la mandíbula, el colesterol muy alto o un elevado nivel de grasa en la sangre, así como alta presión sanguínea pueden ser los causantes de ello. Estos factores también pueden provocar una pérdida aguda del oído, que se produce repentinamente en uno o ambos oídos y que pueden ser la causa de tinnitus, que por lo general produce ruidos silbantes, murmullos o zumbidos. En ocasiones, sólo se escuchan temporalmente, mas pueden llegar a ser permanentes. En caso de que se presenten trastornos auditivos, acuda al médico pronto, ya que éstos pueden conducir a un trastorno auditivo, o peor todavía, a una sordera permanente. Este programa le enseña cómo evitar los daños auditivos. Elimine de inmediato el estrés y aprenda a incrementar la irrigación sanguínea del oído, al mismo tiempo que entrena su equilibrio.

Ciérrele la puerta al ruido

▶ Federico P., de 48 años, padeció durante años de inquietud, dolores de cabeza, cansancio y alteraciones del ritmo cardiaco. Los medicamentos sólo le proporcionaban alivio a corto plazo. Su médico ya no sabía qué hacer. Después de una visita domiciliaria a su paciente por una infección gripal, se dio cuenta del enorme ruido ambiental del tránsito de la calle, así que le aconsejó a su paciente que instalara ventanas aislantes de ruido. Pocas semanas después, los síntomas habían desaparecido casi por completo.

PROGRAMA DE 2 SEMANAS

EJERCICIO

Una "cura" para los oídos que incrementa la capacidad auditiva y el sentido del equilibrio mediante:
▶ Masajes y ejercicios de postura, para una **mejor irrigación sanguínea.**
▶ Prácticas de yoga para **entrenar la coordinación y el equilibrio.**

RELAJACIÓN

La tensión corporal y anímica afectan al oído.
▶ **Haga desaparecer las tensiones** y propicie una buena irrigación sanguínea con masajes y acupresión.
▶ Aprenda a escuchar el silencio, para que de esa manera pueda **activar una percepción consciente.**

NUTRICIÓN

▶ Ayude a su oído tomando alimentos que contengan mucha vitamina B_6, ya que ésta mejora la irrigación sanguínea.
▶ **Evite el endurecimiento de los vasos sanguíneos del oído** prescindiendo de los ácidos grasos poliinsaturados.

IRRIGACIÓN DEL OÍDO AUMENTADA

Los ruidos que no cesan después de unos cuantos momentos, acompañados de disminución de la audición y mareos, son síntomas de una disminución del oído. Consulte a su médico.

El oído interno es especialmente sensible a trastornos de la irrigación sanguínea. Todos los deportes de resistencia, por ejemplo el trote (consulte las págs. 236 y 237) o el esquí de fondo, que refuerzan la respiración y la circulación, también refuerzan la irrigación sanguínea del órgano auditivo.

Las actividades deportivas ayudan a eliminar el estrés, que en muchos casos es una de las causas de la sordera aguda o tinnitus. Los ejercicios que subrayan la coordinación de movimientos ayudan asimismo a entrenar el equilibrio, que también depende del oído interno.

MANTENGA EL EQUILIBRIO

Ejercicio
◆ Siéntese en un banco alto o sobre una mesa. Deje que sus piernas se columpien.
◆ Estire los brazos a los lados y levántelos a la altura de los hombros. Apoye el peso de su cuerpo a la derecha, hasta que casi se caiga de lado. Vuelva lentamente a la posición anterior, apoye su peso hacia el lado izquierdo, y al hacerlo, empuje sus brazos horizontalmente.

Así actúa
◆ Este ejercicio fomenta el equilibrio y la circulación del oído medio.

 2 o 3 veces a la vez, 1 o 2 veces por semana

SIGA LA HUELLA

Ejercicio 1
◆ Busque una línea recta sobre el piso, como los bordes del parquet o de los mosaicos, o bien, trace una línea recta de aproximadamente 2 m, con un gis.
◆ Recorra esta línea recta con los ojos cerrados. Cuando llegue al final de esta línea trazada por usted mismo, abra los ojos y vea si se desvió de la recta.
◆ Después repita el ejercicio en la dirección contraria.

Ejercicio II
◆ Párese erguido sobre una pierna, cierre los ojos y estire los brazos hacia los lados. Intente equilibrar las "oscilaciones" eventuales con los brazos.
◆ Repita el ejercicio con la otra pierna.

Así funciona
◆ Con este ejercicio pondrá a prueba su sentido del equilibrio, y lo podrá entrenar.

 2 veces cada uno, 1 o 2 veces por semana

Restablezca el equilibrio de la presión

Cuando la presión externa cambia repentinamente, como en un viaje a las montañas, al bajar en elevador, o durante un vuelo en avión, el oído puede tronar, o cerrarse por completo.
▶ El oído reacciona al ascenso y descenso de presión con una presión bloqueada, que también puede ser dolorosa, así como con una disminución sensible del oído.
▶ A través de la trompa de Eustaquio, que conecta al oído medio con la cavidad nasofaríngea, se tiene que producir un equilibrio de presión entre la cavidad de la garganta y el oído medio. Esto puede lograrse fácilmente mediante los bostezos o tapándose la nariz, cerrando la boca y exhalando, o bien, mascando chicle.
▶ En caso de infección del oído medio, la presión interna del oído se incrementa; cuando esto suceda, evite viajar en avión.

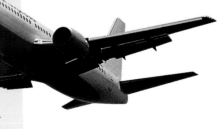

MASAJE EN REDONDO PARA LA OREJA

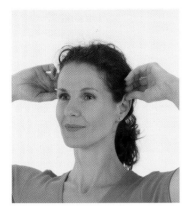

Ejercicio I
◆ Siéntese derecho en una silla o en un banco.
◆ Tire de la punta de sus orejas hacia arriba, como si quisiera alargarlas. Mantenga esta tensión durante unos 5 segundos, y después suéltelas.

Ejercicio II
◆ Enrolle la oreja hasta la mitad y después desenróllela. Siga enrollándola varias veces en la misma forma.

Así funciona
◆ Jalar y enrollar la oreja en todas direcciones incrementa su circulación sanguínea.

  Cada uno, de 7 a 8 veces por semana

YOGA: EJERCICIO EN "T" PARA EL EQUILIBRIO

Ejercicio
◆ Párese erguido. Estire los brazos por encima de la cabeza, manteniendo unidas las palmas de las manos. Inhale y exhale con regularidad.
◆ Inspire profundamente, levante su pierna derecha hasta un ángulo de 45° y manténgala extendida. Mantenga fija su atención en un punto de la pared, para que pueda mantener un buen equilibrio.
◆ Mientras exhala, incline el torso erecto hacia delante, hasta que forme un ángulo de 90°, mientras la cabeza, la espalda y la pierna forman una sola línea. Respire profunda y regularmente y mantenga esta posición durante unos 10 segundos.
◆ Repita este ejercicio con la pierna izquierda.

Así funciona
◆ Este ejercicio educa el sentido del equilibrio.

 De 1 a 2 veces por semana

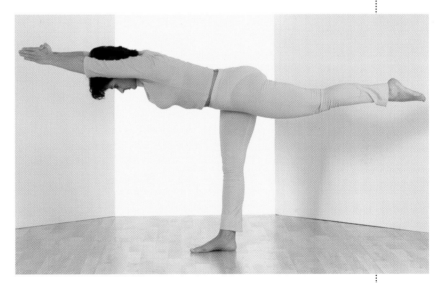

MOVIMIENTOS PARA EL OÍDO INTERNO

Ejercicio
◆ Siéntese derecho sobre una silla, mantenga erguida la espalda mientras empuja la cabeza lo más que pueda hacia delante. Tenga cuidado de mantener los hombros erguidos hacia atrás. Después regrese la cabeza hacia atrás y vuelva a empezar.

Así funciona
◆ Este ejercicio favorece la irrigación del oído interno.

  De 5 a 8 veces, 2 veces por semana

CONFÍE EN SUS OÍDOS

 ESCUCHANDO EL SILENCIO

 MASAJE DE HOMBROS Y DE NUCA

 ACUPRESIÓN CONTRA LA TENSIÓN

E l oído es muy complicado y está propenso a perturbaciones. Y sobre todo en situaciones de tensión, reacciona con mucha sensibilidad. En muchas enfermedades como la sordera aguda o tinnitus, las causas pueden ser tensiones corporales o anímicas.

Por eso hay que tratar de evitarlas, y para ello haga pausas de calma en su rutina diaria. Al hacerlo intente sobre todo reducir los ruidos excesivos, que se producen por los sonidos de la calle, los aparatos de oficina ruidosos, los timbres chillones e insistentes del teléfono, o aquellos que producen los radios y los audífonos. Los ejercicios de esta página (de los cuales usted deberá hacer uno diariamente), le permitirán tranquilizarse y desatar las tensiones que se manifiestan de forma negativa en el oído.

Con las técnicas de relajación, por ejemplo el entrenamiento autógeno, es posible lograr resultados sorprendentes en caso de sordera aguda. Mas para ello hay que realizarlos con regularidad. Si padece usted de esto, inscríbase en un curso, para aprender este método de relajación.

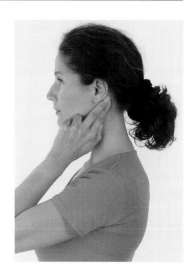

Luz roja
Los músculos tensos del área de los hombros y la nuca pueden causar problemas en el oído. Las irradiaciones con rayos infrarrojos son excelentes, junto con los masajes, para acabar con las tensiones.

ESCUCHANDO EL SILENCIO

Preparación
◆ Desconecte el teléfono y también todos los productores de ruido de su hogar, como el radio, el televisor, etc.

Ejercicio
◆ Póngase ropa holgada y cómoda, y acuéstese boca arriba sobre el piso (de preferencia sobre un tapete o una manta), y respire lenta y profundamente, inhalando y exhalando hasta que el cuerpo esté en completa calma.
◆ Ahora escuche perfectamente este silencio. Dése cuenta de todos los sonidos que normalmente no oye.

MASAJE DE HOMBROS Y DE NUCA

Preparación
◆ Mezcle previamente su aceite, ya que esto hace más agradable el masaje y evita que después haya una sensación de ardor. Pídale a la persona que le dé el masaje que caliente el aceite en las palmas de las manos antes de hacerlo.

Ejercicio
◆ Siéntese erguido y relajado sobre una silla. La otra persona tendrá que empezar a masajearlo desde la nuca hasta el nacimiento del cabello hacia abajo y hasta los hombros.
◆ Descienda hasta los omóplatos mientras hace un movimiento circular con la yema de los dedos pulgares, junto a la columna vertebral.
◆ La parte que rodea los omóplatos también tiene que masajearse con movimientos circulares.

ACUPRESIÓN CONTRA LA TENSIÓN

Ejercicio
◆ Localice el punto de acupresión (vea a la derecha) que se encuentra detrás de la oreja, en el cráneo.
◆ Haga ligera presión con el dedo medio sobre este punto, y mantenga la presión. Si encontró el punto correcto, sentirá un poco de dolor.
◆ Cuando sienta que el dolor se desvanece, deje de presionar.

  De 1 a 2 veces

EVITE ENFERMEDADES, CON VITAMINAS

Una alimentación que contribuya a incrementar la irrigación sanguínea ayuda asimismo a conservar la capacidad auditiva. Algunos médicos también utilizan alimentos que contienen mucha vitamina B_6 (piridoxina), como medicamentos, en casos de sordera aguda y tinnitus. Los aguacates, las papas, los garbanzos, el pescado, el ajo, las lentejas, el poro y las nueces tienen muchísima vitamina B_6.

La falta de manganeso puede ser la causa de zumbidos en el oído. Y ese déficit puede arreglarse con avellanas, cacahuates, chícharos y semillas de trigo integral.

TALLARÍN DE AZAFRÁN CON SALSA DE LENTEJAS

1 chalote
1 diente de ajo machacado
Aceite de oliva
3 cdas. de lentejas rojas
300 ml de consomé de verduras
$^1/_2$ cdita. de azafrán
1 pizca de cúrcuma
1 cda. de crema ácida
Sal y pimienta
800 g de tallarines

◆ Pele el chalote y píquelo finamente, machaque el ajo, ponga ambos a acitronar en una sartén, en el aceite de oliva caliente, sin que se quemen.

◆ Lave las lentejas con agua fría. Ponga el consomé, las lentejas, el azafrán, la cúrcuma y la crema agria en una olla a fuego lento, y déjelas hervir durante 15 minutos. Sazone con sal y pimienta.

◆ Ponga a cocer los tallarines en agua hirviendo de 6 a 8 minutos, después viértalos en un colador y cuando se hayan escurrido, sírvalos en un platón previamente calentado.

◆ Antes de servir, espolvoree un poco de ajonjolí negro sobre la salsa de lentejas, revuélvala y sírvala sobre los tallarines.

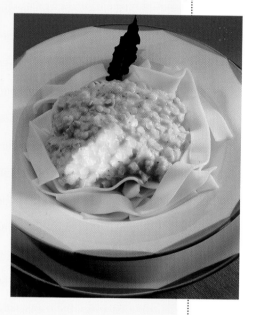

TOSTADA DE AGUACATE

$^1/_2$ aguacate, 50 g de camarones, 1 diente de ajo machacado, 1 cdita. de jugo de limón, 2 cdas. de aceite de girasol, pimienta recién molida, sal, cebollines, 1 cdita. de miel, 1 hoja de lechuga, 1 pan tostado

◆ Pele el aguacate y córtelo en cuadritos. Mézclelos con los camarones y el ajo. Haga una marinada de jugo de limón, aceite, pimienta, sal y miel, agréguela y revuelva.

◆ Tueste el pan, coloque encima la hoja de lechuga y llénela con la mezcla de aguacate; espolvoréele trocitos de cebollín.

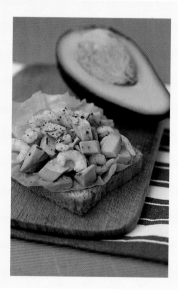

Ácidos grasos

Las investigaciones demuestran que los ácidos grasos poliinsaturados aceleran el endurecimiento de los vasos sanguíneos del oído.

► Procure comer con pocas grasas y evite los ácidos grasos poliinsaturados. Éstos se encuentran sobre todo en la carne con grasa, en la grasa para freír, en la mantequilla y en los quesos duros.

► Use preferentemente grasas vegetales, como aceites de oliva, de maíz o de girasol, que contienen ácidos grasos no poliinsaturados.

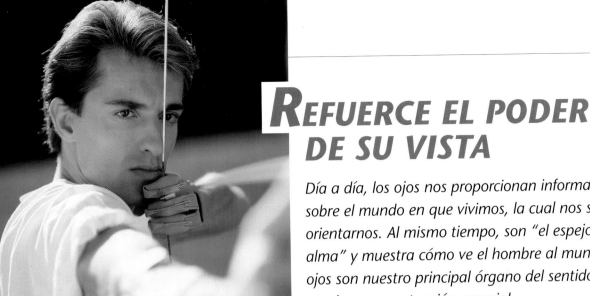

REFUERCE EL PODER DE SU VISTA

Día a día, los ojos nos proporcionan información sobre el mundo en que vivimos, la cual nos sirve para orientarnos. Al mismo tiempo, son "el espejo del alma" y muestra cómo ve el hombre al mundo. Los ojos son nuestro principal órgano del sentido y por eso requieren una atención especial.

El ser humano es una criatura visual, y casi 70% de las impresiones sensoriales externas las procesa con los ojos, que trabajan en unión con el cerebro. La luz que se absorbe se encuentra en primer lugar con la córnea y después con la lente del cristalino, que está detrás y convierte la cantidad de luz que entra a través de la retina en una imagen invertida del objeto contemplado. La retina contiene millones de células nerviosas que convierten la información óptica en señales eléctricas y la conducen hasta el cerebro. Esto corrige la impresión visual, colocando la imagen correctamente. Podemos reconocer formas y colores. Y la visión influye también de manera inconsciente; por eso podemos ver también los movimientos, las reacciones e incluso la capacidad de respuesta.

Casi toda la gente viene al mundo con una capacidad normal de vista, pero durante su vida le suceden problemas que podrían también tener un origen genético, o que están relacionados con los hábitos individuales, que en su mayor parte se desarrollan durante la niñez.

Corrija sus hábitos visuales

Todo niño tiene espontaneidad visual: puede ver hacia donde quiere. Pero cuando entra a la escuela, sus ojos se ven obligados a actuar contra su deseo normal de ver para todos lados; esto le sucede, por ejemplo, cuando tiene que concentrarse en un libro para estudiar o en un cuaderno para hacer la tarea. Tal obligación de usar el campo cercano de la vista puede originar fallas de visión, o bien,

Advertencia de efectos secundarios

Ayude usted a la salud de sus ojos mediante una conducta adecuada.

▶ Nunca se compre **lentes** sin consultar a un especialista. Los lentes deben ser prescritos por el oculista y adaptados de manera individual.

▶ Al **leer**, domina la visión del campo cercano. Después de leer unas 20 hojas, enfoque su vista durante unos momentos en un objeto lejano.

▶ Demasiada **televisión** provoca una mirada fija y una posición estática de los ojos. Procure mantener una distancia de por lo menos 2 m, y vea otras cosas de vez en cuando.

▶ El **trabajo en computadora** privilegia la vista de campo cercano, lo cual puede causar tensión de los músculos oculares. A esto se suma el titilar de la pantalla. Póngale a la pantalla un filtro que tenga buena resolución y mantenga el equilibrio haciendo ejercicios y tomándose "recreos".

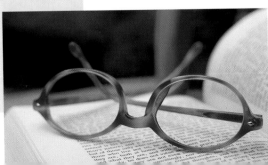

reforzar alguna que ya se encuentre presente. Además, provoca tensiones que impiden una clara y relajada percepción del ambiente.

Las formas más comunes de mala vista

Más de 60% de los habitantes de los países industrializados sufren de problemas de la vista. De todas las personas menores de 21 años, 1 de cada 5 tiene problemas de miopía. Con esta forma de visión alterada, los globos oculares se alargan, y la córnea y la retina están más separadas que en un ojo completamente sano. Cuando los rayos de luz encuentran un ojo así, su foco no está sobre la retina, sino antes de ella, por lo cual los objetos lejanos se ven borrosos. Para la gente que padece astigmatismo, la distancia entre la córnea y la retina es tan pequeña que el foco del haz de luz se queda después de la retina. Y cuanto más lejano

esté el objeto, mejor lo pueden reconocer. El astigmatismo por envejecimiento, ocasionado por la edad, comienza alrededor de los 40 años, debido a la pérdida de elasticidad del cristalino, lo cual reduce su capacidad. Por ello, al cambiar la distancia de cerca a lejos, la imagen no aparece sobre la retina. Y como las células del lente no se renuevan, es de especial importancia mantenerlas mediante una alimentación óptima.

Enfermedades de la vista

Un fenómeno que también aparece con la edad de las personas es el glaucoma, en que el cristalino se opaca impidiendo el libre paso de la luz; este problema puede conducir a una disminución del sentido de la vista, y aun a la pérdida de ésta. Afortunadamente, las operaciones de glaucoma son ya cosa de rutina. El glaucoma se produce cuando existe una alta pre-

sión de líquidos en la cámara frontal del ojo. Y sólo es posible evitar la pérdida de la vista mediante un diagnostico temprano; por ello, a partir de los 35 años es necesario medirse cada 2 años la presión interna de los ojos, acudiendo con un profesional.

El programa de 2 semanas que sigue nos muestra cómo ciertos hábitos individuales de percepción mejoran e incluso pueden llegar a sanar los ojos dañados. A principios del siglo XX, el oftalmólogo estadounidense William Bates inventó un entrenamiento especial para los ojos, que aunque no evita las visitas al médico, incrementa el trabajo conjunto entre los ojos y el centro cerebral de la visión, con lo cual puede mejorar la visión. Usted encontrará algunos elementos de este entrenamiento en las págs. 290 a 292, bajo los títulos de "Acomodar", "Visualizar", "Fusionar" y "Empalmar".

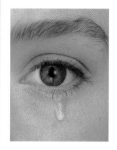

Las lágrimas *son importantes: humedecen el ojo, lo limpian y actúan como una sustancia antibacterial por su contenido de sal.*

PROGRAMA DE 2 SEMANAS

ENTRENAMIENTO DE LOS OJOS

▶ Entrénelos a hacer cambios rápidos de vista, con ejercicios que influyen en la **acción simultánea de los ojos,** para establecer un equilibrio en su **visión** de distancia corta.

▶ Los ejercicios dirigidos refuerzan los músculos ciliares y **mejoran el enfoque de cerca a lejos.**

RELAJACIÓN

Las perturbaciones visuales se producen frecuentemente cuando los ojos están muy cansados.

▶ Lea en la pág. 292 cómo puede regalarse una **pausa de calma** para sus ojos.

▶ Los baños de luz fomentan la **irrigación de la retina** y ayudan en casos de excesiva sensibilidad a la luz.

NUTRICIÓN

▶ La vitamina A y el betacaroteno tienen un papel importante en el **mantenimiento de la vista.**

▶ La vitamina E protege contra la opacidad del cristalino y la degeneración de la retina.

▶ **En casos de inflamaciones de los ojos, la vitamina B$_2$** ayuda a la curación.

VER ES TRABAJO MUSCULAR

 ¡YA LO VI!

Solamente 6 músculos de cada ojo son los responsables de que éste se mueva en su órbita y enfoque en un mismo punto. Estos músculos se llaman músculos extraoculares. Otro músculo muy importante es el músculo ciliar, que recubre el lente del cristalino y produce el ajuste de la visión de cerca y de lejos. Como todos los músculos, los de los ojos pueden ser entrenados, y esto aparece en la semana 1 del programa. Pero tenga cuidado de no intentar sustituir al médico en caso de alguna enfermedad, y esto también es válido para la prueba de visión. Llevando a cabo la prueba de visión que aparece en el lado derecho de la página podrá encontrar los puntos débiles de su visión, en comparación con los de otras personas.

Rompecabezas
Acuérdese de que esta actividad requiere atención y además entrena la búsqueda rápida de imágenes con los músculos de los ojos.

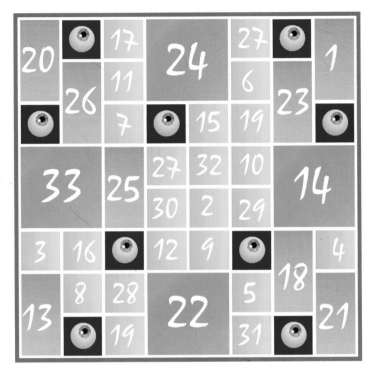

Ejercicio
◆ Toque con la punta del dedo o con un lápiz, lo más rápido que pueda, los números del 1 al 33 del cuadro de arriba. Dos de los números se repiten. ¿Cuáles son?

Variantes
◆ Señale los números al revés, del 33 al 1, y cambie la dirección cada día.
◆ Recorte cuadritos de papel y escriba los números en ellos. Mézclelos de manera diferente cada día.

Consejo
◆ El ejercicio lo entrena mediante el rápido cambio de la mirada hacia diferentes puntos de los músculos extraoculares, responsables del trabajo conjunto de ambos ojos.
◆ Éste es un buen entrenamiento del cerebro. Los movimientos de los músculos oculares son controlados por el cerebro, cuya capacidad de reacción puede mejorar con este ejercicio.

Visión clara para ojos opacos

Retirar el cristalino opaco del glaucoma es uno de los métodos de operación menos peligrosos y más usados.
► Las operaciones no son un invento de este siglo. Ya en la Edad Media se conocía el llamado "pinchazo de la estrella", con el cual se retiraba el cristalino opaco.
► Hoy en día, el implante de un cristalino artificial se ha convertido en una operación de rutina. El primer paso de la operación es un corte

ultrafino y milimétrico bajo la córnea. Después, se pulveriza el cristalino mediante ultrasonido, para poder retirarlo, mientras se usa láser para extraer las finísimas capas de tejido y hacer una abertura mínima de corte. El siguiente paso consiste en acomodar la lente artificial (que se adapta de manera individual para cada paciente) e introducirla en el ojo a través de esa fina abertura. La mayoría de las veces, la herida sana muy rápidamente y apenas se nota.

  Diariamente

CICLOS OCULARES PARA LA VISIÓN

Ejercicio

◆ Siéntese cómodamente y asegúrese de que no lo interrumpirán durante un rato.
Cierre los ojos y respire con regularidad.

◆ Al exhalar abra los ojos y mire hacia arriba, pero sin mover para ello la cabeza. Imagínese que al exhalar está usted introduciendo energía en los ojos y cambiando la dirección de su mirada. Al inhalar cierre los ojos lentamente.

◆ Durante la próxima exhalación abra de nuevo los ojos y ahora mire hacia abajo.

◆ Y cada ocasión que abra los ojos cambie la dirección de la mirada alternando derecha e izquierda, derecha hacia arriba, izquierda hacia arriba, derecha hacia abajo e izquierda hacia abajo.

◆ Al final, haga girar sus ojos, respire con regularidad y mantenga quieta la cabeza.

Consejo

◆ Con el ejercicio se relaja la musculatura de los ojos, en especial los músculos extraoculares, responsables de la acción conjunta de ambos ojos.

  De 3 a 5 veces diarias

COMPARE SU AGUDEZA VISUAL CON LA DE LOS DEMÁS

Preparación

◆ Sobre tres hojas de papel grandes escriba letras distintas y números de varios tamaños, y pegue las hojas en la pared. Pídale a una persona –o mejor, a varias– que participe en la "prueba de visión".

Ejercicio

◆ Póngase a una distancia de unos 2 m de la primera hoja, y lea las letras y los números en voz alta. Al hacerlo con la próxima hoja, mantenga cerrado el ojo izquierdo y lea únicamente con el derecho. Pruebe sólo el ojo izquierdo con la tercera hoja. Después les tocará a las otras personas. Si a diferencia de los demás, usted no puede reconocer ni las letras ni los números, tendrá que hacerse la prueba con el oftalmólogo.

Consejo

◆ Además, este ejercicio entrena el enfoque de los ojos sobre un punto distante.

  Una vez

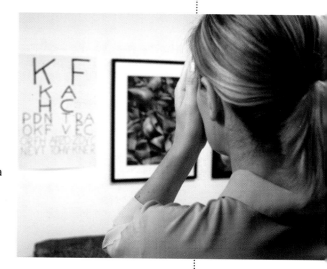

EXPANSIÓN DEL CAMPO VISUAL

Ejercicio

◆ Siéntese erguido, con las piernas ligeramente separadas. A continuación, respire con calma varias veces seguidas, inhalando y exhalando.

◆ Después, haga girar lentamente el torso alternando entre la derecha y la izquierda, mientras permite que su mirada se deslice por todos los objetos que se encuentran en la habitación. Intente percibir cada uno de estos objetos.

◆ Después de unos 3 minutos, deténgase, manténgase inmóvil y concéntrese únicamente en su respiración. Cierre los ojos y visualice de nuevo los objetos del cuarto, en su mente. Intente a continuación describir lo que había visto al principio.

Así funciona

◆ El ejercicio es un polo opuesto del de la prisa cotidiana, que también reduce la visión y acota la percepción. Ayuda a percibir y entender mejor el ambiente.

  Diariamente

AFLOJE, ESTIMULE Y AGUDICE

Una vista cansada y fija, como la que por ejemplo produce el trabajo en computadora, o ver televisión o leer, conduce también a una tensión de los músculos oculares. Para actuar contra ello, hay que hacer los ejercicios de la semana 2. Así aprenderá a poner en equilibrio el cambio entre cerca y lejos.

Ambos ojos producen una imagen propia de cada uno, que en el cerebro se coordina con la otra. En caso de cansancio o de estrés, esta capacidad con frecuencia falla, y sus consecuencias son una visión borrosa, ojos tensos y dolor de cabeza. Los ejercicios de la derecha aguzan la percepción y mejoran el trabajo conjunto de los ojos.

 ## ACOMODAR: ENFOQUE BIEN LOS OJOS

Ejercicio

◆ Tápese el ojo izquierdo con la mano izquierda, y estire la mano derecha hacia delante, colocándola, un poco doblada, frente al ojo derecho.

◆ Concéntrese en un punto de la palma de su mano, mientras acerca la mano lentamente hacia el ojo, hasta que la vea borrosa. Luego, mueva la mano lentamente hacia atrás, hasta la posición inicial, mientras sus ojos se mantienen fijos, igual que antes, en el punto sobre la palma de la mano.

◆ Mueva la mano de 5 a 10 veces hacia delante y hacia atrás, después cambie de lado, cubra el ojo derecho y haga el ejercicio con el ojo izquierdo. Mientras hace el ejercicio, respire pausada y regularmente.

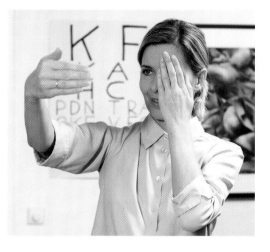

◆ Termine el ejercicio con el "Empalmar: paz para los ojos" de la pág. 292.

Así funciona

◆ Este ejercicio entrena la capacidad de adaptación que tienen los ojos, es decir, el continuo cambio del campo visual entre cerca y lejos.

  1 vez al día

Músculos relajados = vista relajada

Una vista relajada es completamente inseparable de una postura corporal relajada. Aquí lo más importante son la musculatura de la nuca y la de la espalda. Quien, por ejemplo, se sienta tenso frente a la pantalla de una computadora, impide la correcta irrigación sanguínea de la cabeza. Como consecuencia de ello también se tensan los músculos de los ojos.

► Mantenga el equilibrio, y levántese de vez en cuando. Colóquese junto a una ventana (que de preferencia esté abierta), bostece y estírese, relaje su nuca mientras baja lentamente la cabeza hacia el pecho, hacia su hombro izquierdo, y hacia su hombro derecho y hacia la espalda.

► Párese con las piernas un poco separadas y lentamente deslice el torso hacia delante, o bien, muévalo hacia la izquierda y luego hacia la derecha, muy despacio.

► Además, lea el programa "Relajado en el área de trabajo", que aparece a partir de la pag. 62.

 ## VISIÓN DE LEJOS

Ejercicio

◆ Si lee mucho, si trabaja en la computadora o hace manualidades tiene que levantarse de su lugar de trabajo después de 1 hora y mirar por la ventana.

◆ Concéntrese unos segundos sobre un objeto que se encuentre muy lejos, como un árbol, un edificio alto, o la cúpula de la torre de una iglesia.

  Varias veces al día

VISUALIZAR: VEA CON SU OJO INTERNO

Ejercicio

◆ Cierre los ojos y coloque las manos ligeramente combadas sobre sus ojos, pero de manera que no toquen los párpados.

◆ En su mente, escoja una imagen para verla con su "ojo interno". Para empezar puede ser un objeto del cuarto, como un florero lleno de rosas. Ahora, contemple cada uno de sus detalles con precisión. Se dará cuenta de que a menudo no lo podrá hacer de un solo vistazo. Entonces, inténtelo otra vez, y para hacerlo todavía más fácil, de vez en cuando véalo con los ojos abiertos, y después nuevamente con el ojo interno.

◆ Recorra de esta forma toda la habitación, y visualice, por ejemplo, los muebles con todos sus detalles.

◆ Respire profunda y regularmente antes de volver a abrir los ojos.

Incremento

◆ Deje que su fantasía se libere un poco más, imagínese un jardín con flores o el paisaje de una montaña.

◆ En caso de miopía, escoja un paisaje enorme; los que padecen astigmatismo deben concentrarse por ejemplo en las hojas del pasto muy tupido que se encuentra frente a usted.

  1 vez al día

La variedad para los ojos mejora la percepción

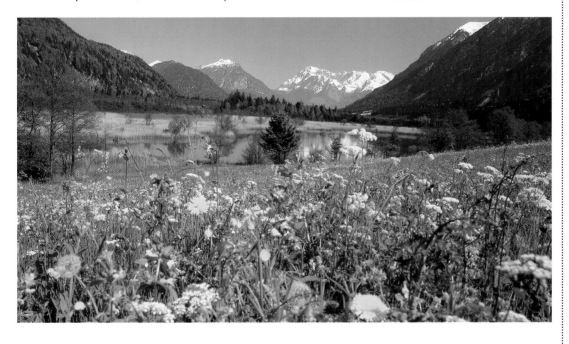

FUSIONAR: VEA TRES VECES MÁS

Ejercicio

◆ Siéntese o párese erguido. Con los brazos estirados hacia delante, casi a la altura de los ojos y los pulgares hacia arriba, mantenga una distancia entre pulgares de aproximadamente 2 centímetros.

◆ Primero contémplese ambos pulgares, después fíjese en un punto que esté detrás de ellos, por ejemplo, un clavito en la pared. Después de hacer varios ejercicios, mire entre ambos pulgares e imagínese que ahí hay otro pulgar.

◆ Ahora cambie varias veces entre cerca y lejos, y fíjese cómo aparece y desaparece ese tercer pulgar.

◆ Para terminar, haga el ejercicio "Empalmar: paz para los ojos", de la pág. 292

 1 vez al día

PAUSA PARA OJOS CANSADOS

Aun los ojos sanos pueden sufrir perturbaciones de visión si están muy cansados. Por ello, dé varias pausas a sus ojos a lo largo del día, y evite leer o ver televisión con mala iluminación. Para que sus ojos descansen, cúbraselos con las manos ligeramente ahuecadas, o dirija la mirada hacia lo lejos (vea "Visión de lejos", pág. 290). El ejercicio de "Baños de luz para la retina" aumenta la circulación sanguínea de la retina y hace que los ojos sean menos sensibles a la luz. El primer ejercicio que se encuentra arriba a la derecha ayuda a relajar los ojos.

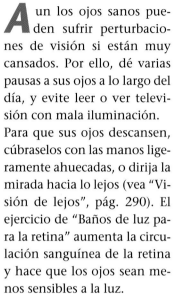

Eufrasia
Esta hierba produce un efecto curativo y tranquilizador en casos de conjuntivitis o infecciones bacterianas. Mezcle 1 o 2 cditas. de la hierba en $1/2$ l de agua fría, hágala hervir 10 minutos y cuélela. Remoje un pedazo de algodón, exprímalo y colóqueselo sobre los ojos.

 ## EMPALMAR: PAZ PARA LOS OJOS

Ejercicio
◆ Siéntese relajado. Coloque las manos ligeramente ahuecadas sobre los ojos cerrados (no apretados), sin tocar los párpados. Colóquese los dedos sobre la frente de modo que los meñiques se toquen ligeramente.
◆ Respire con regularidad e intente desconectarse completamente durante 2 o 3 minutos.

Consejo
◆ Haga este ejercicio varias veces al día, por ejemplo cuando trabaje muchas horas frente a la computadora.
◆ Si realiza el ejercicio de pie, le servirá para relajarle la espalda, después de haber estado sentado tanto tiempo.

  1 o 2 veces al día

 ## BAÑOS DE LUZ PARA LA RETINA

Ejercicio
◆ Siéntese al aire libre, cuando el clima lo permita, y vuelva los ojos cerrados hacia el sol. O bien, si está en una habitación, coloque una lámpara a eso de 1 m de su cara y vuelva los ojos hacia ella.
◆ Hágalo de 3 a 5 minutos mientras mueve la cabeza hacia delante y hacia atrás, de modo que la luz caiga sobre diferentes puntos de sus ojos cerrados.

Variante
◆ También los baños de color producen relajación para los ojos muy cansados. Mire intensa y largamente (de 2 a 3 minutos) los colores rojo o azul (por ejemplo, de un papel de color), y luego relaje los ojos mirando una superficie gris.

  1 o 2 veces al día

 ## Conjuntivitis

La conjuntiva reacciona con mucha sensibilidad a los estímulos externos. El polvo, el polen y otras sustancias externas, y también los estímulos muy fuertes de luz y el sobreesfuerzo por infecciones virales hacen que la irrigación sanguínea de la piel interna del párpado se inflame, se enrojezca y se irrite. Los ojos pican. En muchos casos, hay medidas para reducir la inflamación de los párpados:
► Un trapo con agua fría elimina la inflamación de los párpados.

► Una mascarilla de manzana o de papa rallada una vez al día durante 30 minutos, sobre los ojos cerrados.
► La salvia impide la inflamación. Coloque 1 cda. de salvia en $1/4$ de l de agua hirviendo, déjela hervir 10 minutos, y cuando se enfríe el agua, cuélela. Remoje un pedazo de algodón en ella, exprímalo ligeramente y colóqueselo sobre los ojos.
► Unos lentes oscuros contra el sol protegen el ojo inflamado. Los lentes de contacto aumentan la irritación.

 ## MANO CALIENTE

Ejercicio
◆ Frótese las yemas de los pulgares hasta que se calienten.
◆ Póngase las manos sobre los ojos para que no les entre luz.
◆ Desconecte conscientemente todo su trabajo mental y deje las manos un minuto sobre los ojos. Inhale y exhale profundamente.
◆ Realice el ejercicio varias veces al día si trabaja mucho frente a la computadora.

  1 o 2 veces al día

PROTEJA SU VISTA

La poca agudeza visual, los ojos rojos o irritados a menudo son consecuencia de una carencia alimentaria, y sobre todo de vitamina A (retinol) o bien de betacaroteno, que también es importante. La vitamina A mantiene húmedas las conjuntivas y protege, por ejemplo, contra la conjuntivitis; además, interviene en la producción de la sustancia que propicia la visión en color: la rhodopsina. Si usted trabaja mucho tiempo frente a un monitor, requiere un suministro mayor de vitamina A. Con frecuencia, los trastornos de visión, como la ceguera nocturna, se deben a falta de vitamina A. Por eso las zanahorias son buenas para los ojos, ya que contienen betacaroteno, aunque no corrigen defectos visuales permanentes, como la miopía o el astigmatismo.

CREMA DE ZANAHORIAS CON NUECES

3 zanahorias, 125 ml de agua, 1 cdita. de caldo de verduras, pimienta, cebollines picados, ¹/₂ cdita. de hojuelas de avena, 1 cdita. de nueces picadas, 1 pizca de nuez moscada, 1 cdita. de perejil picado

◆ Pele las zanahorias y córtelas en trozos, póngalas a cocer 15 minutos en el agua y licuelas.
◆ Sazónelas con el caldo, la pimienta, los cebollines y la avena; agregue la nuez moscada.
◆ Al servirla, espolvoréele las nueces y el perejil picado.

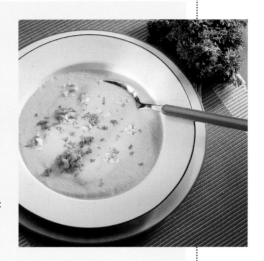

ENFOQUE ESTO

Nutriente	Efecto	Contenido en
Vitamina A	Conserva la fuerza de la visión, evita la degeneración de la retina.	Verduras de hojas, espinacas, acelgas, col verde, zanahorias, pimiento, calabaza, hígado, pescado y lácteos.
Vitamina B₂ (riboflavina)	Refuerza el proceso de la visión, contra inflamaciones del área de los ojos.	Trigo integral y productos lácteos, vísceras, verduras de hoja, chicharrón, espárragos y nueces.
Vitamina E	Protege contra la opacidad del cristalino, evita la degeneración de la retina.	Aguacates, productos de trigo integral, nueces y germen de trigo.

TORTITAS DE ESPINACA CON CHUTNEY

200 g de espinaca, 100 ml de leche, 60 g de harina, 1 huevo, 100 g de chalotes, 100 g de chabacano seco, 4 cdas. de vino blanco, 1 cda. de vinagre, sal, pimienta, ralladura de limón

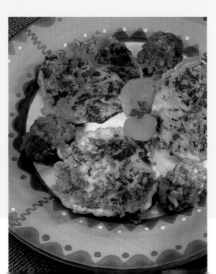

◆ Lave las espinacas muy bien, quitándoles la tierra que pudieran tener. Elimine los tallos y las venas gruesas. Cuézalas en agua hirviendo.

◆ Haga una masa con la leche, la harina y el huevo, y mézclala con las espinacas; haga tortitas de masa y póngalas a freír en un poco de aceite.
◆ Para preparar el chutney, pique los chalotes y los chabacanos en pedazos pequeños. Mézclelos con las especias y póngalos a cocer en el vino, con el fuego bajo. Tape la olla y deje que todo se cueza durante unos minutos.

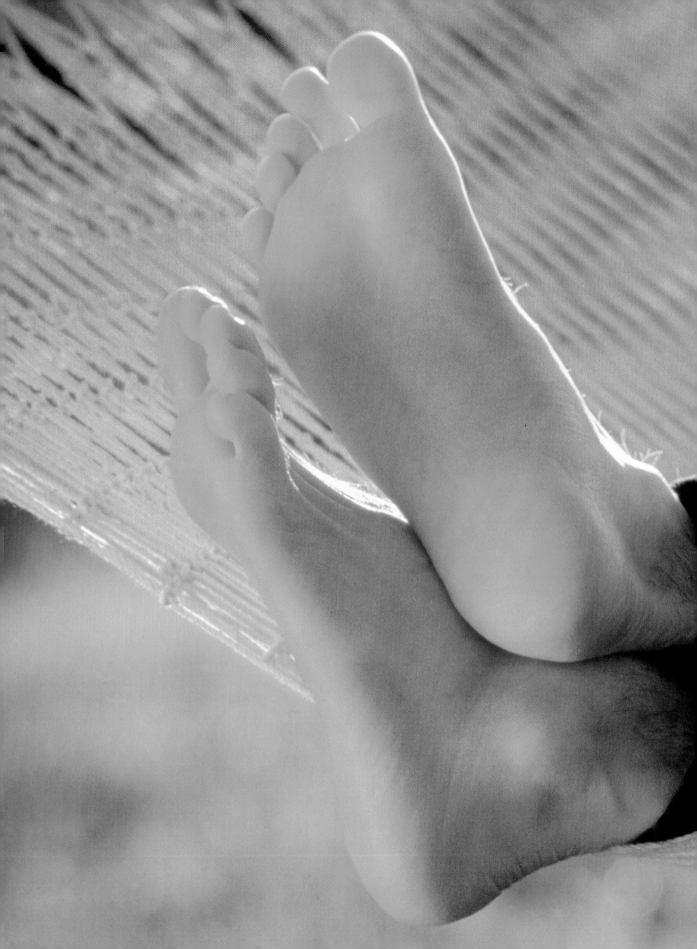

Manténgase sereno y en calma

¿SOPORTA USTED LA PRUEBA DEL DESGARRE?

La prisa y el exceso de estímulos sensoriales nos acompañan cada día. Destrozan nuestros nervios, nos roban el sueño y todo ello nos conduce hacia el estrés. Esta prueba le mostrará si usted se encuentra relajado o si se halla bajo una terrible presión.

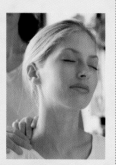

Masajes
No sólo relajan sus músculos; también son caricias para el alma.

Responda las siguientes preguntas:	Sí	No
▶ ¿Entra usted verdaderamente en acción sólo cuando está estresado?	☐	☐
▶ ¿Considera que su trabajo es importante y valioso?	☐	☐
▶ ¿Tiene buenos amigos con los que puede desahogarse?	☐	☐
▶ ¿Es realmente capaz de desconectarse los fines de semana?	☐	☐
▶ ¿Practica regularmente algún deporte, por lo menos una vez por semana?	☐	☐
▶ ¿Duerme bien y durante toda la noche?	☐	☐
▶ ¿Se lleva bien con sus colegas del trabajo?	☐	☐
▶ ¿Su peso y presión arterial están dentro de los límites normales?	☐	☐
▶ ¿Es paciente y nada lo saca demasiado pronto de sus casillas?	☐	☐
▶ ¿Tiene una vida sexual satisfactoria?	☐	☐
▶ ¿Realiza actividades que le gustan? (De fin de semana, hobbies, deportes.)	☐	☐
▶ ¿Se toma por lo menos una media hora diaria para sí mismo?	☐	☐
▶ ¿Vive en un vecindario pacífico?	☐	☐
▶ ¿Durante la comida se toma el tiempo de disfrutarla?	☐	☐
▶ ¿Consume mucho muesli y productos de trigo integral?	☐	☐
▶ ¿Es usted creativo?	☐	☐
▶ ¿Se ríe con frecuencia y con gusto?	☐	☐
▶ ¿Medita y se relaja usted regularmente?	☐	☐
▶ ¿Se ríe usted con ganas a menudo?	☐	☐
▶ ¿Sabe delegar y en ocasiones decir "No"?	☐	☐
▶ ¿Es capaz de sostener su punto de vista ante el de los demás?	☐	☐

Resultado: Así de nervioso es usted

☺ **Respondió** 9 preguntas o menos con un No, y enfrenta su vida diaria de manera relajada. Y aun cuando se salga de sus casillas o vea la vida gris, usted es capaz de disipar tensiones que pudieran desembocar en daños para su salud. No obstante, puede también beneficiarse de este programa, ya que le enseñará a evitar el estrés y también cómo salir de situaciones tensas.

Nuestra recomendación

● *Dése el lujo de un fin de semana relajante (pág. 300) y haga descender su nivel de agotamiento hasta los valores normales.*

● *En el programa "Activos contra el estrés" (a partir de la pág. 298) encontrará ejercicios con los cuales logrará relajarse rápidamente, y podrá recargarse de energía nueva.*

● *Para un equilibrio corporal se recomiendan los deportes de resistencia, como el trote. Para ello, consulte las págs. 236 y 237.*

● *El programa "Los optimistas viven más" (pág. 306) le ayudará a cultivar un sentido positivo de la vida.*

● *A partir de la pág. 304 podrá leer cómo una alimentación correcta para sus nervios lo puede proteger contra futuros problemas o el estrés.*

☺ **¿Respondió** 10 o más preguntas con un No? Esto demuestra que se encuentra bajo una enorme tensión, y que tal vez se le puede considerar nervioso. Anhela la paz, y sin embargo no le es posible relajarse. Tal vez padece usted de insomnio o de alteraciones en su potencia. Entonces, es hora de actuar efectiva y activamente contra las tensiones internas; así obtendrá una renovada alegría de vivir y mucha energía.

Nuestra recomendación

● *Si se encuentra sobrecargado o bajo presiones permanentes de tiempo, o si tiene aflicciones psíquicas, póngales un hasta aquí con el programa antiestrés (desde la pág. 298).*

● *Si sufre trastornos del sueño, encuentre desde la pág. 316 consejos para pasar una noche reparadora, así como recetas acreditadas de bebidas para antes de acostarse.*

● *Si bien las alteraciones de la potencia casi siempre se deben a causas orgánicas, el estrés continuo puede conducir a la pérdida de la libido. Un menú apetitoso y un masaje pueden ayudar y producir también un efecto relajante y excitante (pág. 312).*

● *Sepa cómo el pensamiento positivo ayuda a una mayor tranquilidad, en la pág. 306.*

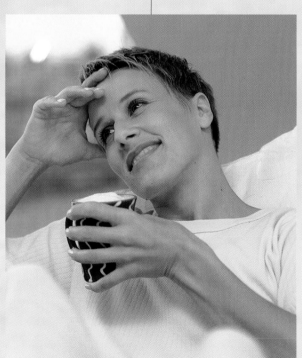

La fuerza se encuentra en la paz. Refuerza los nervios y nos protege del estrés

***Sentirse plenamente bien** es la mejor condición para sobrevivir a la tensión cotidiana. Reserve media hora diaria durante la cual pueda concentrarse en sus verdaderas necesidades.*

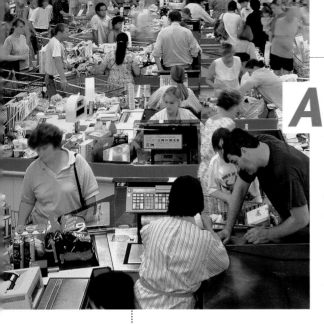

ACTIVOS CONTRA EL ESTRÉS

¡El estrés es saludable! Activa las funciones corporales, motiva a actuar con decisión y acelera hasta los niveles más elevados de rendimiento. Sin embargo, un exceso de prisa en nuestra vida diaria, demasiada presión en el trabajo y las penas causan un estrés negativo, que puede producir problemas de salud. Evítelo.

Con frecuencia, uno se permite entrar en una situación de estrés, con objeto de tener un estímulo, o bien para resolver con mayor rapidez tareas que nos disgustan o dominar pronto determinadas situaciones. Uno se reta a sí mismo, física y psíquicamente. Esto lo saben perfectamente los grandes deportistas y quienes realizan mejor su trabajo "bajo presión". La mayoría de ellos experimentan un estrés positivo al hacerlo, es decir, un sentimiento de especial satisfacción. Tienen la sensación de que enfrentan la vida con facilidad y pueden resolver aun las tareas más difíciles. Desde luego, esto sólo es posible cuando los requerimientos para la propia capacidad de desempeño no son excesivos. Por eso es tan difícil definir el estrés individual: lo que para uno puede ser una sobrecarga, para otro puede ser el mejor incentivo. Cada persona deberá decidir por sí misma cuándo se produce el cambio del estrés positivo al estrés negativo.

Lo que sucede con el estrés

El cuerpo no distingue si está actuando bajo un estrés positivo (euestrés) como el del entusiasmo, o de uno negativo (disestrés) como el dolor. Se pone inmediatamente en estado de alerta. Los detonadores de las reacciones de estrés para el cuerpo pueden ser situaciones de tensión psicológica como heridas, operaciones, quemaduras, frío, falta de oxígeno o presión baja. Sus causas psíquicas pueden ser el enojo, el miedo, la presión o la alegría.

Ya sean corporales o espirituales, positivas o negativas, en situaciones de estrés, al cuerpo le da lo mismo. La respiración se acelera para que el cuerpo pueda absorber más oxígeno, el hígado libera mayor glucosa, elemento que proporciona una importante

Casos de estrés y cómo tratarlos

Estar bajo estrés es ineludible, así que lo mejor es identificar las causas y saber qué hacer.

▶ El estrés "hecho en casa" abarca todos aquellos problemas que dependen de la propia persona o de una situación, por ejemplo, la constante impuntualidad, el adjudicarse los problemas de otros, el no poder decir No, las relaciones conflictivas. Establezca claramente las prioridades. Pregúntese: ¿Qué debo hacer, cuándo? ¿Debo resolver en realidad ciertas cosas? ¿Puedo delegar tareas a otras personas?

▶ Los problemas con la pareja o con los amigos son frecuentemente difíciles de solucionar. No le dé pena pedir ayuda de fuera.

▶ El estrés que proviene del exterior resulta de los constantes desbordamientos de estímulos, a los cuales estamos expuestos cotidianamente. Aquí es muy importante establecer distancias e interponer fases conscientes de reposo y de relajamiento.

cantidad de energía. El corazón late con más rapidez y la irrigación de la piel y de los órganos internos se reduce, para que los músculos y el cerebro reciban mayor dotación de sangre. Las suprarrenales secretan adrenalina, noradrenalina, cortisol y otras hormonas para preparar a los diversos órganos –en su sentido original– a darse a la fuga o a pelear.

Estrés: una reacción natural ante el peligro

Este ejemplo de los cambios corporales proviene de los orígenes de la evolución de la historia de la humanidad, dado que el hombre primigenio debía reaccionar rápidamente, es decir, atacar o huir. Y así surgió, durante el proceso de evolución, una reacción en cadena que prepara al cuerpo en pocos segundos para un desempeño elevadísimo. Hoy día, ya no requerimos de este sistema para la supervivencia.

Por el contrario, los factores que relajan el estrés producen más bien un exceso de estímulos, en las fricciones de la vida cotidiana, en los conflictos laborales o privados, en el ruido, y también en el aburrimiento, así como en todo lo que se vive a diario. El estrés se vuelve negativo cuando la presión y las reacciones corporales resultantes se mantienen durante mucho tiempo sin que se pueda restablecer pronto la calma. Es entonces cuando padece la salud.

Manifestaciones del estrés

El estrés se manifiesta de diversas maneras. Puede originar trastornos del sueño, dolores de la nuca, cabeza o espalda, eleva la predisposición a las infecciones, causa presión alta, trastornos digestivos y úlceras estomacales. Más aún, el estrés puede producir trastornos de aprendizaje y de concentración, estados de miedo e irritación.

Para disminuir el estrés, primero averigüe cuáles son sus principales "estresadores", es decir, aquellos factores que lo conducen al estrés, y qué tipo de estrés padece usted. El tipo A muestra un comportamiento que tiene una ambición muy alta que se mezcla con la impaciencia y la proclividad al perfeccionismo. El tipo B reacciona con soltura a situaciones tensas y ha aprendido a relajarse y a definir las prioridades en su vida. El tipo B es ambicioso, y este programa puede ser un paso más en esa dirección. Aprenda a poner fin al estrés negativo en sólo una semana, mediante periodos de descanso, alimentos escogidos y rutinas de movimiento.

Adicto al trabajo

Raúl W., casado, con dos hijos, aceptaba, para hacer carrera, cada negocio que se le presentaba. Las horas extra se volvieron la regla, y los viajes de negocios para la empresa en fin de semana no eran la excepción. La vida en familia era breve y su matrimonio entró en crisis. Su jefe notó que Raúl sólo podía ser realmente productivo si tenía suficientes fases de relajación, de modo que habló con él. Hoy, Raúl juega voleibol y pasa más tiempo con su familia, obteniendo mayor equilibrio.

PROGRAMA DE 7 DÍAS

RELAJACIÓN

La meta es el equilibrio.
► Comience con un fin de semana personal para sentirse bien.
► La vida diaria lo reclamará otra vez el lunes; sin embargo, podrá bajar pronto el **nivel de adrenalina** de su trajín diario en sólo una semana. Aprenda a canalizar el estrés a través del deporte.

EJERCICIO

Aprenda a canalizar el estrés con el deporte.
► Ya sea corriendo o caminando al aire libre, con ello está produciendo **un equilibrio corporal.**
► Al mezclar la tensión y la relajación en una proporción debida, logrará una mayor **compostura** y con ello reforzará la fuerza de sus **nervios.**

NUTRICIÓN

Bajo tensión, el cuerpo requiere de una mayor dotación de ciertos nutrientes.
► Las vitaminas B mejoran el trabajo de los nervios, la vitamina C refuerza **el sistema inmunitario debilitado.**
► Y lo demás que se requiere para tener un **sistema nervioso** fuerte aparece en las págs. 304 y 305.

UN FIN DE SEMANA PARA USTED

Comience su programa antiestrés en fin de semana. Ponga sus necesidades en primer lugar y haga algo especial el sábado y el domingo. Durante esos días procure mantener una armonía interna, es decir, hay que mantener una conducta equilibrada entre los requerimientos externos y los propios deseos. En esta pág. encontrará algunos buenos motivos que le ayudarán a reducir paulatinamente el nivel de adrenalina, para tener paz. Haga los ejercicios diariamente, y allane el camino para su propio programa personal de Fin de Semana Placentero. La regla para ello es: haga usted en estos 2 días sólo lo que verdaderamente le divierta.

Me gustaría que...

El fin de semana le pertenece enteramente a usted solo. Póngase a hacer algo que desde hace mucho deseaba.
▶ Váyase a pasear por la ciudad, o bien, dé una larga caminata por el parque.
▶ Ponga en orden sus fotos antiguas o visite algún museo de su localidad.
▶ Llame por teléfono a sus amistades más queridas, sobre todo a quienes por falta de tiempo no ha llamado desde hace mucho.

 ## ESTIRAMIENTOS: COMIENCE BIEN EL DÍA

Ejercicio
◆ Arrodíllese y póngase a gatas. Separe las rodillas a la anchura de las caderas. Siéntese con cuidado hacia atrás sobre los talones. Deslícese con las manos hacia delante hasta que sienta el estiramiento. No se deje caer sobre la curva de los riñones.

◆ Sostenga unos segundos esta tensión y regrese lentamente hasta quedar a gatas y arquee la espalda como los gatos, redondeándola.

☺ ☺ *5 veces*

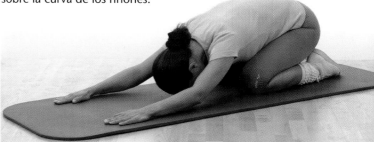

 ## SUEÑE DESPIERTO Y PIDA UN DESEO

Ejercicio
◆ Concédase diariamente por lo menos un cuarto de hora para soñar despierto. Imagínese cómo sería…
◆ Si viajara al país de sus sueños… Si pudiera usted amueblar de nuevo su casa…

Si conociera usted al hombre o a la mujer de sus sueños…

Esto funciona así
◆ Esos sueños no sólo relajan, sino que a menudo conducen a la solución de problemas y ponen de relieve sus necesidades.

 ## MASAJE CALMANTE

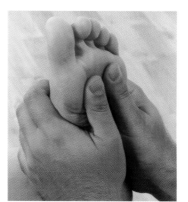

Preparación
◆ Siéntese o recuéstese cómodamente sobre el sofá, y pídale a su pareja que le dé masaje.

Ejercicio
◆ Masajee los pies y las piernas de arriba abajo. Dé masaje al abdomen en círculo, con las palmas de las manos. También a los hombros estirándolos en dirección a los brazos y déles masaje con las puntas de los dedos.

PAUSAS EN LA VIDA DIARIA

Si usted ya se pasó un fin de semana pacífico y sin estrés, podrá empezar su nueva semana de trabajo relajado y recuperado. Para que no llegue al próximo fin de semana completamente tenso, bastan unos cuantos ejercicios de relajación, que usted puede integrar a su diario trajín en la medida de sus necesidades. Escoja cada día uno de los ejercicios.

Las esferas Qigong en las manos calman los nervios y proporcionan energía nueva. Con un viaje fantástico –para el que bastan sólo 10 minutos– despeja usted su saturado cerebro. El yoga para las manos elimina el nerviosismo, y la acupresión propicia la paz del sistema nervioso.

LOS VIAJES FANTÁSTICOS Y LA ENERGÍA

Preparación

◆ Busque un lugar agradable y acuéstese o quédese de pie. Un viaje fantástico apoya una pequeña fase de recuperación.

Ejercicio

◆ Cierre los ojos e imagínese que se encuentra acostado sobre una playa, y el sol calienta su cuerpo. Sienta cómo la arena se resbala entre sus dedos… O bien, váyase a las montañas, siéntese sobre una pradera llena de flores y contemple cómo las nubes pasan lentamente frente a sus ojos, hacia el infinito… usted sabe qué quiere imaginar, pero cada vez que lo haga, viaje hacia un lugar distinto de donde se encuentre en ese momento.

Pandillerismo: una forma especial de estrés

En muchas grandes ciudades son cada vez más frecuentes tanto el vandalismo como las acciones perversas que pueden emprender una persona o un grupo de personas contra un individuo o contra otro grupo.

▶ El espectro de los motivos para ello va del aburrimiento a la competencia. Se habla mal de los interesados, se les evita, sus decisiones se ponen en duda y se esparcen los rumores. Y todos estos factores de tensión (ocasionada por los ataques de pandillas) pueden causar males, entre ellos los estados de agotamiento, los trastornos del sueño, y algunos problemas circulatorios y migrañas.

▶ Si usted es la víctima, tendrá que buscar una solución interna en su centro de trabajo. Hable con sus compañeros y, si fuera necesario, con su jefe. Los asesores de personal también pueden ser buenos interlocutores. Que no lo intimide el tener que recurrir a un psicólogo si no puede combatir las molestias por sí solo.

ESFERAS PARA LOS NERVIOS

Preparación

◆ Se requieren 2 esferas Qigong. Las venden en las tiendas de objetos esotéricos, y algunas jugueterías cuentan con un buen surtido de esferas diferentes.

Ejercicio

◆ Tome ambas esferas en una mano y hágalas rodar sobre la palma.

◆ Por un lado, su suave sonido lo hará relajarse; por el otro, las esferas estimulan los puntos de energía de las manos, los llamados meridianos.

Esto funciona así

◆ De acuerdo con la sabiduría china, estos meridianos son los canales por los cuales fluye la energía vital a través del cuerpo.

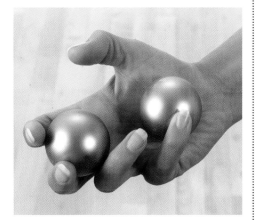

ACUPRESIÓN PARA EL SISTEMA NERVIOSO

Ejercicio I
◆ Ponga la mano derecha como si fuese a recoger agua con ella. Justo en el centro de la palma hay una zona de acupresión para el plexo solar, un haz de nervios, vasos sanguíneos y glándulas linfáticas que se hallan sobre el ombligo. Oprímala con el pulgar de la mano izquierda, colocando los demás dedos sobre el dorso de la mano, sobre esa zona de acupresión. Determine el grado de presión, y manténgalo cerca de 3 minutos.

Ejercicio II
◆ En la rodilla está el punto de la "Divina Ecuanimidad". Se encuentra a una altura de la anchura de cuatro dedos sobre la parte externa de la rodilla. Haga presión en este punto, durante unos 3 minutos. Aplique la acupresión en ese punto por las mañanas con un poco de aceite de pericón (que emite señales de actividad), y por las noches con aceite de cardo (que emite señales de paz).

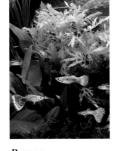

Pecera
Los investigadores del estrés han descubierto que el ruido apenas perceptible del chapotear de una pecera o de una fuente en el interior de una casa reduce el rango de adrenalina.

YOGA PARA LAS MANOS: DISTENSIÓN PARA EL CUERPO

Ejercicio
◆ Siéntese cómodamente en una silla. Coloque las manos con las palmas hacia arriba, descansadamente sobre los muslos.
◆ Coloque las puntas de sus dedos índices contra las de los pulgares de cada mano. Permanezca usted 1 minuto en esta posición y desacelere su respiración conscientemente durante el contacto de sus dedos. Después afloje los dedos.

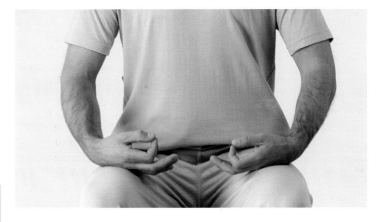

  1 min. Practíquelo varias veces al día

Esto funciona así
◆ Esta Mudra de relajación no sólo disipa la nerviosidad momentánea, sino relaja las tensiones previas y afloja los músculos.

Sonidos suaves

▶ La pieza *Para Elisa*, de Beethoven, y la *Pequeña serenata nocturna*, de Mozart, lo relajarán y tienen un extraordinario efecto en casos de estrés y depresiones.
▶ Para la falta de ímpetu ayudan Rachmaninov, el *Estudio para piano Opus 8 No. 12* de Scriabin y el *Concierto para piano No. 1* de Chaikovski. La *Tocata y Fuga en re menor* de Bach también es útil en caso de inapetencia y desgano.
▶ Con unos audífonos, usted podrá disfrutar de la relajación durante la hora de la comida.

SACÚDASE EL ESTRÉS

Ejercicio
◆ Póngase de pie erguido, flexione las rodillas ligeramente. Debe dejar los hombros, los brazos y la cabeza muy flojos. Sacuda todo el cuerpo. Comience con los pies, luego las piernas, las manos y los brazos. Después sacuda los hombros y mueva la cabeza de un lado a otro.

Esto funciona así
◆ Durante este ejercicio, según la concepción china, el estrés fluye por los pies hacia el suelo.

  5 min.

RECOBRE MÁS CALMA DÍA TRAS DÍA

*E*strés significa, en su sentido original, que las fuerzas del cuerpo se movilizan y que deben ser vividas al máximo. Los deportes de resistencia como el escultismo, la natación, el trote o la bicicleta lo distraen de los detonadores del estrés y propician el equilibrio corporal. Al aire libre, usted se recarga con nuevas energías y obtiene un sano equilibrio entre la tensión y la relajación. Los ejercicios de esta pág. le ayudan a hacerlo. Escoja uno para cada día. La práctica del yoga fortalece los nervios, y los ejercicios compartidos le proporcionan una gran seguridad en sí mismo, sobre todo en tiempos de mucha prisa.

 YOGA: TENSIÓN DEL ARCO

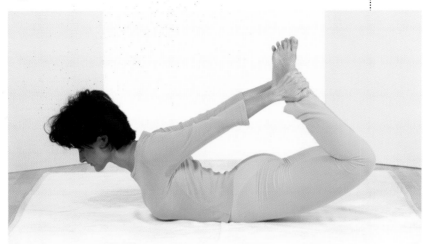

Ejercicio

◆ Acuéstese boca abajo sobre el abdomen. Coloque los brazos estirados junto al cuerpo. Doble las piernas hacia atrás y sujete los tobillos con las manos. También puede usar un cinturón para ayudarse. Apoye el mentón contra el piso y respire lentamente inhalando y exhalando.
◆ Arquee su pecho hacia arriba mientras inhala, al tiempo que levanta las piernas del suelo. Los principiantes del yoga sostienen esta posición por lo menos durante 5 o 6 respiraciones, los avanzados pueden permanecer en ella hasta 1 minuto o más. Después, afloje la posición lentamente. No realice este ejercicio si sufre problemas de discos de la columna o de espalda.

  1 vez

 BALANCÉESE CON TODA SEGURIDAD

Ejercicio I

◆ Póngase de pie erguido y cierre los ojos. Su compañero lo hará balancearse hacia delante, hacia atrás, hacia la derecha y hacia la izquierda.
◆ No oponga ninguna resistencia a lo que él haga, su compañero lo sostendrá firmemente, lo cual le proporcionará un fuerte sentido de seguridad.

 5 min. cada vez

Ejercicio II

◆ Su compañero deberá intentar empujarlo suavemente hacia delante. Usted deberá mantenerse firme. Después relájese y vuelva a "empujar".

Variante

◆ Con 5 o 6 personas se forma un círculo cerrado. Una de ellas se pone en el centro y deberá ser empujada suave y cuidadosamente de un lado a otro.

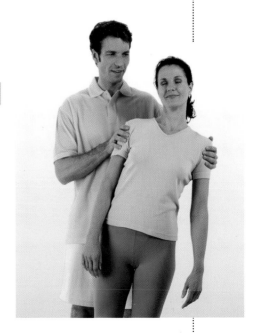

REFUERCE ASÍ LOS TEJIDOS NERVIOSOS

Cuando se está presionado se consumen muy rápido las sustancias alimenticias vitales, las cuales tienen que ser suministradas al cuerpo para una rápida reposición. Sobre todo las vitaminas del grupo B –especialmente la vitamina B_1 (tiamina)–, que es un nutriente nervioso, así como la panacea que es la vitamina C. Además minerales como el magnesio, el potasio, el calcio y el sodio contribuyen al funcionamiento de los nervios. La serotonina es una hormona antidepresiva que restaura las sensaciones de alegría y bienestar. La llamada "comida feliz", como el chocolate, ayuda con su grasa y contenido de azúcar a la producción de serotonina. La piña, las fresas y los plátanos surten el mismo efecto y no tienen grasa.

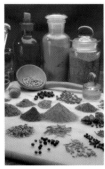

Condimentos para el alma *Según las enseñanzas ayurvédicas, la comida tiene la tarea de lograr el equilibrio entre cuerpo y espíritu. La gente muy temperamental tiene que evitar todo aquello que sea muy picante, mientras los que son calmados son estimulados por ello.*

PASTEL DE ZANAHORIA CON NUEZ

7 huevos, 250 g de azúcar, 1 pizca de sal, 1 pizca de canela, 1 pizca de clavos molidos, 2 a 3 cdas. de kirsch, 150 g de avellanas, 220 g de zanahorias ralladas, 50 g de migas de pan, 50 g de harina, 1 cdita. de polvos de hornear. Para el betún: 200–250 g de azúcar glass, 2–3 cdas. de jugo de limón y de kirsch, 70 g de almendras tostadas

◆ Forre un molde para pastel con papel encerado; precaliente el horno a 190° C.
◆ Separe la clara de los huevos, agrégueles 50 g de azúcar y bátalos hasta hacer espuma; agregue las yemas, el resto del azúcar y los demás ingredientes y bata hasta levantar la espuma. Añada nueces, zanahorias, migas de pan y polvos de hornear; hornéelo 50 minutos. Déjelo reposar 2 días.
◆ Bata el azúcar glass con el kirsch y el jugo de limón; adorne el pastel con este betún y decore con las almendras.

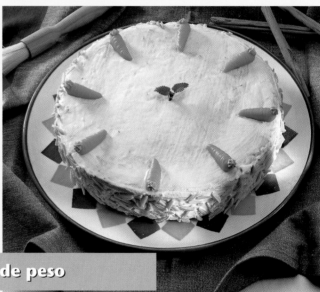

El estrés hace subir de peso

Quien se encuentra bajo estrés constante no piensa en sus propias necesidades, y tal vez llegue a ya no reconocerlas. Ya no disfruta de los platillos más exquisitos, lo cual hace que automáticamente recurra a los alimentos que engordan.
► La comida rápida contiene, en su mayoría, grandes cantidades de grasa y azúcar. Y tales bombas calóricas conducen al sobrepeso. Una tablilla de chocolate pronto hace sentirse "feliz", y da nuevas energías. Pero, actúa terriblemente sobre el metabolismo: eleva el nivel de insulina en pocos segundos, y unos minutos después, uno tiene hambre de nuevo.
► Al estrés lo sigue comúnmente la frustración, y a menudo uno la calma con alimentos, sin pensar en las consecuencias. Quien se atraca de dulces o papas fritas por frustración sube irremediablemente de peso. Evite esto, y en vez de llenarse de papas fritas, mejor coma una manzana o algunas verduras crudas.

Calmantes y vigorizantes que vienen de la alacena
Eche mano de alimentos que refuerzan los tejidos nerviosos.
◆ Las nueces tienen una porción adicional de **vitamina B**, que refuerza tejidos nerviosos. En los plátanos hay B_1; en las hojuelas de avena, mucha B_6.
◆ La leche, el jocoque y el yogur son los mejores **proveedores de calcio**.

◆ El kiwi, las fresas, los cítricos y las moras *(blueberries)*, y también las verduras como el pimiento morrón, nos ofrecen suficiente **vitamina C,** la cual ayuda a reforzar el sistema inmunitario, que se debilita cuando se sufre de estrés.

◆ El **magnesio** se encuentra en las nueces, las calabazas y las semillas de girasol, así como en las legumbres, la leche y el pescado, y en los productos de trigo integral. El magnesio propicia el buen metabolismo de las células, y elimina las sustancias que irritan los nervios.

◆ El **yodo** se ocupa de que la tiroides secrete la hormona para las funciones del sistema nervioso central. Los proveedores de yodo son el pescado fresco y las algas. Hay que comerlos de preferencia crudos (en sushi). Es importante sazonar los alimentos con sal yodatada.

◆ El **té verde** actúa como un perfecto calmante para el sistema nervioso central, sin afectar al cuerpo.

◆ Prescinda de la **nicotina:** cada cigarrillo que llegue a fumar destruirá una parte de sus reservas de vitamina C.

◆ ¡Olvídese del **alcohol**! Sólo produce momentáneamente un estado de euforia y una aparente relajación. Recurra mejor a los jugos de frutas y de verduras. Quien mezcle su jugo con agua mineral debe recordar que ésta contiene mucho potasio, sodio y magnesio. ¡Y estos minerales son alimento para los nervios!

◆ Evite ingerir alimentos muy grasosos después de las 7 de la noche, así como ingerir mucho alcohol. La razón es que su hígado se sobrecarga por las noches, lo cual puede producirle trastornos del sueño.

SALMÓN MARINADO CON PAPAS

1 cebolla pequeña, 40 ml de vino blanco seco, 1 cda. sopera de vinagre de vino, 1 clavo, 1 cdita. de pimienta entera surtida, 1 cdita. de azúcar, 1 filete de salmón (170 g), sal yodatada, 2 papas, 1 ramita de romero, aceite de oliva para freír, pimientas verdes marinadas, 1 cda. de crema fresca

◆ Pele la cebolla y córtela en forma de anillos para la marinada, añádale el vino, el vinagre, los clavos, las pimientas y el azúcar y póngalos a hervir. Déjelos enfriar.

◆ Póngale sal al salmón y déjelo reposar 30 minutos. Cúbralo con la marinada, tápelo y deje que repose por lo menos 6 horas en el refrigerador.

◆ Saque el salmón de la marinada, séquelo con una servilleta de papel, cuele la marinada (no la tire) y retire las especias.

◆ Lave bien las papas y póngalas en una olla grande. Llénela con agua hasta la mitad. Añada una cda. sopera de sal y 1 ramita de romero y tápela para que

empiece a hervir. Déjela hervir a borbollones y quite la tapa para que las papas se cuezan durante unos 20 minutos (dependiendo del tamaño de las papas). Revuelva constantemente el contenido de la olla, para que nada se pegue. Pero no lo agite. Unos minutos antes de que estén completamente cocidas suba el fuego un poco más, de manera que se evapore el líquido y las papas se asen un poco.

◆ Caliente el aceite, ase el salmón, sáquelo y manténgalo caliente. Ponga la marinada en un recipiente y déjela hervir un poco. Machaque las pimientas y mézclelas con la crema fresca. Pruébelas antes de servirlas.

Consejo
◆ Acompáñelas con espinacas.

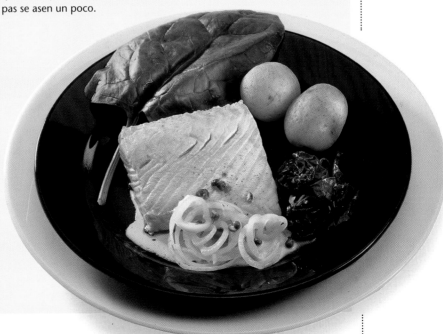

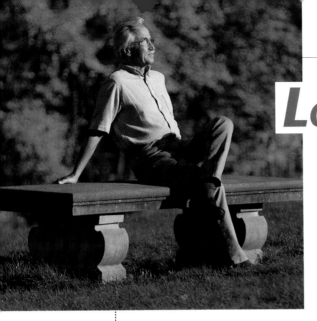

LOS OPTIMISTAS VIVEN MÁS

Pensar positivamente no quiere decir ver la vida color de rosa, ni hacer desaparecer los problemas con sólo pensar de manera positiva, sino sacar lo mejor de cada situación para obtener con ello una mayor satisfacción y más alegría de vivir. Comience a hacerlo desde ahora.

Imagínese que es domingo por la tarde y que llueve a cántaros. Usted puede sentirse contrariado por ello, porque deseaba fervientemente salir a pasear, o bien se puede alegrar, porque al fin tendrá tiempo para terminar de leer esa novela que dejó pendiente hace unas semanas, o para empezar otro libro. Sea cual fuere su decisión, igual seguirá lloviendo. Y como al mal tiempo buena cara, adáptese a la situación.

Este ejemplo ilustra claramente los principios del pensamiento positivo. Es imposible creer que todo en la vida es hermoso y bueno, hasta lo que nos molesta, pero sí es posible reconocer y sacar de todas las cosas y condiciones lo bueno y provechoso que se oculta detrás de ellas. Psicólogos y terapeutas de todo el mundo han logrado demostrar que el pensamiento positivo puede cambiar la vida. Lo cual no tiene nada que ver con soslayar o minimizar los problemas, sino con desarrollar una nueva concepción de la vida que sea mucho más optimista.

Deseos realistas

Todos pueden aprender este método: usted puede escribir fórmulas sugerentes, o bien repetir varias veces al día "yo puedo hacer eso" o "yo puedo lograrlo" y esto bastará. Mantenga en mente la conocida frase del psicólogo Jens Corssen: "Así como el miedo conduce a la infelicidad, el valor lleva a la felicidad".

Demuestre valor ante lo nuevo, y olvídese de sus caminos habituales de pensamiento y de sus malos hábitos. Sin embargo, ¡sus deseos tienen que ser realistas! Nadie puede soltarse repentinamente hablando en perfecto francés sólo porque ha estado repitiendo diariamente mil veces su deseo de hacerlo. No obstante, el principio de hacer de cada constelación lo máximo y de

Los mandalas: imágenes ancestrales de la vida

La palabra *mandala* viene del sánscrito y significa algo así como "círculo, centro o secreto".

► Los mandalas son diagramas con forma de círculo o de cuadrado; sus contextos espirituales son representaciones simbólicas que les sirven a las religiones de la India como medios para la meditación.

► Al dibujar o contemplar un mandala, la persona diseña su propio orden interno. Al parecer, los seres humanos podemos reconocer de manera muy intuitiva el reflejo de nuestro propio ser.

► Los mandalas ofrecen a la gente que no domina una técnica específica de relajación el acceso a la meditación. Mientras lo pinta o lo dibuja, el cuerpo se relaja ostensiblemente, y las dificultades y molestias van quedando atrás.

ver en todas las situaciones desagradables algo positivo le permitirán adoptar una actitud mucho más positiva en general.

Las limitaciones y debilidades que tiene cada ser humano se tornarán de pronto insignificantes, si hace el esfuerzo de reconocer y establecer sus cualidades positivas. Para ello, es necesario que se tome la molestia de reflexionar sobre sí mismo con calma. Así se encaminará hacia el conocimiento de sí mismo. Al avanzar por el camino del reconocimiento del propio ser, usted descubrirá automáticamente que en su vida y en su persona hay mucho más de positivo de lo que había pensado antes.

Haga un balance

Tómese una media hora para hacer una lista, con plena conciencia de todo lo que ha logrado. Comience con su infancia, y no olvide las aparentes pequeñeces, como el premio que ganó en un concurso de dibujo. Después, vaya a su juventud, hasta el momento en que salió de la escuela o cuando terminó de aprender un oficio. Escriba todos los éxitos que haya tenido durante su vida profesional, y que deben ser incluidos en el balance. Recuerde constantemente esta lista y verá que en realidad ha obtenido una gran cantidad de cosas.

Piense positivamente

Los científicos de la Clínica Mayo (Rochester) han comprobado, mediante un estudio de casi 30 años realizado con más de 800 pacientes, que existe una relación clara entre los pensamientos pesimistas y una menor expectativa de vida. El factor determinante es que los pesimistas se comportan en forma pasiva, y por esta razón experimentan menos cosas positivas que los optimistas. Con frecuencia, los pesimistas tienden –porque "de cualquier forma nada de esto tiene sentido"– a descalificar o ignorar consejos e indicaciones médicas. Y su arraigada tendencia a las depresiones influye sobre sus expectativas de vida también en forma negativa. Los optimistas poseen un sistema inmunitario mucho más poderoso que el de los pesimistas. Y sólo por esta razón hay que hacerle frente cuanto antes al pesimismo, mediante el pensamiento positivo.

El programa de 2 semanas le ayudará mucho en esa tarea. Pero no lo sienta como una terapia limitada de 14 días, sino como el inicio de una vida positiva y optimista.

PROGRAMA DE 2 SEMANAS

RELAJACIÓN

Durante los próximos 14 días usted podrá descansar. Con estos ejercicios mentales aprenderá a:
► **Satisfacer sus necesidades** en la medida en que las formule positivamente.
► **Resolver sus conflictos** en la medida en que diseñe imágenes mentales y las refuerce en su subconsciente.

EJERCICIO

Exprese usted seguridad mediante su cuerpo.
► Obtenga una mayor **seguridad de postura** mediante el Qigong.
► Gire como un remolino por toda la habitación para obtener **un sentimiento positivo** de la vida.

NUTRICIÓN

Haga de sus comidas un banquete y acostúmbrese a ello.
► **Con pocos elementos,** haga de sus comidas una **experiencia positiva.**
► Siéntase bien con pocos alimentos, pero selectos. Lea por qué el chile y el chocolate **hacen feliz a la gente.**

CADA QUIEN CREA SU FELICIDAD

Nuestra conducta o nuestros logros son influidos por el subconsciente. Y esto está vinculado con la repetición de formas de conducta aprendidas. Si alguna vez se quemó la mano con una sartén, la próxima vez empleará un trapo, de modo que no se queme los dedos una vez más, ya que la información: "peligro, caliente" estará almacenada en su subconsciente.

Si usted está convencido de que no es capaz de dominar una situación, esto se le arraiga en el subconsciente, con el resultado de que realmente no va a lograr lo anterior. Los pensamientos positivos y la confrontación consciente de las dificultades hacen que se fomente la armonía interna, la cual propicia que tenga usted fuerza durante una confrontación adversa.

La calidad de los pensamientos determina la calidad de la vida

PROTECCIÓN EN LA BURBUJA DE JABÓN

Ejercicio

◆ Cuando sepa que se avecina una confrontación con su jefe, imagínese la situación

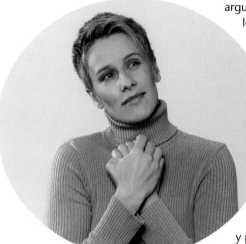

por anticipado y envuélvase mentalmente en una "burbuja de jabón". Usted y su interlocutor están sentados frente a frente. Formule en su mente sus argumentos e imagínese lo que contesta.

◆ Ahora, en su imaginación, llene la "pared protectora" con mucha luz, que puede ser tenue y de color. Los neuropsicólogos afirman que esta representación de la luz tranquiliza y produce una armonía interior.

CONFLICTOS Y DIÁLOGO INTERNO

Ejercicio

◆ Si usted sabe que, por ejemplo, se aproxima un enfrentamiento con su jefe, imagínese la situación antes de entrar en negociaciones.

◆ Visualice mentalmente la conversación: usted y su interlocutor se sientan frente a frente. Formule sus argumentos y sus ideas y déjelo opinar en contra de usted.

◆ Después podrá intentar poner ese diálogo interno sobre papel, de modo que pueda formular todas sus intervenciones correcta y precisamente.

◆ Mientras desarrolla esta acción imaginaria sobre el probable resultado de la conversación que vaya a tener con su jefe, usted irá adquiriendo una mayor seguridad acerca de la situación real, y desarrollará una mayor apertura para los argumentos de su interlocutor.

Desbloquéese con la quinesiología

La quinesiología es la "ciencia del flujo de la energía de los músculos en movimiento". Fue desarrollada en la década de 1960 por el quiropráctico estadounidense George Goodheart, que descubrió que la tensión y la relajación de los músculos permiten sacar conclusiones acerca del bienestar de un ser humano. Para su terapia empleó las enseñanzas chinas acerca del flujo de energía del cuerpo.

▶ La **meta** de la quinesiología es, en primer lugar, restaurar el equilibrio del cuerpo, en trastornos de la salud como dolores de espalda, desgarres musculares y trastornos del sistema inmunitario.

▶ Además, se emplea en casos de estados depresivos o de miedo, inquietud o estrés profundo.

▶ **Método** Mediante pruebas musculares especiales se determina si en el sistema energético del cuerpo hay un desequilibrio. Y esos bloqueos pueden eliminarse, por ejemplo, mediante masajes en las zonas de reflejos.

SATISFAGA SUS NECESIDADES CON FORMULACIONES POSITIVAS

Preparación

◆ Tómese por lo menos un cuarto de hora todos los días para pensar en lo que pasa a diario por su mente, y lo que usted dice. ¿Tiene pensamientos negativos casi siempre? Entonces propóngase no enunciar jamás un pensamiento negativo; en vez de hacerlo, sustitúyalo con uno positivo y conclúyalo.

Ejemplos

◆ No diga "Pasear no me divierte para nada", sino "Tengo ganas de leer".

◆ No diga "Otra vez tengo que hacer todo yo solo", sino "¿Podrías tú hacer la comida hoy?"
◆ No diga "Estoy enojado. Mi jefe aún no me ha dicho si recibiré el aumento de sueldo", sino "Me corresponde un aumento de sueldo. Ya le di a mi jefe suficiente tiempo para tomar una decisión, de modo que ya le puedo preguntar en confianza cuál es su decisión".

◆ No diga "Me siento absolutamente muerta, y no puedo descansar porque tengo que hacer la limpieza", sino "Aquí la jefa soy yo, y hacer orden puede esperar hasta mañana".

"Aquí mando yo, y yo decido cuándo..."

"Tengo ganas de ir al cine."

"¿Tú puedes ir de compras esta vez?"

DIGA SÍ A LOS CAMBIOS

Haga un balance

◆ En las transformaciones constantes de su vida que traen mucha incertidumbre consigo, usted puede formarse una idea clara de las cosas por medio de una confrontación de los pros y los contras.

◆ Para ello, tome un lápiz y una hoja de papel y trace una raya en medio del papel. Arriba, en el lado izquierdo, escriba un signo grande de menos (–), y a la derecha, un signo grueso de más (+). Luego haga una lista de lo que le parece negativo y

positivo en el cambio; por ejemplo, "Voy a extrañar a mis amigos", "Voy a conocer a personas nuevas e interesantes".
Los puntos más importantes para usted son los que deben ir hasta arriba.

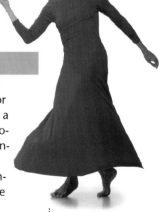

El color rojo simboliza vitalidad, alegría y energía. ¡Envuélvase de pies a cabeza en buen humor!

VISIONES PARA EL ÉXITO

Refuerce su autoestima y desconecte sus miedos, al tiempo que se imagina sus deseos o sus metas con toda perfección.

Tarea

◆ Formule su meta, por ejemplo en su profesión, y fíjese un plazo, que será el día en que tendrá que haber alcanzado sus metas. Verifique su meta. ¿Pue-

de lograrla solo o necesita ayuda de alguien más?, ¿es realista? En caso necesario, modifique su meta. Y recuerde, jamás se proponga demasiado o algo que esté fuera de su alcance.
◆ ¿Qué consecuencias tendrá el cumplir su meta? Pregúntese qué efecto tendrán sus planes sobre sus amigos, su pareja y sus parientes.

◆ Formule en su mente una imagen precisa de la nueva situación, con todos los detalles.
◆ Contémplese a sí mismo por encima del hombro. ¿Cuán lejos se encuentra todavía de alcanzar su meta?
◆ Aclárese a usted mismo que está reflexionando sobre su futuro y dígase lo siguiente: "Ésta es mi meta".

MANTÉNGASE FIRME

L a confianza en sí mismo se expresa, entre otras formas, mediante el lenguaje corporal. Camine con la frente en alto por el mundo y mire siempre a sus interlocutores a los ojos, inclusive en situaciones embarazosas y con los temas más desagradables. Defienda su punto de vista en todo momento y fomente una postura interna positiva, mediante una postura segura y que salte a la vista. Entrénese para ello con las piruetas y el Qigong, de ese modo irradiará siempre una solidez interna.

Qigong

Desde hace más de 2,500 años los ejercicios Qi tienen un papel preponderante en el pensamiento religioso y médico de China. Desde finales de la década de 1980 ha crecido la popularidad del Qigong en Occidente. Los ejercicios tienen un efecto integral en el cuerpo y el espíritu. Su práctica combate las enfermedades, incrementa el proceso de salud y refuerza el sistema inmunitario y nervioso. Muchas asociaciones deportivas, seguros médicos e instituciones educativas ofrecen cursos de Qigong. Decídase a mejorar la postura de su cuerpo con el Qigong, y también su "postura interna".

 ## ERGUIDO HACIA EL CIELO

Ejercicio
◆ Póngase de pie, erguido, separe las piernas y flexione las rodillas ligeramente.
◆ Junte sus manos sobre el abdomen y elévelas lentamente casi hasta la altura del esternón. Siga subiendo las manos y coloque las palmas a la altura de la cabeza y hacia delante. Llévelas hasta encima de su cabeza, con las palmas de las manos apuntando, por encima de la coronilla hacia el techo, con los pulgares hacia delante.
◆ Después estire los brazos lo más que pueda en dirección del techo, hasta que suban sus talones. Finalmente, estire los brazos hacia los lados y después déjelos colgar junto al cuerpo y baje los talones.

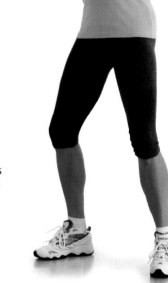

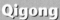 *2 veces, de preferencia todos los días*

 ## PIRUETA PARA EL SENTIDO DE LA VIDA

Ejercicio
◆ Póngase de pie, erguido y separe las piernas ligeramente.
◆ Estire los brazos hacia los lados y gire sobre su eje, en el sentido de las manecillas del reloj. Usted define el tiempo y el número de giros.

Consejo
◆ Para que no se maree tan fácilmente, puede fijar la vista en un punto en la pared.

  1 o 2 veces todos los días

HAGA DE SU COMIDA UN MARAVILLOSO FESTÍN

Quien está dispuesto a disfrutar –aunque le parezca exagerado– disfruta hasta con una seca rebanada de pan. Haga de cada comida una ocasión especial: acostúmbrese a poner una mesa hermosa, aunque sea para usted solo, con un gracioso mantelito y una servilleta fina, saque su mejor vajilla de la vitrina y úsela, y si puede, encienda una linda vela. Póngase de buen humor con deliciosos alimentos. No tienen que ser caros ni de lujo. Lo importante es la selección correcta...

CARNE CON CHILE

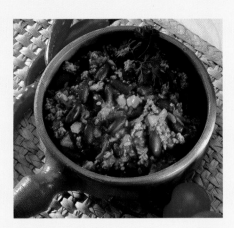

50 g de frijoles rojos, sal, 150 g de tomates, 1 cebolla pequeña, 1 chile pequeño, 1 diente de ajo, 2 cdas. de aceite de canola o de maíz, 150 g de carne molida de cordero, pimienta recién molida y, de ser necesario, un poco de caldo de carne

◆ Ponga a remojar los frijoles en agua con sal toda la noche. Luego cúbralos de agua y déjelos cocer durante una hora.

◆ Pele los tomates, córtelos en trocitos y quíteles las semillas. Pele la cebolla y córtela en tiritas. Desvene el chile y córtelo en tiras muy finas. Pele el diente de ajo y macháquelo.

◆ Caliente el aceite y acitrone en él la cebolla; añada la carne molida, el chile y el ajo, y deje que se sofrían bien.

◆ Añádales los cuadritos de tomate y déjelos cocerse a fuego bajo. Agregue los frijoles sin caldo a la mezcla de tomate y pruébelo. Si se requiere, añádale un poco de caldo de carne al guiso para que no quede tan espeso.

MOUSSE DE CHOCOLATE

30 g de chocolate en tablilla
70 ml de crema batida (evite la crema artificial)

◆ Corte el chocolate en pedacitos y mézclelos con la crema en un recipiente. Deje que el chocolate se derrita lentamente, a fuego bajo.
◆ Vacíelo en un tazón y deje enfriar por lo menos durante 24 horas en el refrigerador.
◆ Antes de servirlo, bátalo hasta que quede espumoso.

Consejo
◆ El mousse queda muy sabroso si lo hace con chocolate amargo o semidulce.

¿Cómo actúan los antidepresivos?

Muchos alimentos lo ponen de buen humor. Contienen sustancias que hacen que el organismo secrete determinadas hormonas.
◆ Los chiles liberan endorfina, una sustancia que provoca una sensación de bienestar, y después de una comida picante, hace que el humor sea ligero y tranquilo. Las grasas tienen también este efecto de liberación. La satisfacción que se experimenta después de consumir fresas con crema también tiene un fundamento científico.
◆ El chocolate contiene grasa y azúcar. Por eso no es de extrañar que el chocolate lo ponga de buen humor, ya que tanto la grasa como el azúcar aceleran la producción de serotonina. Y esta "hormona de la felicidad" nos pone en un estado verdaderamente positivo. También las pastas hacen que el cuerpo produzca suficiente serotonina.
◆ El pericón bloquea los receptores del cerebro que son responsables de los estados depresivos del individuo. Además, impide que descienda el nivel de serotonina.
◆ La kava-kava es una bebida de los Mares del Sur que hace subir nuestro ánimo.
◆ Los frijoles de soya contienen isoflavonoides, los cuales, según las investigaciones japonesas, actúan en contra de los estados depresivos.

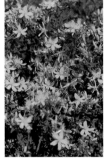

Antidepresivo
Cuando su humor ande por los suelos, beba 2 o 3 tazas de té de pericón a lo largo del día, y una taza antes de dormir. El pericón es un antidepresivo vegetal.

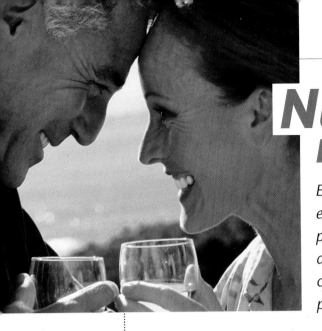

NUEVOS DESEOS DE PASIÓN

Ella desea acurrucarse, él quiere leer. Él desea caricias, ella prefiere dormir. ¿Escenas de una relación de pareja? Cuando el deseo disminuye, puede haber diferentes causas. El agotamiento, el estrés o los conflictos psíquicos. Es hora de hacer algo al respecto, pues el amor físico es grato a cualquier edad.

No sólo disminuye la buena constitución física cuando aumenta la edad, sino que también la potencia y la libido disminuyen naturalmente con el paso de los años. No se deje irritar por las imágenes del hombre eternamente potente y de la pasión desgarradora que nos transmiten las revistas, la televisión y la publicidad como si fuesen la norma. Cada persona sufre determinadas fluctuaciones –también hormonales– que se manifiestan en su sexualidad.

Cuando el cuerpo y la mente están bajo presión, el deseo se bloquea. Las causas médicas, como el bajo funcionamiento de la tiroides, los disturbios circulatorios, los medicamentos y sus efectos colaterales y otros padecimientos, también ejercen influencia sobre la vida amorosa. Además, existen barreras como el temor de fallar y la presión de funcionar bien y el miedo a perder atractivo por la edad, que pueden ser causa de esto. Los trastornos del ámbito sexual son casi siempre debidos a trastornos de la comunicación. Hable de manera abierta con su pareja acerca de sus miedos y deseos, y nunca se sienta presionado por su rendimiento. Dése 2 semanas para descubrir nuevamente a su pareja. Recuperar el placer lleva tiempo. Rompa la rutina diaria y concéntrese en usted y su pareja.

PROGRAMA DE 2 SEMANAS

RELAJACIÓN

Consiéntase y consienta a su pareja en una atmósfera propicia con:
▶ Un masaje en pareja, que **relaje** suavemente y **disipe las tensiones.**
▶ Aceites esenciales aromáticos, que refuerzan la acción de estas caricias.

EJERCICIO

Bucee con su pareja y use la resistencia del agua haciendo ejercicios juguetones que propicien **la buena circulación de la sangre.**
▶ Déjese caer, deje que sus manos lo sostengan, y déjese acariciar suavemente por las olas del agua.
▶ Fomente su gusto por echarse al agua.

NUTRICIÓN

▶ Use los **efectos estimulantes de condimentos y hierbas** a los que se les atribuyen efectos afrodisíacos.
▶ Para elaborar un exquisito **Menú para el amor,** vea la pág. 315.

ESTO SE METE BAJO LA PIEL

No hay nada más hermoso que una caricia llena de amor o unas manos que recorren el cuerpo suavemente. Las tensiones se disipan y las preocupaciones se van. Consiéntase y consienta a su pareja con un masaje, y sienta la intimidad con todo su cuerpo. No se requiere aprender una técnica especial de masaje, sólo necesita establecer empatía con el otro; una gran sensibilidad es lo más importante, pues así sentirá qué es lo que hace bien a su pareja.

Tómense tiempo para cada uno. Disfruten de las suaves caricias para el cuerpo y el alma, y paladeen plenamente el sentimiento y la satisfacción de estar en pareja.

La píldora

El viagra es el medio oral más efectivo para los trastornos de erección, ya que propicia una mayor irrigación sanguínea en el pene, que impide su reflujo. Ayuda únicamente en determinadas situaciones, por lo cual no se le debe considerar una panacea, sobre todo porque no está libre de reacciones secundarias. Es mucho más importante mantener una relación comprensiva, abierta y recíproca con la pareja.

SENTIMIENTO EN LA PUNTA DE LOS DEDOS

Preparación

◆ Ponga una toalla suave y afelpada sobre el piso, sobre la cual pueda yacer durante el masaje. El mejor inicio es un baño caliente que relaje los músculos.

◆ Aceites para los sentidos: Mezcle 5 gotas de cada uno: aceite esencial de rosas, de jazmín, de bergamota, con 10 gotas de aceite de sándalo y 50 ml de aceite de jojoba.

Ejercicio

◆ Acuéstese boca abajo relajado y respire profunda y regularmente mientras su pareja se arrodilla a su lado y lo masajea con suaves movimientos de la palma de sus manos, empezando desde los hombros. No debe aplicarle el aceite directamente sobre la piel, sino calentarlo primero frotándoselo en las manos antes de dar masaje.

Consejo

◆ La atmósfera también tiene que ir de acuerdo: una luz tenue, música suave y una vela aromática producirán una sensible relajación.

Ylang-Ylang
Un masaje con el aceite de esta planta exótica actúa seductora y sensualmente.

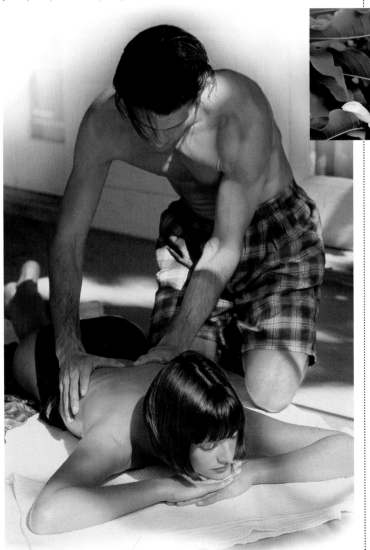

EL AGUA Y LAS OLAS DE AMOR

El agua tibia que sostiene al cuerpo y lo masajea con cada movimiento: esto produce una relajación completa del cuerpo y del alma. ¿Cuánto hace que no nada con su pareja?

En estas 2 semanas, tómese el tiempo de llevar a cabo esto al menos 3 o 4 veces.

Los ejercicios con pelotas dentro del agua fomentan la circulación y refuerzan la musculatura, y también desarrollan un sentido del propio cuerpo. Sumérjase en el agua, deje que lo arrullen en sus brazos y flote casi como en el aire. Sumérjase, déjese mecer por las manos del otro y sienta cómo flota, casi ingrávido.

 OPONGA RESISTENCIA A SU PAREJA

Ejercicio

◆ Recuéstese boca arriba en el agua, con la espalda derecha, su compañero tendrá que sujetarle por los tobillos con sus manos.

◆ Ahora abra un poco las piernas y vuélvalas a cerrar. Primero, su compañero debe ayudarle a hacerlo, después, tendrá que oponerle resistencia.

Consejo

◆ Haga pequeños movimientos de natación con las manos, para sentirse seguro mientras flota sobre el agua.

  2 min. sin presión – 1 min. de pausa – 2 min. con resistencia

 ALGO MAGNÍFICO PARA DOS

Ejercicio

◆ Pónganse a flotar los dos sobre la espalda, con los pies apuntando a los del otro, e intenten remar con los brazos, de manera que el cuerpo se mantenga a flote sobre la espalda.

◆ Después, levante una pelota con los pies y désela a su compañero.

◆ Amplíe la distancia entre ambos, e intente lanzarle la pelota con suavidad.

Consejo

◆ Usted también puede hacer este ejercicio, que es magnífico para fortalecer la musculatura del abdomen, tendido sobre el piso de su casa.

 ME DEJO CAER Y TÚ ME SOSTIENES

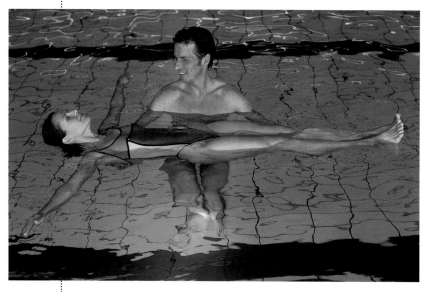

Ejercicio

◆ Recuéstese suave y relajadamente en el agua, sobre su espalda. Cierre los ojos, respire profunda y plácidamente mientras su compañero la sostiene.

◆ Para ello, él tendrá que colocar sus brazos bajo su cuerpo y mecerla suavemente y jalarla con suavidad por el agua. Disfrute la seguridad y la intimidad, y no se mueva, no oponga ninguna resistencia. Después cambien de lugar para volver a hacer el ejercicio.

314

EL AMOR ENTRA POR EL ESTÓMAGO

La relación entre los placeres de la mesa y los del deseo amoroso existe en todas las culturas; el erotismo y la comida están asociados desde el pecado original. Y a partir de entonces, se escogió una variedad de alimentos –sobre todo las trufas, los ostiones, los mariscos– a los que se les atribuyeron efectos afrodisíacos.

Consiéntase con una comida exquisita. El menú deberá contener condimentos de los cuales se sabe que tienen poderes estimulantes: espárragos, nuez moscada, vainilla, higos y pimienta roja.

HIGOS CON YOGUR

1 vaina de vainilla
200 g de yogur
1 cda. de azúcar glass
Jugo de limón
4 higos frescos
Hojas de toronjil

◆ Abra la vaina de vainilla a lo largo, por la mitad, y ráspele el contenido. Mezcle la vainilla raspada con el yogur, el azúcar glass y el jugo de limón; pruebe la mezcla y póngala a enfriar.
◆ Pele los higos y rebánelos en tiras finas.
◆ Reparta el yogur en dos tazoncitos colocando encima las tiras de higo.
◆ Adorne el postre con las hojas de toronjil.

SOPA DE ESPÁRRAGOS CON CAMARONES

250 g de puntas de espárragos, sal, azúcar, jugo de limón, 1 cebolla de Cambray, 1 cda. de mantequilla de langosta, 100 ml de crema, 1 yema de huevo, 30 g de crema fresca, pimienta blanca, 150 g de camarones pelados

◆ Ponga las puntas de espárragos en agua hirviendo con sal, azúcar y jugo de limón, y déjelas hervir durante 30 minutos.

Cuélelas y guarde el caldo. Acitrone la cebolla bien picada, en la mantequilla de langosta, añada $3/8$ de l del caldo de los espárragos y póngalo a cocer.
◆ Bata 80 ml de crema, hasta que haga espuma, añádale la yema de huevo suavemente y agregue un poco de pimienta.
◆ Incorpore la crema con la yema de huevo y añada los camarones. Déjela cocer 5 minutos para que absorba el sabor, sin dejarla hervir.

PECHUGAS DE POLLO CON NIEVE DE PAPA

2 filetes de pechuga de pollo
Pimienta roja
Sal
Aceite de canola para freír
2 poros
1 cda. de mantequilla con hierbas finas
1 cda. de pimientas verdes marinadas
1 cdita. de miel de acacia
Jugo de un limón
1 limón cortado en gajos
100 ml de champaña
150 g de salsa para carne
2 cditas. de melisa picada
1 cdita. de mantequilla
1 cdita. de harina

◆ Salpimiente las pechugas. Fríalas en el aceite caliente a fuego alto, sáquelas de la sartén y póngalas en un lugar caliente.
◆ Corte el poro en rodajas, póngalo a acitronar en la mantequilla de hierbas hasta que se vea transparente. Añada las pimientas, la miel y el jugo de limón. Agregue

los gajos de limón y la champaña para dar sabor. Incorpore la salsa para carne y las hojas de toronjil picadas.
◆ Mezcle la mantequilla con la harina e incorpórela a la salsa; déjela hervir un poco.
◆ Añada las pechugas asadas.
◆ Sirva con puré de papa hecho en casa, sazonado con sal, pimienta y nuez moscada.

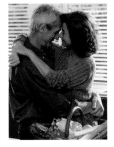

La preparación lo es todo
Hagan juntos la comida: el placer común comienza en la cocina y continúa con el consumo en pareja de estos exquisitos alimentos.

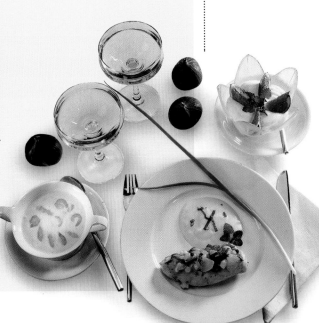

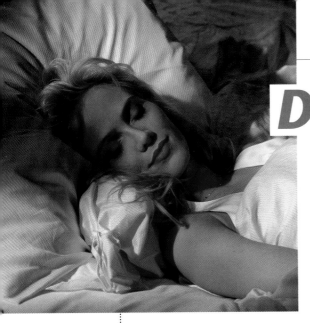

DUERMA COMO UN BENDITO

Un buen descanso nocturno forma parte de las necesidades básicas del ser humano. El cerebro y el metabolismo requieren de esta fase de recuperación, con el objeto de poder trabajar más efectivamente. Y hay que actuar si empieza a sentir miedo al insomnio y no puede dormir.

Si lleva más de 3 semanas con trastornos del sueño, y a pesar de los remedios caseros se siente todavía cansado y agotado, entonces es hora de ir al médico.

El sueño es vital; sólo con un sueño suficiente es posible regenerar el cuerpo. Decidir cuándo es el momento para un sueño reparador es algo condicionado. Y como dormir no es un proceso pasivo, que funciona automáticamente, sino que se pone en acción desde el cerebro –en especial por el hipotálamo–, que lo origina y controla. Aunque esté usted exhausto al irse a la cama, si su cerebro no quiere, simplemente no podrá dormir. Y éste es el problema en casi todos los trastornos del sueño.

El ritmo de sueño y actividad está controlado por nuestro reloj interno, conocido también como ritmo circadiano, el cual está principalmente sincronizado con el ciclo del día y la noche. Y podemos percibirlo, por ejemplo, cuando viajamos de un lugar a otro y atravesamos otros husos horarios y hemos de acostumbrarnos al cambio del día y la noche.

Las fases del sueño

El sueño no es un estado uniforme, sino un proceso sumamente complicado, en el cual los órganos de los sentidos y otros dejan de funcionar durante algunos periodos, lo cual protege al que duerme contra todos los estímulos provenientes de su entorno.

Y aunque también la conciencia se encuentre apagada, nuestro cerebro no permanece totalmente inactivo, lo cual se ha comprobado con mediciones realizadas con ayuda de un electroencefalógrafo. Durante el sueño existen determinadas fases que se pueden medir. Se distinguen los siguientes estados: adormecimiento, sueño profundo, sueño intermedio y sueño ligero. Y durante una noche, estos estados se presentan hasta cinco veces.

Para los científicos que investigan el sueño, la fase del adormecimiento es la que más llama la atención, ya que durante esta fase, se producen

El ronquido y la apnea del sueño

Cerca de 10 a 30% de los adultos roncan mientras duermen.

▶ En su mayoría, es nuestra pareja la que sufre, pues su sueño se ve severamente perturbado por los ronquidos.

▶ Por otro lado, durante la apnea surgen amenazas como un paro respiratorio, con la falta de oxígeno resultante, lo cual puede originar daños a la salud del que ronca. Los que más padecen son, por lo general, los hombres. Las consecuencias de esto son una baja en el rendimiento, disturbios de la concentración, cambios repentinos de humor, así como una fatiga constante. Si no se le trata, la apnea del sueño puede producir daños a la salud tales como presión alta, depresiones, fatiga excesiva, que por lo general contribuye a los accidentes más peligrosos.

▶ Bajar de peso, prescindir del alcohol y de los somníferos puede controlar bastante los ronquidos. Y quien duerme de lado tampoco ronca demasiado.

movimientos rápidos de los ojos (en inglés, *rapid eye movement)*. Y por ello a este estado se le conoce como fase REM. En cambio, los sueños siempre son muy intensos, y a menudo se procesan en ellos los acontecimientos del día. Los recuerdos llegan a ser hasta de la primera infancia, o bien pueden ser evocaciones de sensaciones corporales dominadas por los instintos, y a eso se le denomina la fase del sueño profundo.

¿Qué cantidad de sueño requiere un ser humano?

Al avanzar la edad, disminuyen los requerimientos de sueño. Mientras que los recién nacidos necesitan casi 16 horas de sueño, y los niños pequeños duermen todavía de 13 a 14 horas, los niños grandes y los adolescentes requieren de 8 a 12 horas, mientras que los adultos (hasta los 40 años, más o menos) sólo necesitan 7 u 8 horas diarias.

Después de esa edad, se reduce a unas 7 horas, y hay quienes necesitan aún menos horas de sueño.

Los trastornos del sueño no son raros

Más del 40% de la gente padece los llamados trastornos de sueño-vigilia. También se distinguen los trastornos del ritmo circadiano que se originan a causa de la fatiga de viaje o el trabajo de horas extra, y quien los padece sufre la influencia de factores externos sobre su sueño. También se incluye el síndrome DSP (en inglés, *Delayed Sleep Phase Syndrome)* o síndrome de retraso de la fase del sueño. Los que lo padecen no pueden dormir antes de las 2 o 3 de la mañana, lo cual entra en conflicto con los horarios normales. En los ancianos es relativamente frecuente el síndrome ASP (en inglés, *Advanced Sleep Phase Syndrome),* el cual hace que cerca del mediodía

se produzca una necesidad de dormir, con la consiguiente perturbación del sueño nocturno, y la imposibilidad de conciliar el sueño por la noche. Además de éstos existe el insomnio, o sea la dificultad del sueño profundo durante la noche. La intranquilidad y el estrés son causa de ello, junto con los problemas del trabajo. A corto plazo, estos trastornos no suelen ser muy preocupantes si sólo duran 2 o 4 semanas. Y usted los puede enfrentar en la medida en que se prepare conscientemente para dormir y apague todas las fuentes de luz y de ruido. Pruebe durante 2 semanas nuestro programa para un sueño saludable.

Roncar como león

Alfredo Z. pesaba 130 kg y era un hedonista. Su cena debía incluir un par de cervezas o una botella de vino. Su esposa se pasaba despierta todas las noches, ya que su esposo roncaba muy fuerte. Cuando se dio cuenta de que la respiración de él cada vez se detenía con mayor frecuencia, el señor Z. tuvo que ir al doctor. Éste le explicó en qué consiste la apnea durante el sueño, y le recomendó abstenerse de los tragos nocturnos. Actualmente, el señor Z. sólo ronca cuando está resfriado.

PROGRAMA DE 2 SEMANAS

RELAJACIÓN

Haga de las horas previas a irse a la cama su fase personal de descanso.

► Un masaje en la frente **disipa todas las tensiones.**

► Practique la respiración a través de un popote: de esta forma usted inhala más profundamente, y así, podrá **incrementar su dotación de oxígeno.**

NUTRICIÓN

Los alimentos grasosos y difíciles de digerir afectan el estómago y, por ende, el comportamiento del sueño.

► Podrá **incrementar su predisposición** al sueño mediante la ingestión de leche o productos lácteos.

► Los alimentos con los que **reforzará un sueño continuo** aparecen en la pág. 320.

EJERCICIO

Logrará tener un sueño saludable si realiza una buena cantidad de movimiento durante el día.

► Además, un paseo vespertino diario sirve para tener la **cabeza despejada durante la noche.**

► Deje atrás los problemas cotidianos y vigile que **nada perturbe su sueño.**

RECONOZCA LAS CAUSAS DE LA FALTA DE SUEÑO

Los problemas familiares, los del trabajo o aquellos derivados de la pérdida de la pareja o del temor a presentar exámenes parecen filtrarse en la memoria justo antes de irse a la cama, afectando la capacidad de dormir. Empero, las causas de molestia para la continuidad del sueño no son fáciles de reconocer y, por ello, son difíciles de eliminar. El miedo a la falta de sueño agrava la situación.

Para eliminar esto lo puede ayudar el llevar un diario sobre su ciclo de sueño, que sirve para evaluar mejor la situación. También ayudan a disminuir las tensiones la posición de loto y un entrenamiento para lograr periodos regulares de sueño.

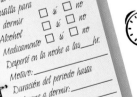

ELIMINAR TENSIONES CON FLOR DE LOTO

Ejercicio
◆ Siéntese en el piso y coloque el pie izquierdo sobre el muslo derecho, y el derecho sobre el muslo izquierdo. Sus rodillas tocan el piso. De inicio, basta sentarse con las piernas cruzadas.
◆ Mantenga su columna vertebral bien erguida, sus manos deben descansar sobre las rodillas.
◆ Respire profundamente expandiendo el abdomen, e imagine que todos los problemas abandonan su cuerpo al exhalar.

Así funciona
◆ En la posición de loto aumenta la profundidad de la respiración con el abdomen, y además se centran la circulación y la energía del cuerpo.

☺ ☺ *Diariamente antes de ir a la cama*

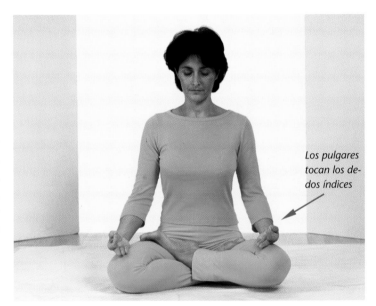

Los pulgares tocan los dedos índices

DIARIO DE SUEÑO Y ENTRENAMIENTO

El diario
◆ Anote todos los días sus actividades, su situación (tensiones en la oficina, etc.), la ingestión de alimentos después de las 5 de la tarde, la ingestión de medicamentos y las causas por las que despierta (ruidos, etc.).

Entrenamiento
◆ Durante los 3 primeros días, permanezca en la cama 5 horas por noche, duerma o no. Se propone que sea entre las 11 de la noche y las 4 de la madrugada, pues el cuerpo frena su actividad en ese periodo.

◆ Alargue su estancia en la cama de 15 en 15 minutos en cuanto logre dormir las 5 horas. La duración del tiempo de dormir la determina cada uno.

REGLAS EMPÍRICAS PARA UN SUEÑO PROFUNDO

Durante el sueño, el cuerpo está expuesto e indefenso frente a los estímulos del exterior, y su capacidad de resistencia se reduce casi a la mitad. Logre una atmósfera óptima para un sueño sano y reparador, con el menor esfuerzo: la temperatura de la habitación debe estar entre 15 y 17 °C, la humedad debe ser de cerca de 50%, el cuarto debe estar en oscuridad, y la cama en la habitación menos ruidosa de toda la casa.

Los rituales para irse a dormir, por ejemplo un baño de tina con el agua a una temperatura un poco menos que tibia, un vaso de leche caliente y alguno de los ejercicios de esta pág., evitan el resurgimiento de los problemas cotidianos y conducen al subconsciente al proceso del sueño.

 ## MASAJES CONTRA LAS TENSIONES

Ejercicio
◆ Póngase tres dedos sobre la frente, entre las cejas y el nacimiento del cabello.
◆ Cierre los ojos, tense ligeramente la frente. Aplique un poco de presión mientras gira los ojos con fuerza.
◆ Y, finalmente, presiónese con los dedos el centro de las cejas y vaya aplicando presión, con el dedo medio, sobre las sienes y hacia fuera.

  2 a 3 veces por semana

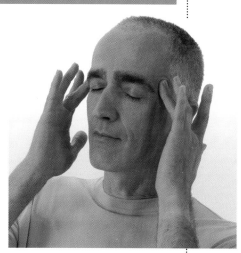

RESPIRACIÓN A TRAVÉS DE UN POPOTE

Ejercicio
◆ Siéntese derecho con la cabeza erguida y respire profundamente a través de un popote; exhale de una manera calmada y regular.
◆ Al absorber el aire por un conducto estrecho, usted inhala automáticamente de manera más profunda, y con ello aumenta la dotación de oxígeno.

◆ La exhalación más prolongada hace que se obtenga un efecto relajante.

  2 o 3 veces por semana

Música ligera

Los estímulos acústicos tienen un efecto directo sobre el sistema nervioso vegetativo. Los sonidos de la naturaleza, como el agua que corre, el susurro del viento o el crepitar del fuego, disminuyen las hormonas del estrés y las reacciones de relajación. Hay una gran variedad de discos con mezclas de sonidos de la naturaleza con melodías suaves. Búsquelas bajo el nombre de "terapias musicales para dormir, para el sueño profundo y para un despertar reparador".

AYUDAS PARA CONCILIAR EL SUEÑO

Usos
◆ Meta un trapo en agua que esté a temperatura de entre 18 y 22° C, y frótese el cuerpo en dirección al corazón; así quedará cubierto por una ligera capa de agua. No se seque y métase inmediatamente en la cama.
◆ Los pies fríos quitan el sueño. Es muy útil un baño caliente de pies, o de temperatura ascendente de entre 38 y 40° C, con flores de heno (mezcla de semillas, infloración y hojas de heno) o de romero. Después de unos 10 a 15 minutos, enjuáguese los pies con agua fría.
◆ Un baño caliente de tina (entre 34 y 36° C) con hierbas como toronjil, lavanda y valeriana, o agujas de pino, produce una relajación muy agradable. Meta las hierbas en la tina mientras se está llenando de agua. Y permanezca como máximo 10 minutos sumergido en el agua.

COMA LIGERO Y DORMIRÁ MEJOR

Las malas costumbres en la alimentación pueden llegar a afectar fuertemente el estómago. Quien cena demasiado y además ingiere alimentos de difícil digestión no debe asombrarse si no puede dormir y no duerme lo suficiente. Uno debe ingerir los últimos alimentos del día más o menos tres horas antes de irse a la cama, además de prescindir de alimentos estimulantes como café, té o alcohol. Si no puede dormir de un tirón o duerme mal, beba poco antes de dormir, y evite echar mano de los somníferos, ya que puede volverse dependiente de ellos en muy poco tiempo.

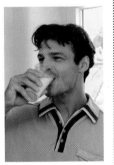

Leche tibia
Es uno de los remedios caseros más conocidos para un sueño reparador. Quien la toma como compañera del sueño le puede añadir 1 cdita. de miel.

TÉS PARA ARRULLARSE

Té de valeriana con toronjil
10 g de raíz de valeriana y de hojas de toronjil, respectivamente
◆ Vierta 2 cditas. de esta mezcla en 1 l de agua caliente. Déjela reposar, cuélela y tómese de 2 a 3 tazas todos los días.

Té de toronjil con lúpulo
20 g de piñones de lúpulo y de hojas de toronjil, respectivamente, 10 g de raíz de valeriana
◆ Vierta 2 cdas. de esta mezcla en 1/4 de l de agua tibia, tápela y déjela reposar unas 5 horas; después cuélela. Media hora antes de acostarse, caliente la mezcla lo más que aguante para beberla y endúlcela con miel.

Té de hierba de San Juan
2 cdas. de hierba de San Juan
◆ Vierta la hierba en 1 l de agua, caliéntela y después de 3 minutos cuélela. Tome de 2 a 3 tazas diarias.

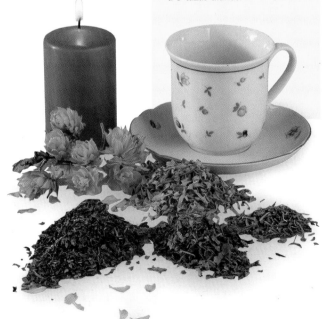

Para dormir de un tirón
◆ Jamás se vaya a la cama con hambre, pero tampoco con el estómago lleno. El hambre, la acidez y los gases perturban el sueño.
◆ La leche y los lácteos fomentan la predisposición al sueño. El suero de leche contiene lecitina, que es relajante.
◆ La miel, combinada con la leche, calma y propicia el sueño.
◆ Las frutas dulces como uvas, cerezas o ciruelas maduras también propician el sueño. Su contenido de azúcar hace que las células del cerebro puedan extraer más triptófano de la sangre. El triptófano se convierte en serotonina, que a su vez, produce un efecto calmante.
◆ También se recomiendan, para fomentar el intercambio de serotonina: la vitamina C de la fruta fresca, la vitamina B_6 de la soya, los plátanos, las espinacas y los aguacates, así como el mangano, que es una sustancia estimulante contenida en las espinacas, las leguminosas y las papas con cáscara.
◆ Especias como el anís, la albahaca, el hinojo, los clavos, el jengibre, el ajo, el perejil y la salvia también tranquilizan.
◆ No ingiera muchas proteínas.
◆ La carne de pollo y el pescado son de fácil digestión; sin embargo, contienen tiroxina, un aminoácido que despierta.
◆ Los tés de hierbas, como la manzanilla, las flores de tila y las de la valeriana, propician que se concilie el sueño.
◆ Los productos integrales, como el arroz, la levadura de cerveza, las nueces, las frutas secas y el mazapán, contienen magnesio. Éste elimina el exceso de irritación y otras reacciones condicionadas por el estrés.

ACTIVO DURANTE EL DÍA, CALMADO EN LA NOCHE

Para un sueño reparador es muy importante que haya suficiente movimiento, para obtener oxígeno. Pasee en bicicleta, váyase a nadar o a trotar, o bien, incorpore alguna otra clase de deporte al aire libre a su programa de sueño, y practíquela por lo menos dos veces por semana. El trabajo físico pesado o los deportes de resistencia antes de dormir no son recomendables, porque originan un esfuerzo del sistema circulatorio que lo acelera. En vez de ello, dé un largo paseo por la tarde, y deje las preocupaciones y los problemas –como cuentas por pagar, problemas de la oficina y todos sus pendientes, para el día siguiente, fuera de su recámara.

Si continúa despierto, levántese durante una media hora y manténgase ocupado oyendo música ligera o leyendo un buen libro.

ARRÚLLESE Y DUERMA

Ejercicio
◆ Acuéstese de espaldas sobre un colchón que no sea muy blando.
◆ Doble las piernas hacia atrás, ponga las manos sobre las rodillas y oprima los muslos hacia el estómago.
◆ Balancéese 1 minuto hacia la derecha y otro hacia la izquierda.
◆ Vuelva a estirar las piernas y coloque los brazos extendidos junto al cuerpo; respire 5 veces profundamente por la nariz, y después exhale.

 ☺ ☺ *Diariamente antes de ir a la cama*

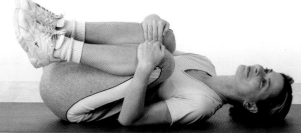

DESPEJE SU CABEZA POR LA NOCHE

Ejercicio
◆ Salga una vez más al aire libre antes de dormir, y déle una vuelta a la manzana. No pasee, sino que avance con paso firme y decidido.
◆ No rumie los problemas cotidianos durante el paseo; piense en lo positivo que le sucedió durante el día.

 ☺ ☺ *3 o 4 veces por semana, alternando con el ejercicio de abajo*

Colchones

▶ El elemento decisivo en cuestión de colchones es una buena ventilación, si suda o no al dormir, y la necesidad de un firme soporte para el peso de su cuerpo. Y, desde luego, el que usted se sienta a gusto. Pida asesoría en un establecimiento donde vendan camas y colchones.
▶ Al levantarse por la mañana, hágalo despacio. Gire hacia un lado y coloque una rodilla sobre la otra. Coloque las dos piernas al mismo tiempo sobre el suelo y empújese con las manos.

Una noche de vigilia tranquila equivale a 4 horas de sueño normal

DESHÁGASE DE TODO LO QUE LO PRESIONA

Ejercicio
◆ Siéntese derecho y entrelace las manos por detrás de la cabeza.
◆ Después, empújese suavemente la cabeza hacia delante con las manos. Sienta cómo la nuca se le estira, y "empuje" con las manos hacia arriba de la cabeza todo lo que le preocupa y que podría estar impidiéndole dormir de una manera reparadora.

 ☺ ☺ *3 o 4 veces por semana, alternando con el segundo ejercicio*

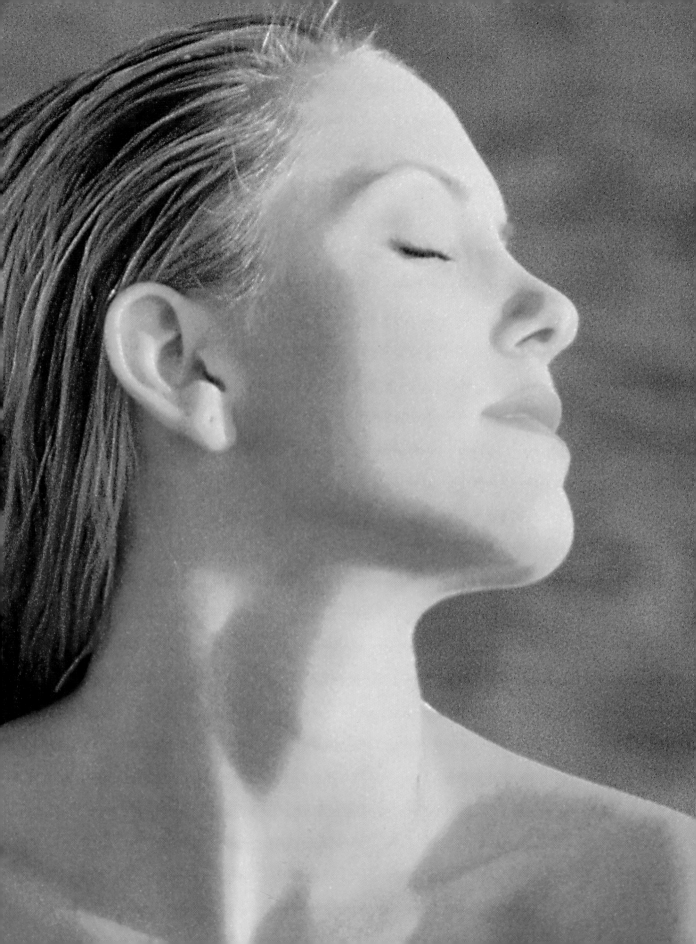

Una sensación de salud en la piel

¿Está satisfecha consigo misma?

¿Quiere verse bien? Eso no es difícil si sabe lo que tiene que hacer. Un maquillaje impecable y una apariencia radiante surgen de su interior; para los granitos y las arrugas existen soluciones externas. Si tiene que hacer algo al respecto, la respuesta la encontrará en el siguiente examen.

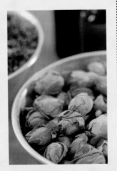

Aromas
influyen sobre los nervios olfativos de nuestro centro del bienestar en el cerebro.

Responda las siguientes preguntas: Sí   No

▶ ¿Tiene celulitis en los muslos? ☐ ☐

▶ ¿Usa la misma crema facial durante el verano y el invierno? ☐ ☐

▶ ¿Padece de calambres en las piernas? ☐ ☐

▶ ¿Su figura se asemeja más a la de una manzana (abdomen y glúteos anchos) o a la de una pera (caderas anchas)? ☐ ☐

▶ ¿Tiene propensión a una piel sucia? ☐ ☐

▶ ¿Su última hora de gimnasia fue la que hizo en la escuela? ☐ ☐

▶ ¿Es de la opinión que los días de limpieza corporal profunda son únicamente para los fanáticos de la salud? ☐ ☐

▶ ¿Evita llamar la atención cuando entra en algún lugar? ☐ ☐

▶ ¿Pasa mucho tiempo de pie durante el día? ☐ ☐

▶ ¿Considera que los baños de aire son superfluos? ☐ ☐

▶ ¿Fuma? ☐ ☐

▶ ¿La piel de su rostro es más bien seca o grasosa? ☐ ☐

▶ ¿Se lava el cabello los siete días de la semana? ☐ ☐

▶ ¿El ambiente del interior de su casa es muy seco al usar la calefacción? ☐ ☐

▶ ¿Invierte poco tiempo y dinero en cosméticos? ☐ ☐

▶ ¿Le disgusta mirarse al espejo? ☐ ☐

▶ ¿Rara vez se acuesta antes de la medianoche? ☐ ☐

▶ ¿Quisiera tener menos arrugas? ☐ ☐

▶ ¿Las venas varicosas son un problema común en su familia? ☐ ☐

Así de bien se siente usted

Si respondió más de 16 preguntas con un No, está satisfecha con la forma en que se ve, con excepción de una que otra depresión esporádica, y desea seguir sintiéndose así. Podrá combatir la celulitis y la piel marchita, además de hacer muchas cosas para su bienestar. Descubra lo que le hace bien.

Nuestra recomendación

● Tome elementos y consejos para su cuidado del programa "Bienestar que se nota" (desde la pág. 336) e incorpórelos a su programa de bienestar.
● El viento, el clima, el aire reseco de la calefacción y las temperaturas extremosas irritan la piel. Aquí se trata de un cuidado adecuado, con "Protección contra piel maltratada" (desde la pág. 332).
● ¿Su figura debe permanecer tal como está? Entonces podrá fortalecer la musculatura de su abdomen y de sus piernas con los ejercicios que aparecen en la pág. 328.

Únicamente pudo responder 16 o menos preguntas con un No. Entonces no parece muy satisfecha de su apariencia, y sabe que algunas áreas problemáticas requieren de mayor atención. Tal vez respondió más de 16 preguntas con un Sí. Entonces, aquí encontrará la ayuda adecuada para corregir los previos pecados de omisión.

Nuestra recomendación

● Emprenda acciones para las áreas con problemas. Declare la guerra a la celulitis (pág. 328).
● Comience con una rutina con los aeróbicos para la cara, en contra de las arrugas y un cutis descolorido (desde la pág. 334).
● Los "Cinco Tibetanos" resultan una Fuente de la Juventud (págs. 338 y 339) que da tensión y proporciona bienestar a todo el cuerpo.
● En la pág. 343 averiguará con qué alimentos podrá "alimentarse de belleza": la vitalidad surge desde dentro.
● Regálese con mayor frecuencia un fin de semana de bienestar (pág. 342) y renueve su alegría de vivir y su confianza en sí misma.
● Consiéntase con baños, aceites y aromas (desde la pág. 340).

Las venas varicosas no son un problema cosmético. Aun cuando sólo se vean mal, debe evitar cuanto antes que se agraven y emprender acciones para contrarrestarlas.

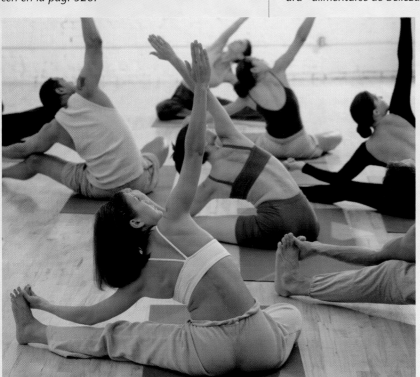

Póngase en forma
Para tener piernas delgadas, para evitar los colchoncitos de grasa y contra la celulitis, sólo son efectivos los ejercicios gimnásticos que se practican con regularidad.

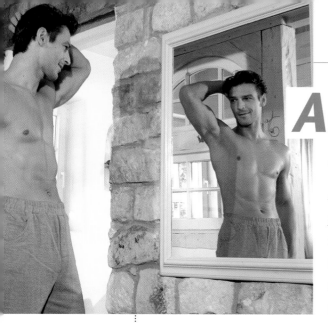

ACTIVO CONTRA ÁREAS PROBLEMÁTICAS

Aunque la báscula no muestre un sobrepeso, mucha gente sufre por su figura y siempre descubre, al mirarse al espejo, un sinnúmero de supuestos defectos. Sin embargo, un entrenamiento físico constante y una alimentación baja en grasas no dan oportunidad a la celulitis ni a los desagradables colchoncitos de grasa.

Sólo pocas mujeres y cada vez menos hombres están satisfechos con su figura. Por lo general, les molestan las feas llantitas y los huecos que se les forman en el abdomen, el trasero, las caderas y la parte superior de los muslos, y con frecuencia, después de una buena dieta. El tocinito de las "chaparreras" y las llamadas "panzas de pulquero" son en realidad depósitos de grasa de la parte superior de los muslos, así como de la región del abdomen y las caderas. Se reconocen dos clases de acumulación de grasa o tipos de figura.

El tipo A muestra una distribución más bien central, en forma de manzana, y la grasa se acumula en su mayoría en el centro del cuerpo. Esta distribución es dañina para la salud, pues revela índices poco favorables de colesterol, azúcar en la sangre y presión alta. En el tipo B, el exceso de calorías se deposita sobre todo en las caderas, las piernas y las asentaderas. Este tipo corresponde primordialmente a las mujeres. La distribución en forma de pera no es mala para la salud, pero es un problema cosmético: constituye, segun los actuales cánones de belleza, un defecto a la vista, que muy a menudo baja el ánimo.

Cuestión del tejido graso

Por principio de cuentas, las mujeres tienen en su constitución menos células musculares que los hombres, y están genéticamente estructuradas para almacenar la grasa rápida y eficientemente, como una reserva de grasa para las cargas adicionales del embarazo y la lactancia. Además, el metabolismo masculino reacciona con mayor rapidez a un cambio en la alimentación, por ejemplo, una dieta y una mayor actividad física. El cuerpo del hombre pierde peso más rápidamente y mucho más pronto que el de la mujer, debido a que las células adiposas

---

¿Es típica de las mujeres la celulitis?

La celulitis o *dermatopaniculosis deformans* es mucho más común entre las mujeres. Casi 80% de las de más de 20 años sufren de ella, en tanto que los hombres casi no la padecen. La predisposición es hereditaria y depende de una estructura especial de la piel de la persona.

▶ El síndrome antes conocido como celulitis, en realidad no es una enfermedad como lo indicaría el sufijo *–itis*. Sin embargo, la designación "celulitis" ya ha quedado establecida.

▶ Por su apariencia, la piel dispareja y llena de hoyos en la parte superior de muslos, caderas y asentaderas se conoce como "piel de naranja".

▶ La celulitis se forma cuando las células grasas invaden las capas profundas de la piel, debido a la flacidez de los tejidos conjuntivos, que presionan hacia arriba, bajo la superficie de la piel.

▶ Una alimentación adecuada acelera el metabolismo, para eliminar más fluidos linfáticos y debilitar la celulitis.

masculinas son menores que las femeninas y no pueden almacenar tanta grasa.

Qué hacer contra la celulitis y las llantitas de grasa

Puesto que la celulitis sale por las capas inferiores de la piel, en un estado avanzado no es posible acabar con ella mediante cremas o pomadas. Los tratamientos contra la celulitis que se aplican en los estudios de belleza consisten, en su mayoría, en masajes suaves y un drenado linfático manual, que fomenta la circulación y libera los tejidos de una hiperirrigación de fluidos linfáticos. Para alcanzar un éxito duradero, tendrá que tratarse por lo menos 10 veces.

También existe ayuda especializada para las llantitas de grasa. Durante la electrolipólisis, que solamente puede ser realizada por un médico, se emplea anestesia local para introducir bajo la piel, hasta llegar a la grasa, unas agujas extra finas, conectadas a electrodos de baja corriente. Sin embargo, la celulitis jamás desaparece por completo, y además, las células grasas permanecen intactas.

La extracción de grasa o liposucción se practica en casi todas las áreas con problemas, previa anestesia. Cuando se succionan grandes cantidades de grasa, un cirujano plástico debe estirar la piel al final del tratamiento. La operación entraña un alto nivel de riesgo por las grandes superficies de heridas, y sólo tiene sentido realizarla cuando después se va a practicar un deporte y a seguir un régimen alimentario bajo en grasas. De lo contrario, las células grasas restantes se vuelven a llenar.

El método más eficaz en la lucha contra la piel de naranja y las indeseables llantitas es una combinación de alimentación baja en grasas, cuidado de la piel, masajes, deporte, y en caso necesario, reducción del peso de la persona.

Este programa de 2 semanas le mostrará cómo con poco esfuerzo diario es posible incrementar el riego sanguíneo, evitar un exceso de fluidos en los tejidos así como incrementar las funciones naturales de las células.

Todos los ejercicios gimnásticos tensan los tejidos conjuntivos y refuerzan los músculos de asentaderas, abdomen y piernas. Después de 14 días usted podrá observar buenos indicios. Pero para que éstos se mantengan y se observen a largo plazo, debe considerar que el programa es el primer escalón de una vida de reconocimiento constante del "problema".

Piel suave y firme

Alicia S., de 35 años, finalmente lo logró: cambió su alimentación y alcanzó su peso ideal. Sin embargo, no está contenta con su figura, ya que a pesar de los kilos perdidos, continúa la celulitis de sus muslos y de la parte superior de su abdomen, por lo cual ha emprendido un programa deportivo que no sólo incrementa la resistencia, sino que también fomenta la producción de células musculares. La gimnasia acuática es especialmente efectiva. Después de algunos meses, su piel queda asombrosamente firme.

PROGRAMA DE 2 SEMANAS

EJERCICIO

▶ Los ejercicios dirigidos reemplazan las células grasas por células musculares, y reafirman el abdomen, las piernas y el trasero.
▶ La gimnasia en el agua es doblemente efectiva debido a su resistencia. Y especialmente eficaz para desarrollar fuerza y combatir las áreas con problemas.

NUTRICIÓN

▶ Refuerce su entrenamiento para combatir las áreas con problemas con vitamina C, cinc y potasio, que benefician el metabolismo y aceleran la eliminación de la grasa.
▶ Evite las grasas ocultas, pues hacen crecer las células grasas.

RELAJACIÓN

Incremente específicamente la irrigación sanguínea y la limpieza de toxinas con:
▶ Vendas de algas y baños de sal de mar, lo cual activa las funciones celulares.
▶ Acupresión contra la "piel de naranja".
▶ Masajes fríos de estiramiento. Así se regenera la piel y se vuelve más firme.

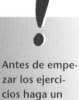

REFUERCE ABDOMEN, PIERNAS Y TRASERO

El responsable de una mayor o menor firmeza de las áreas de nuestro cuerpo es el tejido conjuntivo, porque conecta los tejidos, órganos y sistemas orgánicos entre sí y con el cuerpo. La falta de movimiento hace que el tejido conjuntivo se afloje, pero usted puede combatir esto efectivamente: incorpore todo el movimiento que pueda a su rutina diaria; por ejemplo, vaya al trabajo o de compras en bicicleta, o bien nade periódicamente. Las áreas con problemas pueden ser específicamente combatidas siempre que la grasa se elimine mediante un incremento de la masa muscular. Los ejercicios refuerzan los músculos de las piernas, el trasero y el abdomen, y fomentan la eliminación de sustancias tóxicas.

Antes de empezar los ejercicios haga un poco de calentamiento. Corra sin moverse de lugar, brinque la cuerda, salte un poco, etc. Bastan 2 minutos.

EN EL AGUA, PARA PIERNAS Y TRASERO

Calentamiento
◆ Vaya a nadar por lo menos una vez por semana. Antes de hacer los ejercicios nade varias vueltas o camine dentro del agua 5 minutos hacia delante, hacia los lados y hacia atrás.

Ejercicios
◆ Sosténgase con fuerza con una mano del borde de la alberca, y haga girar sus piernas una vez hacia la izquierda y otra hacia la derecha.
◆ Abra las piernas hacia los lados, una vez hacia la izquierda y otra hacia la derecha, y después jálelas hacia su cuerpo.
◆ Flexione las piernas alternando hacia delante, y estirándolas hacia atrás.

Consejo
◆ El agua es muy efectiva, por su resistencia, para entrenar los distintos grupos de músculos y combatir las áreas que tienen problemas.

  1ª semana: 8 veces cada uno
2ª semana: 16 veces cada uno

CON PELOTA, PARA PIERNAS Y ABDOMEN

Preparación
◆ Se necesita una pelota para jugar en el agua o una pelota para sentarse.

Ejercicio
◆ Acuéstese boca arriba y levante las piernas en ángulo recto. La pelota debe quedarle debajo de las pantorrillas.
◆ Flexione las piernas hacia la izquierda y luego hacia la derecha junto a la pelota, sin tocarla y muy cerca del piso. Apoye con fuerza la espalda contra el suelo moviéndose lo menos posible.
◆ Vuelva a la posición inicial llevando las piernas a la derecha.

  1ª semana: 8 veces por lado
2ª semana: 16 veces por lado, diariamente

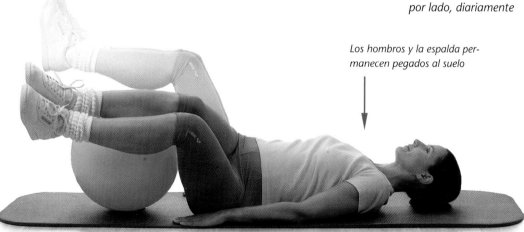

Los hombros y la espalda permanecen pegados al suelo

PIERNAS LEVANTADAS, PARA MUSLOS Y TRASERO

Calentamiento

◆ Párese erguido, con las piernas separadas hasta el ancho de las caderas. Dé un paso largo hacia delante con la pierna derecha, hasta que el muslo y la pantorrilla queden en ángulo recto. Flexione ligeramente hacia arriba y hacia abajo, y deje que los brazos se columpien al hacerlo. Después, haga lo mismo con la pierna izquierda.

Ejercicio I

◆ Acuéstese de lado, con la pierna izquierda flexionada y la derecha estirada. Apoye su cabeza sobre el codo.
◆ Levante la pierna derecha, sosténgala un momento, exhale. Hágala descender pero sin apoyarla. Respire y repita el ejercicio con la pierna izquierda.

Ejercicio II

◆ Se requiere una silla. Acojínela con una manta o un cojín plano.

◆ Arrodíllese a un lado de la silla y apoye el tórax sobre el asiento. Sujete con ambas manos las patas de la silla para detenerse, y tire de los muslos en dirección a la silla.
◆ Levante la pierna izquierda con la rodilla flexionada y empuje hacia arriba; la derecha permanece apoyada contra la silla. El muslo izquierdo y el trasero quedan en línea recta. Haga lo mismo con la pierna derecha.

  1ª semana: 8 veces diarias
2ª semana: 16 a 20 veces diarias

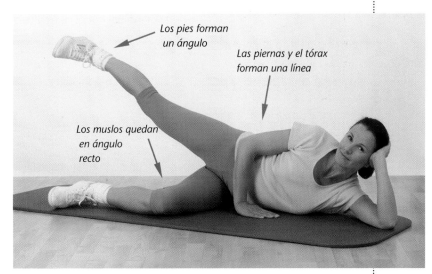

Los pies forman un ángulo

Las piernas y el tórax forman una línea

Los muslos quedan en ángulo recto

 ESTIRAMIENTO, PARA LA MUSCULATURA DEL ABDOMEN

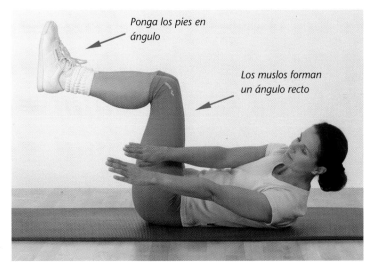

Ponga los pies en ángulo

Los muslos forman un ángulo recto

Ejercicio

◆ Acuéstese de espaldas y doble y estire las piernas hasta formar un ángulo. Las pantorrillas deben quedar paralelas al suelo.
◆ Levante la cabeza, lleve los brazos hacia la izquierda de los muslos y empuje hacia delante. Exhale al empujar e inhale al regresar. Repita el ejercicio hacia el lado derecho.

  1ª semana: 4 veces por lado
2ª semana: 8 veces por lado, diariamente

ELIMINE GRASA MÁS PRONTO

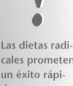

celere su metabolismo y la eliminación de grasas, ya que sólo así tendrá éxito con el tratamiento de las áreas problemáticas. Algunas vitaminas y minerales le pueden ayudar y son especialmente efectivos, sobre todo la vitamina C y el cinc. Ambos activan las enzimas que propician la eliminación de grasa en las células corporales. También ocúpese de consumir suficiente potasio. Esta sustancia mineral propicia la eliminación de líquidos en los tejidos y pone en marcha el metabolismo en el interior de las células del cuerpo.

Las dietas radicales prometen un éxito rápido, pero no producen nada bueno, pues las dietas instantáneas aumentan las dificultades de los tejidos conjuntivos de las áreas con problemas.

CALDO DE ACELGAS

80 g de hojas tiernas y pequeñas de acelga, 75 g de papas harinosas, 1 poro, 1 diente de ajo, mantequilla para freír, 1 cdita. de harina, 1 cdita. de miel, 1 l de caldo caliente de verduras, nuez moscada, sal, 1 cda. de crema, mejorana.

◆ Lave las acelgas. Lave las papas, pélelas y córtelas en cuadritos. Lave el poro y córtelo en rodajas finas;

machaque el diente de ajo.

◆ Caliente la mantequilla y acitrone el poro hasta que quede transparente. Añada el ajo, las acelgas y las papas y acitrone unos momentos. Agregue la miel a las verduras, espolvoréeles la harina y añada el caldo de verduras; tape la olla y déjela hervir de 10 a 15 minutos. Saque uno o dos cucharones de caldo y muélalos en la licuadora, para después devolverlos a la olla. Sazone bien el caldo con pimienta, un poco de nuez moscada y sal. Al final, agregue la crema y la mejorana y revuelva todo muy bien.

Todo esto forma parte de su plan alimentario

◆ Consuma alimentos con mucho potasio: plátanos, zanahorias, hongos y cebolla.

◆ El cuerpo requiere al menos 2 litros de líquido al día para eliminar las sustancias tóxicas. Los líquidos ideales son agua mineral y jugos de frutas y verduras.

◆ Incorpore a su alimentación sustancias que eliminen grasas: la carnitina y la lisina extraen la grasa de la sangre para quemarla en las células y se hallan en carne de aves, jamón, cordero, borrego y queso.

◆ La colina lleva la noradrenalina —eliminadora natural del "tocinito" del cuerpo— hasta los centros de las células que queman la grasa. La contienen el hígado, la carne, las yemas de huevo, la leche, la coliflor y los productos de soya.

◆ El magnesio de las nueces y las legumbres refuerza la distribución del oxígeno necesario para quemar grasa.

TRATE DE ELIMINAR GRASAS Y LÍQUIDOS

Algunos alimentos favorecen la eliminación de grasas y líquidos, en tanto otros la bloquean.

Los que la propician son:

◆ Frutas ricas en enzimas: papaya, piña, manzanas, toronja, moras, ciruelas ◆ verduras como alcachofas, brócoli, achicoria, ejotes, habichuelas, pepinos, papas, nabo, pimiento, betabel, apio, tomates, espárragos y acelgas ◆ nueces ◆ productos de granos integrales, arroz integral y pastas ◆ productos de soya ◆ vinagre de manzana: 2 cditas. en un vaso de agua por la mañana ◆ productos de leche descremada, suero de leche, queso bajo en grasas ◆ carne magra como el pollo, el pavo o las aves silvestres ◆ pescados y mariscos

Los que no se recomiendan son:

◆ Productos de harinas refinadas (pan blanco, pan integral, pasteles, galletas) ◆ azúcar y dulces, bebidas con alto grado de azúcares ◆ grasa oculta en carnes, salchichas, queso y postres ◆ sal ◆ pescados y carnes ahumados o marinados ◆ pescado marinado en sal o en aceite ◆ comidas preparadas y empacadas

FOMENTE LA CIRCULACIÓN

Combine la gimnasia con medidas que por un lado relajan, y por otro incrementan la circulación y ayudan al transporte y eliminación de las sustancias tóxicas. La sal de mar relaja el organismo, activa las funciones celulares y restaura las funciones de protección normales de la piel. Así estará mejor irrigada por la circulación, se regenerará y se pondrá más firme. Lo mismo se aplica para los masajes de estiramiento y las vendas de algas.

Para mejorar la "piel de naranja" existe un punto de acupresión en la planta de los pies (vea la imagen de la derecha). Masajee este punto aplicando una presión constante y con movimiento circular mientras exhala, de 1 a 2 minutos.

 BÁÑESE CON SAL DEL MAR MUERTO

Preparación

◆ Si puede, consiga sal del Mar Muerto en farmacias, tiendas de cosméticos y de productos naturistas, o droguerías. Esta agua viene del punto más profundo de la Tierra, y contiene valiosos minerales y oligoelementos.

Uso

◆ Ponga de 250 a 500 g de sal para darse un baño de tina con el agua a unos 36° C.

◆ Permanezca de 15 a 20 minutos recostado en el agua: después enjuáguese bien bajo la regadera. Luego, descanse durante cerca de una hora.

Consejo

◆ No tome este baño justo antes de acostarse, ya que la sal y el agua caliente son excitantes.

  1 o 2 veces por semana

 VENDAJES DE ALGAS

Preparación

◆ Necesitará conseguir jugo de células de alga.

Uso

◆ Úntese el jugo en la parte superior de muslos, vientre y asentaderas. Cubra estas áreas con papel de aluminio, procurando que el aire no penetre la envoltura; déjelo actuar 1/2 hora.

◆ Dése una ducha tibia y descanse durante una hora.

Consejo para vacaciones

◆ La talasoterapia (o terapia con agua de mar) emplea, además de algas y sal, arena y limo marinos. Algunos hoteles y estudios de cosmética dan esta terapia.

  1 o 2 veces por semana

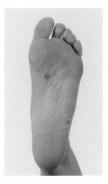

La acupresión ayuda contra la "piel de naranja". En la planta de los pies se encuentra un punto especial. El masaje de este punto activa la eliminación de toxinas de los muslos.

 MASAJE "HELADO" DE PELLIZCOS PARA REAFIRMAR LA PIEL

Uso

◆ Frótese en forma circular las áreas problemáticas con agua fría o cubitos de hielo. Luego aplíquese un aceite para masajes (de árnica o de lavanda).

◆ Tome un trozo de piel entre el pulgar y el índice y levántelo, jálelo suavemente y después suéltelo. Hágalo varias veces.

◆ Después fricciónese estas partes suavemente, por ejemplo con una mezcla hecha con 5 cdas. de sal de mar, 8 gotas de aceite de limón y 10 ml de crema, hasta que la piel se le ponga de color de rosa.

Consejo

◆ En las tiendas de cosméticos y naturistas venden unos rodillos de madera que ayudan a darse estos masajes.

◆ No se aconseja emplear estropajos ni cepillos.

  Hágalo diariamente después del regaderazo, y por lo menos de 3 a 4 veces por semana

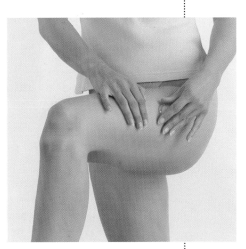

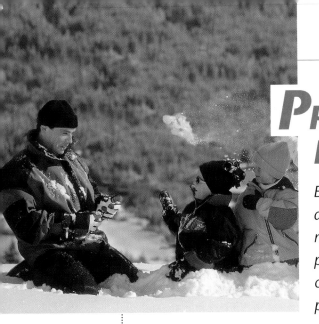

PROTECCIÓN CONTRA PIEL MALTRATADA

El viento y el clima, el sol y el mal tiempo: todos ellos afectan la piel. Cuanto mayor sea la irrigación, menor será la capacidad de los elementos climáticos para dañar la funda que envuelve nuestro cuerpo. Un cuidado efectivo por dentro y por fuera evita que la piel se reseque o se parta.

Con una superficie que cubre hasta 2 m², la piel es nuestro órgano más grande, y cumple diferentes tareas: regula la temperatura del cuerpo y sirve, gracias a sus numerosos corpúsculos táctiles, como uno de los órganos de los sentidos. Los pigmentos de la piel protegen al organismo contra los dañinos rayos ultravioleta y contra los efectos nocivos de otros estímulos del ambiente. Además, participa en la respiración y revela nuestro estado anímico: uno se pone rojo de rabia o blanco de susto. Si su contenido de ácidos o de grasas se altera, se pueden producir irritaciones de la piel. Durante el verano la piel se ve especialmente amenazada: por un lado, debido a la escasa humedad del aire que hay en las habitaciones con calefacción; por el otro, por la falta de oxígeno como consecuencia del poco movimiento al aire libre. Se seca y pierde su natural capacidad de resistencia. Tanto en el invierno como en el verano, si la piel puede almacenar suficiente humedad, está lisa y firme; por lo tanto, los cuidados deben dirigirse a la piel dañada, y muy especialmente a la piel madura. Sin embargo, sólo la mezcla de humedad con grasa puede ayudar a conservar la película natural de lípidos. Déle a la piel lo que requiere; este programa le ofrece un escalón que conduce al cuidado perfecto.

PROGRAMA DE 7 DÍAS

EJERCICIO

Las actividades deportivas ponen la piel en movimiento.
▶ Los deportes de resistencia ayudan al **riego** de la piel.
▶ Frote su cuerpo fuertemente con una toalla; esto no sólo logra que su piel brille, sino que incrementa la irrigación y el **transporte de oxígeno.**

NUTRICIÓN

Mantenga su piel siempre sana y elástica.
▶ **Evite las arrugas y los daños por el sol.** Usted puede lograrlo mediante vitaminas que protegen la piel, y que también fomentan la **formación de nuevas células.**
▶ Para una buena irrigación y un **tejido fuerte de su piel** se requieren minerales.

RELAJACIÓN

▶ Su piel también necesita etapas de descanso. Es muy importante dormir lo suficiente para que **salgan las toxinas** de la piel, así como para **la formación de nuevos colágenos.**
▶ Los tratamientos faciales y los baños **tensan y desintoxican**, además de llevar nutrientes a la piel.

CONTRA VIENTO Y MAREA

Los deportes como el ciclismo, el trote, la caminata o la natación fomentan la irrigación, la entrada de oxígeno y la eliminación de toxinas, y esto se nota en la piel. También en el invierno se debe hacer todo lo posible para aprovechar las oportunidades de estar al aire libre. Un paseo matutino por el parque, una visita a la pista de patinaje y una caminata por el campo. Junto con los ejercicios diarios que aparecen en esta página, hágalos por lo menos 2 veces a la semana durante 1 hora (o más) al aire libre. El ejercicio que aparece a la derecha no sólo lo prepara para la pista de patinaje, sino también le refuerza la musculatura y fomenta la irrigación sanguínea. Practicar con regularidad un deporte hará que la gordura del invierno no tenga ninguna oportunidad de aparecer, y se reforzarán sus defensas.

 ## GIMNASIA DE ESQUÍ PARA LA CIRCULACIÓN

Ejercicio

◆ Salte durante 30 segundos con ambas piernas en el mismo lugar. Después dé 10 saltos con las rodillas flexionadas, mientras vuelve el cuerpo hacia un lado y las rodillas hacia el otro. Mantenga derecha la parte superior del cuerpo.

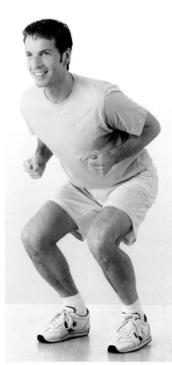

◆ Póngase de rodillas e inclínese hacia delante manteniendo derecha la espalda. Ponga los brazos como si estuviera sosteniendo bastones de esquí en las manos, rebote un poco y vaya dando pequeños saltos (gire la cadera hacia la derecha y luego hacia la izquierda).

◆ Ahora, párese derecho con las piernas abiertas, arrodíllese con la pierna derecha y después con la pierna izquierda, mientras tira de la pierna contraria. Ponga los brazos como se indica arriba.

Consejo

◆ Cuando llueva, puede ejercitarse dentro de su casa, en el balcón, la terraza o el jardín.

  Diariamente por espacio de 10 min.

Contra el frío

► Antes de salir al frío, pellízquese ligeramente la piel de la cara y aplíquele una crema grasosa para su protección. Esto fomenta la circulación y evita que la piel se reseque o se parta.

► Por lo general uno tiende a minimizar los efectos de los rayos ultravioleta. Póngase unos lentes para el sol y aplíquese algo de crema bronceadora que contenga un grado muy alto de protección (FPS) contra la luz solar.

► Los labios reaccionan especialmente al frío; use una crema protectora.

 ## HAGA QUE SU PIEL RESPLANDEZCA

◆ Frótese vigorosamente el cuerpo todas las mañanas, justamente después de bañarse, con una toalla de manos.

◆ Tome una cuerda y envuélvala con la toalla. Comience a darse masaje con la toalla comenzando desde los pies; hágalo con lentitud, tanto en el frente del cuerpo como en la espalda.

◆ A continuación, aplíquese una loción corporal para equilibrar la pérdida de humedad durante el baño. Si usa una crema espesa, dése un masaje vigoroso que, además, estimula la circulación y hace penetrar mejor la sustancia activa de la crema.

  Todas las mañanas

El deporte revive a la piel cansada

VITAMINAS Y MINERALES PARA LA PIEL

Las modelos y las actrices lo saben desde hace tiempo: beben mucho, sobre todo agua mineral, para mantener la piel sana y elástica.

Ciertas vitaminas contribuyen también a ello: la vitamina A suaviza la piel y aumenta su resistencia, la vitamina C aclara y reafirma, la vitamina D fomenta el metabolismo de la piel y la vitamina E ayuda a almacenar humedad. Elementos minerales como el hierro, el calcio y el magnesio se encargan de una buena irrigación sanguínea, con la cual se refuerzan los tejidos de la piel.

En cambio, usted tendrá que evitar los dulces, los azúcares fuertes y las comidas grasas, el exceso de alcohol, el café y la nicotina, que pueden causar irritaciones en la piel.

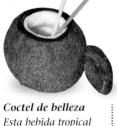

Coctel de belleza
Esta bebida tropical con crema de coco, el jugo de un limón y jugo de piña aporta enzimas y vitaminas para la piel.

COLES DE BRUSELAS

50 g de frijoles negros
50 g de coles de Bruselas
50 g de papas
1 diente pequeño de ajo
Mantequilla para el molde
80 g de queso Cantal o queso Gruyère rallado
80 ml de crema
1 huevo pequeño
Pimienta molida
Sal
Nuez moscada

◆ Ponga a cocer los frijoles en agua suficiente. Limpie las coles de Bruselas hasta que queden blancas, lave las papas, pélelas y córtelas en rodajas muy delgadas.

◆ Ponga a calentar el horno a 190° C; tome un refractario y úntelo con el ajo y engráselo con la mantequilla.

◆ Acomode las verduras en capas alternando con el queso (y luego cubra con una última capa de queso).

◆ Bata la crema con los huevos y sazónela con pimienta, sal y nuez moscada.

◆ Vacíe la mezcla sobre las verduras y hornéela 30 o 40 minutos, hasta que se dore.

Reforzamiento para la capa protectora

Su piel revela inmediatamente las fallas de alimentación y de su forma de vida.

◆ **Coma manzanas.** Contienen pectina, que ayuda a la piel a absorber humedad.

◆ **Vinagre de manzana** (cada mañana 2 cdas. en un vaso de agua) acelera el metabolismo, y también aclara la piel si se aplica externamente.

◆ **La vitamina A** es considerada la vitamina de la piel y sirve para reafirmarla y darle elasticidad. Además inhibe la producción de sebo. Se encuentra en plátanos, calabaza, duraznos, aguacates, melocotones, espárragos, melones, ejotes, chícharos, y también en la zanahoria, el pepino y las papas. Un vaso diario de jugo de zanahoria produce un tono hermoso.

◆ Quien sufra de acné tome **alimentos ricos en selenio**, como hongos, espárragos, ajo.

◆ Los elementos secundarios de las plantas como los **flavonoides** se hallan por ejemplo en las uvas azules. Reafirman la piel y ayudan contra la formación de arrugas.

◆ **Las nueces** contienen magnesio, hierro y calcio y son la botana ideal entre comidas.

◆ Evite la **nicotina**. Sus toxinas reducen la circulación y esto pronto se muestra en el rostro con una palidez opaca.

◆ Prescinda permanentemente del **alcohol**. Ensancha los vasos sanguíneos de la piel y propicia la aparición de venitas rojas.

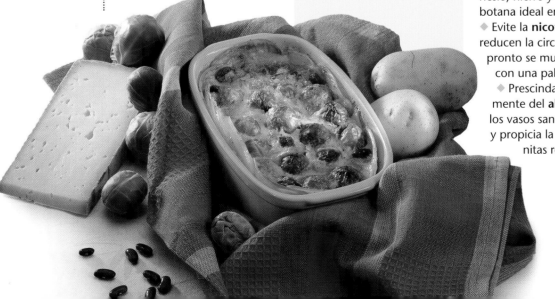

DÉLE A SU PIEL ALGO BUENO

Mientras dormimos, la piel se desintoxica, durante el sueño se produce el colágeno o la llamada proteína estructural que constituye el componente principal de los tejidos conjuntivos, y al hacerlo se acelera la alimentación de las células. Déle a su piel un generoso sueño de belleza. Acuéstese dos veces por semana como a las 10 de la noche, o procure dormir por lo menos de 7 a 8 horas diarias. Para mantener el cuidado efectivo y adecuado de su cutis, debe averiguar a cuál tipo de piel pertenece. Se distingue entre piel seca, normal y mixta. Pídale a una cosmetóloga que lo asesore y analice su tipo de piel.

La piel maltratada por el sol, el viento y las temperaturas extremas del invierno y el verano, o la piel madura, requieren sobre todo de humedad. No lo piense más y regálese con regularidad un cuidado regenerador del cutis y un baño de suero de leche.

CONTRA LA RESEQUEDAD DEL CUTIS

Preparativos

◆ Busque una mascarilla limpiadora de manzana y un exfoliante de almendras o germen de trigo en los establecimientos adecuados; además, una mascarilla de algas o de aguacate maduro, cuya pulpa deberá machacar con un tenedor.

Mascarilla

◆ Humedezca su rostro con una toalla húmeda. Aplique el exfoliante con movimientos circulares para eliminar las partículas de piel reseca. Después lávese bien la cara.

◆ Aplique la mascarilla de manzana con movimientos circulares y déjela que surta efecto de acuerdo con las instrucciones, y después enjuague perfectamente el rostro.

◆ Para redondear el tratamiento contra las arrugas, aplique la mascarilla de aguacate o de algas. Déjela surtir efecto durante 10 minutos, y por último lávese el rostro perfectamente.

 2 veces por semana

BAÑO DE SUERO DE LECHE O JOCOQUE

Preparativos

◆ Necesitará unos 2 litros de suero de leche o de jocoque.

Baño de suero

◆ Llene su tina con agua caliente (a unos 38° C) y agréguele el suero o el jocoque. Revuelva el agua hasta que el suero o el jocoque se haya disuelto.

◆ Métase en la tina entre 15 y 20 minutos.

◆ No se enjuague al salir; déjese el agua sobre la piel. Para secarla, hágalo suavemente con una toalla apretándola contra la piel.

 2 o 3 veces por semana

Baños de vapor

Un baño de vapor en el invierno es un acto de bondad para la piel y el alma.

A un 90% de humedad del aire, la piel se recubre con una fina neblina que le impide resecarse aunque esté sudando. Se siente aterciopeladamente bella porque esta perfectamente irrigada y limpia. Después del baño de vapor debe usted descansar. Un baño de vapor también sirve para las mucosas resecas.

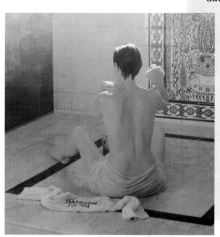

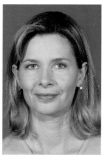

Los colores penetran en la piel. Los tratamientos con luces de colores, por ejemplo el azul, ayudan a la piel rosada o grasosa; el verde activa las defensas y actúa sobre el proceso completo de regeneración de los tejidos.

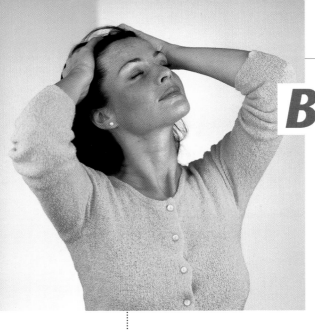

BIENESTAR QUE SE NOTA

Ésta es la mejor descripción del bienestar: cuerpo y mente en equilibrio, además de buen humor y una visión optimista. Quien está en paz consigo mismo irradia vitalidad y personalidad. Para mantener este estado existen diversas posibilidades.

El requisito para el bienestar es una concepción positiva de la vida. Para ello se requieren dos condiciones: una autoconfianza saludable y amor a sí mismo. Ambas metas pueden alcanzarse por diversos medios. En primer lugar, tómese un tiempo para sus necesidades. Quien establece pausas en el desarrollo de su día y se consiente, está más satisfecho. Y a quien disfruta de la vida se le nota más. Si además usted puede pensar positivamente ante situaciones adversas, entonces ha encontrado el camino de la felicidad y de la alegría de vivir (lea el programa "Los optimistas viven más", a partir de la pág. 306).

Mayor placer de vivir en únicamente 21 días

Tan sólo se requieren 3 semanas para cambiar nuestros malos hábitos, según dicen los expertos en motivación. Disfrutar es un arte que se puede aprender con relativa facilidad. Y es una de las condiciones más importantes para el bienestar. Haga que su pareja, su familia y sus amigos se interesen en ello, pues también los contactos sociales son elementos principales de la armonía interna.

El vigor viene de adentro

Desde hace miles de años las culturas asiáticas conocen técnicas efectivas de relajación. Y en los países occidentales también encuentran cada vez más adeptos las antiguas enseñanzas como el yoga, el Ayurveda y el Qigong, junto con las más nuevas concepciones de las ciencias de la alimentación y la medicina. Así han surgido nuevos caminos para un mayor bienestar. Un ejemplo de ello son los Cinco Tibetanos, que se incluyen en el siguiente programa. Combinan movimiento y relajación que llevan hacia la armonía interna; además, los métodos asiáticos muestran

Cuidado de pies a cabeza

▶ El **cabello** recién lavado pone de buen humor. No economice en la calidad de los productos que use.
▶ No haga "experimentos" tratando de rizarse el cabello o de aplicarse un nuevo tinte usted misma. El rizado permanente y los tintes son territorio de las manos expertas de un estilista.
▶ Muestre una **dentadura** de un blanco deslumbrante usando cremas dentales que limpian y además aclaran visiblemente. La visita regular al dentista es obligatoria.

▶ Cuídese las **uñas de manos y pies**. Nada es más desagradable que las uñas mordidas, demasiado cortas o largas en exceso, tipo "garras". Si les da masaje con una mezcla de aceite de oliva y jugo de limón puede mantenerlas sanas y flexibles.
▶ Sus **manos** son su tarjeta de presentación. Aplíquese una crema espesa de árnica o de manzanilla y use guantes de algodón durante la noche. Eso hace que las manos secas o agrietadas sean flexibles y suaves.

cuán importante es dejar el pensamiento condicionado por las metas y el rendimiento para concederse un poco más de disfrute y alegría de la vida. Quien procura en todo momento cuidarse a sí mismo y proporcionarle algo bueno a su cuerpo ha dado, sin duda alguna, un paso adelante.

Refuerce su autoconfianza

Las personas que están satisfechas con su apariencia externa parecen tener más confianza en sí mismas. Haga algo para ello: consienta a su cuerpo con un masaje. Regálese un nuevo corte de pelo y un nuevo maquillaje. Redescubra las pequeñeces: el placer de una deliciosa comida o de una tarde de juego con los amigos. La satisfacción que siente cuando se vence a sí mismo y va regularmente a trotar, a nadar o al gimnasio. La alegría que experimenta cuando se demuestra a sí mismo que puede cambiar su alimentación de tal forma que con un par de kilos menos se sienta usted mejor y, sobre todo, más satisfecho de sí mismo.

Una divisa nueva y vieja: relájese y disfrute

Aprenda a motivarse a sí mismo, y dése tiempo para sí mismo. Sobre todo cuando las grises actividades diarias le han dejado huella. Reserve para usted mismo por lo menos un cuarto de hora, o mejor aún media hora después de un día estresado y duro, que sea sólo para usted.

Emplee este tiempo para relajarse por completo, tal vez con un baño largo y a todo lujo, un vaso de jugo fresco, un buen libro o su música favorita. Durante el fin de semana haga de cada día una parte de su programa personal de bienestar, y así iniciará relajado, con entusiasmo y lleno de ideas la nueva semana.

Satisfecho consigo mismo

Para sentirse bien se requiere específicamente estar en paz consigo mismo y también aceptar su figura tal como está hoy o, en caso contrario, hacer algo al respecto.

Un paso pequeño y fácil puede consistir en escoger cuidadosa y conscientemente sus alimentos y prepararlos. Entonces ya no hay nada que estorbe a su bienestar personal. Y esto se le va a notar: cuando se encuentre arreglado de pies a cabeza y se sienta satisfecho de sí mismo transmitirá un humor maravilloso. Concédase a través de este programa 21 días de bienestar, y después aprenda a darse tiempo para seguir haciéndolo. Es decir, aprenda la manera más sencilla de hacer algo por su cuerpo y por su espíritu.

PROGRAMA DE 3 SEMANAS

EJERCICIO

Se denominan "los Cinco Tibetanos" los ejercicios que son considerados como la fuente de la juventud.

► Refuerzan los tejidos conjuntivos y **reafirman la piel.**

► Además, facilitan el **acceso a la energía que no ha utilizado,** y con ello conducen a un bienestar constante.

RELAJACIÓN

Durante un fin de semana diríjase a todos sus sentidos.

► Desconecte de su mente todo lo que no se relacione con sus sentidos. Disfrute del momento y relaje sus nervios con un **programa de bienestar de la mañana a la noche.**

► **Abra el camino a su creatividad**, de manera que pueda disfrutar, sentir y escuchar las cosas conscientemente.

NUTRICIÓN

Déle a su cuerpo lo que requiere para un abastecimiento óptimo. Después de ello podrá usted quererse a sí mismo.

► Los aminoácidos y los ácidos sílicos son los responsables de un **cabello brillante y unas uñas fuertes.**

► El jugo de manzana **fortalece los tejidos conjuntivos.**

EL VIAJE DIARIO HACIA EL TÍBET

LOS CINCO TIBETANOS

Occidente echa mano cada vez más de los métodos curativos de Oriente, cuyo fundamento radica en la unidad del espíritu, del alma y del cuerpo.

Los Cinco Tibetanos, con los cuales se mantienen sanos y llenos de vida desde hace siglos los monjes de los altos valles del Himalaya, reafirman la piel, refuerzan los grupos de músculos más importantes y fortalecen los tejidos conjuntivos. Además, los Cinco Tibetanos posibilitan el acceso a la energía vital que no se utiliza y conducen a un bienestar en todos los niveles.

Haga diariamente los 5 ejercicios, sin importar si es en la mañana al levantarse o antes de acostarse. Con algo de práctica, después de cierto tiempo no requerirá más de 5 a 10 min. para hacerlos. Se recomienda precaución para quienes sufran de problemas en los discos de la columna vertebral: no deberán hacer estos ejercicios. Si desean probar otros métodos como el Tai Chi o el Qigong, se les recomienda que asistan a asociaciones especializadas u otras instituciones para recibir un entrenamiento de prueba.

La eficacia de los ejercicios radica, entre otras cosas, en el orden de sucesión. Comience siempre con el 1er. Tibetano y siga siempre el orden hasta finalizar con el 5º Tibetano.

Primer Tibetano

◆ Bien erguido, con las piernas apenas separadas. Levante los brazos a la altura de los hombros y extiéndalos hacia los lados. Las palmas hacia abajo. Deje fluir la tensión desde los antebrazos hasta la punta de los dedos. Manténgala de 5 a 7 segundos.

◆ Gire en el sentido de las manecillas del reloj con pasos pequeños sobre su propio eje. Al principio de 3 a 5 veces. Respire regularmente y mantenga durante todo este tiempo la tensión.

  Haga cada ejercicio 3 veces en la 1ª semana y aumente en la 3ª semana hasta 21 veces. Bien erguido, inhale profundamente por la nariz y exhale por la boca

Segundo Tibetano

◆ Tiéndase de espaldas, coloque los brazos junto al cuerpo y las palmas hacia abajo.

◆ Levante las piernas verticalmente, dirija la cabeza y el mentón hacia el pecho. Inhale.

◆ Baje lentamente la cabeza y las piernas. Exhale.

Consejo
◆ Para empezar también puede recargar las piernas.

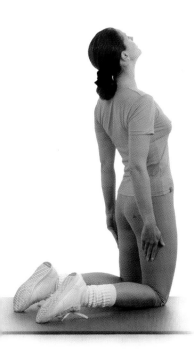

Cuarto Tibetano
◆ Siéntese en el suelo con las piernas estiradas, apunte los dedos de los pies hacia arriba, ponga las manos junto a las asentaderas y jale la barbilla hacia el pecho.
◆ Mientras inhala levante las caderas del suelo y flexione las rodillas para que las plantas de los pies queden planas contra el suelo. El cuerpo formará desde las rodillas hasta la cabeza una línea horizontal. Apoye la cabeza sobre la nuca con cuidado y no demasiado abajo.
◆ Regrese a la posición inicial, siéntese y exhale.

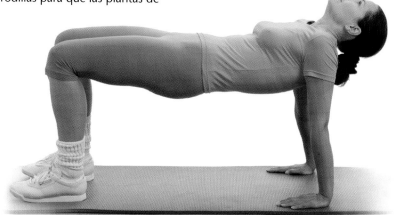

Tercer Tibetano
◆ Arrodíllese con la parte superior del cuerpo bien erguida. Con las palmas de las manos descansando sobre la parte superior de sus muslos debajo de las asentaderas, la columna vertebral deberá estar bien derecha.
◆ Jale la barbilla hasta su pecho e inhale por la nariz mientras se dobla por la cintura hacia atrás. No deje que la cabeza se vaya muy atrás, sosténgala sin problema, las manos le servirán de apoyo. Exhale y regrese de nuevo a la posición inicial.

Quinto Tibetano
◆ Comience el ejercicio en forma similar a como cuando hace una lagartija, es decir, apóyese sobre las palmas de las manos y las plantas de los pies.
◆ Al hacerlo, sus manos y sus pies deberán estar separados de 30 a 50 cm.
◆ Coloque la cabeza cuidadosamente hacia atrás. El pecho apunta siempre hacia delante.
◆ Al inhalar levante las asentaderas y baje el mentón hacia el pecho. El cuerpo y el piso semejan ahora un triángulo, o más bien una A.
◆ Después regrese a la posición inicial.

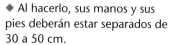

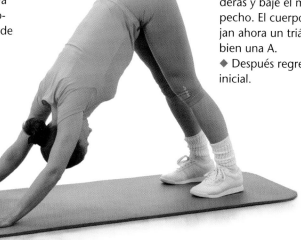

AROMAS Y ESENCIAS

Hace 6,000 años los sacerdote egipcios hervían las flores, las hojas, las cortezas y las resinas de determinadas plantas para extraer de ellas aceites esenciales para sus pomadas, inciensos y remedios de benéficos aromas. Actualmente se destilan, por los mismos motivos, cerca de 300 especies distintas de plantas. Sus esencias se encuentran en los aceites aromáticos para interiores, en los dentífricos, en los componentes para inhalación, en los aceites para masajes, en las pomadas para deportistas, en los perfumes y en las cremas para la cara. Sus vapores penetran en el cuerpo por la nariz y la piel, y desde ahí estimulan directamente las membranas de las células, y dependiendo de la clase de aceite, producen un efecto tranquilizante o excitante.

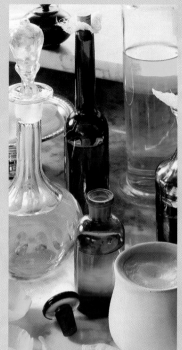

Colocar de 6 a 10 gotas de aceite en una buena cantidad de agua, de manera que la mezcla se caliente poco a poco y no hierva, ya que de lo contrario se descompone y evapora antes de que su efecto se pueda desarrollar.

Garantizados por la ciencia

◆ Aceites como el de la planta del té o la bergamota eliminan los gérmenes, sobre todo en el tracto urogenital.

◆ La inhalación de vapor de tomillo o de eucalipto afloja las mucosidades excesivas al toser y facilita su expectoración.

◆ Para los cólicos intestinales, la menta actúa como tranquilizante y relajante sobre la musculatura del vientre.

◆ El efecto tranquilizante de la flor de azahar, la manzanilla y la lavanda, ayuda en muchos estados nerviosos de tensión y propicia el sueño.

◆ El sistema inmunitario se refuerza mediante estímulos. Por ello, algunas clínicas dan masajes con aceites esenciales a los pacientes con cáncer.

BIENESTAR DESDE LA COCINA AROMÁTICA

Baño contra el cansancio.

◆ Ponga 2 gotas de aceite de albahaca, 4 de aceite de geranio y 2 de aceite de hisopo en una bandeja; agregue de 2 a 3 cdas. de crema o 1 yema de huevo, y mézclelo todo. Agregue esta mezcla a su baño de tina con agua caliente.

Inhalación para el resfriado

◆ Ponga 2 gotas de aceite de albahaca, 8 de aceite de eucalipto y 2 de aceite de menta en un recipiente y vierta agua caliente. Tápelo para que se acumule el vapor y luego respire éste (con los ojos cerrados) durante 10 minutos, profundamente, con la cabeza cubierta con una toalla.

Aceite para la cara

◆ Mezcle en un frasco 15 ml de aceite de jojoba, 5 ml de aceite de chabacano, 5 gotas de aceite de flor de azahar y 1 gota de Ylang-Ylang. Agite el frasco. Caliente la mezcla a unos 40° C y aplíquesela con masaje suave sobre la cara; enjuáguese el resto.

Estimulantes suaves y benéficos

Los aceites esenciales surten efecto sobre los receptores olfatorios y el cerebro. Desde el área cerebral del olfato, se estimulan áreas contiguas, que producen hormonas que regulan las emociones. Esto puede ser muy útil.

► En el **trabajo** puede emplear los atractivos y estimulantes aromas de la bergamota, el limón o el té limón para mantenerse fresco y despierto.

► En su **casa** usted puede neutralizar los vapores de la cocina y refrescar una atmósfera contaminada. Para ello sirven el eucalipto, el pino, la planta del té, el geranio y el té de limón.

► Para el **dormitorio** sirven la lavanda, el Ylang-Ylang, la naranja, el toronjil o el sándalo.

► Los aceites esenciales que se emplean en los **masajes** siempre deben mezclarse con un aceite transmisor, ya que de no hacerlo tienen un efecto demasiado concentrado. Como aceites de base se sugieren el aceite de soya o el aceite de girasol.

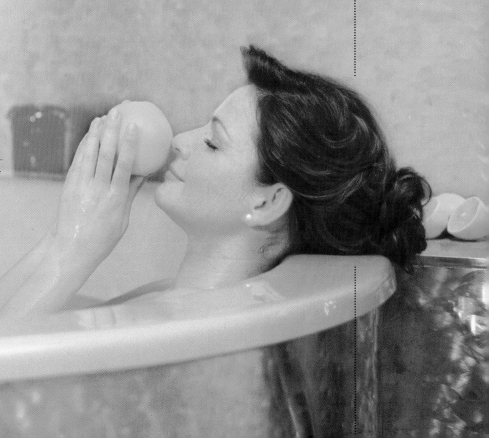

► Aceite de bergamota

Su aroma ligeramente dulce, parecido al del limón, actúa como estímulo. Si se aplica en forma externa, y muy adelgazado, este aceite actúa contra el acné y los eccemas. Como aromatizante, la bergamota se emplea como complemento para el té y como especia.

► Madera de sándalo

Su aroma es muy útil contra los estados depresivos. Aplicado en forma de inhalaciones o de ungüento, este aceite actúa contra la tos seca, el dolor de cuello y la bronquitis. El sándalo se encuentra en productos cosméticos para pieles secas y grasosas.

► Aceite de geranio

Como muchos de los aceites de flores, su aroma ayuda en casos de ánimo deprimido. En el cuidado de la piel, el geranio se usa para la piel reseca o grasosa, ya que equilibra la producción sebácea. El aceite de geranio tiene propiedades astringentes para la sangre y se emplea para el tratamiento de heridas.

► Aceite de lavanda

Un baño aromático con aceite de lavanda ayuda contra los dolores musculares que son causados por la tensión corporal o los calambres; además actúa reduciendo la presión sanguínea (en masajes y baños no muy calientes).

► Aceite de menta

Al igual que el romero y la albahaca, su aroma refuerza la frescura del ánimo. Añadir 3 gotas de este aceite a un baño de tina estimula las defensas del cuerpo. Las inhalaciones de su vapor junto con aceite de menta destapan las vías respiratorias. Diluido, este aceite sirve para dar masajes contra los calambres, en caso de trastornos del estómago y del intestino.

► Aceite de naranja

Un baño de aceite de naranja calienta durante los fríos días del invierno y ayuda a levantar el ánimo. Para evitar la irritación de la piel, no use más de 4 gotas en el agua del baño.

Un fin de semana en favor de los sentidos

CREATIVIDAD Y RELAJACIÓN

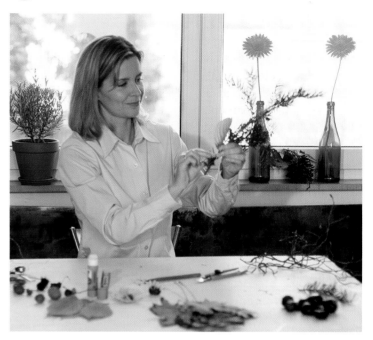

La belleza nace cuando el cuerpo y el espíritu se encuentran sincronizados. Los nervios relajados, los músculos sueltos y un aura positiva, todo ello en coordinación, conducen al bienestar. Regálese un fin de semana solamente para usted, después del arduo trabajo diario. Dése tiempo para la creatividad y la relajación, y contemple su ambiente con todos los sentidos. Cierre la puerta tras de sí y consiéntase: vaya al baño sauna o de aguas termales, acuda con la cosmetóloga o con su estilista, o bien tome un baño de tina y dedíquese después al cuidado de su belleza. Todo ello contribuye a que se sienta satisfecho consigo mismo, y esto se nota a simple vista.

◆ Dé un paseo durante el fin de semana con los ojos abiertos al mundo y admire con plena conciencia todas las cosas que no ve durante el tráfago cotidiano. En la primavera, concéntrese en los tiernos brotes de las ramas, o en las piedras de la orilla del camino y las diferentes formas que tienen. En otoño, fíjese en los distintos colores de las hojas de los árboles, que se aprecian maravillosamente. También en las manchas de pasto seco de los jardines y carreteras. Recoja cosas bellas y lléveselas a casa.

◆ Dé rienda suelta a su creatividad. Coloque piedras en recipientes de vidrio hasta llenarlos, e inserte ramas o flores frescas entre ellas. Adorne un plato otoñal con hojas secas, castañas, manzanas y ramas. Haga ramos de flores secas y espigas, hasta formar un magnífico ramo. Éstos son sólo algunos ejemplos. Active su fantasía y déle forma con sus manos.

Siéntase bien de la mañana a la noche

Planee un día completo de acuerdo con sus deseos. A continuación encontrará algunas ideas, que desde luego puede sustituir por las suyas.

▶ Dése tiempo para un cuidado perfecto de la piel por la mañana. Y desayune frugal y lentamente.

▶ Después, salga al aire libre. Busque su lugar favorito en la naturaleza, vaya a algún parque, y dé una buena caminata, solo o con su pareja, y disfrute haciéndolo. Haga un esfuerzo por experimentar el aquí y el ahora.

▶ Al medio día, coma sus bocadillos favoritos, o prepare su platillo preferido. Vaya al cine a la función de la tarde, o visite alguna exposición a la que deseaba ir desde hace varias semanas.

▶ Ciérrele conscientemente la puerta a toda clase de trabajo intelectual, acurrúquese en su sillón favorito y alimente su espíritu por la tarde con bocadillos ligeros viendo una película interesante o leyendo una buena revista o un libro que lo apasione.

BELLEZA DESDE EL INTERIOR

Coma lo que le guste y, al mismo tiempo, lo que sea bueno para su piel y su cabello. Nada más fácil. Tome alimentos que ya estaban en su plan de alimentación que contengan vitaminas, minerales y otras sustancias, que son una verdadera cura para restaurar la belleza de su piel, su cabello y sus uñas.

Las verduras frescas son ricas en proteínas, y activan los procesos de renovación del cuerpo. Elementos vegetales como los flavonoides, que suelen encontrarse en las cáscaras, también los hay en los productos para el cuidado de la piel y del cabello.

El platillo a base de mijo que aparece en esta pág. contiene, entre otras cosas, cinc, ácido silícico y biotina para piel, cabello y uñas, y con sus espárragos favorece el desecho de sustancias tóxicas.

MIJO CON VERDURAS

80 g de espárragos blancos y verdes, 100 g de zanahorias, 50 g de habichuelas, 1 cebolla, 125 ml de caldo de verduras, hilos de azafrán, 80 g de mijo, 1 cda. de mantequilla, de 3 a 4 cdas. de leche, 1 cda. de harina integral, pimienta molida, 1 cda. de jocoque, nuez moscada, 1 cda. de jugo de limón, 1 cda. de perejil picado, sal, 1 cda. de estragón picado, 1 cda. sopera de cebollín picado

◆ Limpie y corte las verduras en pedazos y déjelas escaldar; enjuáguelas. Aparte 3 o 4 cdas. Cueza el caldo de verduras, añada el azafrán y el mijo y hiérvalo por 5 min.
◆ Déjelo que se concentre bien, 25 min. Haga una salsa con mantequilla, harina y caldo de verduras. Sazónela con pimienta, sal, nuez moscada y jugo de limón. Ponga las hierbas de olor y las verduras.
◆ Coloque el guiso en un molde de rosca, voltéelo cuidadosamente sobre un platón y póngale la salsa.

La cocina de la belleza

Muchos alimentos contienen microsustancias alimenticias que embellecen la piel y el cabello, y refuerzan la vitalidad:

◆ **Cinc:** vísceras, carne magra, leche, productos integrales, levadura de cerveza, almendras, cacahuates, pepitas de calabaza, hongos, queso, aves, legumbres, tubérculos, duraznos, verduras de hojas. Hace que su cabello y sus uñas no sean quebradizos, débiles ni resecos.
◆ **Ácido silícico:** propicia el crecimiento de las uñas. Se le halla en el mijo.
◆ **Ácido pantoténico:** su falta puede producir canas prematuras. Se le encuentra en hígado de res, pescado y setas.
◆ **Quercetina:** las manzanas (y la quercetina que contienen) refuerzan el tejido conjuntivo, así como la vitamina E y el betacaroteno.
◆ **Cistina:** forma parte de la carne, el queso fresco y la soya. Ayuda a que el cabello se conserve brillante.
◆ Los hongos shiitake favorecen la buena circulación y la eliminación de líquidos, y ayudan a bajar de peso.

Belleza en el sueño

Muchas mujeres estadounidenses creen que poco antes de irse a dormir hay que comer 30 g de pollo o pescado cocido, y beber el jugo de un limón. Esta pequeña fuente de vitaminas supuestamente ayuda a la producción de colágeno, y con ello al proceso rejuvenecedor de la noche, que pone en acción los tejidos conjuntivos.

¡Coma salud y belleza!

AERÓBICOS CONTRA LAS ARRUGAS

Existen más de 40 músculos responsables de los gestos de la cara. Nos permiten reír, arrugar el entrecejo, mirar con tristeza y fruncir la nariz. Cuanto más elásticos sean estos músculos, más liso será el rostro. Mediante la tensión y la relajación es posible entrenarlos para obtener una apariencia más fresca. No es por casualidad que las actrices, aun las de edad más avanzada, parezcan todavía muy juveniles, ya que han aprendido a controlar y mover todos los músculos de la cara. Aeróbicos para el rostro es el término acuñado para los diferentes ejercicios que evitan la formación de arrugas y que eliminan las que ya existen.

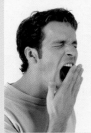
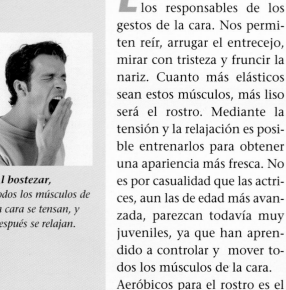

Al bostezar,
todos los músculos de la cara se tensan, y después se relajan.

 ## BORRE SUS ARRUGAS AL REÍR

Ejercicio

◆ Sonríales constantemente a sus pensamientos, a todos sus órganos, a todo su cuerpo. Y si lo considera ridículo, entonces ríase de sí mismo.

◆ Al reír estire un poco más las comisuras de la boca; sostenga la tensión lo más posible, pero cuide que sea durante más de 30 segundos.

Consejo

◆ Los científicos han encontrado que una mímica optimista opera directamente sobre el cerebro y los sentimientos. Quien sonríe se siente mejor inmediatamente. Que su sonrisa destruya las arrugas, y también lo hará con la prisa y el estrés.

 De 3 a 4 veces por día

 ## PARA UNA FRENTE IMPECABLE
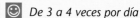

Ejercicio I

◆ Coloque las palmas de las manos con las puntas de los dedos sobre la frente, y haga una ligera presión sobre ésta. Alce las cejas y los párpados en contra de la tensión, como si quisiera llenar la frente de arrugas. Mantenga la presión, durante aproximadamente 7 segundos.

◆ Finalmente, coloque sus manos muy cerca del nacimiento del cabello y empuje el cuero cabelludo hacia atrás, mientras intenta tirar de las cejas hacia abajo. Mantenga la presión durante aproximadamente 7 segundos.

Ejercicio II

◆ Mírese al espejo, busque y descubra el lugar donde se encuentra su arruga horizontal más grande.

◆ Coloque la mano extendida sobre esta arruga y aplástela cuidadosamente sobre la frente, coloque la otra mano sobre la primera, y aumente suavemente la presión.

◆ Empuje las manos ligeramente hacia arriba, cierre los ojos y sostenga la presión durante unos 15 segundos.

◆ Después abra los ojos y acaricie con suavidad su frente con ambas manos.

  Cada uno 2 veces al día

Un cuello de maravilla

Su rostro, con todos sus defectos, siempre se mantiene en primer plano. En cambio, las arrugas del cuello están casi siempre cubiertas, sobre todo durante la época de frío. En la primavera y el verano se "ventila" también esta zona del cuerpo. Y además de las causas orgánicas, el comportamiento individual es el responsable de las arrugas del cuello.

► Dormir sobre almohadas gruesas puede ser una de las causas. Use una almohada más plana.

► Cuando lea o escriba, siéntese derecho y mantenga recta la cabeza. Evite que la barbilla apunte hacia el pecho; así evitará las arrugas de la manera más fácil.

► Si el cuello le disminuye de tamaño en un lapso de 3 a 4 semanas, puede deberse a una falla en el funcionamiento de la glándula tiroides. Y desde luego que también la piel del cuello sufrirá por eso. Pregunte a su médico si su tiroides está funcionando mal.

CONTRA LA FLACIDEZ DE LOS MÚSCULOS DE LA BARBILLA

Ejercicio I
◆ Siéntese derecho en un banco. Levante la cabeza, al tiempo que la empuja un poco hacia delante. Así, la cabeza se dobla ligeramente sobre la barbilla.
◆ Coloque el labio inferior sobre el superior, como si quisiera llevar la barbilla hasta la nariz. Sosténgalo así 15 segundos.

Después, vuelva a llevar el labio inferior a su lugar, recobre la posición normal de la cabeza y, finalmente, relájese.

Ejercicio II
◆ Vuelva a sentarse derecho y empuje la cabeza ligeramente hacia la nuca, y jale el labio inferior sobre el superior. Al hacerlo,

gire la cabeza hacia la derecha, sosténgala durante 7 segundos y relájese. Luego hágalo hacia la izquierda.

  1 o 2 veces al día

 ## DÉ DINAMISMO A SUS MEJILLAS

Ejercicios
◆ Abra bien la boca y saque la lengua lo más posible, y mantenga la tensión de 7 a 10 segundos.
◆ Meta la lengua con un "¡oh!" y frunza los labios como si fuera a dar un beso. Sostenga asimismo la tensión durante algunos segundos.
◆ Cierre la boca y apriete los dientes ligeramente.

◆ Mantenga cerrados los labios mientras sonríe lo más ampliamente posible.
◆ Ahora intente inflar las mejillas como si tocara una trompeta, después relaje los músculos de las mejillas lo más posible.

  Cada uno 1 o 2 veces al día

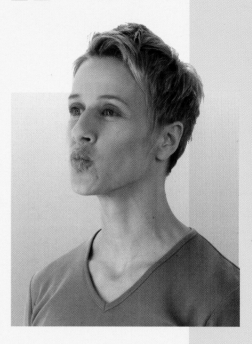

 ## PRESIONE LAS PATAS DE GALLO

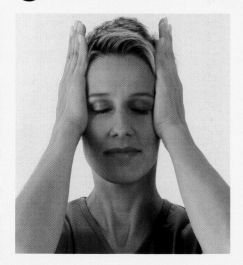

Ejercicio
◆ Siéntese a la mesa y apoye los codos en ella. También puede hacerlo de pie en el baño, frente al espejo.
◆ Relaje el rostro, y colóquese las palmas de las manos sobre los pómulos.
◆ Oprima con los bordes de las manos, incrementando la presión mientras cuenta despacio hasta 10. Afloje la presión.

Consejo
◆ Las compresas de nuez de Castilla con hojas de abedul tienen un efecto reafirmante. Tome un puñado de la mezcla de hojas y viértale agua caliente. Deje que la infusión repose durante 20 minutos y cuélala. Después humedezca en ella unas bolitas de algodón y colóqueselas durante 10 minutos sobre los ojos cerrados.

  De 5 a 10 veces al día

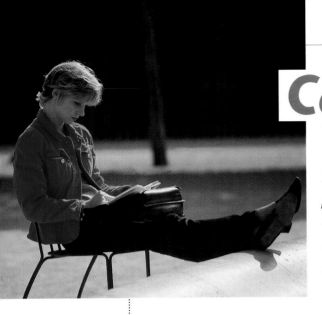

CONTRA LAS VENAS VARICOSAS

Los capilares sobresalientes y las venas varicosas se presentan como consecuencia de un sistema vascular débil. Constituyen algo más que un problema cosmético, pues pueden causar complicaciones muy serias en el organismo. Aprenda a evitarlas y a atenuar las molestias que acarrean.

!

En caso de várices, consulte a un médico. En las venas débiles se pueden formar pequeños coágulos, capaces de originar las peligrosas trombosis o embolias.

Cerca de 1 de cada 2 mujeres y 1 de cada 4 hombres de los países industrializados padecen de várices o venas varicosas, las cuales crecen cuando los tejidos conjuntivos de las venas se debilitan y ensanchan, y las válvulas venosas no cierran bien. La función de las válvulas es evitar que la sangre que va hacia el corazón no se regrese.

A menudo, la causa de las várices es una debilidad hereditaria en los tejidos, o bien exceso de peso y falta de ejercicio, los cuales son factores de riesgo. Los cambios hormonales durante el embarazo, o los ocasionados por tomar píldoras anticonceptivas, aumentan el riesgo de que se generen venas distendidas y retorcidas. Las primeras señales de que van a aparecer várices son las piernas fatigadas y que se sienten pesadas, la comezón, la sensación de calor en las piernas, la inflamación de las articulaciones, así como los calambres en las pantorrillas. Esas molestias se eliminan dando masajes hacia arriba, en dirección al corazón, que mejoran el flujo de retroceso de la sangre. Para las várices ya formadas y dolorosas sólo ayudan los tratamientos de inyecciones, o una operación. Este programa muestra cómo, a base de mucho movimiento, ejercicios dirigidos y ungüentos, puede evitarse esta enfermedad, además de hacer algo contra ella.

PROGRAMA DE 7 DÍAS

EJERCICIO

Refuerce su corazón mientras trabaja.

▶ Hágalo también con los ejercicios que **fortalecen la musculatura de las pantorrillas.**

▶ De esta manera se apoyará el **trabajo de las venas** y se ayudará a evitar el retroceso de la sangre.

NUTRICIÓN

Enfréntese efectivamente a las várices.

▶ Ingiera **alimentos que eliminan líquidos** y **que mejoran la circulación.**

▶ Aliméntese con comida nutritiva que ayude a **evitar las venas varicosas.**

▶ El cinc ayuda a reconstruir las **paredes del tejido venoso**; consúmalo.

RELAJACIÓN

Los ejercicios reducen las molestias causadas por las venas varicosas y evitan que se desarrollen otras mediante:

▶ Una posición correcta y relajada de las piernas, que actúe **contra la congestión sanguínea.**

▶ Masajes con vinagre para refrescar y **para una mejor irrigación sanguínea.**

LA CONGESTIÓN SANGUÍNEA

L a fuerza del ritmo cardiaco por sí sola no basta para transportar la sangre desde
las piernas. Necesita que in-
tervenga la musculatura de las
pantorrillas. Así, al andar se
comprimen las venas de modo que los fluidos linfáticos,
la sangre y las sustancias tóxicas no se estanquen, y se
puedan desplazar. El deporte
ayuda la acción de las venas, y
en cambio la falta de movimiento o estar de pie mucho
tiempo aumenta el riesgo de
contraer venas varicosas. Los
siguientes ejercicios ayudan a
deshacer la acumulación de la
sangre, contribuyen a su drenado y fueron ideados para
ayudar a la circulación y fortalecer los músculos. Si a menudo sale a caminar y da largos paseos, si renuncia a los
elevadores, y en vez del coche
utiliza en lo posible la bicicleta, podrá evitar las várices.

APOYO PARA LAS VENAS

Ejercicio I
◆ Párese sobre las puntas de los
pies, después bájelos despacio
hasta apoyarse en los talones, y
luego regrese hacia las puntas
de los pies.

Ejercicio II
◆ Párese derecho y con los pies
juntos, después "camine" sin
moverse del mismo lugar, alternando los pies, sobre las puntas.
El ejercicio es todavía más eficaz
si lo hace apoyado sobre el respaldo de una silla.

Consejo
◆ El movimiento desde las puntas de los pies hasta los talones
es ideal para practicarlo a intervalos en cualquier lugar, como
mientras espera en la cola de la
caja del supermercado.

  *Por lo menos 12 veces
al día*

Lo que daña y lo que ayuda

▶ Los **tacones altos** debilitan el
músculo de bombeo de la pantorrilla.
Use preferentemente tacones bajos.

▶ La **ropa apretada,** en especial los
pantalones entallados, corta la circulación sanguínea. Use pantalones flojos
o faldas.

▶ **Permanecer de pie o sentado**
mucho tiempo hace que la sangre se
acumule en las piernas. Si su trabajo
le exige estar sentado, levántese después de una hora, y camine un poco
o haga los ejercicios de arriba.

▶ El **cruzar las piernas** dificulta el
flujo de la sangre, y la pesada carga
de las piernas hace que la sangre se
regrese.

▶ Las **medias de soporte** elásticas le
ayudarán a prevenir lo anterior, y pueden usarlas todos los que por su trabajo, herencia o sobrepeso, tengan
propensión a las venas varicosas. Las
medias elásticas vienen en distintos
colores y modelos, que ya no tienen
nada que ver con los anticuados modelos de hace algunos años.

LIBRE CIRCULACIÓN EN LAS VENAS

Ejercicio I
◆ Tiéndase de espaldas. Flexione
la pierna izquierda y coloque las
manos a la izquierda y a la derecha del tobillo, extienda la pierna y masajéela hacia el muslo.
Repita el ejercicio con la pierna
derecha.

Ejercicio II
◆ Otra vez, de espaldas, levante
las piernas o apóyelas sobre una
silla, cruce los pies y apoye los
bordes exteriores con fuerza.

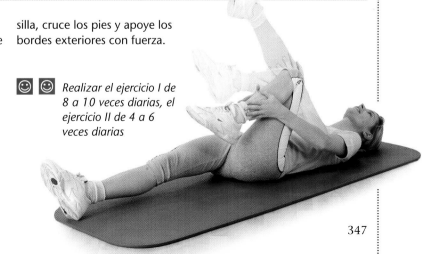 *Realizar el ejercicio I de
8 a 10 veces diarias, el
ejercicio II de 4 a 6
veces diarias*

BIOELEMENTOS PARA LAS VENAS

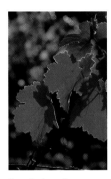

Las hojas de parra roja *se usan tradicionalmente como remedio casero para las afecciones venosas. Los flavonoides que contienen son antiinflamatorios y estabilizan los vasos sanguíneos. Sus elementos activos refuerzan y reafirman los tejidos venosos cansados.*

Muchas personas pasadas de peso sufren afecciones de las venas. Por lo cual la primera regla en muchos casos es: bajar de peso. Lea el programa "Abajo los kilos" a partir de la pág. 190. Los alimentos diuréticos y que fortalecen la circulación alivian las afecciones de las venas. Los elementos vegetales como los flavonoides mantienen, más que ninguna rutina, unas venas elásticas, y se dice que tienen también un efecto curativo.

Además, ingerir bastante vitamina C proveniente de frutas y verduras frescas debe formar parte de nuestro menú. La vitamina C refuerza los vasos sanguíneos.

RISOTTO CON SETAS

1 paquete de setas deshidratadas, 1 cebolla pequeña, 1cda. de aceite de oliva, 70 g de arroz, 150 ml de caldo de verduras, pimienta y 2 cdas. soperas de queso parmesano rallado.

◆ Hidrate las setas en agua tibia, si usa setas frescas deberá cocerlas al vapor en una olla, con un poco de mantequilla y de caldo. Pele la cebolla y píquela en cuadritos. Caliente el aceite y acitrone la cebolla hasta que esté transparente.

◆ Agregue el arroz y déjelo cocer. Añada pequeñas cantidades de caldo de verduras, hasta que cubra el arroz. El tiempo de cocción depende de la clase de arroz, y va de 30 a 40 min.

◆ Antes de que el arroz esté bien cocido, cuele las setas y agréguelas al arroz. Sazónelo y añádale el parmesano rallado.

Alimentos para paredes sanas en las venas

Las frutas y las verduras, y también muchas plantas medicinales, contienen bioelementos que actúan como protección.

◆ El germen de trigo contiene rutina, que sella los vasos sanguíneos, evitando que haya escapes de líquidos de los tejidos.

◆ Las legumbres y todas las clases de col, tubérculos, cebollas, papas, maíz, productos de soya y la espinaca contienen cinc, que ayuda a formar el tejido conjuntivo y refuerza las paredes de los vasos sanguíneos.

◆ El pimiento morrón estimula la circulación y actúa contra el estancamiento de la sangre en las áreas de venas varicosas.

◆ Evite los alimentos con carbohidratos refinados, como los pasteles, las tartas, etc.

◆ Consuma al menos 2 litros de líquidos al día.

GALLINITA DE GUINEA CON CHABACANOS

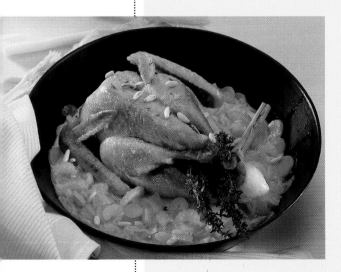

1 gallinita de Guinea pequeña, sal, pimienta, 1 chalota o cebolla de Cambray, una rama de apio, 1 zanahoria, 1 diente de ajo, aceite de oliva, una copita de brandy, 60 ml de vino blanco, 60 ml de caldo de verduras, 1 o 2 ramas de canela, 2 pimientas enteras, 1 hoja de laurel, 40 g de chabacanos secos, 10 g de piñones, 1 rama de tomillo

◆ Lave la gallinita, séquela con un trapo y salpiméntela. Lave la verdura, límpiela y córtela en rodajas delgadas, machaque el diente de ajo. Caliente el aceite, y fría un poco la gallina con la cebolla y el ajo, y agregue la verdura. Agregue un poco del brandy y algo del caldo de verdura y de vino. Añada los condimentos y déjela cocer durante aproximadamente 30 minutos.

◆ Ponga los chabacanos a remojar en agua hirviendo, y córtelos en pedazos grandes. Tueste los piñones. Después de 20 minutos, agregue los chabacanos a la gallina, y deje que hierva durante 15 minutos más. Añada las hojas del tomillo, pruebe la salsa y agréguele los piñones.

AFLOJE LOS NUDOS DE LAS PIERNAS

Los daños en las venas son casi imposibles de reparar, por eso es muy importante evitarlos a tiempo. Contra la sensación de dureza en las piernas o los calambres nocturnos (págs. 226 y 227) se puede hacer algo, y con los ejercicios que siguen se pueden evitar las venas varicosas a largo plazo.

Las fricciones de vinagre descritas abajo propician la irrigación sanguínea y anulan la sensación de piernas pesadas y cansadas.

Para mejorar la circulación, hay que levantar las piernas con mucha frecuencia. Póngase cómodo sobre un sofá, con las piernas levantadas, y mientras lo hace, tómese una taza de té de trébol, que propicia la buena circulación.

 ## POSICIÓN QUE DESCONGESTIONA Y RELAJA

Ejercicio
◆ Recuéstese de espaldas, frente a una pared plana. Coloque los brazos estirados a los lados del cuerpo.
◆ Levante los pies y apóyelos con firmeza sobre la pared, y en esta posición encoja los dedos de los pies y luego estírelos, después relájese.

Consejo
◆ Alce las piernas con frecuencia y lo más alto posible. Tenga cuidado de no flexionar las piernas. Cuando se siente y suba las piernas sobre una silla, coloque un cojín debajo de ellas, para mantenerlas en posición cómoda y suave. Y para no aplastar ninguna de las venas.
Esto también se aplica a un breve descanso sobre el sofá. Coloque un soporte o un cojín, desde las corvas hasta los pies.

☺ ☺ *10 veces, o más durante el día*

La columna vertebral y los hombros quedan pegados al piso

Evite la exposición prolongada a los rayos del sol, el sauna y los baños calientes. Con el calor se dilatan las venas, y precisamente hay que evitar esto en caso de venas varicosas.

 ## FRICCIONES DE VINAGRE CONTRA LAS PIERNAS CANSADAS

Preparación
◆ Se requiere vinagre de cocina normal.

Empleo
◆ Friccione las piernas con el vinagre.
◆ Tenga cuidado de no untar el vinagre, sino friccionarlo suavemente.

◆ Comience a friccionar por el lado externo de la pierna derecha, extienda el vinagre hasta la parte interna y continúe la fricción sobre la pierna izquierda.

   De 2 a 3 veces por semana

Consejo
◆ Prepárese un té de trébol –búsquelo en las tiendas naturistas–, que incrementa la irrigación sanguínea.
◆ Ponga 2 cditas. de trébol en 1 l de agua hirviendo y déjelo reposar de 5 a 10 minutos. Tome de 2 a 3 tazas por día.

Alergias

Clínicas de Asma, Alergia, Piel y Enfermedades Respiratorias
1. Satélite: Circuito Novelistas #7, C.P. 53100, Ciudad Satélite, Estado de México
Tels.: (55) 5393-8788/5171-5133
2. Tecamachalco: Fuente de Apolo #4, México, D.F.
Tel.: (55) 5596-5012
3. Reforma Insurgentes: Sadi Carnot #97, México, D.F.
Tel.: (55) 5573-4216

Clínica de Asma, Alergia y Pediatría
Circuito Ingenieros #15, C.P. 53100, Naucalpan de Juárez, Estado de México
Tels.: (55) 5572-6487/5572-7816

Clínica de Asma y Alergia de Hermosillo
Blvd. Morelos #152, Col. Constitución, C.P. 83150, Hermosillo, Sonora
Tel./Fax: (62) 10-1363
E-mail: hstone@rtn.uson.mx
www.internet.uson.mx/webpers/hstone

Clínica de Alergias, S.A.
Tlacotalpan #109, C.P. 06700, México, D.F.
Tel.: (55) 5584-5226

Internet
www.laalergia.com
www.biomedicus.de
www.imbiomed.com.mx/Alergia/Inicio.html
www.comaaipe.org.mx
www.kidshealth.org/teen/en_espanol/
www.alergovirtual.org.ar
www.aaaai.org/patients/resources/spanish.stm

Depresión

Centro de Atención Psiquiátrica y Psicoterapéutica
Genaro García retorno 8-27, Col. Jardín Balbuena, Del. Venustiano Carranza, C.P. 15900, México, D.F.
Tel.: (55) 5784-0410

Centro de Investigación y Tratamiento de Problemas Depresivos
Aristóteles #132, Col. Polanco, Del. Miguel Hidalgo,

C.P. 11550, México, D.F.
Tels.: (55) 5280-3072/5280-3197

Internet
www.psicologia-online.com/test/depresion
www.ciudadfutura.com/psico/articulos/depresion.htm
www.respuestasaladepresion.com
www.depresion.cl
www.neurofeedback.com.mx
www.redsaludmental.com

Diabetes

Central Médica. Clínica del paciente diabético e hipertenso
1. Carretera Lago Guadalupe #68, Col. Bosques Ixtacala, C.P. 52900, Atizapán de Zaragoza, Estado de México
Tel.: (55) 5877-9508
2. Homero #1425, despacho 705, C.P. 11550, México, D.F.
Tels.: (55) 5580-1580/5580-1550

Baja Diálisis
1. Guadalupe Victoria #9308, despacho 205, Zona Río, Tijuana, Baja California
Tels.: (664) 634-17-00/634-07-84
2. Av. Madero #1315, Calle "E", Col. Nueva, Mexicali, Baja California
Tels.: (686) 555-5242/553-5606
3. Av. Álvaro Obregón #931, Col. Centro, Ensenada, Baja California
Tel.: (646) 175-71-92

Clínica San Pedro Mereasali
Cuauhtémoc #125-B, Col. Barrio San Pedro Xochimilco Centro, C.P. 16090, México, D.F.
Tels.: (55) 5641-9770/5676-0722

Centro Antidiabético de México, S.C.
Thiers #121, Col. Nueva Anzures, Del. Miguel Hidalgo, C.P. 11590, México, D.F.
Tel.: (55) 5531-7902

Internet
www.diabetesjuvenil.com
www.diabetesysalud.com
www.todoendiabetes.org
www.resistenciainsulina.com
www.diabetesaldia.com

www.mejorvida.com
www.centroantidiabetico.com

Enfermedades cardiovasculares

Hospital Cardiológico de Aguascalientes
Ecuador #200 Fracc. Las Américas, C.P. 20230, Aguascalientes, Aguascalientes
Tel. en Aguascalientes: (449) 915-4000
Sin costo en la República Mexicana: 01-800-347-6360
E-mail: info@cardiologica.com.mx
www.cardiologica.com.mx

Hospital General Dr. Norberto Treviño Zapata
Blvd. Fidel Velázquez #1845 Ciudad Victoria, Tamaulipas
Tels.: (834) 316-2137/314-1592
E-mail: hospgral@prodigy.net.mx
www.hospitalntz.org.mx

Instituto Cardiovascular de Guadalajara
Hidalgo #930, Guadalajara, Jalisco
Tels.: (33) 3827-1668/3827-1669
Fax: (33) 3827-1670
E-mail: icg@icg-mex.com
www.icg-mex.com

Internet
www.incc.com.uy/factor.htm
www.fundaciondelcorazon.com
www.colesterolbajo.com
www.cardiosalud.org
www.cardiologia.org.mx
www.fitness.com.mx
www.saludcardiovascular.com
www.healthandage.com/html/res/spanish_primer/heart.htm

Enfermedades reumáticas

Hospital General de México
Unidad 404-A. Servicio de Reumatología
Dr. Balmis #148, Col. Doctores, Del. Cuauhtémoc, C.P. 06726, México, D.F.
Conm.: (55) 5999-6133

Internet
www.cner.org
www.latinsalud.com
www.buenasalud.com

www.angelfire.com/ri/reuma/index.html
www.geocities.com/artritis-kids/pages/home.html
www.artritiscentral.com
www.aurasalud.com
www.lire.es
www.ser.es
www.artritisonline.com

Envejecimiento

Clínica Médica de Rejuvenecimiento Integral
Montecito #11, int.102, Col. Nápoles, C.P. 03810, México D.F.
Tels.: (55) 5543-1106/5543-8135
Fax: (55) 5543-8933
E-mail: info@sernuevo.com
www.sernuevo.com

Clínica Eterna
Insurgentes Sur #1605, desp. 76, Col. San José Insurgentes, México, D.F.
Tels.: (55) 5661-5941/5661-4931

Internet
www.fundacionpfizer.org
www.madrid2002-envejecimiento.org
www.saludymedicinas.com.mx
www.cdc.gov/spanish/tercera-edad.htm
www.aarp.org/espanol/
www.hojasderoca.com.ar
www.igerontologico.com

Incontinencia

Servicios Médicos Urológicos
Durango #290, desp. 201, C.P. 06700, Mexico, D.F.
Tel.: (55) 5553-8604
E-mail: aureliojimenez@aol.com
www.smuro.com

Hospital Urológico de la Divina Providencia
Calle 3 #1076, Col. La Loma, C.P. 44410, Guadalajara, Jalisco
Tel.: (33) 3617-1454

Internet
www.depend.com.mx
www.proasa.com.mx
www.mediweb.com.mx
www.uu.com
www.affective.com.mx
www.tusalud.com.mx

Menopausia

**Servicios Ginecológicos
Especializados
Hospital de México**
Agrarismo #208, cons. 906
Col. Escandón, México, D.F.
Tel./Fax: (55) 5277-3146
E-mail: rlunab@sge.com.mx
www.sge.com.mx

**Clínica Médica
Integral Solleiro**
Canal de Miramontes #2781-
B, Col. Jardines de Coyoacán,
Del. Coyoacán, México, D.F.
Tel.: (55) 5677-0990

**Hospital Río de la Loza
(Institución
Gineco-Obstétrica y de
Perinatología, S.A. de C.V.)**
Paseo Alexander von
Humboldt #88, 3ra. Sección
de Lomas Verdes, C.P. 53120,
Naucalpan de Juárez,
Estado de México
Tel.: (55) 5343-1060
www.hospitalriodelaloza.com.
mx

Internet
www.menopausiahoy.com.ar
www.geocities.com/Hot-
Springs/Spa/5336/menop.htm
www.encolombia.com/guia-
meno.htm
www.climaterio.org
www.sge.com.mx
www.cemos.com

Nutrición

**Instituto Nacional de la
Nutrición Dr. Salvador
Zubirán (Secretaría de
Salud)**
Vasco de Quiroga #15,
C.P. 14000, México, D.F.
Tels.: (55) 5573-1200/5573-
2018/5573-2184

Internet
www.saludnutricion.com
www.nestlenutricion.com.mx
www.nutriweb.es.vg
www.zonadiet.com/
nutricion/vitaminas.htm
salud.ciudadfutura.com
www.minichef.com

Organizaciones deportivas

**Comisión Nacional del
Deporte (CONADE)**
Camino a Santa Teresa #187

Col. Parques del Pedregal,
Del. Tlalpan, México, D.F.
Conm.: (55) 5528-0101
www.conade.gob.mx

**Confederación Deportiva
Mexicana (CODEME)**
Av. Río Churubusco, Puerta 9
Ciudad Deportiva, Magdalena
Mixhuca, Col. Granjas Méxi-
co, C.P. 08010, Del. Iztacalco,
México, D.F.
Conm.: (55) 5528-0101
www.codeme.org.mx

**Comité Olímpico Mexicano
(COM)**
Av. del Conscripto y Anillo
Periférico s/n, Col. Lomas de
Sotelo, Del. Miguel Hidalgo,
C.P. 11200, México, D.F.
Conm.: (55) 5557-5524
www.com.org.mx

**Federación Mexicana
de Fútbol**
Colima #373 Col. Roma Norte, C.P. 06700, México, D.F.
Tel.: (55) 5241-0100
www.femexfut.org.mx

**Federación Mexicana de
Fútbol Americano, A.C.**
www.geocities.com/colosse-
um/bleachers/6418

**Federación Mexicana de
Handball, A.C.**
www.infogto.com.mx/hand-
ball/federacion.htm

**Liga Mexicana de
Fútbol Femenil**
E-mail: futfem@hotmail.com
mx.geocities.com/limeffe/

**Instituto Aguascalentense
del Deporte**
Av. de la Convención esq.
Jaime Nunó, Col. Héroes,
C.P. 20190, Aguascalientes,
Aguascalientes
Tels.: (449) 970-0678/970-
0863/970-1350/970-1359
Fax: (449) 970-0678
E-mail:
inadeags@yupimail.com

**Instituto de la Juventud y el
Deporte de Baja California**
Calzada Aviación s/n,
Ciudad Deportiva,
Col. Cuauhtémoc, C.P. 21230,
Mexicali, Baja California
Tels.: (65) 682-721/683-
025/683-670
Fax:(65) 682-631
E-mail: injudebc@telnor.net

**Instituto Sudcaliforniano
del Deporte**
Blvd. Forjadores de
Sudcalifornia, Km. 3 de la
Carretera del Sur, C.P. 23043,
La Paz, Baja California Sur
Tel.: (112) 560-51
Fax: (112) 535-43

**Instituto de la Juventud
y el Deporte de Campeche
(INJUDECAM)**
Calle 10 #206, Col. Barrio de
Guadalupe, C.P. 24010,
Campeche, Campeche
Tels.: (981) 145-98/145-
97/145-99
Fax: (981) 145-97/145-99

**Instituto del Deporte
del Distrito Federal**
División del Norte #2333 y
Río Churubusco, Col. General
Anaya, C.P. 33000, Del.
Benito Juárez, México, D.F.
Tels.: (55) 5688-1864/5688-
1894/5604-5633
Fax: (55) 5688-8701

**Instituto Estatal del
Deporte de Durango**
Av. Heroico Colegio Militar
s/n, Col. Centro, C.P. 34000,
Durango, Durango
Tels.: (18) 187-011/187-071
Fax: (18) 187-071

**Instituto Mexiquense de
Cultura Física y Deporte**
Pedro Ascencio norte #207
1er. piso, Col. Centro,
C.P. 50000, Toluca,
Estado de México
Tels.: (72) 148-681/157-
179/148-539
Fax: (72) 148-539

**Comisión del Deporte del
Estado de Sonora**
Veracruz #16 oriente s/n,
Col. Centro, C.P. 83000,
Hermosillo, Sonora
Tels.: (62) 105-462/147-560
Fax: (62) 105-462
E-mail: comunicacion@code-
son.gob.mx
www.codeson.gob.mx

**Consejo Estatal del Deporte
del Estado de Tlaxcala**
Prolongación República de
Brasil s/n, Col. Tetla de la
Solidaridad, Unidad Deportiva
"Luis Donaldo Colosio",
C.P. 90430, Tlaxcala, Tlaxcala
Tels.: (241) 205-95/207-
67/207-47
Fax: (241) 205-95

**Instituto de la Juventud
y el Deporte del Estado de
Yucatán (INJUDEY)**
Calle 28, por Circuito Interior,
Bajos del Poliforum, Zamná,
Col. Azcorra, C.P. 97190,
Mérida, Yucatán
Tels.: (99) 400-363/400-309
Fax: (99) 400-309

**Instituto de la Juventud
y el Deporte en Zacatecas**
Parque "La Encantada" s/n,
Zona Centro, C.P. 98000,
Zacatecas, Zacatecas
Tels.: (492) 202-23/218-91
Fax: (492) 202-23/218-91

Internet
www.deporte.gob.mx
www.codeme.org.mx
www.omd.org.mx
www.practicatudeporte.com
www.asdeporte.com

Osteoporosis

Clínica Osteorex
José Ma. Rico #121-307,
Col. Del Valle, C.P. 03100,
Del. Benito Juárez, México, D.F.
Tels.: (55) 5524-8252/5524-
1790

Osteosistem, S.A. de C.V.
Insurgentes Sur #1991,
C.P. 01000, México, D.F.
Tels.: (55) 5661-5073/5661-
1077

Internet
www.geocities.com/Hot-
Springs/Spa/6576/
Osteoporosis/
www.mamografia.com/osteo-
porosis.html
www.ser.es/pacientes/osteo-
porosis.html
www.osteoporosis.org.ar
www.osteoporosiscostarica.
com

Problemas de audición

**Instituto Holandés para
Sordera, S.A. de C.V.**
Colima #404-C, Col. Roma,
C.P. 06700, Del. Cuauhtémoc,
México, D.F.
Tels.: (55) 5590-5656/5590-
5506

**Clínica de Audición,
Vestíbulo y Lenguaje**
Santiago #426, Col. San Jeró-
nimo Lídice, C.P. 10200,

Del. Magdalena Contreras,
México, D.F.
Tel.: (55) 5595-4684

**Centro de
Estimulación Auditiva**
Chimalcoyotl #169,
C.P. 14050, México, D.F.
Tel.: (55) 5606-8179

Internet
www.adiosalasordera.com
www.alfinal.com/orl/hipoacu-
sia.shtml
www.otoclinic.com

Problemas de espalda

**Terafisic, S.C. (Medicina
física y rehabilitación)**
Anáhuac #8, Col. Roma Sur,
México, D.F.
Tel.: (55) 5564-4683
www.terafisic.com.mx

**Clínica de
Terapia Física, S.C.**
Paseo de las Palmas #735,
C.P. 11000, México, D.F.
Tel.: (55) 5202-9478

Clínica de la Columna
Cerro de Jesús #188, int. 4,
Col. Campestre Churubusco,
C.P. 04200, Del. Coyoacán,
México, D.F.
Tel.: (55) 5549-8456

Clínica de la Columna, S.C.
Eje Central Lázaro Cárdenas
#88, piso 2, Col. Centro,
México, D.F.
Tel.: (55) 5510-2681

**Unidad Médica Primer
Contacto, S.A. de C.V.**
Pennsylvania #127,
Col. Nápoles,
C.P. 03810, México, D.F.
Tel.: (55) 5536-1096

Internet
www.salud.terra.com.mx
www.saludocupacional.uni-
valle.edu.com/espalda.htm
www.paraqueestesbien.com.mx
www.gobcan.es/sanidad/scs/
su_salud/ahcpr/guia12.html

Problemas de visión

**Asociación para Evitar la
Ceguera en México**
Vicente García Torres #45 y
46, Del. Coyoacán,
C.P. 04030, México, D.F.
Tels.: (55) 5554-0322/5554-
8519

**Sanatorio Oftalmológico
Mérida, S.A. de C.V.**
Chihuahua #71, Col. Roma,
México, D.F.
Tels.: (55) 5584-5255/5574-
1367

**Unidad de
Oftalmología, A.P.**
Gelati #33 planta baja,
C.P. 11850, México, D.F.
Tel.: (55) 5271-3466

Grupo Médicavisión
1. Fray Servando
Teresa de Mier #1028,
Col. Jardín Balbuena,
C.P. 15900, México, D.F.
Tels.: (55) 5571-5346/5571-
5551
Fax: (55) 5571-5551
2. Av. Tulúm #269 PH 22,
Mza. 3, Lote 2-03, SM 15-A,
Cancún, Quintana Roo
(frente a Plaza Las Américas)
Tel.: (998) 892-4200
3. Pachuca, Hidalgo
Tels.: (771) 713-3636/713-
3097
E-mail:
info@medicavision.com.mx
www.geocities.com/
medicavision

Clínica de Retina
Juan Manuel #851 SH,
Col. Centro, C.P. 44100,
Guadalajara, Jalisco
Tel.: (33) 3827-1544

**Estudios Oftálmicos de
Guadalajara**
Av. Terranova #992
Col. Providencia, C.P. 44630,
Guadalajara, Jalisco
Tels.: (33) 3642-6616/3642-
1080

**Fundación Oftalmológica de
Occidente, S.C.**
Av. Américas #276, Col.
Ladrón de Guevara, C.P.
44650, Guadalajara, Jalisco.
Tel.: (33) 3616-2201
E-mail: info@fundacionoftal-
mologica.com

**Hospital San José para
Enfermedades de la
Vista, A.C.**
Andrés Terán #261, Col.
Santa Teresita, C.P. 44600,
Guadalajara, Jalisco
Tel.: (33) 3826-2663

**Centro Oftalmológico Pro-
Visión**
Mier y Pesado #221,
Col. Del Valle,
C.P. 03100, México D.F.

Tels.: (55) 5536-6608/5536-
6609/5536-7893
Fax: (55) 5523-7100
E-mail:
provision@provision.com.mx
www.provision.com.mx

Centro Médico Oryon
Manzanillo #122-102,
Col. Roma, México, D.F.
Tel.: (55) 5574-6602
Fax: (55) 5574-6951
E-mail:
dr.omar@starmedia.com
www.clinica-oryon.com

Internet
www.visiondiez.com
www.tuotromedico.com/
temas/miopia.htm
www.miopia.com.mx
www.incornea.com.com

Problemas intestinales

Clínica de Gastroenterología
Álvaro Obregón #127 piso 5,
C.P. 06700, México, D.F.
Tels.: (55) 5511-4375/5511-
5889

**Clínica de Gastroenterología
y Gastrocirugía del Hospital
Trinidad**
Manzanillo #94, Col. Roma,
C.P. 06760, México D.F.
Tels.: (55) 5574-76.33/5264-
1081
E-mail:
trinidad@trinidad.com.mx
www.trinidad.com.mx

**Clínica de Gastroenterología
del Hospital ABC (The
American British Cowdray
Medical Center, I.A.P.)**
Sur 136 #116
Col. Las Américas,
C.P. 01120, México, D.F.
Tels.: (55) 5230-8071/5230-
8075
Fax: (55) 5230-8037

Internet
www.farmaceuticonline.com
www.yakult.com.mx
www.viatusalud.com

Relajación

Clínica Spassio
Insurgentes Sur #949 int. 902,
Col. Nápoles, México, D.F.
Tels.: (55) 5682-3311
E-mail: clinicaspassio@
hotmail.com

**Centros de Belleza Piherbal
Natural Cosmetics**
Av. Centenario #394, local 42,
(Plaza Centenario),
México, D.F.
Tel.: (55) 5660-9328
E-mail:
ventas@pilardelangel.com

Bel-Corpo
Alexander Von Humbolt #12
planta baja #2, Col. Lomas
Verdes, Estado de México
Tel.: (55) 5344-2273
E-mail:
belcorpo@hotmail.com

Clínica Orlane
Filadelfia #102 local A1,
Col. Nápoles, México, D.F.
Tels.: (55) 5543-3142/5543-
6990
E-mail: clinicaorlane@
hotmail.com

Clínica Les Amies
Av. Revolución #2042
1er. piso, Col. San Ángel,
México, D.F.
Tels.: (55) 5616-1588/5616-
1350
E-mail: nuriasegura@
internet.com.mx

Centro Relax Total
Benjamín Hill #900-907,
Col. Condesa, México, D.F.
Tels.: (55) 5271-9704
E-mail: centrorelaxtotal@
hotmail.com

Salud en general

Clínicas Médicas San Javier
Jose María Heredia #2975,
Col. Prados Providencia, C.P.
44670, Guadalajara, Jalisco
Tels.: (33) 3669-0222 ext.
5500
E-mail: ensenanza@
clinicassanjavier.com.mx
www.clinicassanjavier.
com.mx

Hospital ABC
Sur 138 #116,
Col. Las Américas,
Del. Álvaro Obregón,
C.P. 01120, México, D.F.
Tels.: (55) 5272-8500/5230-
8000
Fax: (55) 5230-8146
www.abchospital.com

Policlínica del Sur, S.A.
Av. Toluca #168
Col. Olivar de los Padres,
Del. Álvaro Obregón,

C.P. 01780, México, D.F.
Tels.: (55) 5681-0942/5681-1105
Fax: (55) 5668-3339

Hospital de Especialidades San Judas Tadeo, S.A. de C.V.
Mar Tirreno #96, Col. Popotla, Del. Miguel Hidalgo, C.P. 11410, México, D.F.
Tels.: (55) 5527-4452/5527-3501
Fax: (55) 5527-5888

Hospital Español
Ejército Nacional #613, Col. Granada, Del. Miguel Hidalgo, C.P. 11560, México, D.F.
Tels.: (55) 5255-9600
Fax: (55) 5255-9665
E-mail:
hospital@hespanol.com
www.hespanol.com

Centro Médico Dalinde
Tuxpan #25, Col. Roma, Del. Cuauhtémoc, C.P. 06760, México, D.F.
Conm.: (55) 5265-2800
Fax: (55) 5264-8082
E-mail: hospital@dalinde.com
www.dalinde.com

Hospital Muguerza
Av. Hidalgo #2525
Pte. Monterrey, C.P. 64060, Monterrey, Nuevo León
Tels.: (81) 8399-3400/8346-0100/8346-5015
www.muguerza.com.mx

Hospital Ángeles
Camino a Santa Teresa #1055, Col. Héroes de Padierna, C.P. 10700, México D.F.
Conm.: (55) 5449-5500/5652-2011/5652-3011
www.mediks.com

Internet
www.saludmania.com
www.sudoctor.com.mx
www.saludlatina.com
www.healthfinder.gov/espanol/
www.tusalud.com.mx
www.proasa.com.mx
www.entornomedico.org
www.paraqueestesbien.com.mx

Síndrome de dolor

Clínica Integral San Miguel, S.A. de C.V.
Lago de Guadalupe km 1, C.P. 52927, Estado de México
Tel.: (55) 5370-2938

Clínica del Dolor
Zacatecas #40 desp. 513, Col. Roma, C.P. 06700, México, D.F.
Tels.: (55) 5574-7275/5564-6674

Hospice Isabel México, S.C.
Torcuato Tasso #335, C.P. 11570, México, D.F.
Tel.: (55) 5203-1191

Internet
www.dolor.es
www.infodoctor.org/dolor
www.fundacion-internacional-del-dolor.org

Tabaquismo

Clínica de tabaquismo del Hospital "Miguel Hidalgo" Instituto de Salud de Aguascalientes (SSA)
Hidalgo #216-7, Zona Centro, C.P. 20000, Aguascalientes, Aguascalientes
Tel.: (449) 918-6621

Clínica de Tabaquismo del Instituto Nacional de Enfermedades Respiratorias, (INER) de la Secretaría de Salud (SSA)
Calzada de Tlalpan #4502, Col. Sección XVI, Del. Tlalpan, C.P. 14080, México, D.F.
Tel.: (55) 5666-4539 ext. 166

Clínica de Rehabilitación Pulmonar y Contra el Tabaquismo, Unidad de Neumología del Hospital General de México, de la Secretaría de Salud (SSA)
Dr. Balmis #148, Col. Doctores, C.P. 06726, México, D.F.
Tel.: (55) 588-01-00 ext. 1377

Hospital de Cardiología Servico de Inhaloterapia del Centro Médico Nacional Siglo XXI (IMSS)
Av. Cuauhtémoc #330, Col. Doctores, C.P. 06727, México, D.F.
Tel.: (55) 5627-6900 ext. 2086
Fax: (55) 5761-4867

Clínica "Libérate del Tabaco" del Hospital ABC
Av. Sur 136 #116, Col. Las Américas, Tacubaya, Del. Miguel Hidalgo, C.P. 11020, México, D.F.
Tel.: (55) 5230-8000 ext. 8890
www.abchospital.com

Hospital Médica Sur. Unidad de Rehabilitación Pulmonar Integral y Clínica contra el Tabaquismo
Puente de Piedra #150 Col. Toriello Guerra, Del. Tlalpan, C.P. 14050, México, D.F.
Tel.: (55) 5424-7246
Conm.: (55) 5424-7200
Fax: (55) 5606-1651
E-mail: cgdevelasco@medica-sur.org.mx
mtrujillo@medicasur.org.mxw
ww.medicasur.com.mx

Programa para Dejar de Fumar (FUMADOREX)
Boulevard Manuel Ávila Camacho #1900-A, 15-301, Col. Viveros de la Loma, C.P. 54080, Tlalnepantla, Estado de México
Tels.: (55) 5361-4040/5398-5634

Clínica de Tabaquismo del Centro de Salud Urbano de Mérida (SSA)
Calle 67 s/n, Col. Centro, Mérida, Yucatán
Tel.: (99) 9987-0668

Hospital General "Vasco de Quiroga" (ISSSTE-Michoacán). Clínica de tabaquismo
Carretera Morelia-Salamanca km 3 s/n, C.P. 58120, Morelia, Michoacán
Tel.: (44) 3312-1116/3312-1109

Centro de Prevención y Rehabilitación de Enfermedades Pulmonares Crónicas (CEPRED). Programa de Ayuda para Dejar de Fumar. Hospital de la Universidad Autónoma de Nuevo León
Av. Francisco I. Madero s/n, Col. Mitras Centro, C.P. 64460, Monterrey, Nuevo León
Tel.: (81) 8346-7800 ext. 335

Clínica de Tabaquismo de los Servicos de Salud de Querétaro
Ocampo #19 sur, Zona Centro, C.P. 76000, Santiago de Querétaro, Querétaro
Tels.: (442) 214-0639/212-1618

Hospital General "Dr. Bernardo J. Gastelum" (SSA-Sinaloa)
Aldama y Nayarit s/ n, Col.

Rosales, C.P. 80400, Culiacán, Sinaloa
Tels.: (667) 7168-565/168-560 ext. 165
Fax: (667) 7169-851

Hospital Regional (IMSS-Michoacán)
Av. Nocupetaro, esq. Nicolás de Régules, Col. Centro, C.P. 58000, Morelia, Michoacán
Tel.: (44) 3312-1616
E-mail: inhaloterapia@hotmail.com
inhaloterapia@yahoo.com.mx

Clínica Esperanza de Vivir. Rehabilitación y Tratamiento Especializado de las Adicciones
Allende #2590, Las Pintitas, El Salto, Jalisco
Tels.: (33) 3689-0468/3689-1505
E-mail: esperanzadevivir@yahoo.com.mx
www.esperanzadevivir.com

Internet
www.tuotromedico.com/temas/dejar_de_fumar.htm
www.healthig.com/tabaquismo/diamundi.html
www.dejardefumar.com.ar
www.fuca.org.ar
www.sedet.es

Trastornos del sueño

Centro de Estudios sobre Alteraciones del Sueño, S.A. de C.V. Centro de Diagnóstico de Monterrey
Dr. Cantú #300 4to. piso, Col. Los Doctores, C.P. 64710, Monterrey, Nuevo León
Tels.: (81) 8348-2047/8333-1963
Fax: (81) 8347-6931
E-mail: mdiaz@cesas.com
www.cesas.com

Clínica Especializada en Epilepsia y Sueño
Camino a Santa Teresa #1055, C.P. 10700, México, D.F.
Tel.: (55) 5568-8733

Internet
www.terra.es/personal2/dormir
www.consusalud.com.ar/insomnio.html
www.vigilia-sueno.org
www.narcolepsia.org
www.ondasalud.com
www.encolombia.com/insomnio.htm

Recetas

Desayunos y bocadillos

Granolas y muesli

Sopas

Plato fuerte con pescado

Página 266
Más concentración

ALGUIEN
CUANDO
CON TRABAJOS
SE SUBE
A UN ÁRBOL,
PIENSA
SEGURAMENTE
QUE ES
UN PÁJARO...
Y SE EQUIVOCA

Página 267
Sopa de letras

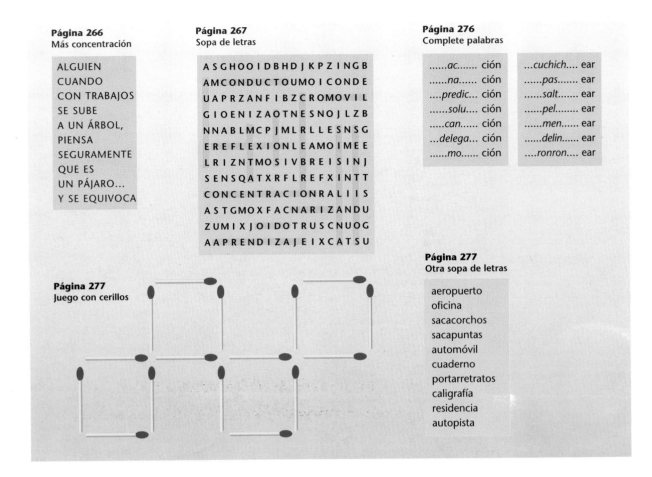

```
A S G H O O I D B H D J K P Z I N G B
A M C O N D U C T O U M O I C O N D E
U A P R Z A N F I B Z C R O M O V I L
G I O E N I Z A O T N E S N O J L Z B
N N A B L M C P J M L R L L E S N S G
E R E F L E X I O N L E A M O I M E E
L R I Z N T M O S I V B R E I S I N J
S E N S Q A T X R F L R E F X I N T T
C O N C E N T R A C I O N R A L I I S
A S T G M O X F A C N A R I Z A N D U
Z U M I X J O I D O T R U S C N U O G
A A P R E N D I Z A J E I X C A T S U
```

Página 276
Complete palabras

......ac....... ción	...cuchich.... ear
......na...... ción	......pas....... ear
....predic... ción	......salt....... ear
......solu.... ción	......pel........ ear
.....can...... ción	......men...... ear
...delega... ción	......delin...... ear
......mo...... ción	....ronron.... ear

Página 277
Otra sopa de letras

aeropuerto
oficina
sacacorchos
sacapuntas
automóvil
cuaderno
portarretratos
caligrafía
residencia
autopista

Página 277
Juego con cerillos

Reconocimientos
Bavaria: 54 (VCP), 108 ar.i. (Stock Image), 184 (TCL), 214 (CL), 240 (VCL), 298 (VCL), 312 (VCL), 335ab. (TVL); Bildarchiv Kraxenberger: Umschlagvorderseite/Hintergrundbild, Vorsatz; Bilderberg: 52 (Wolfgang Kunz); IFA-Bilderteam: 48 (TPL), 76 (Aigner), 86 (Hasenkopf), 233 (Aberham), 346 (Lescourret); Dt. Olivenölgesellschaft: 117ar., 262ar.; DB AG: 123 (Mantel); Hampp Verlag: 204i.ar., 340i.; Helga Lade: 19 (BAV), 30ab.d. (BAV), 134ab.i. (BAV), 221c. (BAV), 244c. (Peter Michael), 244 (BAV), 292 (Grossmann), 313ab. (NDS), 348ar. (KaKi); Heinz von Heydenaber: 149ab.; Jump: 96ar. (Kristiane Vey); Käflein, Achim: 21d., 27ar., 28i., 34, 47ar., 53ab., 59, 69, 73, 74, 81, 94, 95ab., 103, 110i.+ab., 116ab., 117ab., 118, 124, 133, 136, 140d., 155, 157ab., 163, 172–174, 179–181, 188ab., 193–203, 209–211, 217, 218ar.+c., 224, 231ar., 238, 246, 247, 250ar., 251, 258ab., 259, 279, 285ar., 293, 304, 305, 311ar., 315ab., 330, 334ab., 343, 348ab.; Kölln Flocken: 110ar.d.; Mauritius: 6 (Thonig), 53ar. (K. Paysan), 119ar., 212ar., 280 (Hubatka), 126 (Thonig), 213ar. (Poelmann), 218ab.(Sipa Image), 222 (J. Müller), 234ab. (Curtis), 278ar. (Hackenberg), 286ar. (Ascher), 286ab. (Grafica), 291 (J. Beck), 302i. (IPS); Okapia: 72i. (PR Science Sc./W&D.McIntyre); PhotoPress: 104 (Kuh); Premium: 6, 8, 9, 11 (A. Rohmer/Stock Image), 24c., 132(N. Wolf/Stock Image), 29ar.(J.-M. Foujols), 225ar.(P. Gueritot), 315ar. (A. Rossi/Stock Image); Reader´s Digest: 7ar., 29ab.i., 84, 226i., 228, 276, 340ar.c.; Reinhard-Tierfoto: 157ar., 313c.d.; Report: 250ab. (Carina/Peter Pfander); Silvestris: 3 (Siegfried Kerscher), 116 ar.d. (Jürgen Pfeiffer), 164 (Siegfried Kerscher), 165 (Keren Su), 170 (Otto Stadler), 176 (Leonhard Lenz), 234ar.i.(Herbert Kehrer); StockFood: 145 (Maximilian Stock), 216 (Stephan Clauss); Stone: Umschlagvorderseite/Frau im Bad (Dan Bosler), 7 (3.v.ar.), 294 (Mark Green), 142 (Dan Bosler), 287 (Paul Dance); SUPERBILD: 47ab. (Diaphor); SuperStock: 7 (2.v.ar.+ab.), 150, 260 (Gerard Fritz), 322; The Stock Market: 40 (Norbert Schäfer), 235 (Tom Stewart); Weser, Jutta: 120ar., 140ar., 144, 149ar.,189d., 239c., 258ar., 269, 285ab., 311d., 320ab., 334ar.; ZEFA: 70 (Keller), 130 (Masterfile), 252 (Wartenberg), 316 (G.Baden)

Otras fotografías
Klaus Mellenthin (Estilista/Peluquero/Maquillaje: Mareike Wübbenhorst; Asistentes: Stefan Lutter, Anni Lorenci)